Forschungen zum Alten Testament

Herausgegeben von

Bernd Janowski (Tübingen) · Mark S. Smith (New York)
Hermann Spieckermann (Göttingen)

53

Marianne Grohmann

# Fruchtbarkeit und Geburt in den Psalmen

Mohr Siebeck

MARIANNE GROHMANN, geboren 1969; Studium der evangelischen Theologie und Germanistik in Wien und Berlin; Forschungsaufenthalte in Jerusalem und Berkeley; 1999 Promotion; 2006 Habilitation; außerordentliche Professorin für Altes Testament an der Evangelisch-Theologischen Fakultät der Universität Wien.



ISBN 978-3-16-149326-3
ISSN 0940-4155 (Forschungen zum Alten Testament)

Die Deutsche Nationalbibliothek verzeichnet diese Publikation in der Deutschen Nationalbibliographie; detaillierte bibliographische Daten sind im Internet über *http://dnb.d-nb.de* abrufbar.



Das Buch wurde von Gulde-Druck in Tübingen auf alterungsbeständiges Werkdruckpapier gedruckt und von der Großbuchbinderei Josef Spinner in Ottersweier gebunden.

*für*

*Simon und Anna*

# Vorwort

Die vorliegende Studie wurde im November 2006 von der Evangelisch-Theologischen Fakultät der Universität Wien als Habilitationsschrift für das Fach Altes Testament angenommen. Während eines Gastsemesters an der University of California, Berkeley, wurde sie geringfügig überarbeitet.

Unter den vielen Menschen, die mich während der Arbeit an diesem Buch auf unterschiedliche Weise begleitet und unterstützt haben, möchte ich einigen besonders danken: Prof. Dr. DDr. James Alfred Loader für seine kontinuierliche Begleitung und das offene Gesprächsklima, in dem wir einzelne Aspekte der Arbeit diskutieren konnten; Prof. Dr. Jutta Hausmann, Prof. Dr. Armin Lange, Prof. Dr. Wilhelm Pratscher und Prof. Dr. Helmut Utzschneider für ihre anregenden Gutachten; Prof. Dr. Bernd Janowski, Prof. Dr. Mark S. Smith und Prof. Dr. Hermann Spieckermann für die rasche Aufnahme der Studie in die Forschungen zum Alten Testament; Prof. Dr. Irmtraud Fischer und Prof. Dr. Ulrich Körtner für ihr wohlwollendes Interesse am Fortgang der Arbeit. Dem Arbeitskreis Rezeption des Alten Testaments, v.a. Dr. Detlef Dieckmann-von Bünau, Prof. Dr. Dorothea Erbele-Küster, Dr. Stefan Fischer, Prof. Dr. Susanne Gillmayr-Bucher, Dr. Alexandra Grund und Dr. Ulrike Sals bin ich für Diskussionen über einzelne Aspekte im Rahmen des gemeinsamen Forschungsschwerpunktes „Geburt im Alten Testament" dankbar.

Viele Menschen haben dazu beigetragen, meinen Forschungsalltag in Wien angenehm zu gestalten: Pfr. Dr. Matthias Geist, Ao. Prof. Dr. Markus Öhler, Pfr. Mag. Roland Werneck und Mag. Janine Werneck-Reich danke ich für anregende Mittagsgespräche, Prof. Dr. Günter Stemberger und Ao. Prof. Dr. Ursula Ragacs für judaistische Beratung und meinen Kolleginnen von der Katholisch-Theologischen Fakultät, Dr. Mirja Kutzer und Dr. Andrea Taschl-Erber für die Lektüre einzelner Abschnitte. DI Astrid Bamberger danke ich für ihren großen Einsatz beim Erstellen der Druckvorlagen sowie der Register und Dr. Henning Ziebritzki und Bettina Gade vom Verlag Mohr Siebeck für die gute Zusammenarbeit.

Zahlreichen Freundinnen und Freunden bin ich für kontinuierlichen Austausch und Ermutigung dankbar. Stellvertretend seien Mag. Evi Krobath (†), Dr. Karin und Dr. Thomas Krobath und Pfr. Dörte Lücke genannt. Meiner

Familie bin ich für die vielfältige Unterstützung dankbar, die ich tagtäglich erfahre: meinen Eltern für Kinderbetreuung und meiner Mutter, Mag. Annemarie Grohmann, zusätzlich für ihr Korrekturlesen. Meinem Mann Wolfgang Schindl danke ich dafür, dass er mich immer wieder von den Büchern weg in die Berge oder ans Wasser entführt. Unseren Kindern, deren Geburten die Entstehung dieses Buches gerahmt haben, ist es gewidmet.

Wien, im Juni 2007 Marianne Grohmann

# Inhaltsverzeichnis

## Kapitel 1

# Einleitung

## 1.1 Fruchtbarkeit und Geburt

Fruchtbarkeit und Geburt sind Elemente der Bildersprache der Psalmen. Diese Bilder werden in der historisch-kritischen alttestamentlichen Forschung eher marginal behandelt. „Geburtlichkeit“[1] spielt weder in der Theologie[2] noch in der Anthropologie[3] der Psalmen eine Rolle. Gründe für diese „Geburtsvergessenheit“ könnten darin liegen, dass die eigene Geburt schwer zugänglich ist,[4] oder auch in einer gewissen Tabuisierung des gesamten Geburtsbereiches. Erst durch die ethische Auseinandersetzung mit neueren Reproduktionstechnologien rückt der Beginn des Lebens vermehrt in den Blickpunkt theologisch-exegetischer Reflexion.[5] Bilder rund um Fruchtbarkeit und Geburt sind zwar nicht zentrale, aber doch wesentliche Elemente der Psalmensprache und sollen daher näher untersucht werden.

Geburt wird in dieser Studie in einem sehr umfassenden Sinn verstanden: Zunächst ist der konkrete Vorgang von Zeugung, Empfängnis, Schwangerschaft, Wehen und Gebären bis hin zur ersten Zeit danach gemeint. Religionswissenschaftlich vergleichende Studien zur Geburt im Alten Orient sind bereits vorhanden.[6] Hier soll es darum gehen, wie sich dieses existentielle Ereignis aus unterschiedlichen Perspektiven in der Gebetssprache der Psalmen niederschlägt. Der Psalter wird als literarisches Corpus auf seine Ge-

---

[1] Der Begriff „Geburtlichkeit“ – im Gegensatz zur in Philosophie und Theologie weitaus intensiver reflektierten Sterblichkeit – wurde von HANNAH ARENDT geprägt: zur Darstellung und Diskussion vgl. ULRICH-ESCHEMANN 2000, 25–55.

[2] Vgl. z.B. SPIECKERMANN 1989: Er thematisiert Geburtszusammenhänge am Rand im Kontext von Schöpfungstheologie, die er insgesamt in den Psalmen als marginal bewertet.

[3] Vgl. z.B. JANOWSKI 2006: Janowski behandelt zwar „anthropologische Stichworte“ wie Sehen und Hören (85–97), Herz und Nieren (166–173), נפשׁ / Vitalität (204–214). Aber Körperteile, die mit Fortpflanzung zusammenhängen – wie z.B. רחם (*Gebärmutter*) – werden nicht näher behandelt. Das Thema Tod, das Ende des Lebens, nimmt breiten Raum ein (225–374), aber der Beginn des Lebens, der Bereich Geburt, kommt kaum vor.

[4] Vgl. GRUND 2006a, 99–100.

[5] Vgl. UTZSCHNEIDER 2002.

[6] Vgl. z.B. VAN DER TOORN 1994, 77–92; GALPAZ-FELLER 2000; STOL 2000; MARSMAN 2003, 191–243; PHILIP 2006, 80–125.

burtsbilder hin untersucht. Über die konkrete Geburt hinaus geht es um die „Geburtlichkeit“: die Bedeutung des Gebärens und Geborenwerdens als Grundlage des Menschseins.

Fruchtbarkeit ist ein sehr schillernder Terminus, ein Oberbegriff über eine Reihe von ganz unterschiedlichen Phänomenen: Fruchtbarkeit der Vegetation, der Tiere und der Menschen.[7] Die Fruchtbarkeit des Menschen ist im Alten Vorderen Orient eng mit der landwirtschaftlichen Fruchtbarkeit verbunden. „Der Begriff F. schillert in der Religionsgeschichte in einem Maße, daß man das Wort am liebsten ganz vermeiden möchte; das aber ist der Sache nach kaum möglich.“[8] Hier soll in erster Linie menschliche Fruchtbarkeit thematisiert werden, auch wenn sich in den Sprachbildern die große Nähe zur Fruchtbarkeit von Fauna und Flora zeigt. Fruchtbarkeit ist eine prinzipielle Voraussetzung für Gebärfähigkeit und Geborenwerden und hat große soziale Bedeutung zur „Zukunftssicherung“, für das Fortleben in nachkommenden Generationen. Unfruchtbarkeit als die Kehrseite der Medaille hat ganz unterschiedliche Facetten. Hier soll besonders das Spannungsfeld zwischen der allgemein hohen Bewertung von Fruchtbarkeit im Alten Orient und dem Umgang mit ihren Schattenseiten bedacht werden.

Bei all diesen Aspekten soll nach den Konsequenzen von Geburtsbildern für Anthropologie und Theologie gefragt werden. Bilder von Fruchtbarkeit und Geburt in den Psalmen sind nicht nur ein *anthropo*logisch relevantes Thema. Ein Gott, der fruchtbar macht – oder auch nicht –, ist darüber hinaus ein wesentliches Element alttestamentlicher *Theo*logie. Im gesamten Alten Vorderen Orient sind die Vorgänge rund um Fruchtbarkeit, Schwangerschaft und Geburt eng mit direkter oder indirekter göttlicher Mitwirkung verknüpft. Sie umschreiben einen Bereich, in dem Mensch und Gott intensiv in Beziehung treten,[9] wo also Anthropologie und Theologie aufeinander treffen. Geburtsbilder sind in konkreten menschlichen Körperteilen verankert. Sie haben die Funktion, Beziehung und Kommunikation zwischen Gott und Mensch herzustellen.[10] „Besonders die Psalmen machen deutlich, wie körperlich die Beziehung zwischen Menschen und Gott vorgestellt wird [...].“[11] Hier soll also besonders der Rolle von Fruchtbarkeit und Geburt in dieser Zwischenstellung zwischen Gott und Mensch und zwischen Theologie und Anthropologie nachgegangen werden.

Die Rede von Anthropologie und Theologie ist allerdings zu relativieren, da weder die Hebräische Bibel als Ganze noch die Psalmen eine Anthropolo-

---

[7] Vgl. MARSMAN 2003, 193.

[8] BRUNNER 1977, 336.

[9] Vgl. KEEL 1996, 181; MARSMAN 2003, 191: „in all societies of the ancient Near East people turned to the gods in matters of procreation.“

[10] Vgl. GILLMAYR-BUCHER 2004, 305.

[11] GEIGER / SCHÄFER-BOSSERT 2003, 23.

gie oder Theologie im Sinn dogmatischer Loci enthalten.[12] Es ist also zutreffender, von Implikationen für Menschen- und Gottesbild zu sprechen. Auch wenn es problematisch ist, der Hebräischen Bibel fremde Kategorien und Begriffe anzuwenden, kann diese Vorgangsweise nicht ganz vermieden werden.

## 1.2 Hermeneutische Vorüberlegungen

### *1.2.1. Text*

Die Psalmentexte werden im Allgemeinen nach der BHS zitiert. Der Masoretische Text nach dem Codex Petropolitanus dient also als Grundlage. Dies ist eine hermeneutische Vorentscheidung. Damit ist ein bestimmter Konsonantenbestand mit einer bestimmten jüdischen Vokalisation Basis der Auslegung. Diese Vokalisation ist schon eine Rezeption des unvokalisierten Konsonantentextes, wie er in Handschriften vorliegt. Vom Masoretischen Text abweichende Lesarten werden jeweils an den einzelnen Stellen angegeben, weil in der Vielfalt dieser Varianten unterschiedliche Rezeptionen und Auslegungsmöglichkeiten liegen. Rezeptionsgeschichte beginnt daher nicht erst mit nachbiblischen Auslegungen, sondern bereits in der Textgeschichte.

Die antiken Textvarianten und Übersetzungen sind – gerade in der Vieldeutigkeit der Psalmensprache – als Rezeptionen und Interpretationen wichtig. „Jede Textversion füllt die Leer- oder Unbestimmtheitsstellen im Text auf und verdeutlicht in ihrer Textfassung die Sinnpotentiale ihres Lektüreprozesses."[13] Textkritische Varianten sind Gesprächsangebote, die unterschiedliche Lektüren vorschlagen, von denen nicht eine zuletzt als Sieger hervorgehen muss. „Textkritik [...] lotet die Mehrdeutigkeit der Texte aus, zeichnet sie nach und eröffnet das Gespräch zwischen den Texten statt eine einzige Möglichkeit zu bevorzugen. [...] Textzeugen [...] sind: verschiedene Perspektiven auf einen Text, einen Vers, ein Wort oder auch nur auf einen Vokal aus ihrem jeweiligen Kontext heraus."[14]

Textkritik wird hier nicht mit dem Ziel einer Rekonstruktion des ältesten, ursprünglichen Textes betrieben. Dieses Ziel ist letztlich nicht erreichbar. Subjektive Einflüsse der Herausgeber werden häufig zu wenig berücksichtigt.[15] Die Vielfalt möglicher Les-Arten ist kein Manko, sondern gerade eine

---

[12] Vgl. WESTERMANN 2000, 27; KIESOW 2003, 33.

[13] BAIL 2003, 102.

[14] BAIL 2003, 104.

[15] So setzt sich auch die BHQ zum Ziel, „die früheste(n) erreichbare(n) Form(en) des Texts aufgrund vorhandener Textzeugen zu bestimmen" (BHQ 2004, XXXVII). Die Heraus-

Bereicherung möglicher Text-Verständnisse. Es soll also versucht werden, möglichst in MT nach BHS (oder soweit vorliegend: BHQ) einen Sinn zu finden und abweichende Lesarten als Gesprächsangebote zu verstehen.

Die Suche nach Geburtsbildern ist eine Spurensuche, da Metaphorisierung oft schon auf der Ebene der antiken Textvarianten und Übersetzungen beginnt. „Die" wörtliche Übersetzung gibt es nicht. Die Polysemie hebräischer Wurzeln umfasst häufig neben vielen anderen Bedeutungsgehalten ein Element, das mit Geburtsmetaphorik im weitesten Sinn zu tun hat: So bedeutet z.B. חיל *q.* 1) *kreißen, in Wehen liegen, vor Angst beben*, 2) *kräftig sein* und 3) *warten.*[16] Diese Polysemie, in der oft mehr Geburtsaspekte enthalten sind, als auf den ersten Blick sichtbar ist, soll hier aufgerollt und für den Leser und die Leserin sichtbar gemacht werden. Dazu ist ein „close reading" der hebräischen Texte notwendig. Zur Beleuchtung des semantischen Gehalts der Texte ist einerseits die Untersuchung von Parallelen in der Hebräischen Bibel und im Alten Vorderen Orient wichtig. Andererseits kann aber auch jüdische Exegese hilfreich sein, da sie die Vieldeutigkeit und den Facettenreichtum jahrhundertelang in hebräischer Sprache diskutiert hat.

Eine weitere Eigenart der hebräischen Sprache – wie anderer semitischer Sprachen auch – liegt darin, dass Sätze oft nicht als Haupt- und Nebensätze eindeutig einander zugeordnet sind, sondern dass sie asyndetisch oder syndetisch aneinandergereiht werden. Die verwendeten Konjunktionen können ganz unterschiedliche Bedeutungen haben. Die Leserinnen und Leser sind herausgefordert, die Art des Zusammenhanges selbst herzustellen.[17] In dieser semantischen Offenheit liegt ein Anknüpfungspunkt für jüdische Exegese.

Die Bezeichnungen Altes Testament und Hebräische Bibel werden in dieser Studie wechselweise verwendet. Einwände von jüdischer Seite haben zu Recht für die Problematik des Begriffs Altes Testament sensibilisiert. Die Diskussionen um Alternativen haben aber gezeigt, dass keiner der neu vorgeschlagenen Begriffe – wie z.B. Erstes Testament – uneingeschränkt geeignet ist.[18] Es ist wichtig, die hermeneutischen Hintergründe und die jeweilige christliche oder jüdische Prägung mitzubedenken. Trotz aller Problematik ist die Bezeichnung Altes Testament – neben der Hebräischen Bibel, dem Tanach – schwer zu vermeiden.

---

geber geben aber selbst zu, dass dabei ein gewisses subjektives Moment nicht zu vermeiden ist.

16 Vgl. GESENIUS 2, 1995, 345–346.

17 Vgl. ZENGER 2003a, 37–38: „Das gibt der Sprache einerseits eine gewisse Unbestimmtheit, andererseits fördert dies die Aufmerksamkeit und die Aktivität der Gesprächspartner. Sich einen vorgegebenen Psalm zu eigen zu machen, fordert deshalb den sprachlichen Mitvollzug. Die Psalmen sind auch von daher nicht Formulare, die ‚zur Kenntnis' zu nehmen sind, sondern sie sind Gedichte, in die der Beter/der Leser sich selbst einbringen muß, wenn er sich von ihrer Sprachdynamik anstecken lassen will."

18 Zur Diskussion vgl. GROHMANN 2000, 7–8.

### 1.2.2. Jüdische Bibelexegese

Jüdische Bibelauslegung[19] soll als ein Zugang in die Exegese einbezogen werden, der in besonderer Weise die philologischen Feinheiten und die Mehrdeutigkeit der hebräischen Semantik ausleuchtet. Rabbinische und spätere mittelalterliche jüdische Auslegungen spielen immer wieder mit unterschiedlichen Möglichkeiten der Vokalisation des Konsonantentextes. Sie praktizieren das, was (post)moderne Intertextualitätskonzepte neu formulieren, schon immer: Sie verknüpfen häufig Texte mit gleichen hebräischen Wurzeln und beziehen jeweils die Kontexte wechselseitig mit ein. Rabbinische Intertextualität „[...] bedeutet auf einen Nenner gebracht, dass alle Texte der Bibel in einem Dialog stehen. Zwischen den einzelnen Texten können Verbindungen hergestellt werden, die den Ausgangstext erhellen, seine offenen Fragen zu klären suchen und insgesamt bestrebt sind, eine möglichst umfassende Interpretation zu gewährleisten."[20] Die rabbinischen Auslegungen praktizieren „Vielfalt ohne Beliebigkeit"[21]. Sie verbinden eine genaue Lektüre der hebräischen Bibeltexte mit ihren eigenen Lebenskontexten.

Aus der in sich vielfältigen jüdischen Bibelexegese sollen hier v.a. klassische Texte aus der rabbinischen Literatur und mittelalterliche Kommentare aus den Mikra'ot Gedolot[22] herangezogen werden. Intertextualität ist in den Mikra'ot Gedolot darin sichtbar, dass in diesen Bibelausgaben der Bibeltext (nach MT) jeweils von Kommentaren umgeben ist.

Jüdische Bibelauslegung, wie sie sich v.a. im rabbinischen Judentum von der Antike bis zum Mittelalter entwickelt hat, soll als eine wichtige Methode der Rezeption zu einzelnen Stellen herangezogen werden. Ziel ist nicht eine Rekonstruktion der Rezeptionsgeschichte, sondern jüdische Interpretationen werden zur Beleuchtung des Facettenreichtums der hebräischen Sprache herangezogen. Die hier behandelten Geburtsmotive sind selten zentral rezipierte Texte. Meistens werden in der jüdischen und v.a. auch in der christlichen Rezeptionsgeschichte von Psalmen andere Elemente aufgenommen als die hier untersuchten Bilder von Fruchtbarkeit und Geburt.

### 1.2.3. Rezeptionsorientierte Intertextualität

Sprachbilder aktivieren die Vorstellungskraft ihrer Leserinnen und Leser. Doch die Rezeptionsmöglichkeiten sind nicht beliebig, sondern die Texte selbst senden Wirksignale aus. Der Leser und die Leserin ist die Schaltstelle,

---

[19] Einen Überblick über jüdische Schriftauslegung von der Zeit des Zweiten Tempels bis ins 20. Jahrhundert gibt z.B. STEMBERGER 1996; 1999.

[20] BODENDORFER 1999, 254; vgl. dazu ausführlicher GROHMANN 2000.

[21] EBACH 1997.

[22] Mit Mikra'ot Gedolot (COHEN 2003ab) liegt eine kritische Ausgabe vor. Neben dieser Ausgabe wird die CD-Rom-Ausgabe der BIJL, Version 11.0, 2003, verwendet.

an der sprachliche Bilder als solche identifiziert werden, Texte mit anderen Texten und eigenen Erfahrungen verknüpft werden. Rezeptionsästhetik reflektiert die Wahrnehmung von Texten durch Lesende in ihrer konkreten Lesesituation. Sie geht davon aus, dass Texte nicht einfach etwas bedeuten, sondern dass erst im Akt des Lesens durch die Mitwirkung der Leserinnen und Leser der Sinn von Texten entsteht. Der Prozess der Rezeption, der Lektüre ist ein wichtiger Faktor der Interpretation.[23] Texte sind dialogisch angelegt. Bedeutung ist eine dynamische Funktion der Beziehung zwischen Text und Leser oder Leserin. Die Interaktion zwischen beiden ist ein zentrales Element der Interpretation.[24]

Gerade gaps, Brüche, schwer verständliche Stellen, Spannungen und Leerstellen sind Ansatzpunkte für die Leserinnen und Leser, mit dem Text ins Gespräch zu treten.[25] Werden Leerstellen in einer klassisch historisch-kritischen, literarkritischen Exegese als Hinweise auf Wachstumsstufen im Text, auf Einschübe oder Bearbeitungen gedeutet, so sieht eine rezeptionsästhetische Betrachtungsweise in ihnen wichtige, notwendige Ansatzpunkte der Lektüre. Leerstellen sind kein Mangel von Texten, sondern wichtige Ansatzpunkte für die Interpretation.[26] Gerade dort, wo ein Text Lücken enthält, schwierig und vieldeutig ist oder springt, sind die Lesenden gefordert, Kohärenz herzustellen: Sie beginnen, eine Leerstelle mit von außen an den Text herangetragenen Informationen zu füllen. Sie können vielleicht gerade im Paradox den Verweis auf einen tieferen Sinn erkennen oder aber die Konsistenz des Textes insgesamt anzweifeln.[27] Das Konzept von „Unbestimmtheitsstellen" oder „Leerstellen", wie es von ISER u.a. entwickelt wurde, ist auch für die Psalmeninterpretation wesentlich. Leerstellen finden sich prinzipiell in allen Texten, sind aber gerade bei poetischen Texten ein wesentliches Charakteristikum.

Leseweisen sind nicht nur individuell geprägt, sondern auch von soziopolitischen, geographischen, religiösen und geschlechtlichen Faktoren beeinflusst. Die Frage nach der bewussten Einbeziehung der Leserin und des Lesers in die Interpretation stellt sich auf unterschiedlichen Ebenen. Auf der Textebene, im Rahmen der literarischen Textanalyse, lassen sich Wirksignale, „der implizite Leser" (ISER) untersuchen. Historische Erstleserinnen und

---

[23] Überblicksdarstellungen zur Rezeptionsästhetik bieten z.B. WARNING 1994; LOADER 2001, 45–47; vgl. FREY 2000, 335: „*Rezeptionsästhetische Lektüre erfasst Texte prinzipiell als Teil eines Kommunikationsgeschehens zwischen Autor und Leser*."

[24] Vgl. ISER 1994.

[25] Vgl. GROHMANN 2000, 24–29.

[26] Vgl. ISER 1994, 235: „Die Leerstellen eines literarischen Textes sind nun keineswegs, wie man vielleicht vermuten könnte, ein Manko, sondern bilden einen elementaren Ansatzpunkt für seine Wirkung. [...] Der Leser wird die Leerstellen dauernd auffüllen beziehungsweise beseitigen."

[27] Vgl. GRUND 2004, 51.

-leser sind schwer zu rekonstruieren, lassen sich aber vielleicht im Zusammenhang mit der historischen Analyse wenigstens hypothetisch erschließen. Das Geburtsthema legt es nahe, einerseits nach historischen Fakten zu fragen, nach den sozialen, religiösen, medizinischen Umständen von Schwangerschaft und Geburt im Alten Vorderen Orient. Dazu sind Quellen für einige Bereiche durchaus aufgearbeitet.[28] Andererseits sind die altorientalischen Hintergründe auch rezeptionsästhetisch interessant. Welche Bildwelten und Assoziationen liegen sozusagen in der Luft? Welche Erfahrungen und Vorstellungen können bei der Rede von Geburt mitschwingen? Diese Rezeptionshintergründe lassen sich nie vollständig rekonstruieren, sondern werden immer in gewissem Maße hypothetisch bleiben. Die Rezeptionsgeschichte kann nur exemplarisch anhand einzelner Beispiele aus jüdischer und christlicher Wirkungsgeschichte dargestellt werden. Zuletzt ist auch der hermeneutische zeitgenössische Hintergrund europäischer Leserinnen und Leser des 21. Jahrhunderts mit zu reflektieren. Dies soll v.a. in Form eines Ausblicks auf bioethische Debatten geschehen.

Elementare Bilder machen es notwendig, dass Leserinnen und Leser ihre eigene Erfahrungs- und Lebenswelt in das Textverständnis einbringen, sie geben der Aktivität der Lesenden viel Raum: „[...] nichts also wird in sinnlichen Bildern gezeigt, alles geschieht in der Sprache, welches immer die Assoziationen im Geiste des Schriftstellers oder des Lesers seien. [...] Gerade weil die ikonische Darstellung kein Bild ist, kann sie auf bisher unerschlossene Ähnlichkeiten der Qualität, der Struktur, der Lokalisierung, der Situation oder des Gefühls hindeuten."[29] Welche Bedeutungsaspekte aktualisiert werden, hängt in hohem Maße von den Rezipierenden ab. Die Rezeptionsästhetik ist v.a. deshalb für die Interpretation der Bildersprache der Psalmen von besonderer Bedeutung, weil diese Bilder deutungsoffen sind und viele Leerstellen enthalten. Die hebräische Sprache lässt gerade in poetischen Texten eine noch größere Vielfalt an semantischen Möglichkeiten frei als in erzählenden Texten.

Hier wird ein Ansatz von Rezeptionsästhetik vertreten, der eine Balance zwischen den Wirksignalen des Textes und den Aktivitäten der Leserinnen und Leser sucht. Da die konkreten Lektüren realer Personen in historischer Perspektive und zeitgenössisch nur sehr eingeschränkt empirisch erfassbar sind, soll ein phänomenologischer, wirkungsästhetischer Ansatz von Rezeptionsästhetik vertreten werden,[30] eine Kombination von close reading und Rezeptionsästhetik. Es wird wirkungsästhetisch und phänomenologisch „[...] eher abstrakt nach dem im Text impliziten, für eine gelingende Kommunika-

---

[28] Vgl. z.B. FEUCHT 1995 und 2004; STOL 2000.

[29] RICŒUR 1991, 194.

[30] Vgl. FREY 2000, 335–337.

tion vorausgesetzten Leser [...]"[31] gefragt. Die Suche nach Wirkstrukturen im Text ersetzt nicht die „klassischen" historisch-kritischen exegetischen Methoden, sondern weitet sie um die textpragmatische Dimension aus, indem sie die Funktion von Sprachbildern für Leserinnen und Leser besonders betont.[32]

Daneben spielen Intertextualitätskonzepte eine wichtige Rolle. Der literaturwissenschaftliche Terminus „Intertextualität" ist ein Sammelbegriff für „die Theorie der Beziehungen zwischen Texten"[33]. Definitionen bewegen sich zwischen den beiden Polen eines sehr weiten und eines eingeschränkten Begriffs. Die beiden Eckpunkte der gegenwärtigen Intertextualitätsdiskussion sind: „[...] das globale Modell des Poststrukturalismus, in dem jeder Text als Teil eines universalen Intertexts erscheint, durch den er in allen seinen Aspekten bedingt wird, und prägnanteren strukturalistischen oder hermeneutischen Modellen, in denen der Begriff der Intertextualität auf bewußte, intendierte und markierte Bezüge zwischen einem Text und vorliegenden Texten oder Textgruppen eingeengt wird."[34] Für konkrete Textinterpretationen ist eine Einschränkung von Intertextualität auf beschreibbare Bezüge von Texten auf andere Texte geeigneter. Gleichzeitig bleibt die Vorstellung vom universalen Text-Raum ein wichtiges Element des weiteren Modells: Intertextualität als Beschreibungskategorie der Beziehungen zwischen Texten verweist auf den „Aspekt der grundsätzlichen Offenheit zwischen den Texten, die Vorstellung des abstrakten Texte-Raums, der alle Texte umfasst. [...] Intertextuelles Lesen ist nie eine ‚Einbahnstraße': Im Leseprozeß treten beide Texte in einen Dialog miteinander, sie verändern, erweitern, ergänzen ihre Interpretation gegenseitig."[35]

Hier wird ein rezeptionsorientiertes Verständnis von Intertextualität vertreten: der Leser oder die Leserin ist die Schaltstelle für intertextuelle Verknüpfungen.[36] Ziel ist „[..] ein rezeptionsorientiertes Konzept von Intertextualität, das sowohl die im Text indizierten Intertextualitätssignale wie auch den ‚intertextuellen Akt des Lesens' [...] diskutiert."[37] Intertextualität ist geeignet, jüdische und christliche Rezeptionen von Bibeltexten miteinander ins Gespräch zu bringen. Werden Texte als Fragmente offener Diskurse verstanden, ermöglicht dies einen neuen Blick auf die unterschiedlichen Diskurse in jüdischen und christlichen Interpretationsgemeinschaften. Für die Interpretation von Sprachbildern ist Intertextualität hilfreich, weil sie nicht nach der Beeinflussung von Motiven in eine Richtung fragt, sondern nach wechsel-

---

31 FREY 2000, 336.
32 Vgl. FREY 2000, 333–334.
33 PFISTER 1985, 11.
34 PFISTER 1985, 25.
35 GILLMAYR-BUCHER 1999, 20.
36 Vgl. HOLTHUIS 1993; GROHMANN 2000, 35–38.
37 HOLTHUIS 1993, V; vgl. ALKIER 2003, 12–16.

seitigen Beziehungen. Sprachbilder werden nicht isoliert betrachtet, sondern in ihren jeweiligen Kontexten.[38]

Rezeptionsorientierte Intertextualität trägt einerseits zur Erklärung der gegenseitigen Beziehungen zwischen Texten bei, und andererseits reflektiert sie Fragen der Rezeption, d.h. den Beitrag der Lesenden zur Bedeutungsfindung von Texten. Die Interaktion zwischen Text und Leser oder Leserin bezieht sich nicht nur auf einzelne Lesende, sondern auf ganze Interpretationsgemeinschaften. Dort, wo Texte schwer verständlich sind, werden andere Texte eingespielt und zur Erklärung herangezogen. Rezeptionsorientierte Intertextualität ist ein Konzept, das die Auslegung pluralisiert. Lesen heißt immer auch, einen Text neu zu schreiben, jede Lektüre schafft neue Texte. Leserinnen und Leser werden selbst zu Autorinnen und Autoren. Lesen ist immer auch ein produktiver Vorgang. Jeder „Primärtext" ist Kommentator zu präexistenten Texten oder zu Diskursen, die ihn produziert haben.[39] Jeder Interpret, jede Interpretin und jede Interpretationsgemeinschaft geht mit bestimmten Interessen an Texte heran und wählt die für sie relevanten Bezugstexte aus. Text ist im wörtlichen Sinne „textus", Gewebe, ein Mosaik von bewusster und unbewusster Zitierung früherer Diskurse. Intertextualitätskonzepte sensibilisieren dafür, dass im Lektürevorgang Texte aus unterschiedlichen Zeiten und Kontexten auf eine Ebene gebracht und somit gleichzeitig werden.

Intertextualitätsdiskussionen zeigen immer wieder, dass es schwierig ist, den komplexen Theoriediskurs in die Praxis umzusetzen und auf konkrete Textauslegung anzuwenden. Verschiedene Kriterienkataloge wurden entwickelt.[40] Sie enthalten einzelne wichtige Aspekte. Eine grundlegende Klassifizierung intertextueller Bezüge ist die von Zitat, Anspielung und Echo: Zwischen diesen drei Begriffen liegt ein Gefälle im Grad der Bestimmtheit und Markierung der Bezugnahme auf einen anderen Text. Zitat ist die bestimmteste, Echo die unbestimmteste Bezugnahme.[41] Aber alle diese Begriffe können nur Richtlinien sein, sie lassen sich nicht eindeutig klassifizieren und zuordnen.

Hier sollen nun Geburtsbilder in Psalmen untersucht werden. Manche dieser Bilder kommen auch in anderen biblischen Texten vor. Da die motiv-

---

[38] Vgl. BORMANN 2003, 183: „Biblischer Intertextualität geht es [...] darum, 1) die durch den Verweis auf einen Prätext vollzogene Sinnkonstitution im Folgetext und 2) deren Rückwirkung auf das Verständnis des Prätextes zu erfassen."

[39] Vgl. RUTLEDGE 1996, 80.

[40] Z.B. qualitative Kriterien für die Intensität der Intertextualität – Referentialität, Kommunikativität, Autoreflexivität, Strukturalität, Selektivität, Dialogizität – und quantitative Kriterien – Dichte und Häufigkeit, Zahl und Streubreite (PFISTER 1985, 25–30) – oder sieben „Tests" zum Hören von Echos – availability, volume, recurrence, thematic coherence, historical plausibility, history of interpretation and satisfaction (HAYS 1993, 29–32).

[41] Vgl. HAYS 1993, 19.

geschichtliche Frage danach, welcher Text welchen beeinflusst hat, bei Psalmentexten besonders schwer zu beantworten ist, stellt das Konzept rezeptionsorientierter Intertextualität eine wichtige Ergänzung historisch-kritischer Fragestellungen dar. Es ermöglicht, Bezüge zwischen Sprachbildern in unterschiedlichen Kontexten in ihren Wechselwirkungen zu analysieren.

Neben einem historisch-kritischen Zugang zu diesen Texten, der sie in den Kontext anderer Texte der Hebräischen Bibel und des Alten Vorderen Orients einordnet, erscheint mir eine rezeptionsästhetisch-intertextuelle Lektüre ertragreich zu sein. Anknüpfend an theologische Arbeiten, in denen bereits Rezeptionsästhetik und Intertextualität für die biblische Exegese nutzbar gemacht werden – wie z.B. von Erbele-Küster[42] und Mayordomo-Marín[43] – soll rezeptionsorientierte Intertextualität auf Psalmenexegese angewendet werden. Sie dient „als ein Modell, das einerseits zur Erklärung der gegenseitigen Beziehungen zwischen Texten beiträgt, und andererseits Fragen der Rezeption, den konkreten Beitrag der Lesenden zur Bedeutungskonstitution von Texten aufnimmt."[44] Einige Themen, die für eine rezeptionsorientierte Psalmenlektüre bereits fruchtbar gemacht worden sind, sind z.B. die Psalmenüberschriften, die sich als Rezeptionsanleitungen verstehen lassen; oder Leerstellen / Unbestimmtheitsstellen, wie z.B. der viel diskutierte „Stimmungsumschwung", die ein zentrales Element der Psalmen sind: die offenen Notsituationen machen sie zu Gebrauchstexten, die immer wieder neu mit Erfahrungen der Lesenden gefüllt werden können.[45] Theoretische Überlegungen zu Rezeptionsästhetik und Intertextualität sind durchaus verbreitet. Aber die konkrete methodische Umsetzung ist nach wie vor ein Desiderat.

### *1.2.4. Metapherntheorie und Bildersprache*

Das rezeptionsästhetische Konzept von Leerstellen ist für die Interpretation von Sprachbildern und Metaphern relevant. In der Metapher geht es immer „um ein semantisches Mißverständnis, um einen einkalkulierten Irrtum. Dieser Irrtum besteht in der Assimilation von Dingen, die nicht zusammengehören; aber er lässt, gerade durch die Gunst dieses einkalkulierten Missverständnisses eine bis dahin unentdeckte Sinnverwandtschaft zwischen Termini entstehen, die durch die alten Klassifizierungen daran gehindert waren, in gegenseitigen Austausch zu treten."[46] Die Metapher lebt von der Spannung zwischen unvereinbaren Bereichen, die im Alltagssprachgebrauch nichts gemeinsam haben. Ihre Interpretation liegt darin, das Fernliegende näher zu

---

42 ERBELE-KÜSTER 2001.
43 MAYORDOMO-MARÍN 1998.
44 GROHMANN 2000, 37.
45 Vgl. ERBELE-KÜSTER 2001, 161–163.
46 RICŒUR 1974, 48.

bringen, Ähnlichkeit herzustellen. Ausgangspunkt zur Identifikation einer Metapher ist, dass ein wörtliches Verständnis nicht möglich ist. Die Metapher geht also von einer Leerstelle aus, produziert aber selbst wieder Leerstellen. Eine Metapher lässt sich nie eindeutig entschlüsseln, sondern sie ist in sich mehrdeutig und kreiert wieder eine Reihe von möglichen Bedeutungen.

In biblisch-exegetischer, literaturwissenschaftlicher, systematisch-theologischer und philosophischer Literatur kursieren ganz unterschiedliche Metaphernbegriffe.[47] Da metaphorische Redeweise ein Kennzeichen poetischer Sprache und daher auch ein wesentliches Merkmal der Psalmen ist, sollen einzelne Elemente von Metapherntheorien genannt werden, die für die folgende Studie relevant sein können. Allein der Versuch einer Definition könnte viele Seiten füllen und soll daher auf eine Arbeitsdefinition beschränkt werden: Die Metapher, wörtlich „Übertragung" ist „eine Stilfigur, in der vermittels eines sprachlichen Bildes, d.h. in übertragenem Sinn, auf einen Sachverhalt Bezug genommen wird."[48] Drei Grundelemente von Metaphern sind: 1) die semantische Dualität, d.h. das Vorhandensein von zwei Bedeutungssphären; 2) eine semantische „Spannung", das Moment einer „Inkongruenz" zwischen eigentlicher und uneigentlicher Bedeutung, ein „einkalkulierter Fehler"[49]; und 3) das „tertium comparationis": sowohl das beiden Bedeutungssphären Gemeinsame als auch eine neue, kreative Gesamtbedeutung.[50]

Interaktionstheorien der Metapher, wie sie von MAX BLACK und PAUL RICŒUR[51] entwickelt wurden, bezeichnen das Verhältnis zwischen bildspendendem und bildempfangendem Bereich, zwischen *tenor* und *vehicle*, als Interaktion.[52] Mit metaphorischer Interaktion ist nicht nur das gemeint, „was A und B an semantisch Gemeinsamem vorausgeht, sondern auch das, was die Interaktion von A und B an Neuem und Kreativem hervorbringt."[53] Das Moment des „Übertragens", das in der Metapher steckt, wird als ein wechselseitiges verstanden: Metaphern lassen sich nicht übersetzen, sondern Bild und Sache sowie ihre jeweiligen Kontexte beeinflussen einander wechselseitig.

---

[47] Den zahlreichen Überblicksdarstellungen zu Theorien der Metapher und ihrer Anwendung auf biblische Texte – vgl. z.B. KORPEL 1990, 35–77; EIDEVALL 1996, 19–46; KURZ 1997; DOYLE 2000, 47–144, – soll hier keine weitere hinzugefügt werden.

[48] LÖSER 2002, 1165.

[49] RICŒUR 1974, 53; 1991, 188.

[50] Vgl. NÖTH 2000, 342–343.

[51] Vgl. die Metapherndefinition von RICŒUR 1974, 52–53: „Sie ist eine Erweiterung der Denotation durch Übertragung von ‚Etiketten' (*labels*) auf neue Objekte, die sich dieser Übertragung widersetzten. [...] Die Metapher ist nichts anderes als das Aufkleben eines bekannten Etiketts mit einer bestimmten Vergangenheit auf einen neuen Gegenstand, der sich dieser Übertragung erst widersetzt, dann nachgibt."

[52] Vgl. BAUMANN 2000, 39.

[53] NÖTH 2000, 343.

Das ist gleichzeitig ein Grundgedanke von Intertextualität. Metaphern sind in hohem Maße abhängig von ihrem Kontext: sowohl vom Textkontext als auch dem Lebenskontext ihrer Produktion und Rezeption.[54]

Grundelemente von rezeptionsorientierter Intertextualität und Interaktionstheorien der Metapher lassen sich für die Interpretation der Geburtsmotive in den Psalmen fruchtbar machen. Für die Psalmenauslegung ist die Interaktionstheorie geeigneter als substitutionstheoretische Ansätze, da sie der Polysemie der Psalmensprache eher gerecht wird. Die Grenze zwischen „eigentlicher" und „übertragener" Bedeutung lässt sich in den Psalmen nicht so leicht ziehen. Mehrere wörtliche und bildliche Bedeutungen gehen ineinander über und gelten gleichzeitig. Daher ist die Wechselwirkung zwischen Bild und Kontext und die Einbeziehung der Leserinnen und Leser besonders wichtig.[55]

Aussagen zu Geburt in den Psalmen sind einerseits Spiegel realer Erfahrungen. Es lässt sich an einzelnen Stellen fragen, welche konkreten Erfahrungen jeweils im Hintergrund stehen, was sie über Geburt in den Texten der Hebräischen Bibel und in der altisraelitischen Gesellschaft aussagen. Andererseits begegnet Geburt häufig in bildlich-metaphorischen Aussagen. Der Facettenreichtum von Sprachbildern liegt gerade darin, dass sie eine Vielfalt von Verständnissen sowohl im Literalsinn als auch in bildlich-übertragenem Sinn generieren. Interaktionstheoretische Ansätze sind am besten geeignet, den Vorgang der Übertragung zu beschreiben und als einen wechselseitigen zu verstehen.

Nach der – heute weit verbreiteten – Interaktionstheorie gibt es für einen metaphorischen Ausdruck keinen „eigentlichen" Ausdruck, er ist nicht ersetzbar. Zwischen den zwei Bedeutungssphären der Metapher besteht eine „kreative Interaktion". Die Metapher und ihr Kontext stehen in semantischer Inkongruenz. Zwischen beiden ist ein Interpretationsprozess nötig, um die wechselseitige Interaktion zu beschreiben. In jedem Fall lebt die Metapher vom Spiel mit der semantischen Vielschichtigkeit. Die Konnotationen der einzelnen Bildelemente beeinflussen einander wechselseitig.

Die metapherntheoretischen Überlegungen von RICŒUR bilden einen wichtigen Hintergrund dieser Studie: In Abgrenzung von der Substitutions-

---

[54] Vgl. BAUMANN 2000, 44.

[55] Vgl. ZIMMERMANN 2000, 129: „Die semantische Offenheit und Unschärfe der Bildersprache ruft in besonderem Masse die Deutungsaktivität der Rezipienten hervor, die in kognitive, affektive, rhetorische und ethische Aspekte differenziert werden kann. Der sinnbildende Rezeptionsvorgang lässt sich aber nicht nur aus der Perspektive des Lesers erfassen, vielmehr kommt es zu einer echten Wechselwirkung, in der sich der Sinn einer Metapher gerade im Zwischenraum zwischen Text und Autor konstituiert. [...] Das Bilderverstehen ist durch den Text vorstrukturiert, wird aber letztlich vom Rezipienten vollzogen. [...] Die Bildersprache zieht den Leser in einen umfassenden Verstehensprozess hinein, der mit RICŒUR eine Rekonstitution des Selbst, ein ‚Sich-Verstehen vor dem Text' bewirken kann."

theorie betont RICŒUR einerseits die semantische Neuerung, die Innovation, die in jeder Metapher steckt, und andererseits ihre heuristische Funktion, ihre Aufforderung, Wirklichkeit neu zu beschreiben: Es ist eine wichtige „Funktion der biblischen Sprache, eine neue Möglichkeit von Existenz zu eröffnen."[56] Metaphern erweitern die Bedeutung einzelner Worte über ihren wörtlichen Sinn hinaus. Sie verbinden zwischen Text und Realität. Einerseits kommen sie aus unterschiedlichen Kontexten, andererseits schaffen sie selbst wieder neue semantische Felder. Die Bedeutungsfindung, die von einer Metapher angeregt wird, geschieht zwischen Text und Leser oder Leserin.[57]

Der Begriff der „metaphorischen Interaktion" untersucht einerseits – vor dem Hintergrund von Interaktionstheorien der Metaphern – die wechselseitige Beeinflussung von *tenor* und *vehicle*, aber auch – vor dem Hintergrund von Intertextualitätskonzepten – die wechselseitige Beeinflussung durch die Kontexte. Aus Interaktionstheorien der Metapher sollen folgende Elemente hier aufgenommen werden:

– Bedeutung ist eine Interaktion zwischen verschiedenen Sinnbereichen. Die Kontexte von Metaphern beeinflussen einander wechselseitig.

– Es ist der Leser oder die Leserin, der oder die Texte und Kontexte miteinander verbindet und so Bedeutung von Metaphern konstruiert.

– Darin spielt die kulturelle Prägung, das konzeptuelle System eine wichtige Rolle. Die Konzepte von Wirklichkeit prägen wiederum die Alltagssprache.[58]

Daneben ermöglicht die Kognitionstheorie, die Ebene der Erfahrung einzubeziehen: Aus einem Bereich konkreter Lebenserfahrung wird mental auf ein weniger vertrautes, abstraktes Gebiet projiziert;[59] Metaphern sind „ebenso kognitiv motiviert wie sie auch *kulturspezifisch* konventionalisiert sind."[60] Die Rede von der „*Ubiquität* der Metaphern"[61] drückt aus, dass das Metaphorische letztendlich nicht klar vom Nichtmetaphorischen abgrenzbar ist. Beschreiben lässt sich nur der gewöhnliche, der meistverbreitete Sprachgebrauch, die lexikalische Bedeutung, aber damit ist nichts über eine fixe Zugehörigkeit

---

56 RICŒUR 1974, 45.

57 Vgl. LABAHN 2003, 50.

58 Einen guten Überblick über Interaktionstheorien von Metaphern geben KORPEL 1990, 35–77; ZIMMERMANN 2000. Wichtige Denker, die die Interaktionstheorie – philosophisch und linguistisch – entwickelten, waren RICHARDS 1936; BLACK 1962; RICŒUR 1991; LAKOFF / JOHNSON 1980.

59 Vgl. KURZ 1997, 7–8; NÖTH 2000, 344; ZIMMERMANN 2000, 112–114.117.

60 NÖTH 2000, 344.

61 NÖTH 2000, 344.

zwischen Bezeichnendem und Bezeichnetem ausgesagt.[62] Die Rede von der Ubiquität der Metapher ist allerdings für konkrete Textinterpretationen letztlich nicht geeignet.

Gerade aufgrund der Aporien, in die metapherntheoretische Überlegungen so immer wieder geraten,[63] werden hier im Allgemeinen die weiteren Begriffe „Bildersprache“ und „Sprachbilder“ bevorzugt. Metaphern sind ein Element der Bildersprache der Psalmen und des AT neben anderen. Als der weitere Begriff soll hier von Bildersprache in einem umfassenderen Sinn die Rede sein. „Religiöse Sprache ist bildliche Sprache.“[64] Sprachbilder erfassen Bereiche von Wirklichkeit, die sprachlos machen und schwer mit anderen Worten ausgedrückt werden können. Es geht hier ausdrücklich um sprachliche Bilder und die hinter ihnen stehenden Vorstellungswelten. Die Ikonographie wäre ein weiterer Bereich,[65] der im Rahmen dieser Studie weitgehend ausgeklammert bleibt. Metapherntheorien sind nur zu einem Teil für Geburtsbilder in den Psalmen verwendbar. Der Terminus „Sprachbilder“ ist weiter gefasst. Nicht alles, was in den Psalmen zu Geburt und Fruchtbarkeit gesagt wird, ist bildlich-metaphorisch gemeint. Oft ist wörtliches und metaphorisches Verständnis gleichermaßen möglich.

Geburtsbilder sind ein Bereich, in dem immer wieder mythische Elemente aufgenommen werden: Ohne hier auf die ausufernde Mythos-Debatte eingehen zu können, lässt sich ein mythisches Element oder Motiv kurz als „ein Geschehen mit ‚urzeitlichem Charakter‘ und numinoser Beteiligung“[66] definieren. Indem in den Geburtsbildern der Psalmen teilweise mythische Elemente übernommen werden, haben sie andere Funktionen als in ihrem urspünglichen Kontext. Es entstehen Wechselwirkungen zwischen ursprünglichem und neuem Kontext, die sich nicht eindeutig in eine Richtung rekonstruieren lassen.[67] „Mythisches kann als Modell der Rede von einem göttlichen geschichtlichen Handeln verwendet werden oder durch Kontextualisierung mit nicht-mythologischen Aussagen, durch Metaphorisierung bzw. durch Überlagerung und Verschmelzung mit lebensweltlich begründeten Metaphern transformiert und den jeweiligen Textfunktionen dienstbar gemacht werden.“[68] Der Mythos lebt von der Metapher und von bildlicher Sprache insge-

---

[62] Vgl. RICŒUR 1991, 24: „Daß ein Nomen einer Vorstellung eigentlich, also wesentlich zugehöre, wird von der Vorstellung eines gewöhnlichen Sprachgebrauchs nicht notwendig vorausgesetzt.“

[63] Vgl. ZIMMERMANN 2000, 112–118; NÖTH 2001, 343–345. ZIMMERMANN 2000, 111–112, plädiert daher für einen möglichst engen Metaphernbegriff.

[64] ZIMMERMANN 2000, 108.

[65] Vgl. z.B. den „Klassiker“ KEEL 1996; KEEL / SCHROER 2004.

[66] IRSIGLER 2004, 15; zur Diskussion um den Mythos-Begriff vgl. EBD., 9–22; MÜLLER 2004, 43–48.

[67] Vgl. IRSIGLER 2004, 21.

[68] IRSIGLER 2004, 21.

samt.[69] Ebenso wie die Metapher ist auch der Mythos fest in der menschlichen Erfahrungswelt verwurzelt: „Was wir als mythisch bezeichnen, galt im Alten Orient als ebenso gewiß und war ebenso sehr in seiner Erfahrung begründet wie das, was wir als empirisch gelten lassen."[70]

Elemente der von ZIMMERMANN entwickelten und in seiner Dissertation durchgeführten textbezogenen und rezeptionsästhetischen Metapherntheorie[71] stehen im Hintergrund der folgenden Überlegungen zu Geburtsbildern. Sprachbilder allgemein und Metaphern im Besonderen schaffen in einem fortlaufenden Prozess neue Bedeutungen und durch Wechselwirkung mit dem Leser oder der Leserin intertextuelle Bezüge. Metaphern stehen nicht für sich, sondern in einem intertextuellen Netzwerk von Texten. Sprachbilder und Metaphern aus unterschiedlichen Kontexten treten in einen Dialog miteinander, wobei sich diese Kontexte wieder wechselseitig beeinflussen.[72] Ein wichtiger Grundsatz von Intertextualitätskonzepten, dass Texte nicht für sich existieren, sondern immer in Beziehung zu anderen Texten stehen, ist auch für die Sprachbilder der Psalmen wesentlich.[73] Wie ein Bild verstanden wird, hängt zu einem großen Teil davon ab, in welchen Kontext es gestellt wird: Wird es mit anderen Psalmen-Stellen oder mit anderen alttestamentlichen Texten verknüpft? Wird es vor dem altorientalischen Hintergrund gelesen? Im Laufe der jüdischen und christlichen Rezeptionsgeschichte werden Bilder unterschiedlich intertextuell verknüpft.

### *1.2.5. Erfahrungsbezug und Sitz im Leben*

Der Ort, an dem die funktionale, textpragmatische Dimension bisher teilweise berücksichtigt wurde, ist die Suche nach dem „Sitz im Leben". Die klassische Fragestellung, die den Erfahrungsbezug, die Verbindung zum „wirklichen Leben"[74] in der Exegese berücksichtigt, ist die gerade in der Psalmenexegese nach wie vor zentrale Frage nach dem Sitz im Leben. Auch wenn sich ein solcher meistens nicht eindeutig bestimmen lässt, wie dies noch GUNKEL und

---

[69] Vgl. MÜLLER 2004, 51: „Drückt Metaphorik im engeren Sinne zumindest unter anderem den Transzendenzbezug der Dinge aus, so gehört sie sachgemäß zu den Konstituenten des Mythos: dieser setzt religiöse Metaphernsprache ins Narrative um; Metaphern sind Bausteine mythischen Erzählens; auch für göttliches Handeln stellt die Sprache nur metaphorische Begriffe bereit."

[70] JANOWSKI 2001, 8.

[71] Vgl. ZIMMERMANN 2000. Umgesetzt hat ZIMMERMANN diesen Ansatz für das Bildfeld „Heilige Hochzeit" (ZIMMERMANN 2001) und für eine Christologie der Bilder im Johannesevangelium (ZIMMERMANN 2004).

[72] Vgl. LABAHN 2003, 53–57.

[73] Vgl. NIELSEN 2003, 30–32.

[74] GUNKEL / BEGRICH 1985, 10.

BEGRICH[75] vor Augen hatten, bleibt die Frage danach wichtig. Die Verankerung in Lebenserfahrungen ist das, was die Psalmen zu allen Zeiten zu Gebrauchstexten gemacht hat. Hier soll diese Verbindung v.a. von der Rezeptionsseite her bedacht werden.

Rezeptionsästhetik und Interaktionstheorien der Metapher ermöglichen es, die Erfahrungsebene in die Exegese einzubeziehen. Leserinnen und Leser machen Erfahrungen mit Texten. Lektüre steht im Spannungsfeld zwischen Distanz und Aneignung: „Ästhetischer Genuss, der sich [...] in der Schwebe zwischen uninteressierter Kontemplation und erprobender Teilhabe vollzieht, ist eine Weise der Erfahrung seiner selbst in der Erfahrung des andern."[76] Ästhetische Erfahrung drückt sich in wechselnden Einstellungen aus: „Staunen, Erschütterung, Bewunderung, Rührung, Mitweinen, Mitlachen, Befremdung [...]."[77] Lesen lebt vom Schwebezustand, vom Wechselspiel zwischen emotionaler Identifikation, dem Wiedererkennen von eigenen Erfahrungen und der Distanznahme, der Reflexion über die Unterschiede zwischen Text und eigener Welt.[78]

JAUSS unterscheidet fünf verschiedene Möglichkeiten der Identifikation – allerdings meint er Identifikation mit dem Helden einer Erzählung: assoziative, admirative, sympathetische, kathartische und ironische Identifikation.[79] Wie jedes Modell stellt auch dieses eine Vereinfachung dar, Überschneidungen und Lücken sind sicher nicht auszuschließen. Dennoch könnte es interessant sein, diese Identifikationsangebote – nicht mit dem Helden einer Erzählung, sondern mit den Beterinnen und Betern – zumindest punktuell auf Psalmen anzuwenden. JAUSS wird damit ein Stück weit gegen seine eigene Intention gelesen, da er seinen „Funktionskreis möglicher Primäreinstellungen der ästhetischen Erfahrung"[80] als nach-religiös und nach-kultisch versteht. Es erscheint mir aber sinnvoll, diese Grenze nicht so scharf zu ziehen: Der „Übergang von kultischer Partizipation zu assoziativer Identifikation" lässt sich nicht nur „an einer historischen Schwelle zwischen religiöser und ästhetischer

---

[75] Vgl. GUNKEL / BEGRICH 1985.

[76] JAUSS 1997, 85.

[77] JAUSS 1997, 244.

[78] Vgl. JAUSS 1997, 253–254. Nach RICŒUR 1991, 195, beruht die dichterische Funktion der Metapher „[...] auf der Ähnlichkeit, jedoch auf der Ebene der Gefühle; indem die Metapher eine Situation durch eine andere versinnbildlicht, lässt sie in die versinnbildlichte Situation die mit der versinnbildlichenden verbundenen Gefühle ‚einfließen'. Bei dieser ‚Gefühlsübertragung' wird die Gefühlsähnlichkeit durch die Situationsähnlichkeit vermittelt; in der dichterischen Funktion erweitert somit die Metapher das Vermögen des Doppelsinnes vom Kognitiven auf den Gefühlsbereich."

[79] Vgl. JAUSS 1997, 244–293. MAYORDOMO-MARÍN 1998, 165–166, hält nur admirative, sympathetische und kathartische Identifikation für Bibeltexte, v.a. für Evangelienexegese, geeignet. Mir erscheinen durchaus alle fünf Dimensionen für die Psalmenexegese interessant.

[80] JAUSS 1997, 247.

Erfahrung"[81] beschreiben, sondern kann sich auch im einzelnen Leser und in der einzelnen Leserin immer wieder vollziehen – in beide Richtungen. Ein ästhetisch-literaturwissenschaftlicher Zugang ist nicht nur Lesetheorie, sondern macht anthropologische und kulturelle Wirklichkeit erschließbar: „Literarische Texte sind Medien kultureller Selbstauslegung, deren Horizont die Auseinandersetzung mit Fremdheit bildet."[82]

Jeder Text enthält Rezeptionssignale, Wirksignale, Leseanweisungen, Steuerungsmechanismen des Lesens. Psalmen sind mehr als andere biblische Texte Gebrauchstexte, die im Laufe der Jahrhunderte auf unterschiedliche Art und Weise aktualisiert wurden und werden. Es ist ein gattungsimmanentes Merkmal, dass sie zur Identifikation einladen. Leserinnen und Leser entscheiden selbst, in welchem Maß sie diese Identifikationsangebote annehmen oder nicht.[83] Leser und Beterinnen von Psalmen befinden sich in einem Schwebezustand zwischen Identifikation und Distanz. Es liegt im poetischen Charakter der Psalmen, dass menschliche Erfahrungen metaphorisch „verdichtet" werden – im doppelten Sinn dieses Wortes: einerseits werden sie in dichterische, poetische Sprache gekleidet; und andererseits werden sie konzentriert und komprimiert.[84]

Die Metapher hat den Realhintergrund, von dem sie herkommt, verlassen, nicht abgeschüttelt.[85] Es besteht ein Zusammenhang zwischen diesem Realhintergrund und der Wirklichkeit der Lesenden. Die Metapher löst über Assoziationen bei Leserinnen und Lesern individuelle Erfahrungen aus.[86] „Die sprachliche Form wird als Teil und Funktion einer kommunikativen Situation behandelt. Es gibt keine sprachliche Bedeutung an sich, sondern nur in bestimmten Situationen, für bestimmte Sprecher und Hörer, für bestimmte Absichten. Wenn wir uns die Bedeutung eines Wortes klar machen, müssen wir uns seine Verwendung klarmachen."[87] Die pragmatische Dimension eines Textes zielt auf die Wirkung bei den Lesenden, auf deren Anknüpfung an eigene Erfahrungen. Die Bildwelt kommt von Erfahrungen her und löst wieder neue aus.

---

[81] JAUSS 1997, 248.

[82] BACHMANN-MEDICK 2004, 9.

[83] Vgl. GRUND 2004, 53.

[84] Vgl. ZIMMERMANN 2000, 108: „Immer wieder haben sich Dichter und Denker sprachlicher Bilder bedient, um Wirklichkeitserfahrungen brennpunktartig ver-‚dichtet' in Sprache fassen zu können, die auf anderem Wege u.U. gar nicht verbalisierbar gewesen wären."

[85] Vgl. RICŒUR 1991, 216: „Wie die metaphorische Aussage diejenige ist, die ihren Sinn als metaphorischen aus den Trümmern des wörtlichen Sinnes gewinnt, so ist sie auch diejenige, die ihre Referenz aus den Trümmern dessen gewinnt, was man der Symmetrie zuliebe ihre wörtliche Referenz nennen mag."

[86] Vgl. BAIL 1998, 180–181.

[87] KURZ 1997, 13.

Die biblische Bildsprache beinhaltet anthropologische Implikationen: „Diese literarischen Bilder des AT sind keine Ornamente oder ‚lumina orationis', sondern Lebensentwürfe, imaginative Inszenierungen realer und möglicher Welten."[88] Dadurch dass eine konkrete Wirklichkeit in Bildern beschrieben wird, entsteht eine Offenheit, die es Leserinnen und Lesern ermöglicht, ihre eigenen Erfahrungen zu konkretisieren. „Gerade die Bildsprache schafft die Möglichkeit, die Psalmen immer neu und anders zu entdecken und zu erleben. Bilder sind ja nie voll auszuschöpfen. Wer sich auf sie einlässt, schaut immer wieder neue Farbkonstellationen."[89] Viele Bilder der Psalmensprache stammen aus dem Bereich der Natur, der Pflanzen- und Tierwelt, andere aus der unmittelbaren Lebens- und Erfahrungswirklichkeit der Beterinnen und Beter.[90] Hier soll nur ein kleiner Ausschnitt der Bildersprache der Psalmen untersucht werden: die Bilder aus dem Bereich Fruchtbarkeit und Geburt. In ihnen schlagen sich konkrete Lebenserfahrungen nieder. Gleichzeitig bewirken sie bei den Lesenden neue Erfahrungen.[91] Poetische Sprache ruft Assoziationen hervor. Metaphern haben immer auch heuristische Funktion, sie laden zu einem veränderten Verhältnis zur Wirklichkeit ein.

### *1.2.6. Historisch-kritische und literaturwissenschaftlich-ästhetische Exegese*

Das Lesen von Psalmen steht im Spannungsfeld zwischen ihrer Wahrnehmung als historische und ästhetische Kunstwerke, als Gedichte auf der einen Seite und ihrer Aneignung als Gespräche zwischen Beter oder Beterin und Gott, als Gebete auf der anderen Seite. Lesen kann ein Akt des Betens sein.[92] Die religiös-theologische Dimension ist zwar von der sprachlich-literarischen und historischen zu unterscheiden, aber nicht zu trennen. Psalmen sind gleichzeitig Gedichte und Gebete.

Psalmentexte sollen hier sowohl historisch-kritisch als auch literaturwissenschaftlich – textimmanent und rezeptionsästhetisch – analysiert werden. Ausgangspunkt ist jeweils zunächst eine textimmanente Analyse, der Versuch eines „close reading" – immer unter der Prämisse, dass es den „Text an sich" nicht gibt. Textimmanenz und Rezeptionsästhetik wirken zunächst wie ein Gegensatz. Sie sollen aber als zwei Pole aufgefasst werden, die einander sinnvoll ergänzen können. Exakte historische Einordnung ist bei Psalmentexten schwierig, dennoch sollen grundlegende historisch-kritische Schritte der Exegese zur Anwendung kommen.

---

[88] UTZSCHNEIDER 2002, 81.

[89] ZENGER 2003a, 38.

[90] Vgl. RIEDE 2000, 16.

[91] Vgl. ZIMMERMANN 2000, 128.

[92] ERBELE-KÜSTER 2001, 51. Sie bezeichnet mit „Lesen" allerdings eine historisch-kritische Lektüre und mit „Beten" einen ästhetischen Umgang mit Psalmen.

Neben der Analyse einzelner Psalmverse geht es um die Kontexte der Bilder von Fruchtbarkeit und Geburt im jeweiligen Psalm, im Psalter, im Kanon des AT, der Hebräischen Bibel, und in der altorientalischen Umwelt. Im Verständnis biblischer Texte als literarischer Kunstwerke treffen sich historisch-kritische und literarisch-ästhetische Exegese: Beschrieben werden in der Textanalyse die konkrete, künstlerische Ausgestaltung von Texten und die in ihnen angelegten Leseanweisungen. „In der Exegese entfaltet die wissenschaftliche, literarische Ästhetik nur, was biblische Texte als literarische Kunstwerke an Potentialen in sich tragen.“[93]

Auch wenn die Psalmenanalysen zunächst synchron von der Textgestalt des MT ausgehen, wie sie in der BHS vorliegt, ist eine solche Vorgangsweise nicht von diachroner Analyse zu trennen. Es bleibt wichtig, die historische Verortung nicht zu vernachlässigen und synchrone und diachrone Aspekte miteinander zu verbinden.[94] Diachrone Textanalyse darf nicht gegen synchrone Auslegung der Psalmen in ihrer überlieferten Gestalt ausgespielt werden.[95] Die Begriffe synchron und diachron sind insgesamt nur eingeschränkt sinnvoll. Die Gleichsetzung von synchron mit ahistorisch und diachron mit historisch verkürzt die Verwendung dieser Begriffe in der strukturalistischen Linguistik.[96] Einleitend werden zu einzelnen Psalmentexte Ergebnisse historisch-kritischer Exegese kurz zusammengefasst. Da Fragen der Datierung von Psalmen insgesamt schwierig sind[97] und bei Bildern von Geburt und Fruchtbarkeit wenig zur Beleuchtung des Sinnpotentials beitragen, sind sie in dieser Studie von untergeordneter Bedeutung.

Die chronologische Dimension darf bei einer rezeptionsästhetischen Metapherntheorie nicht außer Acht gelassen werden. Der Abstand zwischen biblischen Texten und heutigen Leserinnen und Lesern verändert die Rezeptionsumstände. Metaphern setzen zu unterschiedlichen Zeiten unterschiedliche Bedeutungen frei. Die Assoziationen und semantischen Felder ändern sich im Lauf der Zeit. „Read by various readers in different times and situations, the

---

[93] UTZSCHNEIDER 2003, 84.

[94] Vgl. dazu allgemein LOADER 2002, 398–410, 403: „Synchrone Arbeit ist, meine ich, per Definition historische Arbeit, eine bewusste Konzentration auf ein spezifisches Stadium der Geschichte ihres Gegenstandes in der Kette der Zeit (χρόνος) und setzt also das diachrone Element voraus.“

[95] Vgl. SAUR 2004, 20.

[96] Vgl. LOADER 2002b, 742: „In structuralist linguistics the terms were used to distinguish between the developmental history of a linguistic phenomenon (diachrony) and its *status quo* at a specific point (synchrony). In exegesis as a literary enterprise, however, they have in practice become synonymous for respectively historical and a-historical study.“

[97] Vgl. TATE 1990, 284: „All the psalms are notoriously difficult to date; [...] since all of the psalms have undergone post-exilic editing, they could conceivably all be dated to that period.“

metaphor evokes a large range of various meanings."[98] Ziel des hier versuchten Zugangs rezeptionsorientierter Intertextualität ist es, unterschiedliche Facetten, Assoziationen, Bedeutungsaspekte zusammen zu tragen. Es geht nicht darum, die einzig richtige Bedeutung eines Sprachbildes in ihrem ursprünglichen Kontext herauszufinden – was nie möglich sein wird –, sondern gerade die Vielstimmigkeit von unterschiedlichen Auslegungsmöglichkeiten als Chance zu sehen, unterschiedliche Seiten von Sprachbildern zu beleuchten. Dies wird in den folgenden Untersuchungen jeweils bei einzelnen Texten unter dem Stichwort „metaphorische Interaktion" versucht.

## 1.3 Psalmentexte

Psalmen, in denen Bilder von Fruchtbarkeit und Geburt vorkommen, sollen einerseits als Beispiele inner-alttestamentlicher Rezeption von Tora- und Propheten-Texten und andererseits von ihrem Weiterwirken an exemplarischen Orten der Rezeptionsgeschichte her untersucht werden. Der Fokus liegt auf Psalmen-Texten. Im Sinne des vielzitierten Luther-Wortes vom Psalter als der „kleinen Biblia"[99] werden die Aussagen in Psalmen als Verdichtung und Konzentration theologischer Aussagen des gesamten AT verstanden. So sollen durch die Linse dieser Texte andere Aussagen zu Fruchtbarkeit und Geburt in der gesamten Hebräischen Bibel in den Blick genommen werden. Der Psalter wird sowohl als Sammlung von Einzeltexten angesehen als auch als literarisches Werk in seiner Gesamtheit. Gleichzeitig sollen einzelne Psalmentexte nicht nur in ihrem historischen und literarischen Kontext gelesen werden, sondern auch von exemplarischen Standorten jüdischer und christlicher Wirkungsgeschichte her.

Geburtsmotive werden nicht umfassend motivgeschichtlich in ihren unterschiedlichen Ausprägungen in der Hebräischen Bibel und in der Umwelt des Alten Vorderen Orients analysiert. Dazu gibt es bereits umfassende Materialsammlungen.[100] Die altorientalischen Parallelen sollen vielmehr als Gesprächspartner, als Spiegelungen, als Kontexte und Intertexte herangezogen werden. Wechselseitige Abhängigkeiten in die eine oder andere Richtung lassen sich nicht genau rekonstruieren. Der Schwerpunkt in der Darstellung liegt auf dem hebräischen Alten Testament. Die Psalmentexte sind weder historisch noch in kanonischer Reihenfolge geordnet, sondern thematisch nach Motiven zusammengefasst.

---

98 LABAHN 2003, 51.
99 LUTHER (1528) 1983, 65; wird aufgenommen z.B. bei JANOWSKI 1998, 382.
100 Vgl. z.B. STOL 2000; MARSMAN 2003.

Folgende Psalmentexte sollen näher untersucht werden: In Kapitel 2 geht es um den Themenbereich Geburt zwischen Anthropologie und Theologie. Hier wird zunächst die Entstehung des Menschen in Ps 139,13-16 und Ps 119,73 analysiert. Dann geht es um göttliche Hebammentätigkeiten und Bewahrung bei der Geburt in Ps 22,10-11 und Ps 71,5-6. Schließlich wird die Frage analysiert, ob in Ps 2,7; 90,2 und 110,3 Hinweise auf einen gebärenden Gott enthalten sind. Dann wird Geburt als Aspekt der Körpersprache der Psalmen thematisiert. Es wird versucht, aus den Texten Rückschlüsse über Zeugung – Empfängnis – Schwangerschaft – Geburt als Vorgang zu ziehen. Ein wesentliches Element im Alten Israel ist Geburt in ihren sozialen Bezügen, als Geboren-Werden in eine Generationenfolge (z.B. Ps 78,6; 87,4-6). In Kapitel 3 wird Fruchtbarkeit in ihrer Ambivalenz beleuchtet: Es wird den unterschiedlichen Konnotationen von Wehen nachgegangen (z.B. Ps 29,8-9; 48,6-7; 114,7). Häufig wird Fruchtbarkeit zur Feindpolemik verwendet (Ps 7,15). Obwohl Fruchtbarkeit in der Hebräischen Bibel allgemein als Inbegriff von Segen gilt (Ps 127,3-5; 128), werden auch die Schattenseiten wie Fehlgeburt (z.B. Ps 35,12; 58,9) und Unfruchtbarkeit (Ps 113,9) nicht verschwiegen. Das auswertende Kapitel 4 schließlich versucht, thematische Linien zu ziehen. Ein Ausblick von den alttestamentlichen Texten zu gegenwärtigen bioethischen Debatten rundet die Studie ab.

Das Faktum, dass es sich meistens nur um einzelne Worte oder Verse handelt, in denen in ganz unterschiedlichen Kontexten Bilder von Fruchtbarkeit und Geburt in Psalmen vorkommen, steht in gewissem Widerspruch zum Anliegen eines literaturwissenschaftlich-ästhetischen Zugangs, der das Ziel hat, eine literarische Einheit – d.h. zumindest einen gesamten Psalm – zu untersuchen. Es wird daher genau zu analysieren sein, wie diese Bilder den konkreten Psalm beeinflussen und sich umgekehrt die Struktur eines Psalms auf Aussagen zu Fruchtbarkeit und Geburt auswirkt. Psalmen sollen im intertextuellen Geflecht mit anderen Aussagen zu Fruchtbarkeit und Geburt, z.B. in den Erzelternerzählungen oder in Gesetzestexten, untersucht werden. Dabei werden v.a. Wortfeldanalysen von Bedeutung sein. Da hebräische Wortwurzeln oft eine Vielzahl von Übersetzungen ermöglichen, stellt sich die Frage, wie sich gerade in der Fülle von möglichen Assoziationen die beschriebenen Bilder interpretieren lassen.

Es ist längst erkannt, dass es problematisch ist, von einzelnen hebräischen Wurzeln und ihrer Semantik auszugehen.[101] Dennoch ist es unumgänglich,

[101] Vgl. KIESOW 2003, 35: „Grundsätzlich ist anzumerken, dass trotz genauester Analyse einzelner biblisch-hebräischer Substantive und Wendungen diese Methode der Eigenheit der hebräischen Sprache, ihrem Reichtum an verbalen Ausdrucksmöglichkeitn gegenüber ihren Beschränkungen in Begrifflichkeiten nicht gerecht zu werden scheint. Das Problem ist bekannt und wurde bereits andiskutiert. Gelöst ist es nicht." Vgl. SCHROER 2003; bereits BARR 1965.

von der Analyse hebräischer Wurzeln in ihrer Vielschichtigkeit auszugehen, da sie wesentliche Bestandteile der poetischen Gestaltung der Psalmen sind. Gerade das Vorkommen identischer Wurzeln in verschiedenen Psalmen in unterschiedlichen Kontexten ermöglicht einen Blick auf ihren Facettenreichtum.

## 1.4 Fragestellung

In welchen Bildern wird in den Psalmen-Texten der Hebräischen Bibel von Fruchtbarkeit und Geburt gesprochen? Die spezielle Rolle dieser Bilder nicht nur in Erzähltexten, sondern auch in Gebetstexten ist genauer zu analysieren. Die Frage nach dem „Sitz im Leben" hat die Psalmenforschung stark geprägt. Dass es nicht so einfach ist, die ursprüngliche Funktion und Verwendungsweise einzelner Psalmen eindeutig festzustellen, ist heute Konsens der Forschung. Dennoch bleibt es eine wichtige Fragestellung, wie Fruchtbarkeit und Geburt in den Psalmen verwendet werden. Welche Funktion haben sie im Gebet? Lassen sich Unterschiede zwischen Geburtsbildern in Lob- oder Klagepsalmen festmachen? Welche Konsequenzen haben diese Bilder für Anthropologie und Theologie? Wo sind Menschen Subjekte von Geburtsvorgängen im weitesten Sinn, wo ist es Gott? Untersucht werden soll, wie in den Psalmen mit Fruchtbarkeit und Geburt, aber auch mit der „Geburtlichkeit" des Menschen und der „Unverfügbarkeit des Lebens"[102] umgegangen wird.

Die Psalmen stehen im Dialog mit Erzähl- und Gesetzestexten aus anderen Teilen des AT. Geburtsbilder in den Psalmen spiegeln ausführlichere Erzählungen, prophetische Texte und Tora-Bestimmungen wider. Welche Traditionen, welche Aspekte des Geburtsthemas werden in den Psalmen aufgenommen? Welche Funktion haben sie in den Psalmen? Für das Gespräch mit alttestamentlichen Texten außerhalb des Psalters eignet sich das Konzept der Intertextualität besonders, da es diese Beziehungen als wechselseitige ansieht. Die Frage der Datierung von Psalmen erweist sich immer wieder als schwierig und problematisch und soll daher hier nur sekundär behandelt werden. Wichtiger sind die literarischen Beziehungen zu anderen Texten. Wo und wie werden Motive aufgenommen – ohne dass sich ein Einfluss in die eine oder andere Richtung eindeutig feststellen lässt?

Dass Psalmen offen sind für Leserinnen und Beter unterschiedlicher Zeiten und Kontexte, ist nicht erst seit LUTHER bekannt: Seine Beobachtung, dass „[...] ein jglicher in wasserley sachen er ist, Psalmen und wort darinnen findet, die sich auff seine Sachen reimen, und jm so eben sind, als weren sie allein

[102] Vgl. KÖRTNER 2001.

umb seinen willen also gesetzt [..]“[103], klingt fast wie eine Vorwegnahme des Programms der Rezeptionsästhetik. Damit soll nicht zu vormodernen Auslegungsweisen zurückgekehrt werden. Die historisch-kritische Fragestellung nach dem ursprünglichen Kontext, der literarischen Entwicklung etc. soll nicht vernachlässigt werden. Hier soll vielmehr beides versucht werden: einerseits die Offenheit der Psalmen für unterschiedliche Lektüresituationen ernst zu nehmen und andererseits nach den ursprünglichen Kontexten zu fragen.

Bei allen diesen Texten stellt sich die Frage, was sie über das Frauen-, das Menschen- und das Gottesbild der Hebräischen Bibel aussagen. Wozu dienen diese Bilder? Inwieweit sind sie Verdichtungen von Erfahrungen, und wie prägen sie die Wirklichkeit? Eine Fragestellung, die diese Studie in unterschiedlicher Intensität begleitet, ist daher die Gender-Frage: Einerseits ist Geburt ein „klassisches Frauenthema“, andererseits lassen sich Frauen weder im Alten Testament noch heute auf ihre Gebärfähigkeit reduzieren. Wird in den Psalmen von Fruchtbarkeit und Geburt gesprochen, so stellt sich die Frage, ob hier konkrete Frauenerfahrungen durchscheinen. Wie prägen diese Texte wieder Menschen- und Gottesbild? Mit welchen semantischen Feldern wird der Bereich Fruchtbarkeit und Geburt jeweils in einzelnen Psalmen kombiniert? Welche Aspekte werden im einzelnen Vers, aber auch im Kontext betont? Lassen sich konstante Elemente erheben, sozusagen „Universalien“, was Geburtsbilder bedeuten? Was wird mit Geburtsbildern transportiert?

Im Folgenden wird versucht, einzelne Psalmentexte auf syntaktischer, semantischer und pragmatischer Ebene zu analysieren. „Die semiotische Triade von Syntax, Semantik und Pragmatik bietet einen möglichen Orientierungsrahmen.“[104] Die Frage, ob es sich bei Geburtsmotiven um metaphorisch-bildliche Sprache handelt, wird jeweils an konkrete Einzeltexte zu stellen sein. Die syntaktische Analyse fragt danach, wie und auf welcher Ebene die Sinnbereiche unterschiedlicher Bilder grammatikalisch miteinander verknüpft werden. Die semantische Analyse untersucht die Bedeutungsspektren der verwendeten Sinnbereiche. Die pragmatische Analyse skizziert die Appellstruktur einzelner Metaphern bzw. deren Wirksignale im Text.[105] Der Leser und die Leserin spielt auf allen drei Ebenen eine wichtige Rolle. Bei der Unterscheidung zwischen Syntax, Semantik und Pragmatik ist immer zu beachten, dass sich diese Ebenen zwar einzeln beschreiben lassen, aber gleichzeitig ineinander verwoben sind und nie ganz getrennt voneinander analysiert werden können. Die Beschreibung der Semantik geht prinzipiell davon aus, dass zwischen der Semantik hebräischer Wörter und ihren sozialen und religiösen Implikationen durchaus ein Zusammenhang besteht, auch wenn sich

---

[103] WA.DB 10/1, 103,23ff.

[104] NÖTH 2000, 343.

[105] Vgl. ZIMMERMANN 2004, 105–106.

dieser nicht immer eindeutig zuordnen lässt.[106] Die pragmatische Dimension von Texten, d.h. „ihre kommunikative Funktion und ihre Verwendung als Sprachhandlungen"[107] ist das Moment, das Metapherntheorie und Rezeptionsästhetik miteinander verbindet.

## 1.5 Methodische Leitlinien

Wie lassen sich nun die hermeneutischen Vorüberlegungen auf die Geburtsbilder in konkreten Psalmtexten anwenden? Einige Elemente der von ZIMMERMANN v.a. für die neutestamentliche Bildersprache entwickelte Methodologie[108] sollen in dieser Studie auf die Bilder von Geburt und Fruchtbarkeit in den Psalmen angewendet werden. Eine grundlegende Unterscheidung sind die drei Ebenen Syntax, Semantik und Pragmatik.

Die syntaktische Analyse beschreibt die formale Struktur eines Sprachbildes. Zunächst geht es darum, Brüche, Spannungsmomente, die ein wörtliches Verstehen erschweren oder unmöglich machen, gegebenenfalls als Metaphernsignale wahrzunehmen. Die von ZIMMERMANN vorgeschlagene syntaktische Zuordnung von bildspendendem und -empfangendem Bereich ist nicht unproblematisch: Zum einen ist eine solche Unterschiedung nicht ohne Einbeziehung der Semantik möglich. Zum anderen ist sie insgesamt fraglich, da sie doch wieder so etwas wie eine „Übersetzung" von Metaphern suggeriert. Die Vielfalt biblischer Sprachbilder zeigt gerade, dass häufig vielfältige Zuordnungen von bildspendendem und bildempfangendem Bereich möglich sind. Eine eindeutige „Gerichtetheit"[109] ist oft nicht erkennbar.

Daher sollen bei der Beschreibung von Fruchtbarkeits- und Geburtsbildern der Psalmen die einzelnen Bildelemente nebeneinander beschrieben werden. Auch wenn ein Bildfeld im engeren Sinn von WEINRICH als konventionalisierte Kopplung von Sinnbereichen definiert wird und nur dann vorliegt, wenn zwei Einzelkomponenten miteinander verbunden sind,[110] soll der Begriff hier in einem weiteren Sinn verstanden werden. In der semantischen Analyse geht es zunächst darum, einzelne Bildfelder im Sinne von semantischen Feldern, Wortfeldern oder Bildbereichen eines Psalms oder Psalmverses zu beschreiben. Die semantische Analyse analysiert das Bedeutungs- und Sinnspektrum einzelner Sprachbilder. Ein spezifischer Schwerpunkt für die Interpretation

---

[106] Anders BARR 1965; vgl. ERBELE 1999, 131, Anm. 2.

[107] NÖTH 2000, 344.

[108] Im Folgenden fasse ich die Überlegungen zur linguistischen Trias von Syntax, Semantik und Pragmatik und die daraus entwickelten Leitfragen aus ZIMMERMANN 2000, 118–133, zusammen, die er in einzelnen Aspekten (2004) weiterentwickelt und modifiziert hat.

[109] Vgl. ZIMMERMANN 2000, 121, in Aufnahme der Terminologie von HARALD WEINRICH.

[110] Vgl. ZIMMERMANN 2000, 125.

alttestamentlicher Texte liegt darin, die möglichen Assoziationen und Konnotationen hebräischer Wurzeln auszuleuchten. Zur Ausleuchtung der Semantik ist es unumgänglich, die einzelnen Sprachbilder mit der Verwendung derselben Wörter in anderen Texten im Alten Testament und seiner Umwelt zu vergleichen. Diese Vergleiche können jeweils nur exemplarisch vorgenommen werden.

Es folgt also die Einordnung einzelner Sprachbilder in ihren Kontext: zunächst in den Kontext des jeweiligen Psalms, gegebenenfalls auch in den Psalterkontext, dann in den Kontext der Hebräischen Bibel und schließlich exemplarisch in Rahmen von vergleichbaren Texten in der altorientalischen Umwelt. Ob sich hier Bildfeldtraditionen nachzeichnen lassen, muss weitgehend offen bleiben. Da die Texte aus der altorientalischen Umwelt sowohl räumlich als auch zeitlich sehr weit auseinander liegen, lassen sich schwer eindeutige Verbindungslinien ziehen. Zudem ist das Thema Geburt im Alten Orient zwar noch nicht erschöpfend aber doch zumindest ansatzweise erforscht. Im Rahmen dieser Studie können also nur stichprobenartig einige wenige Beispiele herangezogen werden, wo sie zur Erhellung eines alttestamentlichen Motivs hilfreich sind. Die Frage, welche altorientalischen Umwelttexte mit den biblischen verglichen werden, ist ebenso eine Frage der Rezeption wie die spätere Rezeptionsgeschichte.

Mit „metaphorischer Interaktion“ werden Sinnpotentiale beschrieben, die durch die Wechselwirkung einzelner Elemente von Sprachbildern in einem konkreten Psalm entstehen. Dadurch dass unterschiedliche semantische Bereiche in einem Sprachbild zusammentreffen, entstehen in ihrer neuen Kontextualisierung immer wieder andere Sinnpotentiale. Auch wenn der Begriff seinen Ursprung in Interaktionstheorien der Metapher hat, soll er hier allgemein zur Beschreibung vielfältiger Bedeutungsmöglichkeiten von Sprachbildern verwendet werden. Damit ist ein Grundgedanke von Intertextualität einbezogen: Die jeweiligen Kontexte beeinflussen die Interpretation. Sprachbilder lassen sich nicht in eine Richtung „übersetzen“, sondern ihre Bedeutung entsteht durch das Zusammenkommen von sonst häufig gegensätzlichen semantischen Elementen.

Welche Sinnpotentiale konkret gefüllt werden, liegt an den Leserinnen und Lesern. Die pragmatische Analyse fragt nach dem Wirkpotential von Sprachbildern. Worin liegen produktive Unbestimmtheitsstellen, und wie können sie gefüllt werden? Es geht sowohl um im Text angelegte Wirksignale als auch um Beispiele konkreter Rezeptionen. Sprachbilder setzen nicht nur kognitive Assoziationen, sondern auch Emotionen frei – wobei sich diese beiden Bereiche wohl nicht immer klar getrennt darstellen lassen. Sie sprechen konkrete Erfahrungen bei Leserinnen und Lesern an und schaffen selbst wieder neue Erfahrungen.

Ein wichtiges Element der pragmatischen Analyse ist die Bestimmung der Funktion eines Sprachbildes im Kommunikationsvorgang, konkret im Kontext eines Psalms. Darüber hinaus soll die Rezeption von einzelnen Sprachbildern in der jüdischen und christlichen Kommunikationsgemeinschaft berücksichtigt werden. Dies kann jeweils nur anhand von ausgewählten Beispielen geschehen. In modifizierter Form sollen also die von ZIMMERMANN entfalteten methodischen Leitlinien auf Bilder von Geburt und Fruchtbarkeit in den Psalmen angewendet werden.

Kapitel 2

# Geburt zwischen Anthropologie und Theologie

## 2.1 Entstehung des Menschen: Geburt und Menschenschöpfung in Ps 139,13-16

### *2.1.1. Ps 139*

Eine eindeutige historische Einordnung von Ps 139 ist nicht möglich: „Priesterliche Theologie und weisheitliche Explikationsweise vereinen sich in dem Psalm, der wohl hinsichtlich seiner Entstehungszeit kaum erfassbar ist.“[1] Dass Schöpfungsaussagen im Kontext des Psalters insgesamt eher eine marginale Rolle spielen und vermutlich nicht früher als in der Exilszeit entstanden sind, deutet auf nachexilische Entstehung hin.[2] Die unterschiedlichen Gattungsbestimmungen für Ps 139 – als Preislied / Hymnus, individuelles Vertrauenslied, Weisheitspsalm oder Klagegebet eines Angeklagten[3] – zeigen die Schwierigkeit eindeutiger Gattungszuordnungen. Mit der Bezeichnung als „Gebetsprozess“ oder „Gebetsanleitung“[4] wird am ehesten die Rezeptionsseite einbezogen. Ps 139 enthält verschiedene Elemente: Lobpreis der Allwissenheit und Allgegenwart Gottes (V. 1-12) und seines Schöpfungshandelns (V. 13-16), weisheitliche Reflexion, „als dialogisches Ringen mit Gott gestaltet“[5], aber auch Aussagen über die Feinde (V. 19-22). Die „dunkle“ Seite dieses Psalms wird gerne in der Interpretation ausgeklammert.[6] In V. 23-24 wird der Psalm mit einem Bittgebet abgeschlossen. Die ganz unterschiedlichen Versuche, einen „Sitz im Leben“ zu bestimmen – wie z.B. Weisheit, Kult oder

---

1 KRAUS 1989b, 1095.

2 Vgl. SPIECKERMANN 1989, 76; WEBER 2003, 344.

3 Vgl. IRSIGLER 2002, 224–225; MAIER 2003, 175.

4 Vgl. IRSIGLER 2002.

5 WEBER 2003, 343

6 ZENGER 2003d, 80–88, sieht diese Seite als die dominante und überschreibt seine Interpretation von Ps 139 mit: „Leidenschaftlicher Kampf gegen strukturelle Gewalt“. Dass V. 19–22 hier nicht behandelt werden, liegt daran, dass für unsere Frage nach Geburtsbildern insgesamt nur V. 13–16 näher untersucht werden, und soll keinerlei Trennungshypothesen unterstützen.

Gebetsbelehrung[7] – zeigen, dass es nicht möglich ist, Ps 139 einer eindeutigen Situation zuzuordnen. Er lädt immer wieder neu zur Identifikation mit dem betenden Ich ein. Wird die Überschrift des Psalms לַמְנַצֵּחַ לְדָוִד מִזְמוֹר (*Dem Chorleiter, von David, ein Psalm*) einbezogen, bietet der Psalm David als identitätsstiftende Leserfiktion an.[8] Der Psalm ist für verschiedene Gebetssituationen offen.

Ps 139 ist ein Psalm, in dem sich existenzielle Grunderfahrungen niederschlagen. In der komplexen ästhetischen Struktur von Ps 139 spiegelt sich die komplizierte Gefühlswelt des betenden Ich wieder und umgekehrt. Form und Inhalt sind eng ineinander verwoben. Der Psalm pendelt zwischen zwiespältigen Einstellungen im Verhältnis zu Gott: zwischen Bewunderung, Anziehung auf der einen Seite und Einschüchterung, Groll auf der anderen Seite.[9] In diesem Kontext stehen die Verse 13-16, die Aussagen über die Geburtlichkeit des Menschen enthalten. Hier schlägt das Pendel auf die Seite der Bewunderung und der Geborgenheit aus. Dieser Abschnitt, der Vorgänge im Mutterleib, dem innersten Körperteil einer Frau, beschreibt, ist auch der innerste Teil des Psalms.[10] Der Psalm hat eine zirkuläre Struktur: Am Anfang und am Ende geht es darum, dass Gott den Menschen genau prüft, erkennt, erforscht (V. 1.2: חקר, ידע; V. 23: חקר, ידע, בחן). V. 14 spielt mit ידע – dem Wissen / Erkennen von menschlicher Seite – auf diesen Rahmen an. ידע (*wahrnehmen / erkennen / wissen*) sowohl Gottes als auch des Beters oder der Beterin ist ein Leitwort im Psalm.

### *2.1.2. Text und Übersetzung von Ps 139,13-16*

Ps 139,13-16 ist im Kontext von Ps 139 eine thematisch abgeschlossene Untereinheit, in der es um die persönliche Schöpfungsgeschichte der betenden Person geht. Formal ist der Neueinsatz in V. 13 mit כִּי (*denn, fürwahr, ja*) markiert. In V. 17 folgt auf die Aussagesätze der Verse 13-16 eine Frage, eingeleitet mit מַה (*was*). Der Abschnitt V. 13-16 ist Erinnerung an die eigene Geburt unter dem Vorzeichen Lobpreis und Dank. Er dient der Selbstvergewisserung des oder der Betenden vor Gott.

| | |
|---|---|
| *13a Denn du hast meine Nieren gebildet,* | כִּי־אַתָּה קָנִיתָ כִלְיֹתָי 13a |
| *13b du hast mich im[11] Bauch meiner Mutter gewoben.* | תְּסֻכֵּנִי בְּבֶטֶן אִמִּי׃ 13b |

[7] Vgl. SCHÜNGEL-STRAUMANN 1973, 42.

[8] Vgl. ERBELE-KÜSTER 2001, 55–57.

[9] Vgl. MAZOR 1997.

[10] Vgl. COETZEE 2005, 523.

[11] Die Übersetzung der Septuaginta (und einiger Versionen der Peschitta) ἀντελάβου μου ἐκ γαστρὸς (*du hast mich aus dem Bauch gepackt / unterstützt*) würde im Hebräischen die Präposition מ voraussetzen. Diese Variante ist in keiner hebräischen Handschrift belegt und daher als nicht ursprünglich anzusehen. Inhaltlich bedeutet diese Lesart freilich eine Ände-

| | | |
|---|---|---|
| *14a Ich danke dir,* | אוֹדְךָ | 14a |
| *14b dass ich erschreckend wunderbar geworden bin.*[12] | עַל כִּי נוֹרָאוֹת נִפְלֵיתִי | 14b |
| *14c Wunderbar sind deine Werke,*[13] | נִפְלָאִים מַעֲשֶׂיךָ | 14c |
| *14d und ich weiß das genau.* | וְנַפְשִׁי יֹדַעַת מְאֹד׃ | 14d |
| *15a Mein Gebein*[14] *war nicht verborgen vor dir,* | לֹא־נִכְחַד עָצְמִי מִמֶּךָּ | 15a |
| *15b als ich im Geheimen gemacht wurde,*[15] | אֲשֶׁר־עֻשֵּׂיתִי בַסֵּתֶר | 15b |
| *15c als ich buntgewirkt wurde in den Tiefen der Erde.* | רֻקַּמְתִּי בְּתַחְתִּיּוֹת אָרֶץ׃ | 15c |
| *16a Mein Knäuel*[16] *haben deine Augen gesehen.* | גָּלְמִי רָאוּ עֵינֶיךָ | 16a |
| *16b Und in dein Buch wurden sie alle eingeschrieben:* | וְעַל־סִפְרְךָ כֻּלָּם יִכָּתֵבוּ | 16b |
| *16c die Tage, die geformt wurden* | יָמִים יֻצָּרוּ | 16c |
| *16d und von denen keiner da war.*[17] | וְלֹא אֶחָד בָּהֶם׃ | 16d |

### *2.1.3. Syntaktische Analyse*

Die Kohäsion in diesem Text ist groß. Sie entsteht z.B. in V. 14 durch Alliteration des נ – נוֹרָאוֹת נִפְלֵיתִי נִפְלָאִים מַעֲשֶׂיךָ וְנַפְשִׁי יֹדַעַת מְאֹד (*dass ich erschreckend wunderbar geworden bin. Wunderbar sind deine Werke, und ich weiß das genau*) –, die in V. 15 fortgesetzt wird: לֹא־נִכְחַד (*nicht verborgen*). In diesem einen Vers 14, v.a. in den beiden Wörtern נוֹרָאוֹת נִפְלֵיתִי (*erschreckend wunderbar bin ich geworden*) verdichtet sich die gesamte Dynamik des Psalms: erschreckend und wunderbar sind Gottes Taten und das Geschaffensein des Menschen. In V. 16 weist die Alliteration des י – יִכָּתֵבוּ יָמִים יֻצָּרוּ – darauf hin, zwischen V. 16b und V. 16c nicht zu stark abzusetzen, sondern יָמִים (*Tage*) als Subjekt in beiden Versteilen anzusehen.

Die Personen, die in diesem Psalmenausschnitt genannt werden, sind אִמִּי (*meine Mutter*), ein Ich, das sich selbst als נַפְשִׁי (*mein Leben / Ich*) bezeichnet und ein אַתָּה (*Du*): Aus dem Kontext des Psalms ist deutlich, dass es bei

---

rung: Das Bild vom Gewobenwerden verschwindet. Stattdessen ist es das Bild vom *Packen / Zugreifen* der Hebamme. Es ist ein Vorgang, der im Mutterleib beginnt, sich aber danach im *Bewahren / Unterstützen* fortsetzt.

[12] In 11QPs$^a$ findet sich die Variante נורא אתה נפלאיתָ (*schrecklich hast du wunderbar gemacht*) statt נוֹרָאוֹת נִפְלֵיתִי (vgl. FLINT 1997, 111). In ähnlicher Weise lesen einige Handschriften der Septuaginta, Peschitta und Hieronymus 2.P.Sg. (*du hast gemacht*).

[13] Der Vorschlag, diesen Mittelteil als hinzugefügte Glosse anzusehen, ist handschriftlich nicht belegt.

[14] 11QPs$^a$ liest עצבי (*mein Schmerz*) statt עָצְמִי, eine Variante, die FLINT, 1997, 111, als Fehler einschätzt.

[15] Auch hier übersetzen Septuaginta und Peschitta 2.P.Sg.

[16] Der Änderungsvorschlag zu גְּמָלַי (*meine Taten*) nach der Peschitta bedeutet einen Eingriff in den Konsonantenbestand und ist als Glättung nicht notwendig.

[17] Statt וְלֹא (*und nicht*) gibt es ein Qere ולו (*und ihm*). Ebenso lesen wenige hebräische Handschriften und 11QPs$^a$. Die Bedeutung dieses Verses insgesamt ist unklar. Daher wurde immer wieder versucht, den Masoretischen Text umzustellen oder durch Ergänzungen zu glätten. Hier soll aber MT beibehalten werden.

Letzterem um Gott geht, der allerdings in V. 13-16 nicht namentlich genannt wird. In V. 1.4.21 wird Gott bei seinem Namen JHWH genannt, in V. 17.19 mit dem Vokativ אֵל (*Gott*) angesprochen und in V. 19 in der poetischen Form אֱלוֹהַּ (*Gott*).

Die Verbformen dieses Textes sind sehr unterschiedlich und abwechslungsreich: Die Stammformen *q.*, *hi.*, *ni.* und *pu.* sind vertreten, wovon manche *pu.*-Formen nur an dieser Stelle vorkommen. Perfekt-, Imperfekt- und Partizipialformen treten in raschem Wechsel auf – ein Hinweis auf das Ineinander von Vergangenheit und Gegenwart. In V. 13 und V. 14a sind die Verbformen chiastisch angeordnet: Perf.-Impf.-Impf.-Perf. Subjekt ist in V. 13 Gott, in V. 14 das betende Ich. Der Abschnitt enthält zahlreiche Suffixe der 1. und 2.P.Sg. an Verben (ebenfalls in 1. und 2.P.Sg.) und Substantiven. In diesem raschen Wechsel zwischen 1. und 2.P.Sg. und zwischen Aktiv- und Passivformen drückt sich eine enge Wechselwirkung und Beziehung zwischen Gott und Beter oder Beterin aus.

Die Sätze sind Aussagesätze, mehrheitlich Verbalsätze. Kohäsion wird auch dadurch hergestellt, dass die beiden Partizipialsätze V. 14cd zwar asyndetisch mit dem vorangehenden Verbalsatz verbunden sind, aber durch die Wiederholung einer Form von פלא doch anknüpfen.

Die Versmitte ist jeweils eindeutig durch eine asyndetische Satzverknüpfung markiert. Allerdings sind die beiden Vershälften nicht immer regelmäßig. In den beiden Vershälften herrschen jeweils syndetische Verbindungen mit unterschiedlichen Einleitungswörtern (עַל כִּי, אֲשֶׁר־, וְ) vor. In V. 13 findet sich ein synthetischer, in V. 15c ein synonymer Parallelismus.

### *2.1.4. Semantische Analyse*

Wortfelder in Ps 139,13-16 sind der Textilbereich, Körpersprache und die Dialektik zwischen Sehen und Verborgenheit.

#### *2.1.4.1. Textilbereich*

Die Erschaffung des Menschen wird in Bildern aus dem Textilbereich beschrieben, die in der jeweiligen Form Hapaxlegomena sind: סכך (*weben / formen*)[18] in V. 13, רקם (*bunt wirken / mit bunten Farben weben / sticken*)[19] in V. 15 und גלם (*Knäuel*): גֹּלֶם als Substantiv kommt im gesamten AT nur hier vor: An der einzigen Stelle, wo גלם als Verbum verwendet wird (II Reg 2,8), geht es um das *Zusammenwickeln* eines Mantels. Diese Parallele und die Tatsache, dass auch סכך und רקם aus dem Textilbereich stammen, weisen darauf

[18] Vgl. HALAT 3, 1983, 712.
[19] Vgl. HALAT 4, 1990, 1204.

hin, dass גֹּלֶם ein Gebilde aus Fäden, ein *Knäuel / Urstoff / Rohstoff* ist.[20] Der entstehende Mensch ist also gewissermaßen ein Kunstwerk, ein buntes Gewebe.[21] Dieser bildliche Ausdruck unterscheidet nicht zwischen Embryo und Fötus, sondern verwendet einen Begriff, der sich auf die gesamte Periode einer Schwangerschaft beziehen kann.[22]

Die Septuaginta[23] übersetzt גֹּלֶם mit τὸ ἀκατέργαστόν μου (*mein Unbearbeitetes / Ungeformtes*) und die Vulgata *inperfectum meum* (*mein Unvollendetes / nicht Fertiggestelltes*). Diese Bedeutungen hat גֹּלֶם auch in der rabbinischen Literatur.[24] In der mittelalterlichen jüdischen Legendenbildung ist der *Golem* gerade nicht formlos, sondern ein menschenähnliches, aus Lehm geformtes Wesen.[25] Die Vorstellung vom Töpfern (יצר, vgl. z.B. Gen 2,7-8) aus Lehm (חֹמֶר, vgl. z.B. Hi 10,9) hat also die Textilmetaphorik überlagert. In der Fortsetzung von Ps 139,16 geht die Textilmetaphorik in ein Textbild über: „Aus dem *Textil* wird der *Text*.“[26] Die Lebenstage des gewebten Menschen werden in ein Buch geschrieben. Die Vorstellung vom Töpfern klingt in יֻצָּרוּ an: Die Tage wurden *geformt*.

### *2.1.4.2. Körper*

Auf dichtem Raum werden hier unterschiedliche menschliche Körperteile genannt:

Die כליות (*Nieren*) sind im hebräischen Menschenbild der Sitz tiefster Emotionen von großer Freude bis zu tiefstem Leid (vgl. z.B. Ps 16,7; 73,21).[27]

---

[20] Vgl. MAIER 2003, 180: „Dass auch *golem* in die Textilmetaphorik gehört, zeigt die Wahl des Verbs *galam* (גלם) für das Zusammenwickeln eines Mantels (2 Kön 2,8). Das Erschaffen ist somit als Herstellung eines bunten Gewebes aus einem unbearbeiteten Knäuel beschrieben.“

[21] Vgl. OHLER 1992, 26; FREVEL 2003, 17; MAIER 2003, 180. Anders beurteilen dies KÖCKERT 2004, 44, die an die zusammengefaltete Gestalt des Embryos vor der Geburt denken.

[22] Auch über das Geschlecht des Embryo oder Foetus sagt גלם nichts aus. Dass es in Ps 139,13–16, wie COETZEE 2005, 521 et al., behauptet, nur um die Formung des männlichen Fötus geht, ist eine nicht zu begründende Hypothese.

[23] „Die Septuaginta“ ist zweifelsohne eine vereinfachende Redeweise, die der Komplexität unterschiedlicher Septuaginta-Versionen und ihrer Vorlagen nicht gerecht wird. Sie bezieht sich auf die Ausgabe von RAHLFS, Septuaginta-Texte werden nach Bible Works zitiert. Dies ist als pragmatische Vorgangsweise zu verstehen, da die Septuaginta-Forschung kein Schwerpunkt dieser Studie ist. Einen Überblick über die Forschung am Septuaginta-Psalter gibt z.B. der von ZENGER 2001 herausgegebene Sammelband.

[24] Vgl. den jüngeren Midrasch TehR, der ältere rabbinische Traditionen zusammenfasst: Hier wird Ps 139,16 zur Erklärung von Ps 139,5 herangezogen.

[25] Vgl. SHOLEM 1997.

[26] EBACH 1987, 52.

[27] Vgl. JANOWSKI 2006, 170–173; MAIER 2003, 180; SCHROER / STAUBLI 2005, 56–57; WOLFF 2002, 105–106.

Sie sind der Ort des Gewissens: über die Nieren wirkt Gott ein, er „prüft Herz und Nieren“ (z.B. Ps 7,10).[28]

בטן אם (*Mutterleib*): Der Ausdruck בטן, der hier für Bauch, Leib verwendet wird, ist geschlechtsneutral und kann Frauen und Männern zugeordnet werden.[29] Erst durch die Näherbestimmung בֶּטֶן אִמִּי (V. 13) wird er zum Mutterleib.[30]

נפש enthält ein breites Spektrum von Bedeutungsaspekten – *Kehle / Hals / Begehren / Seele / Leben / Person / Personalpronomen*[31] (vgl. z.B. Ps 16,9-10; 42,6.12; 43,5; 63,2; 107,8-9) – und ist der meistbesprochene Begriff alttestamentlicher Anthropologie.[32] In unserem Zusammenhang steht נפש wohl als eine Umschreibung für die Person des Beters oder der Beterin und lässt sich auch mit Ich übersetzen. Dieses Ich mit seiner *Lebenskraft / Vitalität* ist in einem konkreten Körperteil, in der bedürftigen Kehle und deren Funktionen und Wirkungsweisen – atmen, begehren, gierig sein – verankert. In V. 14 ist נַפְשִׁי (*meine Seele / Ich*) Subjekt des Erkennens. Das betende Ich wird hier als wissend, erkennend beschrieben. Es weiß um das Wunder der göttlichen Taten. Das betende Ich erinnert an seine eigene Geburt, „seine persönliche Schöpfungsgeschichte“[33]. Schon der embryonale Zustand des Menschen enthält ein Ich.[34]

עצם (*Gebein / Knochen*) gibt dem Körper Halt (vgl. Gen 2,21), hält ihn zusammen.[35] In einer zweifellos rudimentären Biologie werden die vorgeburtlichen Vorgänge im Mutterleib als fortschreitende Strukturierung und Festigung von etwas Ungeformtem vorgestellt. Die Knochen sind auch das, was vom Menschen nach seinem Tod übrigbleibt. In dieser Erinnerung an die Geburt ist also gleichzeitig der Tod präsent.

---

28 Vgl. JANOWSKI 2006, 170–173.

29 Vgl. ERBELE 1999, 138.

30 Bei Frauen bezeichnet בטן meistens den schwangeren Bauch: vgl. KUNZ 1999, 570. Dass die Mutter nicht als Person vorkommt, sondern nur auf die Gebärmutter reduziert und zum Schweigen verurteilt wird, wie es COETZEE 2005, 525, postuliert, steht so nicht in Ps 139.

31 So wird das Bedeutungsspektrum bei WOLFF 2002, 25–48, beschrieben, wo נפש am Beginn seiner „anthropologischen Sprachlehre“ steht.

32 In der Diskussion geht es v.a. um die Ganzheitlichkeit des hebräischen Menschenbildes im Gegenüber zur griechischen Aufspaltung von Körper und Seele: vgl. z.B. JANOWSKI 2006, 204–214; SCHROER / STAUBLI 2005, 45–54; KIESOW 2003, 34: „Das hebräische Wort *näfäsch*, so die Mehrheitsmeinung, sei im Deutschen je nach Kontext wiederzugeben mit: Kehle, Schlund, Gurgel, Atem, Lebenshauch, Lebenskraft, Begehren, Verlangen, Lebewesen. Im Regelfall ist eine hebräische *näfäsch* allerdings nicht passives Objekt philosophischer Spekulation, sondern ‚handelndes Subjekt‘.“

33 WOLFF 2002, 146.

34 Vgl. TÅNGBERG 1987, 59.

35 BUBER übersetzt mit *Kern*.

Die עינים (*Augen*) sind hier nicht dem menschlichen, sondern dem göttlichen Körper zugeordnet, sie gehören zu den häufig erwähnten Körperteilen Gottes.[36] Gottes Augen symbolisieren seine Aufmerksamkeit auf die Entstehung des Menschen.

### *2.1.4.3. Sehen und Verborgenheit*

Ein Leitmotiv in Ps 139 ist die Spannung zwischen Sehen / Staunen und Verborgenheit:[37] וְנַפְשִׁי יֹדַעַת מְאֹד (*Meine „Seele" / meine bedürftige Kehle / ich weiß das genau / kenne das*): Das lesende und betende Ich wird also als erkennend, verstehend und wissend beschrieben. Die Person weiß darum Bescheid, dass Gottes Taten wunderbar sind. Für das Verborgene werden zwei unterschiedliche Begriffe verwendet: כחד und סתר (V. 15). Zur Veranschaulichung dieses verborgenen Ortes dienen zwei Bilder: בְּבֶטֶן אִמִּי (*im Bauch meiner Mutter*; V. 13) und בְּתַחְתִּיּוֹת אָרֶץ (*in den Tiefen der Erde*; V. 15).[38] V. 15 drückt die Spannung zwischen Verborgenheit und Gottes Sehen in einem einzigen Satz aus: Das Weben und Entstehen des Menschen geschieht im Verborgenen. Als Bild für dieses Geheimnisvolle, Unsichtbare dienen der Mutterleib und die Tiefen der Erde. Aber vor Gott sind nicht einmal die Knochen verborgen.

Die Wahrnehmungsweise von göttlicher Seite ist ראה (*sehen*) in V. 16a: Gott hat Augen und sieht den menschlichen גֹּלֶם (*Knäuel / Urzustand / Embryo*). Gott sieht das Verborgene, das, was im Mutterleib bzw. in den Tiefen der Erde vor sich geht. In den unserem Abschnitt vorausgehenden V. 10-11 wird mit der Dialektik Licht – Finsternis gespielt. Die Augen Gottes sehen alles, auch das Verborgene. Gottes Sehen impliziert sowohl Erkennen und Anerkennen als auch die Prüfung. In der Beurteilung dieses göttlichen Blicks wird also wieder die Dialektik des gesamten Psalms zwischen Bewahren und Kontrolle deutlich. Das göttliche Sehen wird mit demselben Wort in V. 24 wieder aufgenommen: וּרְאֵה אִם־דֶּרֶךְ־עֹצֶב בִּי (*Und siehe, ob ich auf dem Weg des Verderbens bin*).

---

[36] Von den 866 Erwähnungen von עין im AT kommt es 123mal bei Gott vor: vgl. BAUMANN 2003, 246.

[37] Zur Spannung zwischen der Verborgenheit Gottes (anhand von Ps 13) und seinem Sehen vgl. auch JANOWSKI 2006, 53–97.

[38] Vgl. MAIER 2003, 180: „Der Mutterleib und die Tiefen der Erde (V. 15) korrespondieren einander, weil beide auf das Weibliche als Leben Gebendes verweisen."

### *2.1.5. Einordnung in eine Bildfeldtradition*

In Ps 139,13-16 sind zwei – sonst im AT wenig verbreitete – Vorstellungen von der Erschaffung des Menschen miteinander verknüpft: das Gewobenwerden im Mutterleib und die Entstehung in den Tiefen der Erde.[39]

#### *2.1.5.1. Textilmetaphorik*

Die Verbindung des Bildes vom Weben mit Zeugung und Geburt ist gemeinantike Tradition.[40] Das Verbum סכך (*Weben*) als Bild für Geburt findet sich im AT außer in Ps 139,13 noch in Hi 10,11 und Prov 8,23.[41] Gott wirkt als Weber oder Weberin. Die alttestamentlichen Parallelstellen Jdc 16,13-14 und Prov 31,13.19-25 deuten darauf hin, dass Weben ein v.a. von Frauen ausgeübtes Handwerk war. Dies gilt nicht nur für das alte Israel, sondern für den Alten Vorderen Orient und die Antike insgesamt.[42] Darin, dass JHWH hier die Tätigkeit einer Weberin ausübt, wird er in einer sozial weiblich geprägten Rolle dargestellt.

Hier klingen die Schöpfungserzählungen der Genesis als Echo an. Zwischen der Erschaffung des Menschen in Gen 1-2 und dem Gewobenwerben in Ps 139 besteht ein Zusammenhang. Beide Vorstellungen sind in Ps 139 eng ineinander verschränkt.[43] Mit den unterschiedlichen Bezeichnungen für das göttliche Schöpfungshandeln tritt Ps 139,13-16 in ein intertextuelles Gespräch mit Gen 1-2 ein. Das Sehen Gottes in Ps 139,24 lässt die priesterliche Schöpfungserzählung Gen 1 anklingen: וַיַּרְא אֱלֹהִים כִּי־טוֹב (*Gott sah, dass es gut / schön war*; Gen 1,10.18.21.25; bzw. Gen 1,31: טוֹב מְאֹד *sehr gut*). Hier ist das Sehen geradezu mit einem ästhetischen Urteil verknüpft. Der göttliche Blick auf seine Schöpfungswerke beinhaltet seine Wahrnehmung als gut und gleichzeitig als schön.

---

39 Zur Verbindung dieser beiden Bilder in altorientalischen Mythen vgl. KEEL / SCHROER 2002, 52–58.108–123.

40 Vgl. UTZSCHNEIDER 1991.

41 Vgl. BAUMANN 1996, 120–122, die auch andere Erklärungen für die schwierige Form נִסַּכְתִּי in Prov 8,23 referiert, sich aber dann für eine Erklärung als *ni.* von סכך (*Weben*) entscheidet.

42 Vgl. UTZSCHNEIDER 1991, 70–72; 2002, 139; MAIER 2003, 180. Speziell zu Ugarit vgl. MARSMAN 2003, 407: „Administrative lists from the Early Dynastic to Ur III periods show that large numbers of women worked in the textile industry, often under female supervision."

43 Wenig überzeugend erscheint mir die Argumentation von MAZOR 1997, 269–270, dass mit diesen zwei unterschiedlichen Typen der Erschaffung des Menschen auf die zwei Versionen der Genesis angespielt wird: einerseits auf Gen 1,27: die Erschaffung von Mann und Frau nach dem Bild Gottes und andererseits Gen 2,7: die Erschaffung des Menschen aus der Ackererde und Gen 2,21–22: die Erschaffung der Frau aus der Seite des Mannes. In Gen 1–2 ist ja gerade nicht vom Mutterleib die Rede. Zum Zusammenhang zwischen dem Töpferbild und Gen 1–2 vgl. differenzierter FREVEL 2003, 12–17.

### *2.1.5.2. Die Tiefen der Erde als Bild für den Mutterleib*

In Ps 139,15 scheint im Bild vom Gewobenwerden in den Tiefen der Erde eine Erinnerung an Vorstellungen von der gebärenden Mutter Erde durch. Die Entstehung des Menschen wird „[...] ganz schöpfungsfern mythisch gedacht.“[44] Die Rede von Geburt erhält dadurch eine kosmische Dimension.[45] Der Schöpfungsgedanke als Zeugung und Geburt in Bezug auf den Menschen ist in den Psalmen insgesamt marginal.[46] Er kommt nur in Ps 119,73a und Ps 139,13-16 vor. In Ps 90,2 betrifft die Verbindung von Schöpfung und Geburt nicht den Menschen, sondern die Berge. Aber auch dort ist Gott Subjekt des Vorgangs. Dieser insgesamt magere Befund lässt sich vielleicht so erklären, dass die Schöpfungsvorstellungen erst spät Eingang in den Psalter gefunden haben.[47] Dennoch sind es wirkungsvolle Bilder.

In Hi 1,21 findet sich keine explizite, aber eine implizite Verbindung zwischen Mutterleib und Erde:

| | |
|---|---|
| *21a Nackt bin ich aus dem Bauch meiner Mutter herausgekommen,* | 21a עָרֹם יָצָתִי מִבֶּטֶן אִמִּי |
| *21b und nackt werde ich dorthin zurückkehren.* | 21b וְעָרֹם אָשׁוּב שָׁמָה |

Aus dem Parallelismus lässt sich schließen, dass sich בֶּטֶן (*Bauch*) auf beide Satzhälften bezieht, in der zweiten aber die Erde gemeint ist. Der Vergleichspunkt zwischen Mutterschoß und Erde liegt hier nicht darin, Leben hervorzubringen, sondern in der Nacktheit des neugeborenen sowie des toten Menschen. Raschi belässt in seiner Erklärung von מִבֶּטֶן אִמִּי (*aus dem Bauch meiner Mutter*; Hi 1,21) die Offenheit der Parallele von Erde und Mutterleib: „האדמה אשר לוקחתי משם או אמי ממש“ (*die Erde, aus der ich genommen bin oder tatsächlich meine Mutter*).[48]

Die Verbindung von Mutterleib und Tiefen der Erde findet sich – in anderer Weise – auch z.B. in Prov 30,15b-16:

---

[44] SPIECKERMANN 1989, 76.

[45] Vgl. STOL 2000, 13.

[46] Vgl. KEEL 1996, 183: „Aufs Ganze gesehen spielt ‚Schöpfung‘ als ‚Geburt‘ in den Pss, in denen von Schöpfung die Rede ist, aber eine geringe Rolle. Das übliche ist, Gott als *deus faber*, als Handwerker, oder als Befehlshaber erscheinen zu lassen, der durch sein allgewaltiges Wort die widerspruchslos gehorchenden Dinge ins Dasein ruft. Dadurch unterscheidet sich das AT in seinem Gottes- und das heißt stets auch Weltverständnis merklich von seiner Umgebung, in der die Kategorien des Zeugens und Gebärens bei der Darstellung der Welt und ihrer Entstehung eine große Rolle gespielt haben [...].“

[47] Vgl. SPIECKERMANN 1989, 74–76.

[48] Raschi zu Hi 1,21; zitiert nach BIJL mit eigener Übersetzung.

| | | |
|---|---|---|
| *15b Drei sind es, die nicht satt werden,* | שָׁלוֹשׁ הֵנָּה לֹא תִשְׂבַּעְנָה | 15b |
| *15c vier, die nicht sagen: genug!* | אַרְבַּע לֹא־אָמְרוּ הוֹן׃ | 15c |
| *16a Die Unterwelt und der verschlossene Mutterschoß,* | שְׁאוֹל וְעֹצֶר רָחַם | 16a |
| *16b die Erde, die nicht satt wird an Wasser,* | אֶרֶץ לֹא־שָׂבְעָה מַּיִם | 16b |
| *16c und das Feuer, das nicht sagt: genug.* | וְאֵשׁ לֹא־אָמְרָה הוֹן׃ | 16c |

Unterleib, Mutterschoß, Erde und Feuer werden hier parallel gesetzt. Vergleichspunkt ist ihre Unersättlichkeit. Diese Parallele weist auf ein weisheitliches Element in Ps 139. Auch im Bild von der Erschütterung der Erde in Wehen (חיל; Ps 96,6; 97,4; 114,7) klingen Reminiszenzen an eine gebärende, mütterliche Erde an. „Die göttlichen Eigenschaften der Erde und des Erdreichs blieben in Erinnerung, doch mit den Erdentiefen scheint sich geradezu eine Tabuisierung und Ablehnung verbunden zu haben. Eigentliche Entsprechungen zu einem ägyptischen Unterweltsgott Osiris oder zu den griechischen chtonischen Gottheiten (Hades, Demeter) bzw. chtonischen Erscheinungsweisen von Göttern (Hermes, Zeus) hatte es in Palästina/Israel nie gegeben. JHWH ist kein chtonischer, sondern ein uranischer Gott, dessen Gefilde eher Berge, Höhe und Himmel denn die Unterwelt sind, die mit Dunkelheit und Tod assoziiert wurde."[49]

Insgesamt sind es in der Hebräischen Bibel nur wenige verstreute Andeutungen, in denen die Vorstellung von den Tiefen der Erde im Zusammenhang mit Geburt auftaucht. Dieses Bild ist nicht positiv besetzt, die Erde wird nicht für ihre Fruchtbarkeit gepriesen.[50]

In der Verbindung von Mutterleib und Tiefen der Erde scheinen alte Mythen von der Mutter Erde als Gebärerin der Menschen, Pflanzen und Tiere durch. Mit dem konkreten, weiblichen Mutterleib wird an den mythischen Mutterleib der Erde erinnert. In Ps 139,15 wird der Mutterleib von Frauen metaphorisch als Erdentiefe bezeichnet. Auch wenn mit diesem Bild oder auch mit dem Zurückkehren zur Erde in Hi 1,21 in biblischen Texten explizit noch nichts zur Erde als Gebärerin gesagt ist,[51] so klingt diese mythologische Vorstellung doch auch in den biblischen Texten an. Dieser Vergleich ist im Alten Orient gängig und weit verbreitet.[52] Ein Beispiel aus der sumerischen Mythologie für die Hierogamie zwischen Himmel und Erde und die Rolle der Erde als Gebärerin findet sich im Prolog des Streitgespräches zwischen Holz und Rohr:

„An, der erhabene Himmel, begattete die breite Erde,
den Samen der Helden Holz und Rohr ergoß er in (ihren) Mutterleib,

---

49 KEEL / SCHROER 2002, 57.

50 Vgl. OHLER 1992, 23.

51 Auf diesen Unterschied macht GRUND 2006b, 308, Anm. 19, aufmerksam.

52 Vgl. STOL 2000, 1–2.

die gute Erde, die rechte Kuh, empfing den guten Samen Ans,
die Erde trat zum freudigen Gebären der ‚Pflanzen des Lebens' hin,
die Erde trug zur Pracht Überfluß heran, schwitzte *honig(süße) alkoholische Getränke* aus.
Als sie Holz (und) Rohr geb[oren hatte], schüttete sie Honig (und) Weintrauben zu Haufen auf."[53]

Wieweit konkrete Sprachbilder wie dieses Ps 139,13-16 beeinflussen, lässt sich nicht feststellen. Es sind mögliche Spiegelungen für den biblischen Text. Gott wirkt in den Tiefen der Erde und des Mutterleibes, sieht und begleitet die Entstehung des Menschen von Anfang an. „Der Gott Israels bringt die Menschen zwar nicht selbst gebärend hervor, ist aber an ihrem Werden im Mutterleib und am Geburtsvorgang doch irgendwie beteiligt."[54] Dieser Befund trifft für Ps 139,13-16 zu. Wir werden aber noch andere Stellen untersuchen – Ps 2,7 und 90,2 –, wo JHWH durchaus explizit als gebärend gezeigt wird.

### *2.1.5.3. Das Schöpfungshandeln Gottes*

Die schöpferischen Tätigkeiten Gottes werden in Ps 139 mit einer Reihe von unterschiedlichen Termini ausgedrückt: קנה (*schaffen / erwerben*), עשׂה (*tun / machen*), יצר (*bilden / formen / töpfern*), פלא (*wunderbar schaffen*). Damit tritt der Text in ein intertextuelles Gespräch mit Gen 1-2 ein. Die Entstehung des Menschen im Mutterleib wird eng mit dem Schöpfungshandeln Gottes in Verbindung gebracht. Der Mutterleib ist Arbeitsplatz Gottes. Damit ist – ähnlich wie in Gen 4,1 – eine Koproduktion von Mutter und JHWH angedeutet.[55]

Der jüdische Exeget Ramban zitiert Ps 139,13 zur Erklärung von קֹנֵה שָׁמַיִם וָאָרֶץ (*Schöpfer von Himmel und Erde*) im Segen des Melchisedek (Gen 14,19). Raschi aufnehmend, ist קנה mit עשׂה gleichzusetzen. Dieses göttliche Tun ist, entsprechend dem Parallelismus der beiden Versteile von V. 13, doppelt ausgesagt (שׁיכפול). Eine weitere intertextuelle Verknüpfung stellt Ramban zu Dtn 32,6 her: Dort wird Gottes Vaterschaft mit den Schöpfungsverben קנה, עשׂה und כון *pi.* beschrieben.

In Ps 139,13 sind es die Tage, die gebildet werden und deren Erschaffung mit dem Wort יצר (*bilden / formen / töpfern*) ausgedrückt wird. Das göttliche Schaffen von Zeiten, in diesem Fall Sommer und Winter, ausgedrückt mit demselben Verb יצר, findet sich noch in Ps 74,17. An zwei anderen Stellen im Psalter wird das Schöpfungshandeln JHWHs in Bezug auf den Menschen

---

53 TUAT III, 358, Z. 6–11.

54 KEEL / SCHROER 2002, 111.

55 Anders COETZEE 2005, 525, der dies als angebliches „Vergessen" der Mutter deutet. Eines der Verben, mit denen das göttliche Schaffen in Ps 139,13 ausgedrückt wird, קנה, verwendet auch Eva in Gen 4,1, um die Geburt bzw. das Erschaffen Kains, gemeinsam mit JHWH, zu beschreiben.

bzw. einzelne Körperteile mit יצר beschrieben: In Ps 33,15 ist es das Herz, das von Gott geformt wird. Auf das göttliche Formen (יצר) folgen die Taten (עשׂה) der Menschen. Schöpfung ist mit Einsicht (בין *hi.*) verbunden, hier von Gott her. In Ps 94,9 wird die Formung des Ohres mit יצר (*bilden / formen / töpfern*) ausgedrückt. Aus den rhetorischen Fragen folgt die implizite Antwort, dass der erschaffende Gott sehr wohl wahrnimmt, indem er hört (שׁמע) und sieht (נבט *hi.*).

Handwerklich-künstlerisches Erschaffen kommt auch in Ps 119,73 zum Ausdruck:

| | |
|---|---|
| *73a Deine Hände haben mich gemacht und bereitet.* | 73a יָדֶיךָ עָשׂוּנִי וַיְכוֹנְנוּנִי |
| *73b Lass mich verstehen,* | 73b הֲבִינֵנִי |
| *und ich will deine Gebote lernen.*[56] | וְאֶלְמְדָה מִצְוֺתֶיךָ׃ |

V. 73a besteht aus zwei parallelen Verbalsätzen, einer im Perfekt, einer im ו–Imperfekt. V. 73b beginnt mit einem Imperativ und setzt dann im Imperfekt fort. Vier Verbalformen stehen zwei Nomina gegenüber. Durch zwei Suffixe Sg.m. an den beiden Nomina und drei Suffixe 1.P.Sg. an drei Verben wird große Kohäsion hergestellt. Die beiden Nomina יָדֶיךָ (*deine Hände*) und מִצְוֺתֶיךָ (*deine Gebote*) am Versanfang und -ende sind chiastisch angeordnet und bilden so eine Inclusio um den Vers.

V. 73 enthält zwei semantische Felder: Tun, Machen, Erschaffen auf der einen Seite und Einsehen, Verstehen, Lernen auf der anderen Seite. V. 73a enthält zwei sehr geläufige parallele Verben עשׂה (*tun / machen*) und כון (*bereiten*), die sonst nicht spezifisch schöpfungstheologisch sind, hier aber für die Erschaffung des Menschen durch Gott verwendet werden.[57] בין (*hi. einsehen lassen*) und למד (*lernen*) verweisen auf den Bereich des Tora-Studiums. Aus der handwerklich dargestellten Erschaffung des Menschen folgt seine Bitte an Gott, ihn verstehen zu lassen und die Gebote zu lehren. Gott wird also nicht nur als Handwerker dargestellt, sondern auch als Lehrer.

Sprecher dieses Verses ist ein betendes Ich. Die Selbstbezeichnung der betenden Person, die wohl für den gesamten Psalm gilt, ist עַבְדְּךָ (*dein Knecht*) – zuerst genannt in V. 17 u.ö. V. 73a enthält zwei Aussagesätze, in denen rückblickend an die eigene Geburt erinnert wird. V. 73b hat starken Appellcharakter: Die betende Person richtet einen Appell an JHWH (zuletzt genannt in V. 65 und im Folgenden in V. 75). Darauf folgt ein Kohortativ, eine Aufforderung, selbst die Gebote zu lernen.

Von V. 73 her ergeben sich einige semantische Bezüge innerhalb von Ps 119. תורה (*Tora / Weisung*) kommt 25mal im Psalm vor, wird mit anderen

---

[56] Der Text dieses Verses ist größtenteils eindeutig. Nur statt הֲבִינֵנִי (*lass mich verstehen*) liest ein Fragment der Kairoer Geniza הביאני (*bringe mich*).

[57] Vgl. SPIECKERMANN 1989, 75–84.

fast synonymen Begriffen – wie z.B. מצות (*Gebote*) in unserem Vers – variiert und ist somit Hauptthema. Der Psalm bildet ein Akrostichon, in dem V. 73 die mit י beginnende 10. Strophe eröffnet. Ps 119 enthält weisheitliche Elemente und wird im Allgemeinen der „nachexilischen Armenfrömmigkeit" zugeordnet.[58] Im Psalter bildet Ps 119 zusammen mit den – kürzeren – Akrosticha Ps 111 und 112 einen Rahmen um die Hallel-Psalmen Ps 113-118.

V. 90 enthält dasselbe Verbum כון (*bereiten / gründen*) wie V. 73, ebenfalls mit Gott als Subjekt, allerdings mit אֶרֶץ (*Erde*) als Objekt:

| | |
|---|---|
| *90a Von Generation zu Generation bleibt deine Treue.* | 90a לְדֹר וָדֹר אֱמוּנָתֶךָ |
| *90b Du hast die Erde gegründet, und sie besteht.* | 90b כּוֹנַנְתָּ אֶרֶץ וַתַּעֲמֹד׃ |

Die Erschaffung der Welt wird mit dem Fortbestand der Generationen verknüpft. Die Bitte um Einsicht und das Lernen sind feste Bestandteile von Ps 119. Zahlreiche Körperteile von Kopf bis Fuß durchziehen Ps 119:

פנים (*Angesicht*; V. 135), עינים (*Augen*; V. 18.37.82.123.136.148), פה (*Mund*; V. 13.43.72.88.103.108.131), שׂפתים (*Lippen*; V. 13.171), לשׁון (*Zunge*; V. 172), חך (*Gaumen*; V. 103), נפשׁ (*Kehle / Seele*; V. 20.25.28.81. 109.129.167.175), לב (*Herz*; V. 2.7.10.11.32.34.36.58.70.80.111.112.145. 161), ידים (*Hände*; V. 73.173), כפים (*Handflächen*; V. 48.109), בשׂר (*Fleisch*; V. 120) und רגלים (*Füße*; V. 59.101.105). Die Wechselwirkung und enge Beziehung zwischen Beter oder Beterin und Gott verkörpert sich in der Tora. Gleichzeitig ist sie sowohl im menschlichen als auch im göttlichen Körper verankert. Vor diesem Hintergrund lässt sich die körperliche Verortung des Erbarmens (רחמים) in der Gebärmutter (רחם) mithören. So heißt es in V. 77a:

| | |
|---|---|
| *Dein Erbarmen möge auf mich kommen, und ich werde leben.* | יְבֹאוּנִי רַחֲמֶיךָ וְאֶחְיֶה |

Auch wenn hier רַחֲמֶיךָ in Parallele zu חַסְדְּךָ (*deine Güte*; V. 76a) steht und daher sicher als *dein Erbarmen* zu übersetzen ist, klingt der Geburtskontext und damit auch die Gebärmutter an. Gemeinsam ist beiden das Lebenschaffende und Lebenspendende. In ähnlicher Weise verweist V. 156 auf das göttliche Erbarmen im Zusammenhang mit dem Lebendig-Machen:

| | |
|---|---|
| *Du hast vielfältige Erbarmungen, JHWH,* | רַחֲמֶיךָ רַבִּים יְהוָה |
| *belebe mich nach deinen Bestimmungen.* | כְּמִשְׁפָּטֶיךָ חַיֵּנִי׃ |

Eine Stichwortverbindung zwischen Ps 119 und 139 liegt nur in עָשׂוּנִי (*sie haben mich gemacht*) in Ps 119,73 und מַעֲשֶׂיךָ (*deine Werke*) in Ps 139,14 und עֻשֵּׂיתִי (*ich wurde gemacht*) in Ps 139,15 vor. An allen diesen drei Stellen wird

[58] Vgl. WEBER 2003, 269.

das Schöpfungshandeln Gottes mit der Wurzel עשׂה ausgedrückt. Zwar nicht wörtliche Übereinstimmung, aber eine inhaltliche Parallele liegt darin, dass an beiden Stellen nicht nur das Geschaffensein betrachtet wird, sondern dass es in den Zusammenhang mit Erkenntnis gebracht wird: הֲבִינֵנִי (*lass mich verstehen*) in Ps 119,73b und וְנַפְשִׁי יֹדַעַת מְאֹד (*ich weiß das genau*) in Ps 139,14. Die Verbindung von Schöpfung und Geburt steht in beiden Texten in Zusammenhang nicht nur mit Gotteserkenntnis, sondern auch mit Tora.

Für beide Psalmen ist ein vergleichbarer traditionsgeschichtlicher Hintergrund anzunehmen: Beide sind späte Kompositionen. Sie zeigen, dass Schöpfungsvorstellungen in Bezug auf die Entstehung des Menschen in den Psalmen relativ spät aufgenommen wurden. An beiden Stellen wird die Erschaffung des Menschen mit Verben ausgedrückt (עשׂה in Ps 119,73; 139,5; כון in Ps 119,73 und קנה in Ps 139,15), die sonst nicht spezifisch schöpfungstheologisch sind. Ob diese Aussagen aufgrund ihres relativ späten Alters als „marginal“[59] gelten müssen, sei dahingestellt.

Ein weiterer zentraler Vergleichstext zu Vorstellungen über die Erschaffung des Menschen in Ps 139,13-15 ist Hi 10,8-13:

| | |
|---|---|
| *8 Deine Hände haben mich gebildet* | 8 יָדֶיךָ עִצְּבוּנִי |
| *und gemeinsam rundum und gemacht,* | וַיַּעֲשׂוּנִי יַחַד סָבִיב |
| *und jetzt verschlingst du mich.* | וַתְּבַלְּעֵנִי׃ |
| *9 Erinnere dich doch,* | 9 זְכָר־נָא |
| *dass du mich wie Ton gemacht hast,* | כִּי־כַחֹמֶר עֲשִׂיתָנִי |
| *und jetzt lässt du mich zum Staub zurückkehren.* | וְאֶל־עָפָר תְּשִׁיבֵנִי׃ |
| *10 Hast Du mich nicht wie Milch ausgegossen* | 10 הֲלֹא כֶחָלָב תַּתִּיכֵנִי |
| *und wie Käse gerinnen lassen?* | וְכַגְּבִנָּה תַּקְפִּיאֵנִי׃ |
| *11 Mit Haut und Fleisch hast du mich bekleidet* | 11 עוֹר וּבָשָׂר תַּלְבִּישֵׁנִי |
| *und mit Knochen und Sehnen durchwoben.* | וּבַעֲצָמוֹת וְגִידִים תְּסֹכְכֵנִי׃ |
| *12 Leben und Gnade hast du mit mir geschaffen,* | 12 חַיִּים וָחֶסֶד עָשִׂיתָ עִמָּדִי |
| *und deine Fürsorge behütete meinen Geist.* | וּפְקֻדָּתְךָ שָׁמְרָה רוּחִי׃ |
| *13 Aber das hast du in deinem Herzen verborgen,* | 13 וְאֵלֶּה צָפַנְתָּ בִלְבָבֶךָ |
| *und ich habe erkannt, dass das bei dir war.* | יָדַעְתִּי כִּי־זֹאת עִמָּךְ׃ |

Die wichtigsten Bildfelder, die in diesem Text zusammenkommen, sind: handwerkliches Bilden und Formen (עצב, עשׂה) aus Ton (חמר; V. 8-9); die Nähe von Geburt und Tod (V. 9); das Hingegossensein wie Milch und Käse (V. 10); einzelne Körperteile im Embryonalstadium (Haut, Fleisch, Knochen und Sehnen; V. 11) und schließlich ein Blick auf die göttliche Bewahrung des Geistes (רוח; V. 12). Auch wenn sich aus diesem Text nicht unmittelbar eine Embryologie ableiten lässt, so verrät er doch einiges über israelitische Vorstellungen von der Entstehung des Menschen. Milch und Käse lassen sich

[59] Vgl. SPIECKERMANN 1989, 76, 83.

vielleicht als Bilder für Sperma verstehen.[60] Interessant ist in Hi 10,8-13 die Reihenfolge der Entstehung des Menschen: Zuerst gerinnt etwas aus Flüssigkeit, dann bildet sich die Gestalt des Körpers, und zuletzt wird der Lebensatem verliehen.[61] Hi 10,13 lässt sich sowohl auf V. 8-12 beziehen als auch auf den nachfolgenden Abschnitt. Der Vers bringt wieder den Aspekt der Erkenntnis (ידע), diesmal von menschlicher Seite, in Zusammenhang mit dem Lebensbeginn. Dass hier auch רוח (*Atem / Geist*; nicht נפש!) in die Entstehung des menschlichen Körpers einbezogen wird, wird in rabbinischen und späteren mittelalterlichen Erklärungen als Beleg dafür gelesen, dass die Seele schon zum Zeitpunkt der Befruchtung in den Menschen kommt.[62]

Texte wie Ps 139,13-16 und Hi 10,8-13 bieten keine naturwissenschaftlichen Beschreibungen pränatalen Lebens, sondern es sind poetische Ausmalungen, wie sich Menschen die Entstehung des Lebens im Mutterleib vorstellen. „Nicht Wissen wollen solche Aussagen vermitteln [...], sondern Vorstellungen davon, wie kostbar werdendes Menschenleben ist; auf unbegreifliche Weise ist es aus liebevoller, vielfältiger Zuwendung anderer entstanden, im Zusammenwirken von Gott und Mensch."[63] Wird in Ps 139,13-16 die Entstehung des Menschen im Mutterleib eher von weiblich geprägter Metaphorik her dargestellt, so klingen in Hi 10,8-12 männliche Zeugungsbilder an. Ps 139 scheint mit der Thematik des Hiobbuches so vertraut zu sein, dass man „den Psalm als einen Kommentar zum Buche Ijob auffassen kann."[64]

In einem weiteren poetischen Text, in Koh 11,5, wird die Entstehung des Menschen im Mutterleib als Schöpfung Gottes so beschrieben:

| | |
|---|---|
| *5a Wie[65] du den Weg des Windes nicht kennst,* | 5a כַּאֲשֶׁר אֵינְךָ יוֹדֵעַ מַה־דֶּרֶךְ הָרוּחַ |
| *5b wie die Knochen[66] im Bauch der Schwangeren,* | 5b כַּעֲצָמִים בְּבֶטֶן הַמְּלֵאָה |
| *5c so kennst du das Werk[67] Gottes nicht,* | 5c כָּכָה לֹא תֵדַע אֶת־מַעֲשֵׂה הָאֱלֹהִים |
| *5d der alles schafft.* | 5d אֲשֶׁר יַעֲשֶׂה אֶת־הַכֹּל׃ |

---

[60] Vgl. LevR 14,9; STOL 2000, 12: „Perhaps behind this simile lurks the idea that the male seed acts like the rennet which makes the milk curdle: it is the clotting agent."

[61] Vgl. SCHMIDT 2004, 76.

[62] Vgl. bNidda 16b; Raschi zu Hi 10,12; NORDMANN 2000, 39.

[63] OHLER 1992, 32.

[64] SCHÜNGEL-STRAUMANN 1973, 51.

[65] Wenige Handschriften, die Septuaginta und Aquila lesen בַּאֲשֶׁר statt כַּאֲשֶׁר. Diese Veränderung ist allerdings nicht notwendig.

[66] KRÜGER 2000, 337, übersetzt pars pro toto „das Kind".

[67] Die Septuaginta übersetzt hier mit Plural – τὰ ποιήματα (*die Werke / Taten*) –, setzt also מעשׂי voraus.

Viele Handschriften und der Targum lesen בַּעֲצָמִים (*in den / in die Knochen*) statt כַּעֲצָמִים (*wie Knochen*). Diese kleine Veränderung von כ zu ב hat weitreichende inhaltliche Konsequenzen: In MT werden zwei Vergleiche – Weg des Windes und Knochen im Mutterleib – als Beispiele für die Unverfügbarkeit des Wirkens Gottes gebracht. In der Lesart mit ב wird רוּחַ (*Wind / Geist*) in den Mutterleib verlegt und bekommt dann wohl eher die Bedeutung *Lebensatem*; damit ist dann in V. 5a nur ein Vergleichsbeispiel gegeben.

רוּחַ (*Wind / Geist*), im Allgemeinen nicht in einem konkreten Körperteil verankert, wird hier mit den Knochen des entstehenden Kindes im Mutterleib verbunden. Die Schwangere wird als הַמְּלֵאָה (*die Volle*) bezeichnet. Die Entstehung des Menschen im Mutterleib ist ein Werk Gottes. Fokus ist das Unverständliche, das Nicht-Erkennen / Nicht-Wissen (לֹא תֵדַע / אֵינְךָ יוֹדֵעַ). Die Vorgänge im Mutterleib und der Weg des Windes werden als Beispiele für das Unverständliche am Wirken Gottes herangezogen. Wie in Ps 139,13-16 ist auch hier Geburt bzw. das pränatale Stadium eng mit Erkenntnis bzw. in diesem Fall Nicht-Erkennen verknüpft.

Auch wenn der Mensch die Zusammenhänge zwischen dem göttlichen Schöpferhandeln und seiner Entstehung nicht immer versteht, hat Gott ihn bereits im Mutterleib erkannt. In Jer 1,5 wird die Heiligung des Propheten durch Gott bereits im Mutterleib thematisiert:

| | |
|---|---|
| *5a Bevor ich dich im Bauch formte*[68], | 5a בְּטֶרֶם אֶצּוֹרְךָ בַבֶּטֶן |
| *habe ich dich erkannt.* | יְדַעְתִּיךָ |
| *5b Bevor du aus dem Mutterleib hervorgegangen bist,* | 5b וּבְטֶרֶם תֵּצֵא מֵרֶחֶם |
| *habe ich dich geheiligt.* | הִקְדַּשְׁתִּיךָ |
| *5c Zum Propheten für die Völker habe ich dich gemacht.* | 5c נָבִיא לַגּוֹיִם נְתַתִּיךָ׃ |

Im parallelen Vorkommen von בטן und רחם (vgl. auch Jes 46,3; Ps 58,4; Hi 3,11; 10,18f.) liegt eine Gemeinsamkeit mit Ps 139. Jer 1,5 ist in seiner Aussage mehrdeutig, ob es sich um die Entstehung des Propheten im Bauch seiner Mutter handelt oder ob hier auch eine göttliche Gebärmutter zumindest anklingt.[69] Die Menschenschöpfung wird in Jer 1,5 nicht mit dem Bild des Webens ausgedrückt, sondern mit dem in diesem Kontext weitaus häufigeren Verbum יצר (*bilden / formen*), das an Töpfermetaphorik erinnert. Interessant ist in intertextueller Lektüre von Ps 139,13-16 und Jer 1,5, dass es in Ps 139,16 die Tage sind, die geformt (יצר) werden, nicht der Mensch. Beiden Texten ist gemeinsam, dass die Vorgänge im Mutterleib mit Erkennen (ידע) zu tun haben. Nach Jer 1,5 liegt das Erkanntsein von Gott sogar vor der For-

---

68 Dem Ketib אֶצּוֹרְךָ ist hier wohl das Qere אֶצָּרְךָ vorzuziehen.

69 Vgl. BAUER 1999, 15–16.

mung im Mutterleib. Dieses Erkennen begründet eine enge Beziehung und Intimität zwischen Gott und Mensch.[70]

Außerhalb des AT prägt das künstlerische Formen z.B. die Darstellung der Erschaffung des Menschen aus Blut und Knochen durch Marduk nach dem akkadischen Enuma-Elisch-Mythos.[71] Das handwerkliche Erschaffen des Menschen ist in der altorientalischen Umwelt des AT nicht nur Männersache. So formt auch die Göttin Namma, Mutter des Enki, mit der Hand aus Lehm Götter.[72] „The mother goddess was able to mould a human being out of clay."[73]

### *2.1.6. Metaphorische Interaktion*

In Ps 139,13-16 überlagern sich unterschiedliche Vorstellungen über die Entstehung des Menschen: die Vorstellung vom handwerklichen Wirken Gottes als Weber oder Weberin und „die archaische Vorstellung von einem Werden in den Tiefen des Mutterschoßes bzw. der (mit dem Mutterschoß identifizierten) Erde"[74].

Das Bild vom Weben dürfte ein in der Alltagswelt vertrauter Bereich sein. Mit diesem Bild wird das göttliche Wirken als Weber oder Weberin anschaulich gemacht. Tertium comparationis ist die schöpferische, kreative Tätigkeit. Das Bild sagt sowohl über Gott als Handwerker etwas aus als auch über den Menschen als das Produkt dieser handwerklichen Tätigkeit, als kunstvoll gefertigtes Gewebe. Die Kombination der Bereiche Weben und Geburt ist zwar in der Antike allgemein vertraut, schlägt sich aber sonst wenig in Texten der Hebräischen Bibel nieder. Was im Mutterleib vor sich geht, wenn ein neuer Mensch entsteht, ist nach Ps 139,13-16 eine Koproduktion von Frau und Gott. Gott ist hier handwerklich tätig und übt eine sonst oft von Frauen ausgeübte Fertigkeit, das Weben, aus: „Als Schöpfer des Individuums nimmt einerseits Gott die weibliche Handlungsrolle an und wird gewissermaßen Frau, während andererseits die Schwangere für den göttlichen Schöpfer handelnd den ungeformten Goläm zu einem kunstvoll strukturierten Ganzen, eben dem Menschen, heranbildet."[75]

Die Verbindung zwischen Mutterleib und den Tiefen der Erde ist in altorientalischen Texten aus der Umwelt stärker belegt als im AT. Zwischen den Tiefen der Erde und dem Mutterleib ist die Verborgenheit, das Geheimnis-

---

[70] Vgl. BAUER 1999, 14.

[71] Vgl. TUAT III, 591, Z. 1–10.

[72] Vgl. TUAT III, 390, Z. 21; 391, Z. 31.

[73] STOL 2000, 78. Handwerkliche Fähigkeiten einer Göttin schlagen sich auch in Namen wie „Lady Potter", „Sculptor of the Land Gods" oder „Carpenter of Mankind" nieder: vgl. STOL 2000, 74–75.

[74] KEEL / SCHROER 2002, 109.

[75] UTZSCHNEIDER 2002, 139.

volle (סתר und כחד) das Tertium comparationis. Beide sind dem menschlichen Blick nicht zugänglich, sehr wohl aber dem göttlichen.

### *2.1.7. Wirksignale des Textes*

Funktion von Ps 139,13-16 ist, die Erschaffung des Menschen durch Bilder anschaulich zu machen. Die Verse enthalten keinen direkten Appell an die Leserinnen und Leser. Sie beschreiben die Vorgänge rund um die Entstehung des Menschen nicht sachlich von außen, sondern diese Beschreibung ist in den Lobpreis Gottes eingebunden. Hier ist keineswegs eine kontemplativ betrachtende Wahrnehmungsweise beschrieben, sondern das betende Ich ist intensiv involviert. Die Beschreibung des Menschen als *wunderbar* ist kein ästhetisches Urteil im Sinne einer distanzierten Wahrnehmung, sondern es ist eng mit Dankbarkeit und Lobpreis verknüpft: V. 14a: אוֹדְךָ (*ich danke dir*) lässt sich auf den gesamten Abschnitt V. 13-16 beziehen. So wie in Ps 8 auf die Frage מָה־אֱנוֹשׁ (*Was ist der Mensch?*; Ps 8,5a) die Konsequenz כִּי־תִזְכְּרֶנּוּ (*dass du seiner gedenkst;* Ps 8,5b) folgt, geht es auch hier nicht um den Menschen an sich, sondern im Gegenüber zu Gott. Der Blick auf den Ursprung des Menschen steht in einem funktionalen Zusammenhang zwischen Menschen und zwischen Mensch und Gott.

Das betende Ich wird in V. 14 konkret benannt: וְנַפְשִׁי יֹדַעַת מְאֹד: *Meine „Seele" / meine bedürftige Kehle / ich weiß das genau / kenne das*: Das lesende und betende Ich wird also als kenntnisreich, verstehend und wissend beschrieben. Die Person weiß darum Bescheid, dass Gottes Taten wunderbar sind.

Ps 139,13-16 beschreibt Gottes Wirken bei der Entstehung des Menschen und ist gleichzeitig Dank und Lobpreis dafür. Von den beschreibenden, darstellenden und reflektierenden Aussagesätzen unterscheidet sich V. 14a: אוֹדְךָ (ich danke dir). Die Wurzel ידה ist ein häufiges Wort der Psalmensprache. V. 14b sagt, wofür gedankt wird: das wunderbare Geschaffensein. Grammatikalisch lassen sich die beiden folgenden Partizipialsätze sowohl als Neuansätze als auch als Fortsetzung des Nebensatzes verstehen. Der Lobpreis in V. 14a (אוֹדְךָ) lässt sich als Überschrift über den ganzen Abschnitt beschreiben. Der Beter oder die Beterin stellt – wie in Ps 8 – nicht allgemein die Frage „Was ist der Mensch?", sondern wie dort geht es auch hier um den Menschen im Gegenüber zu Gott. Das Besondere und das Allgemeine sind eng miteinander verknüpft: Das betende Ich erinnert an die eigene Erschaffung durch Gott. Ps 139,13-16 ist nicht naturwissenschaftliche Beschreibung, sondern ein Hymnus. Intention ist der Lobpreis Gottes.

Der Dank für das Wunder der Entstehung des Menschen wird durch eine Klammer gerahmt: Am Anfang (V. 13) steht die Erschaffung der Nieren, die physische Ausstattung, am Ende (V. 16) der Ausblick auf die Lebenszeit.

### *2.1.8. Ausblick auf die Rezeptionsgeschichte*

Die Ambivalenz des Gottesverhältnisses, die in Ps 139, v.a. in den Versen 1-6, angelegt ist, spiegelt sich in seiner Wirkungsgeschichte wider: Für die einen ist er ein tröstlicher Text, der das Urvertrauen zu einem Gott ausdrückt, der überall ist, bewahrt und beschützt. Andere sehen diese Allgegenwart Gottes gerade als Bedrohung, Kontrolle, als Ursache für „Gottesvergiftung“[76]. Gelesen und gebetet wird dieser Psalm wegen seiner Aussagen über das „Menschsein“[77].

In den rabbinischen Diskussionen zum Embryo bzw. Fötus in bNidda 30b-31a spielt Ps 139,14-15 eine wichtige Rolle. Bezeichnungen für den Fötus sind etwa ולד (*Kind* – hier wird also nicht zwischen geborenem oder ungeborenem Kind unterschieden) oder עֻבָּר (abgeleitet von עבר *pi.*: *schwängern*). Das Ungeborene gilt schon als Kind.

Der Fötus wird in bNidda 30b mit einer zusammengeklappten Schreibmappe (פנקס מקופל) verglichen und seine Lage genau beschrieben. Erkenntnis wird bereits im Mutterleib vermittelt. Aus Hi 29,2 werden die früheren Monate, als Gott den Menschen behütete (כְּיַרְחֵי־קֶדֶם כִּימֵי אֱלוֹהַּ יִשְׁמְרֵנִי), als die pränatalen Geburtsmonate (ירחי לידה) verstanden. Aus Hi 29,3 wird das Motiv des Lichts aufgenommen, das der Fötus auf seinem Kopf trägt: „נר דלוק לו על ראשו וצופה ומביט מסוף העולם ועד סופו“ (*Ein Licht brennt auf seinem Kopf, und er schaut und sieht von einem Ende der Welt zum anderen*). Gott lehrt den Menschen bereits im Mutterleib Tora: „מלמדין אותו כל התורה“ (*Man lehrt ihn die ganze Tora*). Begründet wird diese Vermittlung der Tora im Mutterleib mit Prov 4,4 und Hi 29,4. Bei der Geburt jedoch schlägt (סטרו) ein Engel das Kind auf den Mund und lässt es die ganze Tora vergessen. Sobald das Kind auf die Welt kommt, muss es schwören, sich gerecht zu verhalten, die Reinheit Gottes und seiner Seele anzuerkennen. Zur Begründung für diesen Schwur werden Jes 45,23; Ps 22,30 und Ps 24,4 ineinander verwoben.[78] Ps 22,30, der auch in unserem Zu-sammenhang noch untersucht werden wird, wird als Hinweis auf den Todestag (יום המיתה) gelesen.

Nach dieser Vorstellung hat das ungeborene Kind im Mutterleib eine intensive Beziehung zu Gott und eine umfassende Kenntnis der Tora. Ein Bildmotiv, das die Erkenntnis und Erleuchtung bereits des Embryo im Mutterleib symbolisiert, ist das Licht. Das Kind im Mutterleib sieht weit. Ein weiteres Bildmotiv ist die Vorstellung von der Lage des Embryos wie eine zusammengeklappte Schreibtafel: „Das Ungeborene ist, um im Bild zu bleiben, kein unbeschriebenes Blatt, sondern eine mit der Tora beschriebene Tafel.“[79]

---

[76] Vgl. MOSER 1976, 2003; MAIER 2003, 174–176.

[77] FREVEL / WISCHMEYER 2003.

[78] Die Talmud-Texte werden nach BIJL zitiert und mit eigener Übersetzung versehen; zur Diskussion vgl. URBACH 1979, 145–148; STOL 2000, 15.

[79] STEMBERGER 2002, 124. Er sieht in dieser Auslegung Simlais platonische Anklänge.

Die Schwangerschaft wird in drei Phasen unterteilt: In der ersten Zeit wohnt (דר) der Embryo bzw. Fötus (ולד) im untersten Stockwerk (במדור התחתון) des Mutterleibes, dann in der Mitte und schließlich im obersten. „וכיון שהגיע זמנו לצאת – מתהפך ויוצא, וזהו חבלי אשה“ (*Und wenn seine Zeit kommt, herauszukommen, dreht er sich um und kommt heraus. Und das sind die Wehen der Frau*).[80]

Der Mensch entsteht in Zusammenarbeit von Gott, Vater und Mutter: „שלשה שותפין יש באדם הקב"ה ואביו ואמו“ (*Drei sind am Menschen beteiligt: Der Heilige – gepriesen sei er –, sein Vater und seine Mutter*).[81] Der Beitrag des Vaters ist das Weiße (הלובן), aus dem Knochen, Sehnen und Nägel entstehen, das Gehirn und das Weiße im Auge. Beitrag der Mutter ist das Rote (אודם), aus dem Haut, Fleisch und Haare entstehen, und das Schwarze im Auge. Gott gibt Geist und Seele (רוח ונשמה), die Gesichtsform, Seh- und Hörvermögen, Sprechen, Gehen, Einsicht und Verstand (ובינה והשכל). Diese rabbinische Erklärung ergänzt also die Rolle des Vaters in der Zeugung, die in Ps 139,13-16 gar nicht thematisiert wird. Bemerkenswert ist, dass sowohl Vater als auch Mutter Samen geben (זרע *hi.*). Gott gibt dem Menschen die Sinneswahrnehmungen und die Möglichkeit zur Erkenntnis. Erkenntnis wird also bereits im Mutterleib vermittelt.[82]

Auch wenn die Bilder zur Illustration dieses intensiven Zusammenwirkens von Gott und Eltern bei der Erschaffung des Menschen aus der Alltagswelt genommen sind, wird dem Anthropomorphismus eine klare Grenze gesetzt: In der Auslegung von Ps 139,14 in bNidda 31a wird mehrfach betont, dass die Handlungsweisen Gottes andere sind als die des Menschen: „בא וראה שלא כמדת הקב"ה מדת בשר ודם “ (*Komm und sieh, dass der Maßstab eines Menschen aus Fleisch und Blut nicht wie der Maßstab Gottes ist*).[83] Als Beispiel dafür wird eingebracht, dass ein Mensch einen verbundenen Schlauch mit der Mündung nach oben legen würde; trotzdem ist es unsicher, ob der Inhalt verwahrt bleibt.

„ואילו הקב"ה צר העובר במעי אשה פתוחה ופיה למטה – ומשתמר“ (*Gott dagegen formt den Embryo im Mutterleib, der offen ist und seine Mündung unten hat. Dennoch bleibt er aufbewahrt*).[84]

Raschi kommt in seiner Erklärung von Ps 139,15 ganz ohne Mythologisierung aus: עֻשֵּׂיתִי בַסֵּתֶר (*ich wurde im Verborgenen gemacht*) erklärt er mit בתשמיש (*durch Beischlaf*); und für בְּתַחְתִּיּוֹת אָרֶץ (*in den Tiefen der Erde*) ist keinesfalls eine mythologische Erklärung mit Mutter Erde o.ä. notwendig,

---

80 Hebräischer Text nach BIJL mit eigener Übersetzung.

81 BNidda 31a; hebräischer Text nach BIJL mit eigener Übersetzung.

82 Aus anderen Stellen geht hervor, dass der göttliche Anteil als dem menschlichen überlegen angesehen wird: vgl. URBACH 1979, 218–220.

83 Hebräischer Text nach BIJL mit eigener Übersetzung.

84 Hebräischer Text nach BIJL mit eigener Übersetzung.

sondern in Aufnahme von bNidda 30b: במדור התחתון שבמעי אמי (*in der untersten Abteilung im Bauch meiner Mutter*).[85] In seiner Erklärung von גָּלְמִי (*meinen Embryo / meine Urform*) in Ps 139,16 bleibt Raschi im Textilbereich: „ורקמתי ותבנית צורתי בטרם הולדי ובטרם בואי לעולם“ (*das Gewebe und das Modell meiner Form, bevor ich geboren wurde und bevor ich auf die Welt kam*). גלם wird hier also mit dem Nomen רקמה (*Gewebe*) erklärt, das vom Verb רקם (*sticken / weben*) in V. 15 abgeleitet ist.

In einer weiteren Erläuterung des Satzteiles V. 16a גָּלְמִי רָאוּ עֵינֶיךָ (*meine Urform sahen deine Augen*) erklärt Raschi גלם als Urform oder ev. auch Embryo[86]: „מאז בראת את העולם ראו עיניך את גולמי הדורות הבאים“ (*Seit du die Welt erschaffen hast, sahen deine Augen die Urformen / Embryos der kommenden Generationen*). Die persönliche Schöpfungsgeschichte des Beters oder der Beterin wird zur urzeitlichen Erschaffung des Menschen ausgeweitet. In dieser Erklärung drückt sich das traditionell jüdische Zeitverständnis aus, nach dem sich angesichts der allumfassenden Präsenz Gottes Vergangenheit und Zukunft vermischen. Vor diesem Hintergrund stellt auch der schwierige Versteil V. 16c für Raschi keine Schwierigkeit dar. Er dient – im Rahmen eines ausführlicheren Midrasch – als Beispiel dafür, dass die Dinge, die erst in der Zukunft stattfinden werden, Gott schon vor ihrer Entstehung bekannt sind: שהעתידות גלויות לפניו טרם תצמחנה (*dass die zukünftigen Dinge vor ihm offenbar sind, bevor sie hervorsprießen*).

Eine eigenständige Wirkungsgeschichte entfaltete der schillernde Begriff גלם. Mit ihrer Übersetzung von גֹּלֶם als τὸ ἀκατέργαστόν μου (*mein Unbearbeitetes / Ungeformtes*) betont die Septuaginta den Aspekt des Unbearbeiteten, das Rohmaterial. In eine ähnliche Richtung geht die Vulgata mit der Übersetzung *inperfectum meum* (*mein Unvollendetes / nicht Fertiggestelltes*). Während die Erschaffung des Menschen in Ps 139,13-16 MT als Weben eines Knäuels von Fäden beschrieben wird, wobei Nieren und Knochen gebildet werden, ist in der mittelalterlichen jüdischen Legende vom Golem und in ihren literarischen Rezeptionen der Aspekt des Töpferns, des Bildens aus Ton vorherrschend. Der Golem ist nicht mehr etwas Formloses, sondern ein geformtes, menschenähnliches Wesen.[87] Dies ist schon eine intertextuelle Lektüre von Ps 139,13-16 und Gen 2,7: Die Vorstellung von יצר (*Töpfern / Bilden / Formen*) ist in die Legende eingeflossen. Wird גלם mit *Embryo* übersetzt, so klingen also je nach Kontext eine Reihe von unterschiedlichen Konnotationen mit: der „terminus technicus“, ein Knäuel, Gewebe, etwas Ungeformtes oder ein menschliches „Urwesen“ aus Ton.

---

[85] Die hebräischen Raschi-Texte sind hier und im Folgenden zitiert nach GRUBER 2004, 858, und mit eigener deutscher Übersetzung versehen.

[86] So GRUBER 2004, 734, in seiner englischen Übersetzung von Raschis Kommentar.

[87] Vgl. SHOLEM 1997.

Ps 139,14c (LXX Ps 138, 14c: θαυμάσια τὰ ἔργα σου; *wunderbar sind deine Werke*) wird im NT in Apk 15,3 in leicht abgewandelter Form zitiert: θαυμαστὰ τὰ ἔργα σοὺ.

### *2.1.9. Aussagen zu Schwangerschaft und Geburt*

#### *2.1.9.1. Der Lebensbeginn als mehrdimensionales Geschehen*

Ps 139,13-16 ist ein Beispiel für die Wechselwirkung zwischen Gott und Mensch rund um die Geburt: Gott betätigt sich handwerklich und webt den Menschen aus einem formlosen Knäuel. Mit den Bildern vom Gewobenwerden im Mutterleib und in den Tiefen der Erde sind anthropologische Implikationen verknüpft. Der Mensch wird schon in seinem Embryonalzustand von Gott gesehen. Die Entstehung des Menschen ist kein rein biologischer Vorgang, sondern steht in sozialen und transzendentalen Bezügen. „Das Körperkonzept des Psalms charakterisiert Körperlichkeit als Ausgangspunkt für Beziehungen.“[88] Gotteserkenntnis hat ihren Sitz in der bedürftigen Kehle, der Seele, der Vitalität des Menschen. Das betende Ich weiß um sein Geschaffensein Bescheid.

Die körperlich-biologische Dimension drückt sich v.a. darin aus, dass in Ps 139,13-16 eine Vielzahl von einzelnen Körperteilen genannt wird. Der menschliche Embryo oder Fötus wird als גלם (*Knäuel / Ungeformtes / Kern / Rohstoff*) bezeichnet, den nur Gott sieht. Während der Mensch über seine Entstehung im Einzelnen nicht Bescheid weiß, kennt Gott die Anatomie des Embryo sehr wohl: Er schafft die Nieren (כליות; V. 13) und kennt die Knochen (עצמות; V. 15). Die personale Dimension wird in der Beziehung zwischen Gott und Beter oder Beterin deutlich. Er oder sie tritt hier selbstbewusst auf: Er oder sie bezeichnet sich als verständige, einsichtige נפש. Dieses Ich kennt das Wunderbare der Taten Gottes sehr gut. Das betende Ich erinnert hier an seine eigene Geburt, „seine persönliche Schöpfungsgeschichte“[89]. Schon der embryonale Zustand des Menschen enthält ein Ich.[90] Die soziale Dimension wird im Wechselspiel zwischen Mutter, betender Person und Gott deutlich. Die Entstehung des Menschen „im Verborgenen“ stellt einen gewissen Schutz dar. Bei allen Vorgängen rund um die Entstehung des Menschen ist also der transzendentale Bezug, die schöpfungstheologische Dimension präsent. Durch göttliches Wirken – im wörtlichen Sinn: Weben – wird im Mutterleib wunderbar und unverfügbar das Individuum, die Person

---

[88] MAIER 2003, 185.
[89] WOLFF 2002, 146.
[90] Vgl. TÅNGBERG 1987, 59.

gebildet[91] – eine Art „Biotheologie“[92]. Ps 139,13-16 ist ein Beispiel für die Wechselwirkung zwischen Gott und Mensch rund um die Geburt: Die Entstehung des Menschen im Mutterleib wird eng mit dem Schöpfungshandeln Gottes in Verbindung gebracht. Gott webt, betätigt sich also handwerklich. Der Körper des Beters oder der Beterin ist ein Ort, an dem Gott intensiv wirkt.[93]

Der Lebensbeginn ist nach Ps 139,13-16 „kein isolierbarer Augenblick, kein Zeitpunkt, sondern eine Lebensphase, ein Prozess, in dem der Mensch biologisch Gestalt gewinnt, sich über seine Eltern einem sozialen Kontext einstiftet und – in der Rückschau des Erwachsenen – durch Gottes Schöpferhand seine Personalität und Individualität, seine Würde, empfängt.“[94]

### *2.1.9.2. Ansätze, die Geschlechtergrenzen zu relativieren*

Das Faszinierende am alttestamentlichen Menschen- und Gottesbild ist, dass es Aspekte enthält, die die Geschlechtergrenzen überwinden: Gerade der Ausdruck בטן, der hier für Bauch, Leib verwendet wird, ist geschlechtsneutral und wird Frauen und Männern zugeordnet.[95] Erst durch die Näherbestimmung בֶּטֶן אִמִּי (V. 13) wird er zum Mutterleib.

In den Bildern von Mutterleib und Erdentiefe ist die Weiblichkeit ein verbindendes Element. „Der Mutterleib und die Tiefen der Erde (V. 15) korrespondieren einander, weil beide auf das Weibliche als Leben-Gebendes verweisen. Auch das in V. 13 als Weben und Buntwirken, das Herstellen eines bunten Stoffes, bezeichnete Schöpferhandeln entstammt dem Bereich weiblicher Tätigkeiten.“[96] Wenn hier Gott als Weberin wirkt, dann ist das ein Bild, das die Geschlechtergrenzen relativiert. In Ps 139 wird der menschliche Körper, der Körper der betenden Person – genauso wie der Körper Gottes – nicht geschlechtsspezifisch definiert, sondern es geht um eine beide Geschlechter übergreifende menschliche Grunderfahrung.[97]

### *2.1.9.3. Anthropologie als Theologie*

Aussagen über den Menschen haben im gesamten AT eine große Nähe zu Aussagen über Gott. So macht auch Ps 139,13-16 gleichzeitig Aussagen über den Menschen und über Gott. Der Blick auf das ungeborene Leben im Mutterleib dient dazu, „[...] Gottes Nähe vom äußersten Anfang an und in ihrer

---

[91] Vgl. UTZSCHNEIDER 2002, 139–140.
[92] UTZSCHNEIDER 2002, 139.
[93] Vgl. MAIER 2003, 179.
[94] UTZSCHNEIDER 2002, 140.
[95] Vgl. ERBELE 1999, 138.
[96] MAIER 2003, 180.
[97] Vgl. MAIER 2003, 185.

umfassenden Totalität anschaulich zu machen. Es gibt keine Zeit und keinen Ort des Menschen, die vor Gott verborgen wären."[98]

Nach Ps 139,14 ist die Entstehung des Menschen im Mutterleib und das Wunder des Erschaffenseins Grund der Gotteserkenntnis. נפשׁ (*die Seele / Kehle / Vitalität*) weiß um das Wunder der Erschaffung des Menschen. Ist es im Kontext von Ps 139 der erwachsene Mensch, der in der Rückschau auf seine eigene Geburt diese Zusammenhänge erkennt, so wird in Hi 38,21 die Erkenntnis über die Schöpfermacht Gottes direkt in die Geburt verlagert. Dieses Erkennen (ידע) ist ein Leitwort im gesamten Ps 139 (V. 1.2.4.6.14.23) und umfasst Wahrnehmung in mehreren Dimensionen. Es kennt keine Trennung zwischen rationaler und sinnlicher Erkenntnis, sondern inkludiert beide, sowohl intellektuelle als auch emotionale Einsicht. Auch Erkennen im sexuellen Sinn und Wissen aus Erfahrung sind in diesem einen Wort enthalten.[99] Das Wahrnehmen, Erkennen und Wissen der betenden Person ist eine Antwort auf Gottes Wissen. Gott und Mensch stehen in einer Wechselbeziehung. Diese direkte Korrespondenz zwischen Gott und Beter oder Beterin drückt sich auch in der doppelt vorkommenden Wurzel פלא (Ps 139,14) aus: Die betende Person staunt über ihr wunderbares Erschaffensein und beschreibt Gottes Werke als wunderbar.[100] Diese enge Beziehung wird in Ps 139,13-16 auf die Erschaffung des Menschen im Mutterleib als einem besonderen Ort der Gotteserkenntnis zugespitzt. Gotteserkenntnis ist im menschlichen Körper verankert. Sie hat ihren Sitz in der bedürftigen Kehle, der Seele, der Vitalität des Menschen. Das betende Ich weiß um sein Geschaffensein Bescheid. Es ist kein distanziertes Erkennen aus einer Metaperspektive, sondern von menschlicher Seite her eingebunden in Dankbarkeit und Gotteslob (V. 14).[101] Zwischen Geburt und Erkenntnis besteht ein enger Zusammenhang.

## 2.2 Gott als Hebamme in Ps 22

### *2.2.1. Ps 22*

Ein Überblick über den gesamten Psalm kann hier nur in groben Zügen erfolgen: Ps 22 gilt seit GUNKEL als Paradebeispiel eines Klagepsalms oder

---

[98] KÖCKERT 2004, 45.

[99] Vgl. HALAT 2, 1974, 373–374; BERGMAN / BOTTERWECK 1982, 479–512.

[100] Die enge Beziehung zwischen Gott und Beter konstituiert sich aber nicht, wie von COETZEE 2005 postuliert, über das männliche Geschlecht von Gott und Beter. Der hebräische Text ist offener als diese von patriarchaler Ideologie her gelesene Interpretation.

[101] Zu den Implikationen von Ps 139,13–16 für eine alttestamentliche Ästhetik als Wahrnehmungslehre vgl. ausführlicher GROHMANN 2005b.

-liedes eines einzelnen.[102] Er enthält aber neben der Klage auch ganz andere Elemente: V. 1 ist eine redaktionelle Überschrift. Die Überschrift V. 1 ordnet Ps 22 den David-Psalmen zu. Er steht in der Mitte des ersten David-Psalters (Ps 3-41). Zudem enthält die Überschrift musikalische Anweisungen. V. 2-22 ist ein Klagelied, das Elemente von Vertrauensäußerungen (V. 4-6.10-11) und Bitten (V. 12.20-22) enthält. Die Klage wird durch עֲנִיתָנִי (*du hast mir geantwortet*)[103] in V. 22b abgeschlossen. V. 23-27 ist ein Danklied und V. 28-32 ein Hymnus, eine Aufforderung zum Gotteslob. Ps 22 enthält also Elemente des idealtypischen Grundmusters der individuellen Klagelieder im Psalter: Invocatio – Klage – Bitte – Vertrauensäußerung – Schuld- bzw. Unschuldsbekenntnis – Lobgelübde.[104]

Ps 22 spiegelt einen Gebetsprozess wider, in dem die Erfahrung von Gottverlassenheit, Klage und die Hoffnung auf Gottesnähe ineinander verwoben sind. Der Wechsel zwischen Klage und Vertrauensäußerung im ersten Teil von Ps 22 und schließlich der abrupte Übergang zum Lob im zweiten Teil, der viel diskutierte „Stimmungsumschwung", lässt sich nicht textextern – etwa durch ein „priesterliches Heilsorakel" – erklären.[105] Ein solches bleibt ein hypothetisches Konstrukt, das sich nicht im Text verifizieren lässt. Die Spannung zwischen der Erfahrung von Gottverlassenheit und der Hoffnung auf Gottesnähe durchzieht den gesamten Psalm. Der Text gibt keinen Anhaltspunkt für ein punktuelles, eventuell sogar institutionalisiertes Geschehen, sondern deutet auf einen wechselvollen, dynamischen Gebetsprozess. Das Gottvertrauen ist Basis für die Klage, Lob und Klage sind ineinander verschränkt. Das betende Ich weiß, an wen es sich wenden kann.[106]

Ps 22 ist offen für unterschiedliche Gebetssituationen: Ein Leitwort im Psalm ist רחק (*fern sein*; V. 2.12.20): Ausgangspunkt ist die Erfahrung der Gottferne, der Gottverlassenheit (V. 2) als eine Grundkonstante. Ursache für

---

[102] Vgl. GUNKEL / BEGRICH 1985, 172. Der Vorschlag von KRAUS 1989a, 324, die Bezeichnung „Klagelied" für Ps 22 u.a. durch „Gebetslied" zu ersetzen, konnte sich nicht durchsetzen.

[103] So MT. Statt dieser „auffallenden Verbalform" (KRAUS 1989a, 323) lesen LXX und Varianten der Peschitta τὴν ταπείνωσίν μου bzw. Symmachus τὴν κακωσίν μου (*mein Elend*). Dies würde – als Parallelismus zu יְחִידָתִי (*meine einzige [Seele]*) in V. 21 עניתי (*mein Elend / mein armes [Leben]*) entsprechen, wäre also nur durch Änderung der Konsonanten möglich: so z.B. IRSIGLER 1988, 195.231. Die Mehrheit der Exegetinnen und Exegeten entscheidet sich allerdings für MT: vgl. JANOWSKI 2006, 79.

[104] JANOWSKI 2006, 41; zu den individuellen Klageliedern allgemein vgl. DE VOS 2005.

[105] Z.B. MILLARD 1994, 53–62, gibt einen Überblick über die beiden Formen des „Stimmungswechsels" von der Klage zum Lob und umgekehrt von Lob und Dank zur Klage, wobei er durchaus ein dazwischen liegendes Orakel annimmt.

[106] Zur Diskussion vgl. IRSIGLER 1988, 207–208; ERBELE-KÜSTER 2001, 161–163; JANOWSKI 2006, 75–84; BAUKS 2004, 36–38.132–138. Sie alle argumentieren dafür, dass sich der „Stimmungsumschwung" textintern als dynamischer Prozess erklären lässt.

die Klage können Krankheit[107] oder Bedrängnis durch Feinde sein. Eine eindeutige Zuordnung ist nicht möglich.

Die unterschiedlichen Formelemente von Ps 22 lassen sich nicht eindeutig verschiedenen Entstehungs- oder Redaktionsschichten zuordnen.[108] Eine häufig vertretene Möglichkeit ist, das Klagelied V. 2-22 als ältesten Kernbestand des Psalms zu klassifizieren und vom Dankpsalm V. 23-32 zu trennen.[109] Schon das Erhörungsbekenntnis kann als späterer Zusatz gewertet werden. Ebenso gelten dann der Dankpsalm V. 23-27 und der Anhang V. 28-32 als spätere Texte.[110] Daneben findet sich aber z.B. auch die Argumentation, V. 2-27 als einheitlichen Teil zu beurteilen, der den Weg von der Klage zum Lob beschreitet, und erst V. 28-32 als redaktionelle Anfügung zu klassifizieren.[111] Er könnte in seiner vorliegenden Endgestalt exilisch-nachexilisch sein,[112] eine Zeitbestimmung ist aber insgesamt schwierig.[113]

Auch wenn Ps 22 unterschiedliche Gattungselemente enthält und Spuren von literarischem Wachstum sichtbar sind, soll der Text hier in seiner Gesamtheit[114] gelesen und auf Geburtsmotive hin befragt werden. Diese sind v.a. an zwei Stellen sichtbar: In der Vertrauensäußerung V. 10-11 innerhalb des Klageteils und am Schluss des Psalms V. 30-32. Diese Stellen sollen genauer untersucht werden: V. 10-11 jetzt und V. 30-32 einerseits unter dem Stichwort „Geboren-Werden in eine Generationenfolge“ (Kapitel 2.6.1.) und andererseits im Zusammenhang mit dem Thema Fehlgeburt (Kapitel 3.4.4.).

### *2.2.2. Ps 22,10-11: Gott als Hebamme*

#### *2.2.2.1. Text, Textkritik und Übersetzung*

| | |
|---|---|
| *10a Denn du ziehst mich aus dem Bauch.* | כִּי־אַתָּה גֹחִי מִבָּטֶן 10a |
| *10b Du gibst mir Vertrauen an der Brust meiner Mutter.* | מַבְטִיחִי עַל־שְׁדֵי אִמִּי׃ 10b |
| *11a Auf dich bin ich geworfen vom Mutterschoß an.* | עָלֶיךָ הָשְׁלַכְתִּי מֵרָחֶם 11a |
| *11b Vom Bauch meiner Mutter her bist du mein Gott.* | מִבֶּטֶן אִמִּי אֵלִי אָתָּה׃ 11b |

---

107 Vgl. KRAUS 1989a, 325.

108 VANONI 1988, 156–161, skizziert 17 Modelle zur literarischen Entstehung von Ps 22 zwischen Einheitlichkeit und Zusammengesetztheit und schlägt selbst drei zusätzliche Modelle vor (EBD., 185–186).

109 Vgl. z.B. WEISER 1987a, 148.

110 Vgl. SEYBOLD 1996, 97.99; KILIAN 1999, 237.

111 Vgl. IRSIGLER 1988, 194–196. Trotz dieser Klassifizierung von V. 28–32 als in sich geschlossenem, spätem Anhang räumt IRSIGLER selbst ein, dass der Abschnitt durchaus syntaktisch und semantisch mit dem vorangehenden Psalm verzahnt ist (vgl. EBD., 202–203).

112 Vgl. IRSIGLER 1988, 221–222; SPIECKERMANN 1989, 74.

113 Vgl. KRAUS 1989a, 325.

114 Zur literarkritischen Diskussion vgl. auch BAUKS 2004, 23–26, die insgesamt für die Einheitlichkeit des gesamten Psalms plädiert.

Textkritisch gibt es in diesen beiden Versen zwei Probleme, die allerdings keine Änderung von MT notwendig machen:

In V. 10b lesen der aramäische Targum, wenige Handschriften, die Septuaginta, die Peschitta und Hieronymus statt des – sonst selten vorkommenden – Partizips *hi.* von בטח (*du gibst mir Vertrauen*) das – etwas häufigere (vgl. z.B. Ps 71,5) – Nomen מִבְטַחִי (*mein Vertrauen*). Diese Lesart verändert also, ausgehend von der Vokalisation, auch den Konsonantenbestand. MT als die seltenere Form ist die lectio difficilior. Semantisch liegt der Unterschied darin, dass die Lesart des MT Gott zum Subjekt des Vertrauen-Gebens macht, während er in den Übersetzungen mit einem Nomen gleichgesetzt wird.

Ebenfalls in V. 10b verändert eine Handschrift, die Septuaginta und die Peschitta nach der Londoner Polyglotte von Walton עַל־שְׁדֵי (*an der Brust*) zu מִשְּׁדֵי (*von der Brust / seit der Brust*): Damit wird der Parallelismus zu V. 10a – מִבָּטֶן (*aus / seit dem Bauch*) – verstärkt. Diese Variante ist als Glättung einzustufen.

Insgesamt spricht also nichts gegen MT. Den Bedeutungsnuancen dieser Verse soll nun nachgegangen werden.

### *2.2.2.2. Syntax*

Vor V. 10 liegt ein Einschnitt: V. 9 referiert den Spott der Gegner in 3.P. Sg.m., während V. 10 direkte Gottesanrede ist. V. 10 lässt sich als synthetischer Parallelismus klassifizieren und V. 11 als synonymer. Kohäsion wird in diesen beiden Versen dadurch erreicht, dass jeweils in der Versmitte eine Alliteration des מ beide Vershälften miteinander verbindet: V 10: מִבָּטֶן מַבְטִיחִי, V. 11: מֵרָחֶם מִבֶּטֶן. Zudem werden אַתָּה (*du*), מִבָּטֶן (*aus dem Bauch*) und אִמִּי (*meiner Mutter*) aus V. 10 in V. 11 wiederholt. מִבָּטֶן מַבְטִיחִי ist klanglich ein Lautspiel mit den Konsonanten מ, ב, ט und נ / ח. Lautmalerisch entsteht ein Klangraum, in dem der Mutterleib als Ort der Geborgenheit beschrieben wird. Mit diesen sprachlich-stilistischen Mitteln wird die enge Wechselwirkung zwischen Gott und Beter oder Beterin ausgedrückt.

Die in diesen beiden Versen vorkommenden Personen sind ein Du – in V. 1 als אֵלִי אֵלִי (*mein Gott, mein Gott*) als Adressat angesprochen und in V. 11 wieder aufgenommen –, das betende Ich und אִמִּי (*meine Mutter*). In V. 10 und V. 11b ist Gott Subjekt und in V. 11a das betende Ich. Fünf Suffixe in 1. und eines in 2. Person Sg. in den beiden Versen sowie der Wechsel der Verbalformen von der 2. zur 1.P.Sg. in V. 11a weisen auf eine enge Wechselwirkung zwischen Gott und betendem Ich hin. V. 10 besteht aus zwei Partizipialsätzen, V. 11 aus einem Verbalsatz im Perfekt *hof.* 1.P.com. und einem Nominalsatz. V. 10-11 sind Aussagesätze, in V. 12 folgt auf unseren Abschnitt eine Bitte, ein Hilferuf.

Mit den Partizipialformen in V. 10 wird ausgedrückt, dass es sich nicht nur um eine einmalige Tätigkeit rund um die Geburt handelt, sondern dass die Bewahrung weitergeht.

### *2.2.2.3. Semantik*

#### *2.2.2.3.1. Semantische Bereiche des Sprachbildes*

Mit Bildern aus dem Umfeld der Geburt wird das Verhältnis zwischen Gott und betender Person beschrieben. Auch wenn Gott nicht explizit als „Hebamme“ bezeichnet wird, ergibt sich dies implizit aus den beschriebenen Tätigkeiten.

Nomina, die – neben den genannten Personen – in Ps 139,13-16 vorkommen, sind konkrete Körperteile, die mit Geburt zu tun haben: zweimal בטן (*Bauch / Mutterleib*), שׁדים (*Brüste*) und רחם (*Gebärmutter / Mutterschoß*). רחם entspricht im Parallelismus בטן אם. Während רחם ein spezifisch weibliches Organ ist, wird das an sich geschlechtsneutrale בטן mit der Mutter näher klassifiziert.[115] Drei Verben beschreiben Relationen zwischen Gott und betendem Ich: גחה *q.* (*herausziehen*), בטח *hi.* (*Vertrauen geben / sicher bergen*) und שׁלך *ho.* (*geworfen sein*).

Mit den Verben גחה und שׁלך können Hebammen-Tätigkeiten ausgedrückt werden. Die Bedeutung des Hapaxlegomenon גֹחִי ist nicht ganz eindeutig: Meist wird es als Präsens-Partizip Sg. *q.* von גחה (*herausziehen*) mit Suffix 1.P.Sg.com. erklärt:[116] *du ziehst mich heraus / du bist der mich Herausziehende*. Im spätmittelalterlichen Midrasch Tehillim Rabba, einer Sammlung älterer Midraschim, findet sich eine Auslegung von גֹחִי, die Ps 22,10 mit Hi 38,8 verknüpft: „כִּי־אַתָּה גֹחִי *(Denn du lässt mich hervorbrechen)*: Wie es heißt: בְּגִיחוֹ מֵרֶחֶם יֵצֵא (*Als es aus dem Mutterschoß hervorbrechend herausging*, Hi 38,8).“[117]

בְּגִיחוֹ in Hi 38,8 ist allerdings von der Wurzel גוח / גיח (*hervorbrechen*) abzuleiten:

| | |
|---|---|
| *8a Wer hat das Meer mit Toren abgesperrt*[118], | וַיָּסֶךְ בִּדְלָתַיִם יָם 8a |
| *8b als es hervorbrechend vom Mutterschoß ausging,* | בְּגִיחוֹ מֵרֶחֶם יֵצֵא׃ 8b |

---

[115] Vgl. BAUER 1999, 13; ERBELE 1999, 136–141.

[116] Vgl. HALAT 1, 1967, 180; GESENIUS 1, 1987, 211; KRAUS 1989a, 321.323.

[117] MTeh (BUBER) zu Ps 22,10.

[118] Bei וַיָּסֶךְ ist nicht klar, wer das Subjekt ist: Geht der mit מִי eingeleitete Fragesatz von V. 5 weiter (so die Mehrheit seit LXX und Vulgata), oder ist יָם das Subjekt (so z.B. STRAUSS 2000, 331: „Als [das] Meer [jām] [sich] gegen [seine] Türflügel stieß [ergoß]“)? Der Textbestand von MT ist eindeutig, syntaktisch ist auch beides möglich, mir erscheint eine Fortsetzung der rhetorischen Frage semantisch plausibler.

*9a während ich Wolken zu seiner Bekleidung machte* — בְּשׂוּמִי עָנָן לְבֻשׁוֹ 9a
*9b und Nebel zu seinen Windeln?* — וַעֲרָפֶל חֲתֻלָּתוֹ׃ 9b

Hier wird der Geburtsvorgang als ein Hervorbrechen aus dem Mutterschoß beschrieben. Interessant ist die metaphorische Rede in Geburtsbildern, die uns auch noch in Ps 110,3 begegnen wird: Das Meer bricht aus dem רחם (*Gebärmutter / Mutterschoß*) hervor: Der Bezug wird nicht genannt, es könnte der Mutterschoß Gottes gemeint sein. Auch mit dem Ankleiden des Meeres mit Wolken und In-Windeln-Wickeln mit Nebel werden Tätigkeiten Gottes nach der Geburt beschrieben, die sonst eine Hebamme oder Mutter ausführt, ohne dass Gott selbst explizit als Subjekt genannt wird.

In Mi 4,10 begegnet die identische Form גֹחִי, allerdings mit der Bedeutung „brüllen“:[119]

*Habe Wehen und brülle, Tochter Zion,* — חוּלִי וָגֹחִי בַּת־צִיּוֹן
*wie eine Gebärende!* — כַּיּוֹלֵדָה

Auch wenn es sich an den anderen beiden Stellen um andere Wurzeln handeln dürfte, so können die genannten Aspekte zumindest als Anspielungen oder lautliche Anklänge im Hintergrund von Ps 22,10 stehen: Elemente des Geburtsvorganges sind sowohl das Herausziehen durch die Hebamme als auch das Hervorbrechen des Kindes aus dem Mutterleib, vielleicht auch das Brüllen und Stöhnen der Gebärenden.

Neben diesem dramatischen Geburtsbild steht dann in V. 10b Geborgenheit, Gottvertrauen, Sicherheit an der Mutterbrust. Das in V. 11a geschilderte Geworfensein auf Gott vom Mutterleib an lässt sich durchaus vom wörtlichen Verständnis in der Geburtssituation her erklären: das Kind wird auf die Hebamme geworfen.[120] Die Gottesbeziehung wird als ein Geworfensein beschrieben: Das Kind, das aus dem Mutterleib kommt, wird von Gott wie von einer Hebamme in Empfang genommen, wenn es aus dem Mutterleib hinausgeworfen wird. Das Bild evoziert keine „sanfte“ Geburt, sondern enthält Dramatik und Dynamik. Die beiden parallel aufgebauten Verse 10.11 zeichnen auch inhaltlich ein paralleles Muster: Auf das dramatisch-dynamische Geburtsbild in V. 10a.11a folgt jeweils in V. 10b.11b ein Geburtsbild von Geborgenheit und Gottvertrauen. Versucht man, V. 10-11 in eine Abfolge zu bringen, so beginnt der Text mit der Geburtssituation. Darauf

---

[119] So HALAT 1, 1967, 181.

[120] Dieses „Motiv des Zuwerfens in 11a auf einen Rechtsakt der Anerkennung der Vaterschaft“ zurückzuführen, wie es SEYBOLD 1996, 98, tut, lässt sich zwar mit dem Hintergrund ägyptischer Vorstellungen der Annahme des Kindes durch den Vater vergleichen (vgl. KEEL 1996, 182.229). Dies führt aber von der konkret vorgestellten Geburtssituation weg und setzt eine Vater-Vorstellung voraus, die nicht im Text steht.

folgt ein Blick auf das Stillen und die erste Zeit nach der Geburt. Dann geht es wieder zurück in den Mutterleib, und der Blick wird auf die gesamte menschliche Existenz geworfen. In diesem Text wird also die Tendenz des parallelismus membrorum deutlich, verschiedene Facetten derselben Sache nebeneinander zu stellen.

מרחם und מבטן (*aus dem Mutterleib / vom Mutterleib an*) sind gängige Wendungen.[121] Beide Begriffe sind gleichzeitig konkrete Bezeichnungen für die Geburt aus dem Mutterleib und beschreiben bildlich den zeitlichen Anfangspunkt der menschlichen Existenz und das Leben in seiner Gesamtheit. Die Bildersprache bleibt hier nahe bei der wörtlichen Bedeutung. Anklänge an konkrete Geburtsvorgänge und ihre Wechselwirkung zwischen Gott, Mutter und Neugeborenem sind vorhanden.

Der Beginn der Gottesbeziehung im Mutterleib und die Fortsetzung „aus ihm heraus“ hat eine Parallele in Jes 49,1c-d:

| | |
|---|---|
| *1c JHWH hat mich von Mutterleib an berufen,* | 1c יְהוָה מִבֶּטֶן קְרָאָנִי |
| *1d vom Schoß meiner Mutter her* | 1d מִמְּעֵי אִמִּי |
| *hat er meinen Namen genannt.* | הִזְכִּיר שְׁמִי׃ |

Auch in diesem Text begegnet die Mehrdeutigkeit der Präposition מ (*von / aus / seit*): Sie markiert einerseits einen zeitlichen Beginn, andererseits klingt auch ein wörtliches „Heraus-Rufen“ und Nennen des Namens aus dem Mutterleib an. Die Gottesbeziehung beginnt im Mutterleib und setzt sich aus ihm heraus fort. Weiter ausgemalt wird dieses Bild der mütterlichen Fürsorge nach der Geburt in Jes 49,15:

| | |
|---|---|
| *15a Vergisst denn eine Frau ihren Säugling,* | 15a הֲתִשְׁכַּח אִשָּׁה עוּלָהּ |
| *sich erbarmend über den Sohn ihres Leibes?* | מֵרַחֵם בֶּן־בִּטְנָהּ |
| *15b Selbst wenn dich diese vergessen würden,* | 15b גַּם־אֵלֶּה תִשְׁכַּחְנָה |
| *ich werde dich nicht vergessen.* | וְאָנֹכִי לֹא אֶשְׁכָּחֵךְ׃ |

Auffallend ist in diesem Text das Ineinander von Mutter und Gott: Das Partizip מֵרַחֵם in V. 15a ist Sg.m., hat also vielleicht schon Scharnierfunktion, indem es einen Vergleichspunkt zwischen Mutter und Gott darstellt. In V. 15b ist der Wechsel vom Singular zum Plural bemerkenswert, der sich auf menschliche Mütter bezieht. In der Namensnennung (זכר *hi.*) und dem Nicht-Vergessen (שׁכח *q.*) drückt sich das Pendant zu menschlicher Gotteserkenntnis von Gott her aus: Nicht nur der Mensch erkennt in der Geburt Gott, sondern er ist auch gleichzeitig von Gott erkannt, gerufen, genannt und nicht vergessen.

[121] Vgl. z.B. Jes 49,1.

### *2.2.2.3.2. V. 10-11 im Kontext von Ps 22*

Die Verse 10-11 sind gut im Kontext von Ps 22 verankert: מַבְטִיחִי (*du gibst mir Vertrauen / birgst mich sicher*; בטח Part. *hi.*) in V. 10b nimmt das in V. 5.6 dreimal vorkommende בָּטְחוּ (*sie vertrauten*; בטח Perf. *q.*) auf:

| | |
|---|---|
| *5a Auf dich haben unsere Vorfahren vertraut;* | בְּךָ בָּטְחוּ אֲבֹתֵינוּ 5a |
| *5b sie haben vertraut, und du hast sie gerettet.* | בָּטְחוּ וַתְּפַלְּטֵמוֹ׃ 5b |
| *6a Zu dir haben sie um Hilfe geschrieen* | אֵלֶיךָ זָעֲקוּ 6a |
| *und wurden gerettet;* | וְנִמְלָטוּ |
| *6b sie haben auf dich vertraut* | בְּךָ בָטְחוּ 6b |
| *und wurden nicht zuschanden.* | וְלֹא־בוֹשׁוּ׃ |

בטח ist also geradezu ein Leitwort in den beiden Vertrauensäußerungen V. 5-6 und 10-11, sie sind dadurch verklammert. Vor dem Urvertrauen aus der eigenen Geburt liegt im Duktus des Psalms das Gottvertrauen der Vorfahren (אבות). Das Gottvertrauen, das sich aus der eigenen Geburt ableitet, ist nicht nur individuell, sondern hat „historisch“ seinen Ort in der Geschichte Israels.

Auch Körpersymbolik ist fest in Ps 22 verankert.[122] Zahlreiche Körperteile von *Kopf* (ראשׁ; V. 8) bis *Fuß* (רגל; V. 17) begegnen im gesamten Psalm. Ein Bezug zu den Körperteilen, die im weitesten Sinn mit Geburt zu tun haben, findet sich in V. 15b:

| | |
|---|---|
| *Mein Herz ist wie Wachs geworden,* | הָיָה לִבִּי כַּדּוֹנָג |
| *zerfließend in meinem Inneren.* | נָמֵס בְּתוֹךְ מֵעָי׃ |

מעה* bezeichnet allgemein das Leibesinnere: konkret die Eingeweide, den Ort der Entstehung des Menschen, das Innere als Sitz von Gefühlen oder den Bauch.[123] מעה* kann als Mutterleib spezifiziert werden, kann aber auch im Zusammenhang mit der Abstammung auf männliche Subjekte bezogen sein (z.B. Gen 15,4). Darüber hinaus hat auch Gott – in Parallele zu רחמים (*Erbarmen*) – מעה* (*Leibesinneres*; Jes 63,15). Genauso wie in Ps 22,10-11 geht auch in Ps 22,15-16 wörtliche unmittelbar in metaphorische Sprache über und umgekehrt.[124]

Da sich nach Ps 22,15 das Herz inmitten des מעה* befindet, ist wohl davon auszugehen, dass es hier das Innere des Körpers insgesamt meint. Andererseits zeigt z.B. Jer 4,19, dass die Zuordnung von Herz und Leibesinnerem durchaus nicht anatomisch eindeutig ist. Die beiden Begriffe können

---

[122] Dieser hohe Anteil von Körpersymbolik gilt nicht nur für Ps 22, sondern für die Psalmen insgesamt: vgl. GILLMAYR-BUCHER 2004, 301–302.

[123] Vgl. HALAT 2, 1974, 576–577; GESENIUS 3, 2005, 707; RINGGREN 1984, 1036–1038.

[124] Vgl. GILLMAYR-BUCHER 2004, 312.

auch parallel verwendet werden (Thr 2,11).[125] In Ps 71,6, der direkten Parallele zu Ps 22,10-11, wird מעה* als Mutterleib spezifiziert. Dieser Aspekt kann hier also auch anklingen. נָמֵס (*zerfließend*) hat eine Parallele in Ps 58,9, wo eine zerfließende Schnecke als Bild für eine Fehlgeburt dient (s.u.). Wird dieser Text mitgelesen, so kann – neben Krankheit oder bevorstehendem Tod[126] – auch eine Fehlgeburt eine der Nöte sein, die im Hintergrund von V. 15b stehen.

Die Betätigung von Gott als Geburtshelfer oder Geburtshelferin in V. 10-11 hat unmittelbare Anhaltspunkte in Ps 22: In V. 12 beschreibt der Beter oder die Beterin die momentane Situation als אֵין עוֹזֵר (*ohne Helfer*), in V. 20 richtet er oder sie den Appell an JHWH: לְעֶזְרָתִי חוּשָׁה (*eile mir zu Hilfe!*). Hier finden sich also zwei Nominalbildungen im Zusammenhang mit עזר (*helfen*): einmal das maskuline Partizip עוֹזֵר (*Helfer*) und einmal das feminine Abstraktum עזרה (*Hilfe*). Die Tätigkeit, die in V. 10-11 von Gott beschrieben wird, ist die einer Hebamme, einer Geburtshelferin. Sowohl V. 12 als auch V. 20 enthalten zudem den Hilferuf an JHWH אַל־תִּרְחַק (*Sei nicht fern!*). Die Erinnerung an das Urvertrauen rund um die Geburt V. 10-11 wird mit dem Hilferuf אַל־תִּרְחַק (*Sei nicht fern!*) in V. 12 abgeschlossen, der dann leitwortartig in V. 20 wiederholt wird.

### *2.2.2.3.3. Einordnung des Hebammenbildes in eine Bildfeldtradition*

Im Psalter findet sich eine unmittelbare Parallele zu Ps 22,10-11: Ps 71,5-6. Da Ps 71 insgesamt zahlreiche Elemente anderer Psalmen aufnimmt, ist davon auszugehen, dass dieser Text jünger ist als Ps 22.[127]

| | | |
|---|---|---|
| *5a Denn du bist meine Hoffnung, Adonaj.* | כִּי־אַתָּה תִקְוָתִי אֲדֹנָי יְהוִה | 5a |
| *5b JHWH ist meine Zuversicht von meiner Jugend an.* | מִבְטַחִי מִנְּעוּרָי׃ | 5b |
| *6a Auf dich habe ich mich gestützt von Mutterleib an.* | עָלֶיךָ נִסְמַכְתִּי מִבֶּטֶן | 6a |
| *6b Vom Schoß meiner Mutter an bist du mein Entbinder.* | מִמְּעֵי אִמִּי אַתָּה גוֹזִי | 6b |
| *6c In dir ist mein Lobpreis beständig.* | בְּךָ תְהִלָּתִי תָמִיד׃ | 6c |

Im App. BHS wird vorgeschlagen, in V. 5 aufgrund der Symmetrie den Atnach unter אֲדֹנָי und damit in die Versmitte zu verschieben.[128] Dieser Verschiebung ist durchaus zuzustimmen.

V.a. semantische (dazu unten) Schwierigkeiten bereitet גּוֹזִי in V. 6. Genauso wie גחה in Ps 22,10 ist es ein Hapaxlegomenon. Plausibel ist die

---

[125] Zum „Herz mit Verstand" vgl. SCHROER / STAUBLI 2005, 33–40.

[126] So KRAUS 1989b, 325, zu Ps 22,15–16: „[...] im Fieber erleidet er [der Beter] die Vorwehen der Agonie [...]." Diese Auslegung zeigt, dass Geburtsmetaphorik bis heute in der exegetischen Sprache beliebt ist.

[127] Vgl. KRAUS 1989b, 651–652; HOSSFELD 2000c, 292; WEBER 2001, 320.

[128] So auch KRAUS 1989b, 649.651.

Ableitung von גזה *q.* (*abschneiden*) im Sinne des Abschneidens bzw. Abtrennens der Nabelschnur[129]. Es lässt sich hier also auch mit *Entbinden*[130] wiedergeben. Ein Änderungsvorschlag (App. BHS) ist עוּזִּי (*meine Stärke*): Dieser Vorschlag ist an die Übersetzungen der Septuaginta (σκεπαστής; *mein Beschützer*) und des Hieronymus angelehnt. Zudem hätte er einen Anhaltspunkt im folgenden V. 7, der mit עֹז (*Stärke*) abschließt; die Targum-Übersetzung entspricht וְעֻזִּי (*und meine Stärke*).[131] Damit würde das Hebammenbild – vielleicht als „zu drastisch"[132] – verschwinden. Die lectio difficilior des MT ist aber durchaus beizubehalten.

Statt תְהִלָּתִי (*mein Lobpreis*) in V. 6 liest Symmachus ἡ ἀναμονή μου, was תּחַלְתִּי (*meine Hoffnung*) entsprechen würde. Auch wenn V. 6c ein neues Thema bringt, so lässt sich doch der Lobpreis als Zusammenfassung des Vorangehenden erklären. Eine Änderung von MT ist daher nicht notwendig.[133]

V. 5 ist mit כִּי (*denn*) eingeleitet. Im Anschluss an die Bitte um Rettung in V. 4 haben V. 5-6 also die Funktion der Begründung. Ps 71,5-6 ist eine Vertrauensäußerung. Die Verse haben die Funktion der Rückbesinnung auf das gute Verhältnis zwischen JHWH und Beter oder Beterin von Geburt an.

In der rabbinischen Tradition wird גוֹזִי von גזז (*abschneiden / scheren*) abgeleitet. So wird etwa in bNidda 30b Ps 71,6 mit Jer 7,29 verknüpft: גָּזִּי נִזְרֵךְ (*Schere dein Haar*). Auf diese Verbindung folgt eine Auslegung, die Rabbi Eliezer zugeschrieben wird: „Welcher Sache ähnelt ein Kind (ולד) im Leib seiner Mutter (במעי אמו)? Einer Nuss (לאגוז), die in einer Wasserschale liegt. Wenn sie ein Mensch mit seinem Finger berührt, schaukelt sie (שׁוקע; eig.: *taucht sie ein*) hierhin und dorthin."[134] Diese Deutung spielt lautmalerisch mit dem ähnlichen Klang von גוֹזִי (Ps 71,6), גָּזִּי (Jer 7,29) und אגוז. In der Fortsetzung des Textes in bNidda 30b-31a geht es um verschiedene Fragen rabbinischer „Embryologie". Der nächste Bibeltext, der genannt wird, ist Ps 139,15. Somit entsteht ein Geflecht intertextueller Bezüge, in dem Ps 71,6 und Ps 139,15 ineinander verwoben sind. Die Entstehung des Menschen im Mutterleib und die göttliche Geburtshilfe stehen in unmittelbarem Zusammenhang.

Im späteren Midrasch TehR findet sich eine Erklärung, die גוֹזִי ebenfalls von גזז (*abschneiden / scheren*) ableitet und Ps 71,6 mit Nah 1,12 in Verbindung bringt: וְכֵן נָגֹזּוּ (*Sie sollen doch geschoren werden*): „Du bist der, der mich sicher vom Leib meiner Mutter abgetrennt hat, und du bist auch der, der

[129] Vgl. HALAT 1, 1967, 178; GESENIUS 1, 1987, 209: „v. Leibe meiner Mutter hast du mich abgetrennt."

[130] Vgl. SEYBOLD 1996, 272; HOSSFELD 2000c, 290.

[131] Z.B. KRAUS 1989b, 649.651, schließt sich dieser Konjektur an.

[132] HOSSFELD 2000c, 302.

[133] Auch eine Erklärung als Randglosse (SEYBOLD 1996, 274) ist unbegründet.

[134] Der hebräische Text folgt BIJL und ist mit einer eigenen Übersetzung versehen.

mich von der Macht Ägyptens abgetrennt hat."[135] גזז ist öfter belegt als גזה (z.B. Gen 31,19; Dtn 15,19). גוֹזִי wäre dann eine verkürzte Partizipialform. Bildhafter Hintergrund dieses Vorgangs wäre dann das Scheren von Schafen.

Die zwei Körperteile, die in Ps 71,6 in Verbindung mit der menschlichen Geburt genannt sind, sind בטן und מעה*. Sie werden hier durch אם (*Mutter*) als weibliche Organe bestimmt. An anderen Stellen (z.B. Dtn 28,4; II Sam 16,11) können aber beide Begriffe – sowohl wenn es um Gefühle als auch wenn es um Fortpflanzung und Geburt geht – auch Männern und Gott zugeordnet werden. Es sind also „geschlechtsneutrale" Termini.[136]

Ps 71 nimmt aus Ps 22 nicht nur V. 10-11 auf, sondern auch den Hilferuf Ps 22,20 in Ps 71,12. Der Begriff der Hilfe ist in Ps 71,12 genauso verankert wie in Ps 22. Von Ps 71,9 ergibt sich eine Verklammerung mit Ps 22,11: In Ps 22 wird das Geworfensein auf JHWH von Geburt an und in Ps 71 die Bitte, im Alter nicht von JHWH verworfen zu werden, mit dem Verb שלך (einmal *ho.*, einmal *hi.*) ausgedrückt. Körpersymbolik ist in Ps 71 ebenso verbreitet wie in Ps 22.

Die Hebammentätigkeit JHWHs wird mit einem anderen Verbum ausgedrückt als in Ps 22: גזה (*abtrennen, entbinden*). Es ist ebenso wie גחה (*herausziehen*) ein Hapaxlegomenon, und zwischen beiden besteht lautliche Nähe. Das Vertrauen zu Gott wird einerseits mit dem Ausdruck מבטח (*Zuversicht / Ort des Vertrauens*) beschrieben und andererseits mit סמך *ni.* (*sich stützen*). Bleibt man im Bildfeld der Geburt, so kann damit auch ausgesagt sein: So wie sich die Mutter bei der Geburt auf die Hebamme stützt, so stützt sich die betende Person seither auf JHWH. Das dynamisch-dramatische Element aus Ps 22,10-11 fehlt in Ps 71,5-6.[137] Die Aspekte Vertrauen, Verlässlichkeit und Stütze in der Hebammentätigkeit werden betont. Zudem ist die religiöse Dimension v.a. in Ps 71,6c stärker präsent: Die göttliche Mitwirkung bei der Geburt und die Geborgenheit vom Mutterleib an münden unmittelbar in Lobpreis (תהלה) als Klimax von V. 6 und in der Fortsetzung V. 8.14.

Innerhalb von Ps 71 bilden V. 5-9 die zweite Strophe. Der Bogen ist von der Erinnerung an die eigene Geburt ab V. 5-6 bis hin zur Bitte, die betende Person auch im Alter nicht zu verwerfen (שלך *hi.*), in V. 9 gespannt. Das an sich häufige Verb שלך *hi.* kommt in zwei anderen Texten als *Aussetzen / Hin-* oder *Wegwerfen* eines Kindes nach der Geburt vor: In Gen 21,15 wirft Hagar

[135] MTeh (BUBER) zu Ps 71,6.

[136] Vgl. ERBELE 1999, 137–141.

[137] Ob damit die konkrete Aussage zu JHWHs Hebammentätigkeit aus Ps 22 in Ps 71 „etwas gedämpft wird", sei dahingestellt: „Man hat den Eindruck, dass die konkrete Aussage aus Ps 22, wo JHWH die Rolle einer Hebamme übernommen hatte, hier etwas gedämpft wird, obwohl es bei dem Ziel solcher Vertrauensaussagen bleibt, nämlich die ungebrochene Beziehung zwischen JHWH und dem Beter von Anfang an zu unterstreichen." [HOSSFELD 2000c, 295]

in der Wüste Ismael unter einen Strauch und betet zu Gott. Und in Ez 16,5 wird das Kind gleich nach der Geburt auf das freie Feld geworfen.[138] Das dynamisch-dramatische Element wird hier also erst im Zusammenhang mit dem Alter eingebracht. Jugend (נעורים) in V. 5 und Alter (עת זקנה) in V. 9 bilden eine Inclusio um den Abschnitt V. 5-9. V. 7a – כְּמוֹפֵת הָיִיתִי לְרַבִּים (*wie ein Wunder war / wurde ich für viele*) – kann sowohl das betende Ich bei der Geburt als auch in seinem ganzen Leben meinen. Das Wunder der Geburt ist zumindest ein Aspekt dieses Begriffs.

Die Verklammerung von Jugend und Alter wird in Ps 71 noch einmal in V. 17-18 aufgenommen:

| | |
|---|---|
| *17a Gott, du hast mich von meiner Jugend an gelehrt,* | 17a אֱלֹהִים לִמַּדְתַּנִי מִנְּעוּרָי |
| *17b und bis hierher* | 17b וְעַד־הֵנָּה |
| *will ich deine Wunder verkünden.* | אַגִּיד נִפְלְאוֹתֶיךָ׃ |
| *18a Und auch bis zu Alter und grauem Haar,* | 18a וְגַם עַד־זִקְנָה וְשֵׂיבָה |
| *Gott,verlass mich nicht,* | אֱלֹהִים אַל־תַּעַזְבֵנִי |
| *18b bis ich deine Macht der Generation verkünde,* | 18b עַד־אַגִּיד זְרוֹעֲךָ לְדוֹר |
| *jedem, der kommt,*[139] *deine Heldentat.* | לְכָל־יָבוֹא גְּבוּרָתֶךָ׃ |

Aus der eigenen Erfahrung als Wunder (מופת) resultiert die Verkündigung von Gottes Wundern (נפלאות). Die Verkündigung der Macht Gottes, die mit der eigenen Geburt begonnen hat, setzt sich in kommenden Generationen fort. Genauso wie am Schluss von Ps 22 ist also der Blick auch auf die Zukunft, auf kommende Generationen gerichtet.

In einem anderen Kontext und mit anderer Terminologie zeigt Jes 66,9 Gott ebenfalls wie eine Hebamme, reflektierend über einen Geburtsvorgang:

| | |
|---|---|
| *9a Soll ich aufbrechen,* | 9a הַאֲנִי אַשְׁבִּיר |
| *aber nicht gebären lassen?, sagt JHWH.* | וְלֹא אוֹלִיד יֹאמַר יְהוָה |
| *9b Soll ich, der ich gebären lasse,* | 9b אִם־אֲנִי הַמּוֹלִיד |
| *verschließen?, sagt dein Gott.* | וְעָצַרְתִּי אָמַר אֱלֹהָיִךְ׃ |

Die Tätigkeiten, die hier JHWH zugeschrieben werden, sind: *Hervorbrechen-Lassen* (שׁבר *hi.*), *Gebären-Lassen* (2x ילד *hi.*),[140] und *Aufhalten / Verschlie-*

[138] Vgl. KRAUS 1989b, 653.

[139] Die Septuaginta stellt diese etwas sperrige Konstruktion des MT, ähnlich wie in Ps 22,31.32 zu לכל־דור יָבוֹא um und übersetzt: πάσῃ τῇ γενεᾷ τῇ ἐρχομένῃ (*jedem kommenden Geschlecht*).

[140] Die Bedeutung *Zeugen*, die für ילד *hi.* v.a. in den Genealogien passt, könnte im Hintergrund stehen. Im Kontext dieser Geburtsreflexion passt aber wohl *Gebären-Lassen* besser. Eine Übersetzungsmöglichkeit ist auch *deliver* bzw. *entbinden*: vgl. BRUEGGEMANN 1998, 254. Von Jes 59,4 ließe sich ילד *hi.* auch als *Gebären* oder *Hervorbringen* verstehen: vgl.

*ßen* (עצר *q.*). שׁבר *hi.* könnte hier auch meinen, die Geburt bis zu den Presswehen zu führen,[141] עצר *q.* könnte auf den Dammschutz als eine Tätigkeit von Hebammen hinweisen. Die Gebärende ist Jerusalem. Gesamtintention des Verses in seinen rhetorischen Fragen ist, dass die Geburt gerade nicht aufgehalten werden soll. Wie in Ps 22,10-11 und 71,5-6 wird JHWH nicht explizit als Geburtshelferin bezeichnet. Die beschriebenen Tätigkeiten weisen aber in diese Richtung.

Im Vergleich von Ps 22,10-11; Ps 71,5-6 und Jes 66,9 wird deutlich, dass Gott als Hebamme als Bildfeld beurteilt werden kann. JHWH wird nicht ausdrücklich mit einem Nomen so benannt, aber die beschriebenen Tätigkeiten werden sonst von einer Hebamme ausgeführt: Sie zieht das Kind aus dem Mutterleib (Ps 22,10), schneidet die Nabelschnur ab (Ps 71,6), greift beschleunigend oder verlangsamend in den Geburtsvorgang ein (Jes 66,9).

Zur konkreten Hebammentätigkeit ist auch an den anderen Stellen im AT, wo nicht von Gott, sondern von Frauen als Hebammen die Rede ist, nicht allzu viel zu erfahren. Der t.t. ist מְיַלֶּדֶת (Gen 35,17; 38,28; Ex 1,15.17-21), das feminine Partizip *pi.* von ילד. Ihre Tätigkeiten werden allerdings in erzählerischen Texten wenig konkret beschrieben. Aus der Erzählung von der Zwillingsgeburt von Juda und Tamar ist zu erfahren, dass die Hebamme dem Erstgeborenen einen roten Faden um die Hand bindet (Gen 38,28). In I Sam 4,19-20 und Ruth 4,14 wird zwar nicht der t.t. für Hebamme verwendet; aber aus den Formulierungen geht hervor, dass Geburtshilfe Aufgabe von Frauen war. Ex 1,16 gibt einen Hinweis auf Gebärsteine[142]: Es könnte sich um auch aus der altorientalischen Umwelt des AT bekannte Steine handeln, auf denen die gebärende Frau kauert.[143] Die Verben, die in der Psalmensprache Gott in der Rolle als Hebamme zugeschrieben werden, kommen in den Erzählungen nicht vor. Ex 1,17.21 deutet darauf hin, dass die israelitischen Hebammen eine intensive Gottesbeziehung haben. Dies passt zum Bild im Alten Orient insgesamt, wo Hebammen als weise Frauen gelten, die teilweise auch religiöse Kompetenzen haben.[144]

Aus einem anderen prophetischen Text, Ez 16,4, ist – ex negativo – mehr über konkrete Hebammentätigkeiten zu erfahren, allerdings auch hier sprach-

GESENIUS 2, 1995, 465. Dann würde Gott selbst gebären. Im Kontext Jes 66,7–9 ist allerdings das Hebammenbild plausibler.

[141] Vgl. PHILIP 2006, 103.

[142] Die LXX (und einzelne Varianten der Vulgata) deutet וּרְאִיתֶן עַל־הָאָבְנָיִם (*ihr schaut auf die beiden Steine*) weniger konkret: καὶ ὦσιν πρὸς τῷ τίκτειν (*und sie sind vor dem Gebären*). Ähnlich vage bleibt die Übersetzung von SCHMIDT 1988, 2: „passt bei der Geburt auf", der die unterschiedlichen Interpretationsansätze zu וּרְאִיתֶן עַל־הָאָבְנָיִם ausführlich referiert (3–4).

[143] Vgl. FEUCHT 1995, 101; STOL 2000, 118–122; MARSMAN 2003, 200; FEUCHT 2004, 46–47; SCHMIDT 2004, 83–85.

[144] Vgl. STOL 2000, 171–176.

lich anders ausgedrückt als in Ps 22,10-11 oder Ps 71,5-6: Zu diesen Tätigkeiten gehört das Abschneiden der Nabelschnur (כרת שר), das Waschen mit Wasser (רחץ במים), das Abreiben mit Salz (המלח המלח) und das Einwickeln in Windeln (החתל חתל).[145] In diesem Text könnte sich ein von dem sonst üblichen מילדת abweichender Begriff für *Hebamme* finden: מִשְׁעִי.[146] Der Kontext ist hier ein anderer als in Ps 22: Der Ursprung der Stadt Jerusalem wird mit der Geburt eines Mädchens verglichen.

Auffallend ist, dass sowohl in den erzählerischen als auch in diesem prophetischen Text Hebammentätigkeiten sprachlich anders beschrieben werden als in Ps 22,10-11. Dennoch ist eine sachliche Parallele vorhanden.

In der altorientalischen Umwelt des Alten Testaments gibt es sehr wohl Texte, wo Gottheiten als Hebammen bezeichnet werden und ihre Tätigkeiten ausführlich beschrieben werden. Es geht hier nicht um die Frage literarischer Abhängigkeiten, sondern nur darum zu zeigen, dass das Gott-als-Hebamme-Motiv im Alten Vorderen Orient weit verbreitet war und in unterschiedlichen Zeiten und Kontexten auf verschiedene Art und Weise ausformuliert wurde.

Z.B. in einem altbabylonischen Beschwörungstext anlässlich der Geburt eines Kindes werden die Tätigkeiten von Asalluhi, dem Sohn des Enki, folgendermaßen geschildert:

„Asalluhi, the son of Enki, saw him.
He loosed his tight-bound bonds,
He made him a path, he opened him a way:
'Opened are the paths for you, the ways are ... for you.
The ... is sitting for you,
She who creates ..., she who creates us all.
She has spoken to the doorbolt: You are released.'
Removed are the locks, the doors are thrown aside.
Let him strike [...]; like a *dadum*, bring yourself out! "[147]

Mehrdeutig ist in diesem Text, wie die Geburtshilfe konkret aussieht und wer sie leistet. Asalluhi entknotet die Bänder, mit denen das Kind gebunden ist, macht den Weg frei, bringt also die Geburt in Gang.[148] Die Mitwirkung einer

---

[145] Zu altorientalischen Parallelen zu diesem Text vgl. STOL 2000, 177.

[146] GÖRG 1991 erklärt dieses Hapaxlegomenon als Fremdwort aus dem Ägyptischen, abgeleitet von *mś-ʿ3*; vgl. GESENIUS 3, 2005, 759. Andere Übersetzungs- und Erklärungstraditionen sind, es entweder ganz wegzulassen – vgl. z.B. LXX; Einheitsübersetzung; ZIMMERLI 1979, 331.334 – oder „zur Reinigung" zu übersetzen: vgl. z.B. HALAT 2, 1974, 614–615.

[147] Zitiert nach STOL 2000, 11; vgl. KEEL / SCHROER 2002, 247.

[148] Nach STOL 2000, 11, besteht die Geburtshilfe Asalluhis v.a. darin, dass er die Muttergöttin beauftragt, als Hebamme bei der Geburt zu assistieren: „In our text, Asalluhi, the god

Gottheit sowohl bei der Schöpfung als auch bei der Entbindung des Menschen sind hier miteinander verbunden.

Im altbabylonischen Atramchasis-Mythos (19.-17.Jh. v. Chr.) wird die Muttergöttin mit den Namen Nintu oder Mami ausdrücklich als Hebamme bezeichnet:

> „[...] es sitzt da [Belet-ili, der Mutter]leib.
> ‚Der Mutterleib lasse fallen und erschaffe,
> dann soll der Mensch den Tragkorb des Gottes tragen!'
> Sie riefen die Göttin, fragten
> Die Hebamme der Götter, die weise Mami:
> ‚Du bist der Mutterleib, der die Menschheit erschafft;
> erschaffe den Urmenschen, dass er das Joch auf sich nehme
> Er nehme das Joch auf sich, das Werk des Enlil;
> Den Tragkorb des Gottes trage der Mensch!'"[149]

> „Der zehnte Monat kam,
> da schälte sie die Stangen ab, öffnete den Mutterleib.
> Hell strahlend und freudig war ihr Gesicht;
> Sie bedeckte ihren Kopf, tat den Hebammendienst."[150]

Die Vorstellung einer Gottheit als Hebamme hat sich ikonographisch z.B. in einer Terrakottagruppe aus dem Heiligtum einer Geburtsgöttin bei Lapithos auf Zypern (6. oder frühes 5. Jh. v.Chr.) niedergeschlagen. Kleinplastiken wie diese wurden als Votivgaben gestiftet und hatten die Funktion, um Nachwuchs zu bitten oder dafür zu danken.[151]

An diesen Beispielen, die sich noch durch zahlreiche erweitern ließen, wird deutlich, dass es in der altorientalischen Umwelt des AT nicht unüblich ist, dass Hebammentätigkeiten Gottheiten zugeschrieben werden. Während in Ps 22,10-11 JHWH nicht ausdrücklich als Hebamme bezeichnet wird, findet sich diese Bezeichnung explizit für Gottheiten in den altorientalischen Parallelstellen. Zudem wird der Hebammendienst ausführlich beschrieben, allerdings mit anderen Worten als in Ps 22,10-11.

### *2.2.2.3.4. Das Bildfeld Gott als Hebamme*

In den Texten aus der altorientalischen Umwelt wird das Bild vom göttlichen Hebammendienst mit Aussagen zur Menschenschöpfung verknüpft. Sowohl

---

of magic, stepps in to help; he promises the assistance of a woman sho is to 'sit' by the child's side. This woman must be the mother goddess, acting as a midwife."

[149] TUAT III, 623, Z. 189–197.

[150] TUAT III, 625 Z. 281–284.

[151] Vgl. KEEL 1996, 181.366.

in Ps 22,10-11 als auch in Ps 71,5-6 findet eine solche Verknüpfung allerdings nicht explizit statt. Hier ist jeweils nur von JHWH die Rede, der Hebammendienste ausübt. Mit einer automatischen Verbindung mit dem Schöpfungsglauben[152] sollte die Exegese daher vorsichtig sein. Auch wenn es im AT, z.B. in Ps 139,13-16, die Vorstellung der Menschenschöpfung als Geburt gibt und dieses Motiv auch in Texten aus der altorientalischen Umwelt mit dem Hebammenbild verknüpft werden kann, ist es doch wichtig, beide Bilder voneinander zu unterscheiden. Gott als Hebamme ist ein eigenständiges Bildfeld.

Im gesamten Alten Vorderen Orient wurden Tätigkeiten der Geburtshilfe von Frauen ausgeübt.[153] Meist wird davon ausgegangen, dass Männer bei Geburten nicht anwesend waren.[154] Hinweis darauf ist im AT Jer 20,15, ein Gegenbeispiel aber die Geburt der Söhne Machirs עַל־בִּרְכֵּי יוֹסֵף (*auf den Knien Josefs*)[155] in Gen 50,23. Die Übertragung von Hebammentätigkeiten auf Gottheiten ist in der Umwelt des AT nichts Ungewöhnliches: So hatten in Ugarit die Katharatu-Göttinnen ebenfalls die Aufgabe, bei der Geburt zu assistieren.[156] Damit, dass JHWH an den besprochenen Stellen bildlich in Tätigkeiten einer Hebamme dargestellt wird, ist nicht gesagt, dass JHWH eine Frau ist. Aber es fügt dem Bild unterschiedlicher männlich und weiblich geprägter Geschlechterrollen, die JHWH zugeschrieben werden können, eine weitere Facette hinzu. Darüber hinaus stellt sich die Frage: Was soll mit dem Bild der Hebamme über das Verhältnis zwischen Gott und betendem Ich ausgesagt werden? Damit sind wir bei der metaphorischen Interaktion.

### *2.2.2.3.5. Metaphorische Interaktion*

Ps 22,10-11 kann allgemein als „Vertrauensbekenntnis zu Gott als Hoffnung und Stütze vom Mutterleib an"[157] beschrieben werden. Dem bildlichen Gehalt dieser Verse wird meist wenig Beachtung geschenkt.[158] Der Vorschlag von „Vorstellungen der königlichen Heilssphäre"[159] als motivgeschichtlicher Hintergrund von Ps 22,10-11 bleibt zu unbestimmt.

---

[152] Vgl. z.B. WEISER 1987a, 150; 1987b, 339; KRAUS 1989a, 327.

[153] Vgl. für Ugarit: KTU 1.10:III.33; KORPEL 1990, 251; für Ägypten: WESTENDORF 1977a.

[154] Vgl. z.B. SCHMIDT 1988, 43; OHLER 1992, 46; MARSMAN 2003, 200.213.231; SCHMIDT 2004, 85.

[155] Die Lesart des Samaritanischen Pentateuch בימי (*in den Tagen*) ist wohl ein Hinweis darauf, dass diese Art der Geburt als ungewöhnlich galt.

[156] Vgl. KORPEL 1990, 251.

[157] IRSIGLER 1988, 218.

[158] So sieht z.B. SPIECKERMANN 1989, 75, als gemeinsames Element von Ps 22,10–11 und Ps 71,6 nur die „Eigentumsaussage".

[159] KRAUS 1989a, 327: Bezeichnenderweise erwähnt KRAUS die Hebammenmetapher mit keinem Wort, sondern erwägt eher eine „‚Adoption' des Regenten zum ‚Sohn Gottes'."

Aus dem Vergleich mit anderen alttestamentlichen Stellen, v.a. mit Ps 71,5-6, wird deutlich, dass Gott als Hebamme als Bildfeld gelten kann. V.a. die beiden Verben גחה *q.* (*herausziehen*) und שׁלך *ho.* (*geworfen sein*) weisen auf das Bildfeld Hebamme hin. Gott werden hier Tätigkeiten zugeordnet, die sonst eine Geburtshelferin ausführt. Am Beginn des Lebens steht nicht eine „sanfte Geburt“, sondern Gott zieht wie eine Hebamme den Menschen aus dem Mutterleib. Die betende Person erinnert Gott an seine Mitwirkung bei der Geburt. Der Mensch ist auf Gott wie auf die Hebamme „geworfen“ und damit angewiesen. Hintergrund für die Unterstützung Gottes – ausgedrückt mit סמך *ni.* – ist die Unterstützung der Mutter durch die Hebamme. Das Geburtsbild enthält einerseits Elemente von Geborgenheit, Gottvertrauen, andererseits auch dramatisch-dynamische Bestandteile.

Das betende Ich holt die eigene Geburt in die Lebensgeschichte, macht sie zum Bild für sein Verhältnis zu Gott. Über den Menschen wird ausgesagt, dass er von Geburt an auf Gott verwiesen ist. Zudem werden Körperteile genannt, die unmittelbar mit Geburt zu tun haben: בטן (*Bauch / Mutterleib*) und רחם (*Gebärmutter / Mutterschoß*) und in Ps 71,6 zusätzlich מעה* (*Bauch*). Wie bei allen Körperteilen vermischen sich auch hier Konkretes und Abstraktes. Mit der körperlichen Dimension sind immer auch die Funktionen der einzelnen Körperteile, soziale Beziehungen und der transzendentale Bezug mitgemeint.[160]

In Ps 22,10-11 stecken Aussagen über Gott und Mensch, Göttliches und Menschliches sind eng ineinander verwoben: V. 10 ist die Beschreibung eines Geburtsvorganges und der ersten Zeit danach. Hier wird das Bild einer konkreten Geburt vor Augen gestellt, ohne dass es um einen tatsächlichen Einzelfall geht.

Gott wird als Sicherheit und Vertrauen einflößend dargestellt. Geborgensein im Mutterleib und Bewahrung bei der Geburt dienen als Bilder für das Vertrauen zu Gott. Gleichzeitig wird er – durchaus anthropomorph – in Tätigkeiten einer Hebamme gezeichnet. Nicht die Schöpfung ist hier Thema, sondern Mithilfe bei der Geburt. Die Intimität zwischen Hebamme, Kind und Mutter dient als Bild für die enge Beziehung zwischen Gott und Mensch.[161] Gott wird an seine Verantwortung erinnert. So fordernd kann nur jemand beten, der beides kennt: Gottverlassenheit und Gottvertrauen. Ps 22,10-11 ist ein Bekenntnis zur existenziellen Abhängigkeit von JHWH schon vom Mutterleib an.

Unterschiedliche Traditionsbereiche bringen verschiedene semantische Schwerpunkte ein: Je nachdem, in welchen Kontext Ps 22,10-11 von den Lesenden gestellt wird, findet ein anderer hermeneutischer Prozess der Sinnfindung statt: Aus dem unmittelbaren Psalm-Kontext wird das עצר (*Hilfe /*

---

[160] Vgl. JANOWSKI 2001, 18–19; 2003, 44.
[161] Vgl. PHILIP 2006, 103.

*Helfer*) – Motiv bestärkt: Gott als Geburtshelfer oder -helferin. Ps 71,5-6 verstärkt die *Unterstützung*[162] und die religiöse Einbindung des Geburtsgeschehens. Aus der Parallele in Jes 66 wird der Aspekt des Beschleunigens oder Aufhaltens eines Geburtsvorganges wachgerufen. Aus dem altorientalischen Kontext sind weibliche und männliche Gottheiten als Hebammen bekannt. Je nachdem, welche intertextuellen Verknüpfungen die Leserinnen und Leser herstellen, werden unterschiedliche Sinnpotentiale des Textes entfaltet.

### *2.2.2.4. Pragmatik*

In V. 10-11 erinnert das betende Ich sich und Gott an die eigene Geburt und die erste Zeit danach. Die Verse haben die Funktion, in einer Situation der Gottverlassenheit das Gottvertrauen rund um diesen Anfang in Erinnerung zu rufen. V. 10-11, die Erinnerung an das Gottvertrauen rund um die eigene Geburt, ist – ebenso wie V. 4-6 – ein Element der Zuversicht, des Vertrauens und der Hoffnung innerhalb der Klage. Die Sätze sind als Aussagen formuliert. Erst in V. 12 wird ein Appell, ein Hilferuf an Gott gerichtet.

אֵלִי (*mein Gott*) in V. 11b nimmt die Anrufung אֵלִי אֵלִי aus V. 2 wieder auf. V. 11b ist ein Aussagesatz und gleichzeitig performative Rede, mit der das betende Ich sich Gottes versichert. Die Gottesbeziehung wird mit der Beziehung zur eigenen Mutter verknüpft. Syntaktisch drückt sich die enge Verwobenheit von Gott und Beter aus. Es ist eine dynamische, bewegte Beziehung. Die Beterin kennt sowohl Gottverlassenheit als auch Gottvertrauen. Ps 22,10-11 hat innerhalb des Klageteils die Funktion einer Vertrauensäußerung, stellt also gewissermaßen einen Gegenpol zum Kontext dar. Gott ist Adressat sowohl der Klage über die Verlassenheit als auch des Lobes.

## *2.2.3. Geburt in Ps 22 – zwischen Anthropologie und Theologie*

Es ist sicher nicht möglich, aus einem Psalm eine umfassende Anthropologie oder Theologie zu entwickeln. Es soll aber vorsichtig nach anthropologischen und theologischen Implikationen der Geburtsaussagen gefragt werden. Was sagen die analysierten Texte über den Menschen, und was sagen sie über Gott aus?

In Ps 22,10-11 wird der Mensch als von Mutterleib an auf Gott geworfen, verwiesen und von ihm abhängig gesehen. In der Geburt entsteht eine enge Beziehung zwischen Gott und Mensch. Die Gottesbeziehung ist fest im menschlichen Körper verankert. In der Geburt verschränken sich die körperliche, die personale, die soziale und die transzendentale Dimension. Klage und Lob sind anthropologische Grundkonstanten.

---

[162] Diese drückt sich im Verb סמך aus.

Diese Aussagen zeigen schon, wie sehr *Anthropo*logie und *Theo*logie ineinander verschränkt sind: Es ist nicht möglich, vom Menschen zu sprechen, ohne von Gott zu sprechen und umgekehrt.

JHWH wird als Hebamme gezeigt und unterstützt Mutter und Kind bei der Geburt, ist verlässlich, jemand, auf den der Mensch vertrauen kann. Die Grenzen von sozial geprägten weiblichen oder männlichen Rollenzuschreibungen werden relativiert. Mit dem Hebammenbild wird das Eingreifen Gottes in menschliches Leben und seine helfende Unterstützung illustriert.[163]

Gerade weil JHWH weder Mann noch Frau ist, sondern Gott, ist es wichtig, zur Ergänzung einer Mehrheit von sozial männlich geprägten Rollen, die ihm zugeschrieben werden, auch diese wenigen Bilder von sozial weiblich geprägten Rollen hervorzuheben. Oft genug wird der Aspekt einer bildlichen Hebammen- bzw. Geburtshelfer-Tätigkeit Gottes in Auslegungen verschwiegen.

Die Geburtsaussagen sind in dieser Verschränkung Beispiele für die Korrelation zwischen Gott und Mensch,[164] für die enge Beziehung und Gemeinschaft zwischen beiden.

### *2.2.4. Rezeptionen von Ps 22*

Ps 22 ist bekannt als Leidenspsalm Jesu am Kreuz. Er zählt wohl zu den meistdiskutierten Psalmen. Die Qualität dieses Psalms liegt gerade darin, dass sich seine Bedeutung nicht ein für allemal fixieren lässt. Er enthält semantische Leerstellen, die im Lauf der Rezeptionsgeschichte immer wieder neu gefüllt werden können. Hier soll ein Ausblick auf einige Beispiele von Rezeption des insgesamt vielzitierten Ps 22 und v.a. der hier untersuchten Verse 10-12 gegeben werden.

In Qumran wird Ps 22 insgesamt wenig rezipiert.[165] In 1QH 9,30 findet sich ein Echo von Ps 22,10-11, das allerdings „[...] höchstens als ein freies Gedächtniszitat [..]“[166] zu beurteilen ist:

> *„Denn von meinem Vater her hast du mich erkannt,*
> *und vom Mutterschoß her [mich geheiligt und vom]*
> *Mutterleib an mir Gutes getan.*

---

[163] Vgl. KORPEL 1990, 252: „The context of the three passages proves that it was not the author's purpose to show us God as either a woman or as a man. His aim was to describe God such as he had manifested himself to him, i.e. as a Helper (Ps.22:11,20), as a Deliverer from enemies (Isa.66:6,14) or as a strong Refuge (Ps.71:7).“

[164] Vgl. FOHRER 1972, 156, der allerdings andere Beispiele für diese Korrelation nennt als die hier diskutierten Geburtstexte.

[165] Vgl. FABRY 1988, 290–302.

[166] FABRY 1988, 299.

*Und von Mutterbrust an ist dein Erbarmen bei mir gewesen,*
*und am Busen meiner Amme [...]*"[167]

Der Mutter in Ps 22 wird hier der Vater zur Seite gestellt.

Im Judentum wird Ps 22 zum Purimfest als Psalm Esters aktualisiert. Im bereits zitierten MTeh (BUBER) wird Ps 22,10 nicht nur mit Hi 38,8 verknüpft, sondern auch mit Est 2,7: „כִּי־אַתָּה גֹחִי (*Denn du lässt mich hervorbrechen*): Wie es heißt: בְּגִיחוֹ מֵרֶחֶם יֵצֵא (*Als es aus dem Mutterschoß hervorbrechend herausging*, Hi 38,8). מַבְטִיחִי עַל־שְׁדֵי אִמִּי (*Du gibst mir Vertrauen an der Brust meiner Mutter*): Ester sagte: Als meine Mutter [mit mir] schwanger wurde, starb mein Vater, und als meine Mutter [mich] gebar, starb sie [selbst]. Aber du hast mir Vertrauen gegeben und mir Brüste anstelle der Brüste meiner Mutter gegeben, denn es heißt: וַיְהִי אֹמֵן אֶת־הֲדַסָּה (*Er adoptierte Ester*, Est 2,7). Mordechais Frau stillte Ester, und Mordechai adoptierte sie."[168]

Im ersten Teil dieser Auslegung wird גחי hier mit der Wurzel גיח *q.* (*hervorbrechen*) in Hi 38,8 in Verbindung gebracht. Im zweiten Teil läuft die Assoziationskette über אמן und בטח: In אמן steckt nicht nur die Adoption, die Annahme als Vormund, sondern genauso wie in בטח der Aspekt, Sicherheit, Vertrauen zu geben.

Im Neuen Testament wird Ps 22 an drei Stellen in den Passionserzählungen aufgenommen: Ps 22,19, das Losen der Feinde um die Kleider in Mk 15,24; Mt 27,35; Lk 23,34; Joh 19,24, Ps 22,8-9, der Spott der Vorübergehenden in Mk 15,29; Mt 27,29.39.43; Lk 23,35 und der Anfang des Psalms (V. 2) als Jesu Leidenspsalm am Kreuz. V. 10-11 werden im NT nicht zitiert. Es ist aber durchaus davon auszugehen, dass Jesus nicht nur die zitierten Anfangsverse[169], sondern darüber hinaus „einen grösseren Teil des Psalms oder sogar den ganzen Psalm gebetet (oder zumindest mitgemeint) hat"[170] und dass den Ersthörerinnen und -lesern der ganze Psalm mit seinem Wechsel zwischen Geborgenheit und Verlassenheit bekannt war und von ihnen mitgehört wurde.

Die verlässliche Geborgenheit in einer Situation äußerster Gottverlassenheit wird also in Judentum und Christentum auf ganz unterschiedliche Weise aktualisiert: einmal als Psalm Esters und einmal als Jesu Leidenspsalm. In beiden Fällen spielen einzelne Personen eine Sonderrolle, indem sie aus ihrem Volk heraustreten und in einer Situation äußerster Bedrohung und Todesgefahr in Gebet und Verhandlung mit dem Gott Israels eintreten. Gerade im Angesicht des Todes wird an dieses Urvertrauen rund um die Geburt erinnert.

---

[167] Zitiert nach FABRY 1988, 299.

[168] Diese Beschreibung der Ereignisse rund um Esters Geburt findet sich auch schon im Talmud: bMeg 13a.

[169] So WEISER 1987a, 148.

[170] WEBER 2001, 124.

## 2.3 Geburt aus Gott

Geburtsmotive kommen in den Psalmen nicht nur bei Menschen vor, sondern auch in Bezug auf Gott: in Ps 2,7; 90,2 und 110,3. Alle diese Stellen sind schwierig und haben lange exegetische Diskussionen ausgelöst, die ihre Probleme nicht eindeutig lösen konnten. Die Fragen, ob es an diesen drei Stellen jeweils um Geburt geht, wer das Subjekt ist und wer jeweils zu wem spricht, lassen sich nicht eindeutig beantworten. Die Möglichkeit, dass – auf unterschiedliche Weise – die Vorstellung von einem gebärenden Gott im Hintergrund dieser Texte stehen könnte, wird häufig als anstößig wahrgenommen und mit verschiedenen Argumenten unsichtbar gemacht oder „wegerklärt".[171] „Die Tendenz, theologisch womöglich prekäre Vorstellungen zu vermeiden und sie durch neutralere Formulierungen zu ersetzen, ist hier jedoch mit Händen zu greifen [...]."[172] Für das Thema Geburt in den Psalmen sind diese Bilder zentral und sollen daher nun diskutiert werden.

### *2.3.1. Geburt oder Zeugung in Ps 2,7?*

#### *2.3.1.1. Ps 2*

Die Theorien zur historischen Einordnung von Ps 2 reichen von vorexilischer Jerusalemer Königseinsetzung[173] bis hin zu einer nachexilischen Verortung und diversen Vermittlungsmodellen:[174] „[...] *eine schriftgelehrte literarische Bildung, die weisheitliche und prophetische Perspektiven vereint*. Dabei wird *in den Versen 7-9* [...] ein *älteres Traditionsstück* der vorexilischen Jerusalemer Königsideologie aufgenommen und als Legitimation für die ‚königlich-messianische' Perspektive des Psalms [...] eingeführt."[175] Mehrheitlich gilt V. 1-9* als vorexilisches Traditionsstück, das durch eine nachexilische Fortschreibung in V. 10-12 universal ausgerichtet wurde.[176] Ps 2,7 wäre nach dieser – durchaus plausiblen – Theorie also ein altes Traditionsstück. Die Struktur von Ps 2 ist relativ eindeutig, der Psalm lässt sich in die Abschnitte V. 1-3.4-6.7-9.10-12 gliedern.[177]

---

[171] Vgl. z.B. WEISER 1987a, 76, zu Ps 2,7 (mit Verweis auf Ps 89,27f.; II Sam 7,14; 1 Chr 28,6): „Es ist begreiflich, dass das Alte Testament den Gedanken der physischen Gottessohnschaft als unvereinbar mit seinem geistigen Gottesbegriff ablehnt."

[172] GRUND 2006b, 308.

[173] Vgl. GUNKEL 1968, 4–12, und viele andere seither; vgl. z.B. ROWE 2002, 37.

[174] Einen übersichtlichen Abriss der Forschungsgeschichte der Königspsalmen insgesamt gibt SAUR 2004, 3–24.

[175] HARTENSTEIN 2004, 160–161.

[176] Vgl. KRAUS 1989a, 146; SAUR 2004, 28; GRUND 2006a, 109.

[177] Vgl. KRAUS 1989a, 144; HOSSFELD / ZENGER 1993 (Zenger), 49; GRUND 2006a, 109.

Ps 2 enthält keine psalminterne Gattungsbezeichnung und trägt keine Überschrift. Formal „[...] stellt Ps 2 ein kleines Drama dar, in dem verschiedene Akteure zu Wort kommen.“[178] Inhaltlich zählt er zu den Königspsalmen.[179] Als sekundärer Forschungsterminus ist „Königspsalmen“ eine Bezeichnung, die im Psalter selbst nicht vorkommt. Sie umreißt inhaltlich eine Gruppe von Psalmen, in denen der König (von Jerusalem) thematisiert wird oder die an ihn adressiert sind. Seit GUNKEL gelten Ps 2; 18; 20; 21; 45; 72; 89; 101; 110; 132; 144 als Königspsalmen. Gemeinsam ist diesen Psalmen, dass sie teilweise bereits im Rahmen von Bearbeitungen oder späteren Psalter-Redaktionen messianisch gedeutet wurden.[180] Die Zuordnung zum König ist nicht immer eindeutig. Die Sprechersituation schillert und macht diese Psalmen für unterschiedliche Kontexte auslegbar. Zweifellos ist מלך (*König*) ein wichtiges Leitwort in Ps 2: Zweimal ist von *Königen (der Erde)* im Plural die Rede (V. 2.10), einmal von *meinem König* (V. 6). Gleichzeitig engt es die Interpretation ein, den Psalm ausschließlich im Blick auf den Jerusalemer König und die Königszeit zu lesen. Gerade der häufige Subjektwechsel macht eine einlinige Interpretation nicht möglich. Die Aussagen schillern zwischen verschiedenen Möglichkeiten, die immer wieder neu gedeutet werden können.

Als Sitz im Leben wird für Ps 2 eine Thronbesteigungsfeier des Königs von Jerusalem vorgeschlagen.[181] Hinweis darauf wäre etwa נסך (*ausgießen / ev. salben*) in V. 6. Allerdings lässt sich ein solches Inthronisationsritual nicht eindeutig aus dem Psalmtext ableiten. Aufgrund der Parallelen zu ähnlichen altorientalischen Riten Ps 2 als „Inthronisationspsalm“[182] zu bezeichnen, ist eine Interpretationsmöglichkeit neben anderen.

Ps 2 ist sicher einer der am häufigsten rezipierten und diskutierten Psalmen. Die Auslegungsprobleme liegen sowohl auf der Ebene des biblischen Einzeltextes als auch auf der Ebene des kanonischen Psalters.[183] Das große Interesse an Ps 2 ist auch von der Aufnahme im NT und seiner christologischen Interpretation her motiviert.

---

[178] SAUR 2004, 26.

[179] Vgl. GUNKEL / BEGRICH 1985, 140; WEBER 2001, 53; KRAUS 1989a, 145 (Königslied). Es besteht weitgehender Konsens darin, dass diese Gruppe ganz unterschiedliche Gattungen umfasst – Klagelieder, Hymnen, Dankpsalmen etc. – und sich nicht fest umreißen lässt. Sie gelten in ihrer Grundfassung häufig als vorexilisch, lassen sich aber insgesamt nicht auf eine bestimmte Epoche datieren: vgl. ROWE 2002, 34.

[180] Vgl. ZENGER 1995, 510; SAUR 2004, 24.

[181] Vgl. KRAUS 1989a, 145–146,150–151; WEBER 2001, 53.

[182] KEEL 1996, 247.

[183] Vgl. HARTENSTEIN 2004, 159. Die Sekundärliteratur zu Ps 2 ist unermesslich und kann hier nicht angeführt werden: Zur neueren Exegese vgl. SCHREINER 1988; SÄNGER 2004; SAUR 2004, 25–46; GRUND 2006a, 108–113.

Es ist zweifellos nicht unproblematisch, nur einen einzelnen Vers zu analysieren. Gleichzeitig ist es notwendig, sich für das Thema der Geburtsmotive auf diesen einen Aspekt zu konzentrieren. Ps 2,7 soll v.a. unter der Fragestellung gelesen werden, ob – wie meistens selbstverständlich vorausgesetzt – ילד tatsächlich eindeutig männliches Zeugen meint. Kann hier nicht auch die Vorstellung von weiblichem Gebären im Hintergrund stehen? Was ändert sich, wenn nicht nur männliches Zeugen, sondern auch weibliches Gebären mitgedacht wird für Menschen- und Gottesbild? Oder ist es sinnvoller, auf das neutrale „Hervorbringen“ auszuweichen? Welche Konnotationen sind mit diesen Übersetzungen verbunden?

### *2.3.1.2. Text und Übersetzung*

| | |
|---|---|
| *7a Ich will die Setzung JHWHs verkünden:* | אֲסַפְּרָה אֶל חֹק יְהוָה 7a |
| *7b Er hat zu mir gesagt:* | אָמַר אֵלַי 7b |
| *7c Mein Sohn bist du.* | בְּנִי אַתָּה 7c |
| *Ich habe dich heute geboren.* | אֲנִי הַיּוֹם יְלִדְתִּיךָ׃ |

Textkritisch enthält Ps 2,7 nur ein Problem: Die syrische Peschitta fügt an חק (*Setzung*) das Suffix 1.Sg. an und übersetzt: *meine Setzung*. Eine andere Variante ist die Änderung der Vokalisation zu חֵק (*Schoß*), wobei unterschiedliche Suffixe vorgeschlagen werden.[184] Die Vokalisation חֵק (*Schoß*) statt חק (*Setzung*) – auch ohne Suffix – eröffnet einen interessanten Dialog mit MT: Sie bestärkt den Geburtskontext. חֵק (*Schoß*) wird sowohl Frauen als auch Männern zugeordnet.[185] Motiviert ist diese Erklärung v.a. vom ägyptischen Hintergrund her, vom Bild des Pharao, der auf den Knien der Göttin sitzt, wodurch die Kindesannahmne durch eine Gottheit bestärkt wird.[186] Als Rezeptionsmöglichkeit ist diese Variante interessant, die folgende Interpretation bleibt aber bei MT. Syntaktisch ungewöhnlich, aber nicht unmöglich ist die Präposition אל. Die Schwierigkeiten von Ps 2,7 liegen v.a. auf der semantischen Ebene.

Eine zentrale Frage für unseren Kontext ist die Übersetzung von ילד, das sowohl *zeugen* als auch *gebären*[187] oder neutral *hervorbringen* heißen kann.[188]

---

[184] Z.B. GUNKEL 1968, 5, schlägt das Suffix 1.Sg. vor: „Ich nehme dich auf meinen Schoß“, kommt aber nicht ohne Konjektur aus: אֹסִפְךָ אֶל־חֵקִי. Er zählt JHWH zum vorangehenden Versteil. LORETZ 1988, 23, plädiert für das Suffix 3.Sg.m.: „‚Ich bin genommen‘ auf ‚seinen Schoß‘!“

[185] Vgl. z.B. Gen 16,5; Ps 89,51; Ruth 4,16.

[186] Vgl. GUNKEL 1968, 7.

[187] So übersetzt z.B. DELITZSCH 1867, 62, „Ich habe heute dich geboren“, erklärt ילד letztlich aber als „über beides [Zeugen und Gebären] erhabene göttliche Machtwirkung“ (66).

Die Septuaginta enthält im Prinzip diese Doppeldeutigkeit auch noch: ἐγὼ σήμερον γεγέννηκά σε (*Ich habe dich heute gezeugt / geboren / hervorgebracht*). Γεννάω wird häufiger vom Vater ausgesagt, bedeutet dann *zeugen*, selten aber auch von der Mutter, in der Bedeutung *gebären*, kann aber auch neutral *hervorbringen* heißen.

### *2.3.1.3. Analyse*

In V. 7 handelt es sich um direkte Rede, wobei allerdings mehrdeutig ist, wer zu wem spricht und um wen es geht. Dies hängt davon ab, wie weit der Kontext mit einbezogen wird. Aus V. 2 ist zu erfahren, dass עַל־יְהוָה וְעַל־מְשִׁיחוֹ (*JHWH und sein Gesalbter*) im Mittelpunkt stehen. Mit dem Kohortativ beginnt in V. 7 ein neuer Redeabschnitt, der bis V. 9 reicht. Innerhalb dieser Rede wird ab V. 7c „Gottesrede"[189] in Form eines JHWH-Orakels referiert. In V. 10 beginnt ein neuer Abschnitt, indiziert durch einen Subjektwechsel zu מְלָכִים (*Könige*) und die engere inhaltliche Zusammengehörigkeit von V. 7-9 und V. 10-12, aber genauso wenig markiert wie die Redeabschnitte.[190] Bereits in V. 6 wird Gottesrede referiert. In V. 7 wechselt der Sprecher abrupt in die 1. Person und kehrt dann wieder zur Gottesrede zurück.

Ps 2,7 besteht aus vier kurzen Sätzen mit unterschiedlichen Subjekten: Der Kohortativ ist eine Selbstaufforderung zur Verkündigung der Satzung JHWHs. Sprecher könnte der in V. 6 genannte König (מַלְכִּי; *mein König*) sein. Dieser erzählt – mit den semantisch verwandten Verben ספר *pi.* und אמר *q.* – davon, wie JHWH zu ihm gesprochen hat. Die referierte Gottesrede enthält einen Nominal- und einen Verbalsatz, in dem durch Suffixe und die chiastisch angeordneten Personalpronomina אַתָּה (*du*) und אֲנִי (*ich*) die enge Beziehung zwischen JHWH und König beschrieben wird.

Der für das Verständnis von Ps 2,7 zentrale Begriff ist die Wurzel ילד. Während es in der gesamten Hebräischen Bibel ein häufig – mit Schwerpunkt in Gen und Chron, in Toledot und in vielen Erzählungen – und in allen sieben Stammformen belegtes Wort ist, sind die Vorkommen in den Psalmen insgesamt überschaubar: Im *q.*, wo es sowohl *gebären* als auch *zeugen* heißt, kommt es dreimal vor: Ps 2,7; 7,15 und 48,7. Die Passiv-Formen mit der Bedeutung *geboren werden* sind häufiger: *ni.* Ps 22,32 und 78,6 und *pu.* Ps 87,4-6 und 90,2. Das Nomen יַלְדֻת (*Kindheit*) findet sich an einer Stelle: Ps

---

[188] In dieser Mehrfachbedeutung hat es Parallelen zum ugaritischen *qny* G, das ebenfalls für die Fortpflanzung von Männern und Frauen verwendet werden kann; vgl. KORPEL 1990, 247.

[189] Der Begriff „Gottesrede", den GRUND 2006b verwendet, ist zweideutig: Er kann als genetivus objectivus das Reden über Gott meinen oder als genetivus subjectivus Rede Gottes, Texte, in denen Gott als Subjekt spricht. Hier handelt es sich wohl um Gottesrede im zweiten Sinn, in der implizit aber auch Aussagen über Gott gemacht werden.

[190] Vgl. HARTENSTEIN 2004, 165–166.

110,3. Das Nomen יֶלֶד (*das Geborene / Kind*)[191] kommt in den Psalmen gar nicht vor.

Das Verbum ילד bedeutet im *q.* sowohl *gebären* als auch – seltener – *zeugen* und wird sowohl bei Frauen (z.B. Gen 4,1f.) als auch bei Männern (z.B. Gen 4,18) verwendet.[192] Als „neutrale" Grundbedeutung lässt sich „(Kinder) hervorbringen"[193] angeben. Die Doppeldeutigkeit von Gebären und Zeugen begegnet im Pentateuch in vorpriesterlichen Texten. Die Priesterschrift schafft eine Ausdifferenzierung, indem sie ילד *q.* für *Gebären* verwendet, ילד *hi.* dagegen für *Zeugen.*[194] Im Rahmen einer solchen diachronen Entwicklung wäre Ps 2,7 als älterer Text einzuordnen, da er ילד *q.* mit männlichem Subjekt verbindet und also die Doppeldeutigkeit enthält.[195]

Die Tatsache, dass Zeugen und Gebären mit derselben Wurzel ילד ausgedrückt werden, ist m.E. kein Indiz dafür, „dass die pränatale Phase keine besondere Würdigung fand."[196] Sie lässt sich vielmehr als Hinweis darauf deuten, dass in den Psalmen – wie insgesamt im AT – in den Geburtsbildern ein Potential liegt, die Geschlechtergrenzen zu relativieren. Diese These soll im folgenden genauer überprüft werden.

Meistens wird in Ps 2,7 ohne Diskussion an männliche Zeugung mit Gott als Vater gedacht. Diskutiert wird eher, wie dieses Verhältnis nun konkret vorzustellen ist: als Adoption oder Legitimation.[197] Geradezu „klassisch" geworden ist für Ps 2,7 die Argumentationslinie Zeugung – enges Vater-Sohn-Verhältnis – Adoption des Königs durch JHWH – Thronbesteigungsakt: In Ps 2,7 „dient *jld* dazu, das Verhältnis zwischen Jahwe und Menschen als ein Vater-Sohn-Verhältnis [...] zu umschreiben. So wird die Adoption des Königs durch Jahwe im Thronbesteigungsakt als ein ‚Zeugen' verstanden (Ps 2,7 ‚mein Sohn bist du, ich habe dich heute gezeugt'), wenn auch – im Unterschied zur ägyptischen Königsideologie – nicht in mythischem und physischem Sinne."[198] Um ילד von einem mythologisch-physischen Verständnis abzugrenzen, wird der Vorgang häufig als Adoption erklärt:[199] „Die Präzisierung, er hätte ihn *heute* gezeugt, d.h. am Tag, da der König dies verkündet,

---

[191] Der Begriff beinhaltet die Erinnerung an die Geburt. Über das Alter des Kindes sagt er wenig aus, es reicht vom Abgestilltsein bis zur Adoleszenz. Die Femininform יַלְדָּה (*die Geborene*) kommt nur dreimal vor (Gen 34,4; Joel 4,3; Sach 8,5). Die männliche Pluralform steht für beide Geschlechter: vgl. FISCHER 2002, 57.

[192] Vgl. HALAT 2, 1974, 393.

[193] SCHREINER 1982, 634.

[194] Vgl. SCHREINER 1982, 636; HENDEL 2000.

[195] Vgl. HENDEL 2000, 41–42. Ein eindeutiges Argument für die Übersetzung mit *Zeugen* ist diese chronologische Zuordnung aber nicht.

[196] KUNZ 1999, 569.

[197] Vgl. z.B. SAUR 2004, 32–34; KÖRTING 2006, 197.202–203.

[198] KÜHLEWEIN 1971, 735; vgl. ROWE 2002, 38.

[199] Vgl. KRAUS 1989a, 152–153; WEBER 2001, 53.

verbietet allerdings, die Aussage wörtlich zu nehmen. Es ist nicht an eine physische Zeugung, sondern an Annahme an Sohnes Statt gedacht (vgl. 27,10). Der König wird von Jahwe, seinem Oberherrn, zum Vasall angenommen [...].“[200] Diese Deutung tritt zunehmend in den Hintergrund zugunsten der Legitimation.[201]

Der für unseren Kontext wichtige Kernsatz בְּנִי אַתָּה אֲנִי הַיּוֹם יְלִדְתִּיךָ ist performative Rede. In einem synthetischen Parallelismus wird die Sohnschaft des Königs – durch Zeugung oder Geburt – ausgesagt. Diese wird im zweiten Teil zugespitzt und mit dem הַיּוֹם (*heute*) aktualisiert. Die Argumentation, dass die Einfügung des הַיּוֹם (*heute*) Indiz für metaphorisches Verständnis ist und den Vorgang von einer leiblichen Sohnschaft abgrenzt,[202] ist nicht stichhaltig. Dass diese genaue Zeitangabe nicht zur Zeugung passt, ist unumstritten. Aber הַיּוֹם (*heute*) lässt sich auch als Argument für die Übersetzung „geboren“ lesen: Der genaue Zeitpunkt einer Zeugung lässt sich meistens nicht bestimmen, der einer Geburt aber sehr wohl. Die Offenheit von ילד *q.* beinhaltet Zeugen, Gebären und Hervorbringen.

### *2.3.1.4. Kontexte*

#### *2.3.1.4.1. Ps 2,7 im Kontext von Ps 2*

V. 7 erfüllt im unmittelbaren Psalmkontext unterschiedliche Funktionen: Der Verweis auf die Sohnschaft in V. 7 hat die Funktion, den Sprecher zu unterstützen und seine Macht zu bestärken. Der Verweis auf die Herkunft bildet die Legitimation zur Verkündigung der Satzung JHWHs.

Im weiteren semantischen Umfeld von ילד bewegen sich noch zwei Verse: V. 8: גוֹיִם נַחֲלָתֶךָ (*Völker als dein Erbteil*): נחלה, ein Terminus aus dem Familienerbrecht, wird von der biologisch-leiblichen Nachkommenschaft auf Völker erweitert. Und כִּכְלִי יוֹצֵר (*wie das Gefäß eines Töpfers*) in V. 9 ist ein Terminus, der auch im Zusammenhang mit Schöpfung verwendet wird.

---

200 KEEL 1996, 224. Diese Betonung des הַיּוֹם (*heute*) als Indiz dafür, dass es nicht um tatsächliche Zeugung geht, findet sich schon bei GUNKEL 1968, 7, wobei er selbst einräumt, „[...] dass die besprochenen Gottesworte am besten in den Mund einer w e i b l i c h e n Gottheit passen würden.“ Vgl. ähnlich WEISER 1987a, 76, der auch schon im „Hinzufügen eines ‚heute‘“ und der „alten Adoptionsformel ‚mein Sohn bist du‘“ Argumente für Adoption statt physischer Sohnschaft sieht.

201 Vgl. GRUND 2006a, 110.

202 Vgl. GUNKEL 1968, 7; WEISER 1987a, 76.

### *2.3.1.4.2. Ps 2 im Kontext des Psalters*

Eine direkte Parallele gibt es im Psalter nur dann, wenn in Ps 110,3 mit vielen Handschriften, dem hebräischen Text des Origenes, der Septuaginta und der Peschitta MT יַלְדֻתֶיךָ (*deine Kindheit / Jugend / dein Geborensein*) zu יְלִדְתִּיךָ (*ich habe dich gezeugt / geboren*) verändert wird. In dieser Variante läge eine Angleichung an Ps 2,7 vor. Da hier aber MT beibehalten wird, wird Ps 110 im folgenden, eigenen Kapitel behandelt. Inwiefern es sich auch dort um Geburtsmetaphorik in der Gottesrede handelt, wird dort diskutiert werden.

Ps 2 bildet gemeinsam mit Ps 1 das Proömium des ersten David-Psalters (Ps 3-41 und des gesamten Psalters. Es gibt Texttraditionen, die Ps 1 und 2 als einen einzigen Psalm überliefern.[203]

Ps 2 ist mit Ps 72, dem letzten Ps des zweiten Psalmenbuches verbunden. Für das Geburtsthema interessant ist hier die Parallele zwischen Ps 2,7 und Ps 72,16 (פרי). Die Gottessohnschaft des Königs aus Ps 2,7 setzt sich im Sohn des Königs (Ps 72,1) fort. Wie Ps 1 so enthält auch Ps 72,6-8.16 zahlreiche Bilder von Fruchtbarkeit. In Ps 72,5 ist die geläufige Phrase דּוֹר דּוֹרִים (*von Generation zu Generation*), der Ausblick auf das Weiterleben in künftigen Generationen, enthalten.

### *2.3.1.4.3. Alttestamentliche Parallelen außerhalb des Psalters*

In den Texten der Hebräischen Bibel sind Bilder von gebärenden Gottheiten zwar nicht weit verbreitet, aber zumindest aufbewahrt, und dafür ist Ps 2,7 ein Beispiel. Während im Alten Vorderen Orient ausführliche Götterzeugungen und -geburten geschildert werden, fehlen solche Hinweise im AT gänzlich. Wir wissen nichts von einer Frau oder leiblichen Kindern JHWHs.

In Num 11,12 fragt Mose JHWH:

| | |
|---|---|
| *War ich denn mit diesem ganzen Volk schwanger,* | הֶאָנֹכִי הָרִיתִי אֵת כָּל־הָעָם הַזֶּה |
| *und habe ich es etwa geboren?* | אִם־אָנֹכִי יְלִדְתִּיהוּ |

Mose fragt hier in einer rhetorischen Frage, ob er etwa mit dem Volk schwanger war; und ילד kann nach dieser Schwangerschaft nicht mehr *zeugen* bedeuten, sondern wohl *gebären*. הרה (*schwanger sein*) und ילד (*gebären*) sind parallel verwendet. Mose appelliert mit dieser Frage an JHWH. Implizit lässt sich daraus schließen, dass er die Aufgabe der Schwangerschaft und Geburt JHWH zuweist. In der Fortsetzung geht es um die Versorgung nach der Geburt: „Die Bitte, deren rhetorische Fragen an den Rand des Vorwurfes gehen, appelliert an die Mutterpflichten der Gottheit, ohne jedoch entsprechen-

[203] Z.B. 4Q Florilegium I,14-II,3; bBer 9b-10a.

des Verhalten auf der Seite des Volkes zu fordern.“[204] Auch wenn diese implizite Rede von der Gebärfähigkeit JHWHs „nur“ metaphorisch ist und sich nicht – wie z.B. in Ugarit – in eigenen Vater- und Muttergottheiten niederschlägt,[205] so bleibt doch in dieser Bildersprache ein Element erhalten, das eine vereinfachte Zuordnung in männliche und weibliche Rollenverteilungen erschwert.

In Dtn 32,18 wird göttliches Gebären mit den Verben ילד *q.* und חיל *polel* beschrieben:

| | |
|---|---|
| *Den Felsen, der dich geboren hat, hast du vergessen (getäuscht?)* | צוּר יְלָדְךָ תֶּשִׁי |
| *und vergessen den Gott, der dich unter Wehen gebärt.* | וַתִּשְׁכַּח אֵל מְחֹלְלֶךָ׃ |

אֵל (Gott) wird als in Wehen gebärend beschrieben. Aus dem Parallelismus geht hervor, dass der gebärende Fels eine Metapher für Gott ist. Genauso wie in Ps 2,7 verraten auch in Dtn 32,18 Textvarianten, Übersetzungen und Kommentare seit der Antike Schwierigkeiten mit der Vorstellung von einem gebärenden Gott. Mit dem Geburtsbild soll das besonders intensive Verhältnis zwischen JHWH und Israel und die Barmherzigkeit JHWHs ausgedrückt werden: „Die in Schwangerschaft, Wehen und Geburt aufgebaute, daher meist so tiefe und nahezu unlösliche Verbundenheit der Mutter mit dem Kind ist ein Aspekt, der durch die Geburtsmetaphorik im Verhältnis JHWHs zu Israel hervortritt.“[206]

Viele Exegeten und Exegetinnen teilen die beiden Verben dieses Verses in männliches Zeugen und weibliches Gebären auf.[207] Sowohl von der überwiegenden Bedeutung Gebären für ילד *q.* als auch von der Struktur des Parallelismus her spricht aber nichts dagegen, beides als weibliche Bilder zu verstehen.[208]

### *2.3.1.4.4. Spiegelungen in der altorientalischen Umwelt*

Ps 2,7 ist fest in altorientalischen Königsvorstellungen verankert. V.a. der ägyptische Mythos von der Geburt des Gottkönigs bildet einen wichtigen Hintergrund dieses Textes. Die Formulierung in Ps 2,7 erinnert an Selbstpropaganda, angelehnt an den aus dem Alten Orient bekannten höfischen

---

[204] FISCHER 2002, 79.

[205] Vgl. KORPEL 1990, 249–250.

[206] GRUND 2006a, 106.

[207] Vgl. z.B. WINTER 1983, 563. ZENGER 2000c, 610, überträgt diese Deutung von Dtn 32,18 sogar auf Ps 90,2 und sieht dort in V. 2a Gott als Mutter und in V. 2b Gott als Vater am Werk. Diese Aufspaltung ist allerdings wenig überzeugend. Dagegegen argumentiert PHILIP 2006, 102, m.E. zu Recht, dass sich die Metapher צוּר sowohl auf einen Vater als auch auf eine Mutter beziehen kann.

[208] Vgl. GRUND 2006b, 313.

Stil.[209] Altorientalische Könige weisen auf ihre göttliche Herkunft – Zeugung durch einen Gott und / oder Geburt durch eine Göttin – hin, um ihre Macht zu legitimieren.[210] Anders als bei JHWH, dem einen Gott Israels, besteht in der Umwelt die Möglichkeit, Zeugung und Geburt verschiedenen, männlichen und weiblichen, Gottheiten zuzuordnen. Die Grenze verläuft aber nicht immer ganz eindeutig. So kann z.B. Amun-Re in Ägypten durchaus als Vater und Mutter bezeichnet werden.[211]

Wird dieser Text in die Bildfeldtradition des Alten Vorderen Orients eingeordnet, so zeigt sich, dass gebärende Gottheiten – ob weiblich oder männlich – hier nichts Ungewöhnliches sind.[212] Ägyptische Darstellungen zeigen, dass der Gott in Gestalt des Königs seinen Sohn zeugt, wobei Göttinnen bei der Geburt assistieren.[213] Gottheiten gebären andere Gottheiten,[214] Könige,[215] Völker oder die ganze Menschheit.[216]

Die ägyptischen, neuassyrischen und syrisch-kanaanäischen Vorstellungen, die auf Ps 2,7 eingewirkt haben, sind vieldiskutierte Themen altorientalischer Forschung. V.a. der ägyptische Mythos von der Geburt des Gottkönigs, der bereits in das 2. Jahrtausend v.Chr. zurück reicht, bildet einen wichtigen Hintergrund von Ps 2,7-9.[217] Umstritten ist an diesem Themenkomplex v.a. die Gottessohnschaft und damit die Göttlichkeit des Königs im Alten Orient und in Ägypten. Sie wird unterschiedlich zwischen den beiden Polen Menschlichkeit und Göttlichkeit bewertet.[218]

### *2.3.1.5. Metaphorische Interaktion*

Die Übersetzungsmöglichkeiten von ילד bleiben vielfältig. Neben der gängigen Übersetzungspraxis mit *Zeugen* spricht für *Gebären*, dass ילד *q.* an den meisten Stellen, an denen es vorkommt, *Gebären* bedeutet. Zudem ist vor dem Hintergrund der Bildfeldtraditionen des Alten Vorderen Orients göttliches Gebären nichts Ungewöhnliches. Ps 2,7 ist ein Beispiel dafür, dass Spuren dieser altorientalischen Bildwelten in der Hebräischen Bibel enthalten sind. Schließlich macht die Betonung des performativen Aspekts von בני אתה (*mein Sohn bist du*) und die genaue Festlegung auf היום (*heute*), die gerne zur

[209] Vgl. WEBER 2001, 53; GRUND 2006a, 108–113.
[210] Zum babylonischen Kontext vgl. STOL 2000, 83–89.
[211] Vgl. JANOWSKI 1989, 125.
[212] Für den babylonischen Raum vgl. STOL 2000, 83–89.
[213] Vgl. KEEL 1996, 181, 226, 228.
[214] Vgl. TUAT III, 363ff.
[215] Vgl. TUAT III, 991–1005.
[216] Vgl. TUAT II, 835.
[217] Die wichtigste Literatur aus dieser ausufernden Diskussion ist bei HARTENSTEIN 2004, 173–174, angeführt.
[218] Vgl. SAUR 2004, 32.

Argumentation für ein metaphorisches Verständnis herangezogen wird,[219] es durchaus plausibel, gerade darin einen Hinweis auf Geburt zu sehen. Der Zeitpunkt einer Geburt lässt sich genauer bestimmen als der einer Zeugung. Ein bildliches Verständnis[220] mit dem neutralen *Hervorbringen* ist ein möglicher Ausweg, macht aber den dahinter stehenden Bildgehalt unsichtbar.

Wird das Verhältnis zwischen Gott und König als Geburt beschrieben, so wird damit eine besondere Beziehungsqualität und Nähe intendiert. Diese Nähe dient der Legitimierung. Mit der Gottessohnschaft wird die intensive Nähe und Beziehung zwischen Gott und König ausgedrückt: „Mit der Rede von der Gottessohnschaft soll – wie im gesamten Alten Orient – das enge Verhältnis zwischen Gott und König unterstrichen werden, das die Grundlage der erfolgreichen Königsherrschaft darstellt.“[221] Darüber hinaus ist Ps 2,7 offen für weitere Metaphorisierungen. Der Vers kann auch als Anrede an jeden Leser oder jede Beterin gelten, sich als Kind Gottes angesprochen zu fühlen. Es geht also über das Verhältnis Gott – König hinaus um das Verhältnis Gott – Mensch. Wird JHWH als gebärend dargestellt, so sind hier Spuren eines weiblichen Gottesbildes aufbewahrt.

### *2.3.1.6. Rezeptionen von Ps 2*

Ps 2 ist ein im NT häufig zitierter Psalm. Allein Ps 2,7 wird in Act 13,33 und Hebr 1,5; 5,5 wörtlich nach LXX zitiert; und in Mt 3,17; 4,3; Lk 1,32; 3,22 und Joh 1,49 wird auf Ps 2,7 angespielt. Basis dieser breiten Rezeption ist die messianische Deutung des Psalms. Gerade Ps 2,7 dient als Grundlage für die Gottessohnschaft Jesu. Auf die umfangreiche Rezeption von Ps 2 im NT kann hier nicht eingegangen werden.[222] Sie steht jedenfalls in Kontrast zu einer sonst eher seltenen Verwendung in antik-jüdischen Texten.[223]

In MTeh zu Ps 2,7 wird die Tatsache, dass es בְּנִי אַתָּה (*mein Sohn bist du*; Ps 2,7c) heißt und nicht etwa בן לי (*ein Sohn bist du mir / ich habe einen Sohn*), so erklärt: „כעבד שרבו עושה לו קורת רוח, אומר מחבב את לי כבני“ (*Wie ein Knecht, dem sein Herr eine Freude macht, indem er sagt: du bist mir so lieb wie mein Sohn*). Das Vater-Sohn-Verhältnis von Ps 2,7 wird hier also

---

219 Vgl. SAUR 2004, 34.

220 Vgl. z.B. SCHREINER 1982, 637: „JHWH hat nach dem AT weder Gemahlin noch Kinder. Die wenigen Stellen (Deut 32, [15]. 18; Ps 2, 7; Ps 110, 3 [LXX]), in denen Gott als Subjekt von *jld* erscheint, sind bildlich auf mythologischem Hintergrund zu verstehen [...].“

221 SAUR 2004, 34.

222 Zur Rezeption im Hebräerbrief vgl. z.B. BACKHAUS 2004; zur Rezeption von Ps 2 vgl. MAIBERGER 1988.

223 Vgl. STEUDEL 2004, 192–193: „Das Fehlen einer breiten Rezeption von Ps 2 könnte auf den fragmentarischen Charakter der Überlieferung des jüdischen Schrifttums der Zeit des Zweiten Tempels zurückzuführen sein, möglicherweise aber auch auf die relativ späte Ausbreitung der Vorstellung von dem einen königlichen Messias. Die frühste messianische Interpretation von Ps 2 findet sich in den PsSal.“

mit dem Verhältnis eines Herrn zu seinem Knecht verglichen. Die Beziehung wird als liebevoll charakterisiert.

In der Textsammlung von MTeh folgt auf diese Deutung eine R. Huna zugeschriebene Auslegung von אֲנִי הַיּוֹם יְלִדְתִּיךָ (*ich habe dich heute geboren*; Ps 2,7c), die das Geburtsmotiv aufnimmt und in Richtung endzeitlicher (Geburts-)Schmerzen deutet: „שלשה חלקים נחלקו היסורין“[224] (*Die Leiden wurden in drei Teile geteilt*): Einen Teil haben die Erzeltern und alle folgenden Generationen übernommen, einen die Generation der Verfolgung (שמד) und den dritten Teil die Generation des Königs Messias (דורו של מלך המשיח). In dieser letzten, messianischen Zeit wird die Welt neu geschaffen. Geburt wird mit Neu-Schöpfung (בריאה חדשה) gleichgesetzt: „הא שעתא ברייה ליה“ (*in dieser Stunde erschafft er ihn*).[225] Bemerkenswert ist, dass hier eine messianische Deutung von Ps 2,7 vorliegt. Diese bezieht sich aber nicht auf eine Einzelperson, sondern auf drei ganze Gruppen. Sie ist also nicht personal, sondern kollektiv.

Spätere mittelalterliche Kommentare wie Raschi reagieren bereits auf die christliche Auslegungstradition und argumentieren gegen die Gottessohnschaft Jesu. So führt Raschi in seiner Auslegung von Ps 2,7 drei Personen oder Personengruppen an, die in der Hebräischen Bibel בני וחביב עלי[226] (*mein Sohn und mir nahe stehend / geliebt*) genannt werden können: das gesamte Volk Israel (Ex 4,22), David (I Chr 14,2) und Salomo (I Chr 17,13).

### *2.3.2. Ps 90,2: Weltschöpfung als Geburt*

#### *2.3.2.1. Ps 90*

Ps 90 trägt die Überschrift תְּפִלָּה לְמֹשֶׁה אִישׁ־הָאֱלֹהִים (*ein Gebet des Mose, des Mannes Gottes*; V. 1a). Die Gattungsbezeichnung תפלה findet sich insgesamt nur fünfmal in Psalm-Überschriften: außer hier noch in Ps 17; 86; 102 und 142.[227] In der Kombination mit Mose ist diese Überschrift singulär im Alten Testament. Wird Ps 90 intertextuell mit dieser Überschrift verknüpft, so ergeben sich eine Reihe von Bezügen zu Mose-Traditionen.[228] Die Zuordnung zu Mose sagt nichts zum Entstehungskontext des Textes aus, steuert aber die theologische Deutung und die spätere Rezeption.[229] V.a. in der jüdisch-

---

[224] MTeh (BUBER) zu Ps 2,7.

[225] MTeh (BUBER) zu Ps 2,7.

[226] Der hebräische Text wird in der Ausgabe von GRUBER 2004, 811, zitiert.

[227] Vgl. GERSTENBERGER 1988, 93.

[228] Vgl. z.B. TANNER 2001, 85–107, die – entgegen der weit verbreiteten Tendenz, Ps 90 gänzlich ohne die Überschrift zu lesen – für eine solche intertextuelle Verbindung plädiert. Sie weist u.a. auf die Bezüge zu Ex 32 hin.

[229] Vgl. GERSTENBERGER 2001, 158–159.

rabbinischen Tradition werden die Überschrift und die Mose-Bezüge ausführlich diskutiert.[230]

Einzelne Elemente von Ps 90, v.a. der Schluss, V. 13-17, lassen sich zur Gattung des „Gebetsliedes einer Gemeinschaft", eines „Klagelieds des Volkes"[231] zählen, gleichzeitig sprengt er aber auch deren Rahmen.[232] Die kollektive Perspektive wechselt immer wieder mit der individuellen. Und das Gebet ist nicht nur Klage, sondern enthält auch Elemente von Bitte, Lobpreis und v.a. weisheitlicher Lehrdichtung, Reflexion über das Thema Zeit, über das Verhältnis von Gott und Mensch. Die Bezeichnung „communal MEDITATION"[233] bezeichnet diesen Aspekt vielleicht am zutreffendsten. Zweifellos enthält Ps 90 unterschiedliche Elemente, eine literarkritische Trennung in zwei Teile V. 1-12 und V. 13-17[234] überzeugt dennoch nicht.[235] „Ps 90 ist wohl in späte (nachexilische) Zeit anzusetzen. Wie das Buch Hiob führt er aber älteste Elemente mit sich."[236]

Von den vielen Themen, die in Ps 90 vorkommen und die auf vielfältige Weise diskutiert werden, soll hier nur ein Vers näher untersucht werden, weil er für unsere Fragestellung relevant ist: V. 2.

### *2.3.2.2. Text*

| | |
|---|---|
| *2a Bevor Berge geboren wurden* | 2a בְּטֶרֶם הָרִים יֻלָּדוּ |
| *2b und du unter Wehen Erde und Festland, hervorgebracht hast* | 2b וַתְּחוֹלֵל אֶרֶץ וְתֵבֵל |
| *2c bist du von Ewigkeit*[237] *zu Ewigkeit Gott.*[238] | 2c וּמֵעוֹלָם עַד־עוֹלָם אַתָּה אֵל׃ |

---

[230] Vgl. TehR zu Ps 90.

[231] Vgl. GUNKEL 1968, 199; GUNKEL / BEGRICH 1985, 117ff.; KRÜGER 1994, 204; BRIGGS 1951, 271: „a prayer of Israel."

[232] Vgl. SEYBOLD 1996, 356.

[233] GERSTENBERGER 2001, 158.161.

[234] So z.B. ZENGER 2/2003, 206.

[235] Vgl. KRAUS 1989b, 796.

[236] KRAUS 1989b, 797; vgl. GERSTENBERGER 2001, 159.161.

[237] Bei וּמֵעוֹלָם (*und von Ewigkeit*) lassen viele hebräische Handschriften, Vetus Latina und Vulgata das וּ weg und lesen מֵעוֹלָם. Viele hebräische Handschriften, Peschitta und Vulgata ergänzen dafür vor עַד ein ו (*und*), lesen also וְעַד (*und bis*). Diese Varianten lassen sich als stilistische Glättungen erklären und stellen keine gravierenden inhaltlichen Veränderungen dar. Das וּ am Beginn von V. 2c lässt sich explikativ – *Ja / sogar!* – verstehen [vgl. TATE 1990, 432: „even"], kann aber auch ohne Veränderung von MT unübersetzt bleiben.

[238] Eine gravierende Veränderung nimmt die Septuaginta am Schluss des Verses vor: Sie liest אַל (*nicht*) statt אֵל (*Gott*), übersetzt mit μὴ und zieht dieses zum folgenden V. 3. Gott wird also in dieser Übersetzung nicht noch einmal genannt. Die Septuaginta verändert damit die Aussage in V. 3, dass Gott den Menschen zu Staub zurückkehren lässt, in eine Bitte an

Zu V. 2 liegen einige Varianten vor: Die Mehrdeutigkeit von וַתְּחוֹלֵל beginnt bei unterschiedlichen Lesarten und der Mehrdeutigkeit von MT und reicht über Übersetzungen bis zu verschiedenen Auslegungen. Statt וַתְּחוֹלֵל lesen die Septuaginta sowie Aquila, Symmachus, Hieronymus und der Targum in einigen Rezensionen וַתְּחוֹלַל (*sie wurde/n mit Wehen hervorgebracht / geboren*). Diese Lesart macht aus dem *polel* ein *polal*, formuliert also in Parallele zu V. 2a passivisch.[239] Sie lässt offen, ob im Sinne eines *passivum divinum* Gott Urheber des Vorganges ist. Auch wenn man bei MT bleibt, ist die Form וַתְּחוֹלֵל zweideutig: Sie kann sowohl 2.P.Sg.m. als auch 3.P.Sg.f. sein: Entweder gebären Erde und Festland unter Wehen; oder Gott ist Subjekt und gebärt unter Wehen Erde und Festland.

Wird וַתְּחוֹלֵל als 3.P.Sg.f. verstanden, so wären Erde und Festland Subjekt eines Geburtsvorganges unter Wehen. Dann wäre es naheliegend, dass Erde und Festland auch die Berge geboren haben. Die gebärende, schöpferische Kraft der Erde ist eine gängige Vorstellung im Alten Orient. In den Psalmen weist das Bild von der Entstehung des Menschen in den Tiefen der Erde (בְּתַחְתִּיּוֹת אָרֶץ) in Parallele zum Mutterleib in Ps 139,15 in diese Richtung. Auch die Erschütterung der Erde in Ps 97,4-5 und Ps 114,7 kann zwar ein allgemeines Beben sein, in der Wurzel חיל klingt aber auch die Vorstellung des Kreißens in Wehen an. Vor diesem Hintergrund könnte also auch in Ps 90,2 ein kosmogonischer Mythos aufbewahrt sein. Der Beitrag Gottes läge dann nicht im konkreten Hervorbringen, sondern darin, dass er als Zeuge und Zuschauer dieses geheimnisvollen Geschehens dabei war. „So verstanden, ist 2 eine Aussage über die weltüberlegene Souveränität und Ewigkeit des Gottes Israels.“[240]

Argumente gegen diese Auslegung, die אֶרֶץ וְתֵבֵל (*Erde und Festland*) als Subjekte dieser Geburt annimmt, lassen sich auf unterschiedlichen Ebenen vorbringen: Auf der sprachlich-syntaktischen Ebene des einzelnen Psalmverses würde dann das Objekt fehlen – wobei sich aus dem unmittelbaren Kontext indirekt die Berge erschließen ließen. Zudem ist es plausibler, hier als

---

Gott, den Menschen *nicht* in die Erniedrigung (εἰς ταπείνωσιν) zurückzuführen [vgl. ZENGER 2000c, 615].

[239] Dieser Lesart schließen sich z.B. BRIGGS 1951, 271; DAHOOD 1968, 321.323; KRÜGER 1994, 193, an. Die Möglichkeit, dieses *polal* als 2.P.Sg.m. zu lesen (*du wurdest hervorgebracht*), existiert wohl nur theoretisch und ist aufgrund des Kontextes auszuschließen: vgl. SCHNOCKS 2002, 50.

[240] KRAUS 1989b, 798; er übersetzt:
„Ehe noch Berge geboren wurden
und Erde und Festland in Wehen lagen –
von Ewigkeit zu Ewigkeit bist du, Gott!“ (794); vgl. SEYBOLD 1996, 355–356; vgl. auch schon GUNKEL 1968, 396:
„ehe Berge geboren wurden,
ehe Erde kreißte und Welt.“

Übergang 2.P.Sg.m. zu lesen, da Gott in der betonten Anrede V. 2c ausdrücklich als Du angesprochen ist.[241] Zielpunkt der Aussage ist V. 2c, die Existenz Gottes vor der Geburt von Bergen, Erde und Festland. Ein Blick auf andere alttestamentliche Texte mit תֵּבֵל (*Festland*) als Objekt zeigt, dass dieses Nomen sonst fast immer mit Verben kombiniert wird, die Gott als Subjekt haben (z.B.: Jer 10,12; 51,15; Ps 93,1: כון; Ps 89,12: יסד). Die Argumentation mit dem altorientalischen Hintergrund der mythologischen Vorstellung von Mutter Erde, die häufig mit Hi 38,8 begründet wird, eignet sich insofern nicht zur Unterstützung dieser These, als die Erde dort nicht explizit genannt wird.[242] Es ist also insgesamt überzeugender, Gott als Subjekt des Gebärens von Erde und Festland anzunehmen,[243] wobei eine semantische Offenheit bleibt.

In der Übersetzung der Septuaginta – πλασθῆναι (*geformt werden*) – von V. 2b macht sich eine Tendenz bemerkbar, die für die Interpretation dieser Stelle signifikant ist: Häufig wird das Geburtsbild durch eine neutralere Formulierung wie *hervorbringen* oder *formen* unsichtbar gemacht (vgl. z.B. Vulgata, Luther). Dies gilt auch für moderne Übersetzungen, die sich an die Vokalisation von MT halten, für V. 2a bei der Geburt bleiben, aber in V. 2b dann mit dem neutraleren *hervorbringen* übersetzen.[244] Dies ist zweifellos möglich, aber das Besondere von I חיל, die Konnotation des Hervorbringens durch Wehen, durch einen Akt des Gebärens, geht damit verloren. Alle diese Textvarianten zu V. 2 verraten Schwierigkeiten mit dem Text.[245] Insgesamt soll MT der Interpretation zugrunde gelegt werden. Textvarianten sind aber Einladungen zum Gespräch über den Text.

### *2.3.2.3. Syntaktisch-semantische Analyse*

Die Klimax des Verses liegt am Ende, in V. 2c. Zielpunkt ist die Aussage über die Präexistenz Gottes vor der Erschaffung der Welt. Der Nominalsatz kann sowohl zum Nebensatz gleichzeitig, d.h. in der Vergangenheit, als auch

---

[241] Vgl. GRUND 2006b, 309.

[242] Vgl. SCHNOCKS 2002, 52–53; GRUND 2006b, 308. Das Hervorbrechen des Meeres aus dem Mutterschoß in Hi 38,8 wurde bereits bei den Kontexten von Ps 22,10–11 genannt und soll noch ausführlicher bei Paralleltexten zu Ps 110,3 besprochen werden.

[243] Vgl. TATE 1990, 431.440: *you travailed*; ZENGER 2000c, 602.604; TANNER 2001, 86.102; SCHNOCKS 2002, 49, 54; MARSMAN 2003, 227; WEBER 2003, 117; GRUND 2006b, 309.

[244] Vgl. ZENGER 2000c, 602, der allerdings im Kommentar „du hast geboren“ (604) übersetzt; SCHNOCKS 2002, 49.54; vgl. NRS: „Before the mountains were brought forth, or ever you had formed the earth and the world [...]“; ähnlich auch die Übersetzung der Elberfelder Bibel, die das Geburtsverb in V. 2b mit *Erschaffen* wiedergibt.

[245] Für eine Umstellung dieses Versteiles vor V. 2ab, wie sie z.B. von GUNKEL 1968, 396.399–400, vorgeschlagen wird, fehlen aber Anhaltspunkte.

präsentisch als allgemeine Aussage[246] verstanden werden. Weltschöpfung wird hier als Geburt aus Gott dargestellt. Zwei semantische Felder, die sonst nicht viel gemeinsam haben, treffen aufeinander: Geburtsverben und Naturphänomene.

Der Begriff „Natur“ ist zweifellos ein Anachronismus für das altorientalische Weltbild, das keine Dichotomie etwa zwischen Natur und Kultur kennt. Der Terminus wird hier im Sinne der natürlichen Lebenswelt[247] gebraucht. Wenn Naturerscheinungen in diesen Texten als geboren bezeichnet werden, so werden ihnen numinose Mächte verliehen.

Dem Alten Testament und den umgebenden Kulturen ist die Vorstellung gemeinsam, dass die Berge zwischen Erde, oberer Welt (Himmel) und unterer Welt verbinden. Die Berge sind also sowohl säulenähnliche Stützen von Erde und Himmel als auch die darüber hinausragenden auf der Erde sichtbaren Berge.[248] Die Berge sind wohl „[...] die den Kosmos bzw. die Erdscheibe tragenden ‚Weltberge‘ [...].“[249] Im Hintergrund steht die altorientalische Vorstellung von den Bergen als Weltachse, die Erde, obere und untere Welt miteinander verbindet.[250]

Aus Ps 18,8.16; 104,4-8 geht die Vorstellung hervor, dass die sichtbaren Teile der Berge vor der Schöpfung von Urwassern überflutet waren. Auf Gottes Befehl traten die Wasser zurück.

Dieses Einsenken der Berge wird auch in der jüdischen Tradition aufgenommen. Genannt werden die Berge hier als etwas Festes, Beständiges. So erklärt schon der mittelalterliche Exeget Radak, dass sie „beständiger sind als der Rest der Teile der Welt (שהם עומדים יותר משאר חלקי הארץ).“[251] Ibn Esra hebt an ihnen ihre Urzeitlichkeit hervor und verbindet Ps 90,2 mit Dtn 33,15: „Die Bedeutung davon, die Berge zu erwähnen, ist, dass sie stehen, als ob sie urzeitlich (קדמונים) wären wie: וּמֵרֹאשׁ הַרְרֵי־קֶדֶם (*von der Spitze der Berge der Vorzeit*; Dtn 33,15).“[252]

Die Verhältnisbestimmung von אֶרֶץ וְתֵבֵל (Erde und Festland) ist nicht eindeutig, sie bewegt sich in einem Spannungsverhältnis von Synonymie und Antonymie. תֵּבֵל hat seinen Ort v.a. in poetischen Texten, insbesondere in den Psalmen, der Begriff kommt im Pentateuch nicht vor. Es kann das trockene

---

246 So z.B. die Übersetzung von WEBER 2003, 117:
„2 a Bevor (die) Berge geboren wurden
b und du Erde und Erdkreis mit Wehen hervorbrachtest(?),
c ja, seit jeher bis jehin [bist] du, El!“

247 Vgl. JANOWSKI 2001, 4–6.

248 Vgl. TALMON 1977, 473–474.

249 ZENGER 2000c, 610; vgl. Ps 18,8.16; 104,4–8.

250 Vgl. BAUMANN 1996, 125, im Zusammenhang mit Prov 8,25.

251 Mikra'ot Gedolot (COHEN 2003b), 71, mit eigener Übersetzung.

252 Mikra'ot Gedolot (COHEN 2003b), 70, mit eigener Übersetzung.

Festland meinen, die bewohnbare Welt, aber auch umfassend die Erdscheibe. Der Parallelismus von Erde und Festland ist nicht ungewöhnlich und soll wohl Ganzheit ausdrücken. Die beiden Begriffe können geradezu synonym verstanden werden (vgl. z.B. Ps 24,1).[253]

Diese Naturphänomene gelten nun als geboren. Geburt wird mit den beiden Verben יֻלָּדוּ (*sie wurden geboren*) und וַתְּחוֹלֵל (*du hast unter Wehen hervorgebracht*) ausgedrückt. Im Gegensatz zum *q.*, wo ילד sowohl *zeugen* als auch *gebären* bedeuten kann, heißt ילד *pu.* immer *geboren werden.*[254] Es wird keine Angabe dazu gemacht, von wem die Berge geboren werden.[255] Die Fortsetzung V. 2bc legt nahe, dass auch bei den Bergen Gott das Subjekt dieses passiv geschilderten Geburtsvorganges ist. Dann handelt es sich hier um ein Bild vom gebärenden Gott.

Mit חיל begegnet ein Verbum, das für die Geburtsmetaphorik in den Psalmen zentral ist. Es ist eine Wurzel, die in unterschiedlichen Stammformen vorkommt und ihren Schwerpunkt in den prophetischen Büchern und den Psalmen hat, in den Geschichtsbüchern dagegen kaum zu finden ist. Es ist „zusammenfassender Ausdruck für den ganzen Zustand zwischen dem Einsetzen der Geburtswehen und der Geburt selbst."[256] Den unterschiedlichen Konnotationen und Funktionen dieser Wurzel an einzelnen Psalmen-Stellen soll im Folgenden noch genauer nachgegangen werden.

In Ps 90,2 steht חיל *polel* in Parallelismus zu ילד. Es geht um das Faktum des Geborenwerdens als Ganzes, ohne nähere Umstände der Geburt zu beleuchten.

V. 2a ist also passiv formuliert, V. 2b dagegen aktiv. V. 2a ist eindeutig: Die Berge werden geboren. Die Leerstelle liegt darin, dass nicht gesagt wird, von wem. V. 2b MT ist – zumindest – zweideutig: Wird Gott als Subjekt verstanden, dann lässt sich von daher auch in V. 2a auf Gott als gebärend schließen. Es bleibt eine Leerstelle, wie diese Geburt von Bergen, Erde und Festland aus Gott konkret vorzustellen ist. Wie diese Leerstelle gefüllt wird, hängt von den Kontexten ab, die mit Ps 90,2 zusammen gelesen werden. Zur Grundaussage des Verses von der Präexistenz Gottes vor der Erschaffung der Welt passt es durchaus, dass er als Gebärender vorgestellt wird, der Berge, Erde und Festland hervorbringt.

Die *polel*-Form von חיל begegnet außer in Ps 90,2 noch in Ps 29,9; Jes 51,2; Hi 39,1; Dtn 32,18 und Prov 25,23. In Ps 29,9 könnte die kausative Seite des Wortes stärker im Vordergrund stehen (in Wehen versetzen).[257] Eine

---

[253] Vgl. FABRY / VAN MEETEREN 1995, 548–549.

[254] Vgl. HALAT 2, 1974, 393–394. Unklar ist, ob sich die Form יֻלָּדוּ (*sie wurden geboren*) nicht eher als Passiv des *q.* erklären lässt: so GESENIUS 2, 1995, 465.

[255] Vgl. KEEL / SCHROER 2002, 50.121.

[256] BAUMANN 1977, 899.

[257] Vgl. GESENIUS 2, 1995, 345.

Aufteilung in wörtliches Gebären in Jes 51,2 und Hi 39,1 und bildliches Gebären in Dtn 32,18 und Ps 90,2 bzw. „neutrales" Hervorbringen in Prov 25,23[258] funktioniert nicht. Da an allen diesen Stellen die identische hebräische Wurzel verwendet wird, sollten auch Übersetzungen das „Gebären unter Wehen" so wiedergeben. Wörtliches und bildlich-metaphorisches Verständnis gehen ineinander über und lassen sich nicht einzelnen Stellen zuweisen.

Die Einleitung בְּטֶרֶם (*bevor*) und die Grundintention des Aussagesatzes legt nahe, dass es um ein tatsächliches Geschehen in der Vergangenheit geht. Der Vorgang der Entstehung von Bergen und Erde ist als konkreter Zeitpunkt oder als Zeitspanne im Blick. Ein Metaphernsignal, ein „Kategorienfehler" liegt erst darin, dass nicht Lebewesen geboren werden, wie zu erwarten wäre, sondern Naturphänomene: Berge, Erde und Festland. Die Entstehung von Naturphänomenen wie Bergen und Erde werden sonst eher mit Schöpfungsterminologie verbunden (vgl. z.B. Ps 18,8.16; 93,1; 104,4-8).

### *2.3.2.4. Kontexte*

#### *2.3.2.4.1. Verankerung des Geburtsbildes in Ps 90*

Das Geburtsmotiv kommt in Ps 90 nur in V. 2 vor. Sonst enthält der Psalm andere Bilder. Gleichzeitig liegen doch einige Querverbindungen im Psalm vor:

V. 1b steht als Motto über dem gesamten Psalm und jedenfalls in enger Verbindung zu V. 2: Gott wird direkt mit אֲדֹנָי angesprochen und als מָעוֹן (*Unterschlupf / Versteck / Wohnung / Hilfe*)[259] bezeichnet. Dies entspricht אַתָּה אֵל in V. 2. Die Grundaussage von V. 1 wird in V. 2 expliziert. בְּדֹר וָדֹר (*von Generation zu Generation*)[260] aus V. 1 wird in V. 2 parallel als מֵעוֹלָם עַד־עוֹלָם (*von Ewigkeit zu Ewigkeit*) formuliert. דור ist ein Begriff, der durchaus in die Geburtssprache im weitesten Sinn passt. Mit בְּדֹר וָדֹר (*von Generation zu Generation*) wird im Rückblick an die enge Gottesbeziehung der Vorfahren erinnert. Dieser Blick wird in V. 2 auf die Zeit der Entstehung der Welt zu einem Rückblick auf die Geburt von Bergen, Erde und Festland erweitert.

---

[258] So vorgeschlagen von GESENIUS 2, 1995, 345.

[259] Wenige hebräische Handschriften und die Septuaginta lesen ebenso wie in Ps 71,3 in Angleichung an Ps 31,3 מעוז (*Bergfeste / Zufluchtsstätte*), letztere übersetzt also: καταφυγή (*Zuflucht*). SEYBOLD 1996, 355–356, übersetzt מָעוֹן mit „Bleibe".

[260] Viele hebräische Handschriften und die Peschitta lesen לדור statt בְּדֹר, was die gängigere Formuulierung wäre. Inhaltlich besteht kein Unterschied zwischen den beiden Varianten.

V. 2 ist Teil des Rahmens um den Psalm, V. 1b-2.16-17.[261] Auf die Überschrift folgt in V. 1b-2 eine Invocatio, eine hymnische Anrufung Gottes. Zu V. 16 ergibt sich eine gewisse Verklammerung: Der Bogen reicht von vorangegangenen Generationen (בְּדֹר וָדֹר), von der Geburt der Schöpfung bis zu zukünftigen Kindern (בנים). Das Verb כון (*hi. bereiten / festmachen / vorbereiten*) in V. 17 ist ein Anklang an Schöpfungsterminologie (Ps 33,2; 65,7.10): Das schöpferische Handeln Gottes an der Welt, das als Gebären unter Wehen beschrieben war, setzt sich in der zweimaligen Bitte fort, dass Adonaj מַעֲשֵׂה יָדֵינוּ (*das Werk unserer Hände*) fest machen möge.

Der Übergang von V. 2 zu V. 3 stellt einen Kontrast dar: War in V. 2 von der erschaffenen bzw. geborenen Welt die Rede, geht es in V. 3 um den Menschen. Die Geburtssprache steht in Kontrast zum Staub, zu dem der Mensch zurückkehren soll: Im Hintergrund der Bezeichnung דַּכָּא für Staub steht nicht die Zusammengehörigkeit von Mensch und Ackererde (אדם / אדמה; Gen 3,19), sondern das *Zermalmen / Zerschlagen* (דכא *pi.*). Wie in Ps 22 ist also auch hier der Gesamtzusammenhang von Geburt – in urzeitlichem Sinn, noch vor dem Menschen – und Tod – bezogen auf den einzelnen Menschen – im Blick. Die Existenz Gottes von Ewigkeit her steht im Gegensatz zur Vergänglichkeit des Menschen.

Der Bereich der Natur setzt sich in V. 5-6 mit dem Gras fort (כֶּחָצִיר; *wie Gras* ist durch כ ausdrücklich als Vergleich gekennzeichnet). Hier bildet die Festigkeit und Beständigkeit von Bergen, Erde und Festland in V. 2 einen Kontrast zur Vergänglichkeit des Grases in V. 5-6.

### *2.3.2.4.2. Alttestamentliche Parallelen*

Zwei Motive sind in Ps 90,2 kombiniert: eine personifizierte Rede von Bergen, Erde und Festland und das Bildfeld eines gebärenden Gottes.

Dass Naturphänomene personifiziert werden, ist in der Psalmensprache – und darüber hinaus im gesamten Alten Testament – nicht singulär: So können z.B. Hügel sich mit Jauchzen gürten (Ps 65,13), Flüsse ihre Stimme erheben (Ps 93,3) oder Himmel, Erde und Meer sich freuen und jubeln (Ps 96,11). Die Frage ist allerdings, welche Konsequenzen man aus diesem Faktum zieht. Wird damit wirklich die Natur menschenähnlich?[262] Eher erscheint es mir plausibel, dass hier der numinose Charakter durchscheint, der Naturphänomenen im Alten Vorderen Orient zugeschrieben wird. Damit sind in Ps 90,2 Reste von Vorstellungen der Berge und der Erde als personifizierter Gottheiten spürbar.

---

[261] Vgl. TATE 1990, 437. Anders GRUND 2006b, 307, die nur V. 1b–2.17 zum Rahmen zählt. Zur Struktur des gesamten Psalms vgl. SCHNOCKS 2002, 35–40.118–132.

[262] So DOYLE 2001, 35: „nature is human before YHWH."

Wie wir bereits in Ps 2,7 gesehen haben, ist die Vorstellung eines gebärenden Gottes in Ps 90,2 nicht singulär. Sprachlich ähnlich – ebenso mit den Verben ילד und חיל – formuliert ist Dtn 32,18. Eine Verbindung zum Lied des Mose in Dtn 32,1-43 ist auch von der Überschrift Ps 90,1a her möglich. In Dtn 32,18 wird mit derselben Wurzel חיל *polel* eindeutig Gott als Gebärender gezeigt. Der gebärende Fels (צוּר), mit dem JHWH hier in der Metapher gleichgesetzt wird, stammt aus demselben semantischen Umfeld wie die Berge (הָרִים) in Ps 90,2. Dtn 32,18 ist ein Text, der Ps 90,2 und Ps 71,3.5-6 (damit indirekt auch Ps 22,10-11) miteinander verbindet: Das Bild der Geborgenheit rund um die eigene Geburt in Ps 71,5-6 steht dort in unmittelbarem Kontext mit dem צוּר (*Fels*; Ps 71,3).

Vergleichbare Texte zu göttlichem Gebären sind Dtn 32,18 und Jes 42,14. Jes 42,14 ist durch כ eindeutig als Vergleich gekennzeichnet: Der letztgenannte Text sagt, dass sich JHWH *wie* eine Gebärende verhält.[263] Dtn 32,18; Jes 42,14 und Ps 90,2 ist das Aktive in der Geburtsschilderung und das explizite Nennen Gottes als gebärend gemeinsam.

Die Kombination dieser zwei Motive – Personifizierung von Naturphänomenen und der Vorstellung von einem gebärenden Gott – ist zwar selten, aber insgesamt nichts Außergewöhnliches im AT. Eine zu Ps 90,2 parallele Kombination beider Motive ist am ehesten in Hi 15,7 anzutreffen:

| | |
|---|---|
| *7a Wurdest du als erster[264] Mensch geboren* | 7a הֲרִאישׁוֹן אָדָם תִּוָּלֵד |
| *7b und vor den Hügeln kreißend hervorgebracht?* | 7b וְלִפְנֵי גְבָעוֹת חוֹלָלְתָּ׃ |

Gemeinsam sind Hi 15,7 mit Ps 90,2 die Wurzeln ילד und חיל, allerdings in anderen – beide Male passivischen – Stammformen, *ni.* und *polal*. Und auch hier gelten Naturphänomene, die Hügel, indirekt als geborene. Adressat ist in der zweiten Rede des Elifas Hiob, der in der rhetorischen Frage gerade nicht als vor der Schöpfung präexistent angesprochen wird. Hier könnte eine Anspielung auf einen Mythos vom Urmenschen vorliegen.[265] Gemeinsam ist Ps 90,2; Hi 15,7 und Prov 8,24-25, dass Schöpfung als Geburt ausgedrückt wird. Wichtiges Thema ist die Präexistenz. Auch die präexistente Weisheit ist ein möglicher Hintergrund von Ps 90,2.

JHWH übernimmt die Funktion des Gebärens, die in der altorientalischen Umwelt anderen Gottheiten, eventuell Mutter Erde, zugeschrieben werden. Auch hier bleibt es eine Leerstelle, wer gebärt. Es muss nicht notwendigerweise auf „Mutter Erde“[266] zurück gegriffen werden, sondern es ist zumindest

---

[263] Vgl. DARR 1987, 565.

[264] רִאישׁוֹן (*erster*) ist eine „Unform“, die sich durch nachträgliche Eintragung der etymologischen Schreibung – mit א – in die phonetische erklären lässt: vgl. HORST 1983, 218.

[265] Vgl. HORST 1983, 223.

[266] So z.B. HORST 1983, 223.

eine Möglichkeit, dass auch hier JHWH als Gebärender vorgestellt ist. Zielpunkt von Hi 15,7 sind wie in Dtn 32,18 Menschen, die geboren werden.

Zur Vorstellung, dass die Erde unter Wehen geboren wird, findet sich ein paralleler Text in Jes 66,8:

| | |
|---|---|
| *8a Wer hat so etwas gehört,* | מִי־שָׁמַע כָּזֹאת 8a |
| *8b wer hat solche Dinge gesehen?* | מִי רָאָה כָּאֵלֶּה 8b |
| *8c Wird ein Land an einem Tag unter Wehen hervorgebracht,* | הֲיוּחַל אֶרֶץ בְּיוֹם אֶחָד 8c |
| *8d oder wird ein Volk auf ein Mal geboren?* | אִם־יִוָּלֵד גּוֹי פַּעַם אֶחָת 8d |
| *8e Denn Zion hat unter Wehen ihre Kinder hervorgebracht und geboren.* | כִּי־חָלָה גַּם־יָלְדָה צִיּוֹן אֶת־בָּנֶיהָ׃ 8e |

In Jes 66,8 ist es dasselbe Wort ארץ (*Erde / Land*) wie in Ps 90,2. Auch die Verben sind dieselben: חיל (*pu.* und *q.*) und ילד (*ni.* und *q.*). Das Geborenwerden eines Naturphänomens, der Erde, wird mit einer Menschengruppe, dem Volk, kombiniert. Zunächst ist das Geboren-Werden in der – wohl rhetorischen – Frage passivisch formuliert. Ähnlich wie in Ps 90,2 ist es auch hier eine Leerstelle, wer Erde und Volk geboren hat. Implizit kann – zumindest für die „Geburt" der Erde – an Gott gedacht sein. Dann wird die Frage beantwortet: Zion ist hier die Gebärende.

Zahlreiche sprachliche Bezüge bestehen zu Prov 8,22-31, zur Geburt der Weisheit noch vor der Erschaffung der Welt. ארץ (*Erde*), הרים (*Berge*) und תבל (*Festland*) werden in Prov 8,23.25-26 auch erwähnt, allerdings in anderer Reihenfolge als in Ps 90,2. Zweimal sagt die personifizierte Weisheit mit derselben Wurzel חיל, allerdings in der passivischen Stammform *polal* von sich, dass sie vor der Erschaffung der Welt in Wehen geboren wurde: חוֹלָלְתִּי (*ich wurde geboren*; Prov 8,24-25).[267] Von wem sie geboren wurde, bleibt eine Leerstelle in diesem Text. Aus der Verknüpfung mit יְהוָה קָנָנִי (*JHWH hat mich erschaffen*)[268] in Prov 8,22 ergibt sich, dass JHWH auch hier der Gebärende ist. Die Weisheit beschreibt ihr Geschaffensein mit derselben Wurzel סכך (*weben*) wie in Ps 139,13.[269] Das Einsenken der Berge in Prov 8,25, das schon die mittelalterliche jüdische Exegese mit Ps 90,2 verbunden hat, lässt sich mit den eingesenkten Grundfesten der Erde erklären (vgl. Hi 38,6). Die Berge verbinden als Weltachse die drei Hauptkomponenten des Kosmos: Erde, obere und untere Welt.[270]

[267] Vgl. Ps 51,7; Hi 15,7, wo jeweils ein menschliches Individuum geboren wird; vgl. BAUMANN 1996, 141.

[268] Zur Vieldeutigkeit der Wurzel קנה vgl. BAUMANN 1996, 116–118.

[269] Zu den textkritischen und semantischen Problemen der Form נִסַּכְתִּי (*ich wurde gewoben*) in Prov 8,23 vgl. BAUMANN 1996, 120–122.

[270] Vgl. BAUMANN 1996, 125.

*2.3.2.4.3. Spiegelungen in der altorientalischen Umwelt*

Dass hier mythologische Vorstellungen aus der altorientalischen Umwelt aufgenommen sind, ist unbestritten. In altorientalischen Mythen stehen hinter den Bergen Gottheiten. In Ägypten wird z.B. die Göttin Mertseger mit der „westlichen" oder „großen" Bergspitze über der Nekropole von Theben identifiziert. Im Dankgebet des Nefer-Abet an Meretseger wird ihr einerseits die Stärke einer Löwin, andererseits auch Barmherzigkeit zugeschrieben.[271] Mit dem Geburtsmotiv hat dieser Text insofern zu tun, als sich der Betende selbst mit einer Schwangeren vergleicht:

> „Ich war in ihrer Hand, des Nachts wie am Tage,
> und saß auf dem Gebärziegel wie die Schwangere;
> ich rief nach Luft, und sie kam nicht zu mir."[272]

Dass Götter und Göttinnen gebären, ist in der Mythologie des Alten Orients nichts Ungewöhnliches: Gottheiten können die Welt oder Teile der Welt gebären.[273] In der Darstellungsweise gibt es unterschiedliche Varianten zwischen konkreter Ausschmückung und einer diskreteren Redeweise von Zeugungen und Geburten durch Gottheiten.[274]

Eine Kombination der Personifizierung der Berge mit Fortpflanzungstätigkeiten von Gottheiten ist in sumerischen Mythen nichts Ungewöhnliches: So wird etwa die Göttin Ninkurra (die „Herrin des Berglandes") vom Gott Enki gezeugt und von der Göttin Ninnissa geboren.[275]

Oder der Gott Enlil wird selbst mit einem Berg identifiziert und kann sehen. Er vergewaltigt Ninlil und zeugt so den Mondgott Nanna. Allerdings ist hier nichts von der konkreten Geburt zu erfahren. Dafür werden die Verwicklungen rund um die Zeugung ausführlich dargestellt.[276]

Im Alten Testament sind nur noch Spuren dieser mythischen Göttergeburten zu finden. Geburt durch JHWH ist ein seltenes Bild, aber es ist an manchen Stellen im AT aufbewahrt, wie z.B. Ps 90,2. Darin, dass in Ps 90,2 die Berge wie Lebewesen geboren werden, drückt sich der Reflex einer

---

[271] Vgl. TUAT II, 876–877; KEEL 1996, 17; KEEL / SCHROER 2002, 47–50.

[272] TUAT II, 877.

[273] Vgl. KEEL / SCHROER 2002, 108.

[274] Vielleicht lässt sich dieser Befund als historische Entwicklung von ausführlicheren Darstellungen hin zu metaphorischen Andeutungen erklären, die sich schon in der Übergangszeit zwischen sumerischen und altbabylonischen Mythen abzeichnet: vgl. STOL 2000, 86–87; GRUND 2006b, 305.

[275] Vgl. TUAT III, 363–386, v.a. Z. 98–109.

[276] Vgl. TUAT III, 421–434.

gewissen numinosen Eigenmächtigkeit aus. Die Präexistenz Gottes impliziert allerdings seine Übermacht über sie.[277]

### *2.3.2.5. Metaphorische Interaktion*

Ob hier Metaphern identifiziert werden, hängt vom jeweiligen Weltbild ab: Aus heutiger Sicht ist die Kombination von Begriffen aus der Natur mit Geburtsverben wohl eher in bildlichem Sinn nachvollziehbar. Vom mythologischen Verständnis des Alten Vorderen Orients her können hier aber durchaus „reale“ Vorstellungen im Hintergrund stehen.[278] Die Entstehung von Bergen, Erde und Festland wird bildlich als Geburt gezeichnet. Im Hintergrund von Ps 90,2 steht mythisches Denken, das nie ohne Bildersprache auskommt.

Es wird an eine schwer vorstellbare Zeit vor der Entstehung von Bergen, Erde und Festland erinnert, in der JHWH schon existierte, bevor er diese unter Wehen hervorbrachte. Metaphernsignale des Textes sind, dass die genannten Phänomene sonst nicht geboren werden, weil sie keine Lebewesen sind, und dass JHWH Subjekt dieses Vorganges ist. Im Kontext des Gesamtpsalms haben Berge, Erde und Festland neben ihrer konkreten Bedeutung auch bildlichen Gehalt: Sie symbolisieren Beständigkeit, Dauer, Festigkeit. Diese steht in Parallele zur Existenz Gottes von jeher, aber im Gegensatz zur Kurzlebigkeit der menschlichen Existenz. In ihrer Personifizierung behalten Berge, Erde und Festland eine gewisse Eigenmächtigkeit. Dem präexistenten JHWH als dem, der sie hervorbringt, wird aber größere Macht zugeschrieben. Geburt steht hier im Zusammenhang mit göttlichen Kräften.

Im Vorgang der Geburt von Bergen, Erde und Festland aus Gott klingen altorientalische Mythen von Gottheiten an, die Berge und Erde gebären. Die Begriffe ילד und חיל nur als andere Wörter für Erschaffen zu verstehen, reduziert den Bildgehalt dieser Verben. Es ist nicht unwichtig, dass die Entstehung der Welt hier mit Geburtsbildern ausgedrückt wird. Was wird nun mit diesem Bild von Weltschöpfung durch Geburt unter Wehen transportiert? Was bedeutet es, dass die Entstehung von Bergen, Erde und Festland nicht als Schöpfung, sondern als Geburt dargestellt wird? Welche Bilder evoziert ein gebärender Gott, der sogar Wehen hat?

– Geboren zu sein begründet eine enge persönliche Beziehung und Nähe zwischen Gott und Welt schon von Urzeiten her: Wird in anderen Texten im Psalter (Ps 22,10-11; 71,5-6) die enge Beziehung zwischen Gott und Beter/in an den Beginn der eigenen Existenz im Mutterleib gelegt, so wird hier die

---

277 Vgl. KEEL 1996, 17.

278 So z.B. KRÜGER 1994, 197, Anm. 26; vgl. GRUND 2006b, 317: Bei diesen Sprachbildern „[...] handelt es sich ja nicht bloß um figurative Sprache – der mythologische Vorstellungshintergrund war für Israel ja durchaus noch lebendig und schwingt in solchen Aussagen noch mit.“

enge Beziehung zwischen Gott und Welt sozusagen in die pränatale Existenz von Bergen, Erde und Festland verlagert.

– Wird Gott als in Wehen gebärend dargestellt, so rückt er damit in die Nähe von menschlichen – weiblichen – Erfahrungen. Wehen evozieren Heftigkeit, Intensität und Erschütterung im positiven wie im negativen Sinn. Sie weisen auf ein dramatisches Geschehen hin. In ihnen ist die Ambivalenz zwischen Stärke, Freude über neues Leben und Schmerzen, vielleicht auch Angst enthalten. Gott bringt wie eine Frau bei der Geburt ihres Kindes Großartiges zustande. Die Erschaffung der Welt wird zu einem in seiner Zeitspanne überschaubaren Vorgang.

Metaphorische Interaktion bedeutet, dass die Kontexte der einzelnen Bildbereiche einander wechselseitig beeinflussen und zur Interpretation beitragen: Dass Geburt hier mit kosmischen, vorzeitlichen Schöpfungsvorgängen in Zusammenhang gebracht wird, ruft den archaischen Charakter jeder Geburt ins Gedächtnis. Die Geburt von Bergen, Erde und Festland ist ein Bild für das göttliche Wirken im Hintergrund, das den Vorgang nicht gänzlich erklärbar macht.

### *2.3.2.6. Funktion der Geburtsbilder*

Die Klimax liegt am Ende des Verses: Gott wird direkt angesprochen und an seine Existenz von Ewigkeit her erinnert. Im Fortgang des Psalms hat V. 2 die Funktion der Erinnerung und Vergewisserung.

V. 2 ist Teil des hymnischen Rahmens V. 1b-2, einer Anrufung des Schöpfergottes. Hier wird ein Thema angesprochen, das den gesamten Ps 90 durchzieht: der Gegensatz zwischen menschlicher Zeit und Gottes Zeitbegriffen. Gottes Zeit beginnt zu einem für Menschen schwer vorstellbaren Zeitpunkt, vor der Entstehung von Bergen, Erde und Festland. Die Entstehung dieser sonst als so fest und fundamental geltenden Elemente wird als Geburt vorgestellt.

V. 1-11 ist insgesamt eher im Bereich der Klage zu verorten. Hier hat die Erinnerung an die Erschaffung von Bergen, Erde und Festland durch Geburt die Funktion einer Vergewisserung, einer Vertrauensaussage. Die Existenz des Schöpfers der Welt seit Ewigkeit wird in Ps 90 der Vergänglichkeit des Menschen gegenüber gestellt. Ps 90 ist einmal mehr ein Text, der zeigt, dass formkritische Systeme an den Texten immer wieder an ihre Grenzen kommen.[279]

---

[279] So ordnet z.B. ALBERTZ 1974, 116 (im Anschluss an GUNKEL / BEGRICH) Ps 90 den Volksklagepsalmen zu, wobei das Weltschöpfungsmotiv (Ps 90,1–2) über das Bekenntnis der Zuversicht in die Klage eingedrungen, hineingewandert sei. Zum Vertrauensbekenntnis im Rahmen des Klagelieds des Volkes vgl. GUNKEL / BEGRICH 1985, 130–131; KRÜGER 1994, 204.

### *2.3.2.7. Rezeptionen*

MTeh (BUBER) 11 verknüpft Ps 90,2 aufgrund des identischen Beginns בְּטֶרֶם הָרִים (*bevor Berge*) mit Prov 8,25:

„‚Bevor Berge geboren wurden' [Ps 90,2]: An einer anderen Stelle heißt es: ‚Bevor Berge eingesenkt wurden' (בְּטֶרֶם הָרִים הָטְבָּעוּ; Prov 8,25). Das bedeutet, dass die Berge der Welt wie diese Vögel flogen, die über der Oberfläche des Wassers fliegen. Und wo der Heilige – gepriesen sei er – einen sehr tiefen Ort sah, gab er einen großen Berg hinein und füllte ihn. Und wo er einen ebenen Ort sah, gab er einen leichten Berg hin, denn es heißt: ‚Bevor Berge geboren wurden und du Erde und Festland mit Wehen hervorgebracht hast' [Ps 90,2]."[280]

Das Einsenken oder Eintauchen (טבע *ho.*) der Berge in Prov 8,25 wird ausgeschmückt und zur Erklärung des Geburtsvorgangs in Ps 90,2 herangezogen. Die Rabbinen denken nicht an Fundamentberge, sondern an die Berge auf der Erde. Gott ist explizit Urheber des Prozesses, der Erschaffende. Der Midrasch verlässt das Geburtsbild.

Raschi setzt ebenfalls das Geborenwerden der Berge mit ihrer Erschaffung gleich und *verwendet* ausdrücklich den Schöpfungsterminus ברא: „‚*Bevor Berge geboren wurden*' [Ps 90,2]: [d.h.] geschaffen wurden (נבראו). Bevor du unter Wehen ‚*Erde und Festland*' geboren hast (ובטרם חוללת ארץ ותבל)."[281]

Raschi erklärt das Geborenwerden der Berge als Geschaffenwerden, macht Gott zum Subjekt der Erschaffung sowohl der Berge als auch von Erde und Festland, behält aber für letztere beide das Bild des Gebärens unter Wehen bei. Der als Du angesprochene Gott ist hier also ein unter Wehen Gebärender.

Dass Gott hier Subjekt der Schöpfung ist, durchzieht insgesamt die jüdischen Auslegungen.[282]

## *2.3.3. Ps 110,3: Schoß der Morgenröte und Tau der Geburtlichkeit*

### *2.3.3.1. Ps 110*

Ps 110 ist Teil des 5. Psalmenbuches. Die Überschrift לְדָוִד מִזְמוֹר ordnet Ps 110 den David-Psalmen zu. „Es soll sogleich zu Beginn betont werden, dass sowohl in den Fragen der Textkritik wie auch zu den religionsgeschichtlichen

---

[280] MTeh (BUBER) 11 zu Ps 90,2 in eigener Übersetzung. Ps 90,2 wird unvokalisiert zitiert, d.h. es ist aus dem Zitat nicht sichtbar, wie die Rabbinen תחולל vokalisieren. Naheliegend ist die Masoretische Vokalisation.

[281] Der hebräische Text ist nach GRUBER 2004, 845, zitiert und mit einer eigenen Übersetzung versehen. In der englischen Übersetzung verdeckt GRUBER das Geburtsbild, indem er „before You brought forth" (575) übersetzt. Gott als Subjekt und die Erklärung des Geburtsverbs mit Erschaffen findet sich auch bei Ibn Esra.

[282] Vgl. Mikra'ot Gedolot (COHEN 2003a), 70–71.

Problemen das letzte Wort noch nicht gesprochen ist und unter den gegebenen Bedingungen auch wohl kaum gesprochen werden kann."[283] Dieses Diktum von KRAUS gilt auch für die folgenden Überlegungen. Sowohl die Textbasis als auch die Exegese von Ps 110 sind äußerst komplex. Hier soll nur ein Vers aus diesem schwierigen Psalm analysiert werden: Ps 110,3 und seine Implikationen für das Geburtsthema.

V. 3 schließt den ersten Teil von Ps 110 ab. Der Psalm lässt sich relativ eindeutig in zwei Teile gliedern.[284] Die Verse 1-3 gelten im Allgemeinen als älter als V. 4-7. Häufig werden V. 1-3* als vorexilisches Prophetenorakel klassifiziert.[285] Zumindest dieser erste Teil könnte in der frühen Königszeit entstanden sein.[286] Die Neueinsätze der beiden Teile sind jeweils in V. 1 durch נְאֻם יְהוָה (*Spruch JHWHs*) und in V. 4 durch נִשְׁבַּע יְהוָה (*JHWH hat geschworen*) markiert. Beide Teile sind Rede an eine 2.P.Sg.m., die jeweils auch Schilderungen in der 3.P.Sg.m. enthalten.

Während sich die Makrostruktur des Psalms relativ klar bestimmen lässt, ist die Redesituation nicht so eindeutig. Der Wechsel zwischen Anrede an ein Du – teilweise in Imperativen – und Schilderungen über JHWH in der 3. Person steht in gewisser Spannung zur Einleitung נְאֻם יְהוָה לַאדֹנִי (*Spruch JHWHs zu meinem Herrn*) in V. 1. Diese Bezeichnung ist für den Psalter ungewöhnlich. Sie kommt außer an dieser Stelle nur noch in Ps 36,2 vor. Sonst ist sie v.a. für prophetische Literatur charakteristisch. Sie rückt Ps 110,1-3 in die Nähe eines „Seher- oder Orakelworts"[287]. Die Anfänge der Orakelsprüche in V. 1 und 4 lassen sich also eindeutig bestimmen, ihre Endpunkte dagegen nicht. Unklar ist, wer in V. 3 spricht.[288] Die Redesituation lässt sich so vorstellen, dass eine dritte Person, vielleicht ein Prophet, dem König ein Orakel JHWHs vorträgt.[289]

Aufgrund des Herrschaftsauftrages in V. 1c-2, der zweimaligen Erwähnung von מלך in V. 4-5 und der Nähe von Ps 110,1-3 zu altorientalischen Königsvorstellungen gilt Ps 110 im Allgemeinen als Königspsalm oder

---

[283] KRAUS 1989b, 928.

[284] Vgl. z.B. GERSTENBERGER 2001, 263, der in V. 1b–3 und V. 4–7 jeweils Orakel und Interpretation klassifiziert.

[285] Vgl. SAUR 2004, 210.

[286] Vgl. KRAUS 1989b, 930; KILIAN 1999, 250; ALLEN 1983, 83: „Efforts to date it have ranged from the Davidic period right down to the Maccabean. [...] Most scholars opt for the period of the monarchy, generally in its early stages." Für eine nachexilische Datierung des gesamten Psalms spricht sich z.B. KÖRTING 2006, 214, aus.

[287] SEYBOLD 1996, 438. Entscheidet man sich – wie z.B. KRAUS 1989b, 928–929 – textkritisch für יְלִדְתִּיךָ (*ich habe dich gezeugt*), so erhält man drei Orakelsprüche und in V. 3 eine eigene JHWH-Rede.

[288] Z.B. BAIL 2003, 101, klassifiziert V. 3 gerade nicht als Gottesrede.

[289] Vgl. KRAUS 1989b, 929.

Königslied,[290] obwohl der König nicht explizit als Adressat genannt ist.[291] Als Sitz im Leben wird häufig eine Inthronisationsfeier angegeben: „Ps 110 ist ein prophetisch akzentuierter Königspsalm (vgl. Ps 2), der vermutlich von einem Hof- oder Tempelpropheten dem König zugesprochen wurde im Zusammenhang mit einer Thronbesteigungs- bzw. Krönungs-Zeremonie, die möglicherweise jährlich neu begangen wurde [...].“[292] Es ist allerdings schwierig, den konkreten Ablauf einer Inthronisationsfeier im Einzelnen aus dem Psalm zu rekonstruieren.[293]

Ps 110,3 ist aufgrund von textlichen Problemen ein besonders schwer zu interpretierender Text. Die beiden Hauptrichtungen der Exegese dieses Verses lassen sich so beschreiben: Die einen lesen den Vers als Beschreibung der Untergebenheit des Volkes unter ihren König, die mit mythischen Bildern ausgeschmückt wird. Die anderen sehen in ihm einen Hinweis auf göttliche Zeugung oder Geburt, die die besondere Würde des Königs untermauert.[294] In den Wortfeldern des Psalms klingen beide Bereiche an. Für das Thema Fruchtbarkeit und Geburt ist die zweite Interpretationsrichtung von größerem Interesse. Fokus unseres Blicks auf Ps 110,3 ist das Geburtsthema: Sagt der Text etwas über einen gebärenden Gott aus? Was tragen die Naturbilder zur Rede über Geburt bei?

### *2.3.3.2. Text*

Text- und Auslegungsgeschichte von Ps 110 zeigen eine Vielfalt von Varianten. Mit großzügigen Umstellungen und Konjekturen[295] ist man heute vorsichtiger geworden, aber es ist schwierig, MT einen kongruenten Sinn abzugewinnen. „Fast jede Lektüre des Psalms legt einen anderen Text zugrunde. Auf gewisse Weise visualisiert diese Vielfalt der Lektüre einen Grundgedanken der Intertextualität.“[296]

Dem Urteil KOCHs ist wohl zuzustimmen: „Dem Satz hat noch kein Kommentator einen sinnvollen Inhalt entnehmen können.“[297] Zu fast jedem Wort

---

[290] Vgl. GUNKEL 1968, 481; GUNKEL / BEGRICH 1985, 140; ALLEN 1983, 83; STOL 2000, 88.

[291] Vorsichtiger formulieren etwa BROWN 1998, 93: „royal liturgy of some sort, at the very least a form of public utterance addressed to a royal figure“, oder GERSTENBERGER 2001, 264: „an Israelite royal figure“.

[292] WEBER 2003, 222; vgl. KILIAN 1990, 417; ROWE 2002, 45: „a coronation psalm“.

[293] Vgl. ALLEN 1983, 83; KRAUS 1989b, 929–930; STOL 2000, 88.

[294] Vgl. WEBER 2003, 222; zur erstgenannten Interpretationslinie vgl. z.B. KORPEL 1990, 126: „Early in the morning the young warriors appear as fresh and numerous as droplets of dew;“ zur zweitgenannten z.B. GUNKEL 1968, 481–483.

[295] Vgl. GUNKEL 1968, 481–487.

[296] BAIL 2003, 99.

[297] KOCH 2002, 18. Ob der Text allerdings, wie KILIAN 1990, 417, meint, tatsächlich nicht ohne Korrekturen auskommt, soll hier hinterfragt werden. Immerhin liegt in der jüdischen

von Ps 110,3 gibt es Textvarianten. In den von MT abweichenden Lesarten liegen Dialogangebote, die unterschiedliche Facetten dieses schwierigen Textes realisieren.[298] Lösungsansätze, die Leerstellen von Ps 110,3 zu füllen, werden entweder über Textänderungen oder über Interpretationsvorschläge von MT gesucht. Die Herausforderung einer Beibehaltung von MT besteht darin, den Text in seiner Sperrigkeit zunächst einmal zur Kenntnis zu nehmen. Ich kann hier nicht auf alle Textprobleme des Verses eingehen, sondern will mich v.a. auf den letzten Teil konzentrieren.

| | |
|---|---|
| *3a Dein Volk ist Freiwilligkeit am Tag deiner Stärke.* | עַמְּךָ נְדָבֹת בְּיוֹם חֵילֶךָ 3a |
| *3b In heiliger Pracht,* | בְּהַדְרֵי־קֹדֶשׁ 3b |
| *aus dem Schoß der Morgenröte* | מֵרֶחֶם מִשְׁחָר |
| *3c ist bei dir der Tau deiner Geburtlichkeit.* | לְךָ טַל יַלְדֻתֶיךָ׃ 3c |

LXX gibt עַמְּךָ נְדָבֹת mit μετὰ σοῦ ἡ ἀρχὴ (*mit / bei dir ist die Herrschaft*) wieder. Dies könnte auf die Vokalisierung עִמְּךָ נְדִבֹת (*mit / bei dir sind Adelige*) zurück gehen, abgeleitet vom Nomen נדיבה (*Edles / Würde*).[299]

In App. BHS wird vorgeschlagen, חֵילֶךָ (*deine Stärke*) in חוֹלַלְךָ (*dein Kreißen / deine Geburt / dein Geborenwerden*) zu verändern.[300] Dies wäre eine Inf.-*polal*-Form von חיל und würde eine semantische Verbindung zu ילד herstellen. Sie ist von der Parallele in Ps 90,2 beeinflusst. Vokalisiert man חֵילֶךָ zu חִילֶךָ um, so wird es zu einem Pass.-Part.*q*. von חיל I (*kreißen / sich winden / beben*). Eine solche Änderung ist bei gleichem Konsonantenbestand möglich. Die Übersetzung von בְּיוֹם חֵילֶךָ mit *am Tag deines Geborenwerdens*[301] wäre im Kontext von רחם und ילד im selben Vers durchaus plausibel. Wird MT beibehalten, so ist die Übersetzung *am Tag deiner Stärke* die neutralste. Möglichen Konnotationen dieses Ausdrucks soll im Rahmen der semantischen Analyse nachgegangen werden.

Statt בְּהַדְרֵי־קֹדֶשׁ (*in heiliger Pracht*; eigentlich Plural: „in Prachtentfaltungen deiner Heiligkeit"[302]) lesen ein Fragment der Kairoer Geniza, viele Handschriften, Symmachus und Hieronymus בהררי־קדש (*auf heiligen*

Auslegungsgeschichte eine langjährige Tradition, die MT sehr wohl ohne Konjekturen einen Sinn abgewinnt.

298 Vgl. BAIL 2003, 104.

299 Vgl. KRAUS 1989b, 926–927; GRUND 2006b, 114; zur Diskussion der LXX-Version vgl. BONS 2003, 125.131.

300 So auch GUNKEL 1968, 481: „am Tag, da du gekreißt wardst."

301 Vgl. HALAT 1, 1967, 299: „Geburtswehen"; WEBER 2003, 221, der die Übersetzung „Tag deines Geborenwerdens" als Variante in Klammern angibt.

302 KOCH 2002, 18. DELITZSCH 1867, 644, denkt an den gottesdienstlichen priesterlichen Ornat (vgl. 2 Chr 20,21).

*Bergen*).[303] Diese Variante nimmt eine Verschreibung ר / ד an und bringt einen weiteren Aspekt von Naturmetaphorik in den Vers ein. Sie hat vor dem babylonischen und ägyptischen Hintergrund der Vorstellung vom morgendlichen Aufgang des Sonnengottes zwischen den Horizontbergen her Plausibilität.[304] Sie würde Ps 110,3 stärker mit der Geburt der Berge in Ps 90,2 verbinden. Wird an MT als der lectio difficilior festgehalten, so ist die heilige Pracht eine Beschreibung der Geburtsumstände des Königs.

Die Form מִשְׁחָר ist ein Hapaxlegomenon. Eine Möglichkeit ist, das מ als durch Reduplikation entstandenen Abschreibfehler zu erklären und wegzulassen.[305] Die Septuaginta, der Hebräische Text nach Origenes, Theodotion und die Peschitta setzen eine geänderte Vokalisation voraus: מִשַּׁחַר (*seit der Morgenröte*).[306] Dies wäre syntaktisch eine andere Konstruktion: מֵרֶחֶם (*von Mutterleib an*) und מִשַּׁחַר (*seit der Morgenröte*) würden so zu zwei parallelen Angaben von Zeitspannen. Wird die Morgenröte in diesen Varianten zu einer reinen Zeitbestimmung, so wird damit das Problem einer Personifizierung beseitigt. Die LXX-Übersetzung πρὸ ἑωσφόρου (*vor dem Morgenstern*) macht nicht nur eine Zeitangabe, sondern auch eine Präexistenzaussage: „eine Anspielung auf die Erschaffung des Gottkönigs vor der Entstehung des Morgensterns, d.h. vor der Schöpfung."[307] Es ist aber durchaus möglich, MT beizubehalten: מִשְׁחָר lässt sich als (poetische) Nebenform zu שַׁחַר (*Morgenstern, Morgenröte*) erklären.[308]

LXX lässt לְךָ טַל ganz weg und übersetzt: ἐκ γαστρὸς πρὸ ἑωσφόρου ἐξεγέννησά σε (*aus dem Mutterleib habe ich dich vor der Morgenröte gezeugt/ geboren*). Ob לְךָ טַל in der hebräischen Vorlage der LXX nicht enthalten oder den Übersetzern unverständlich war, lässt sich nicht eindeutig entscheiden.[309] Ein anderer Vorschlag ist die Konjektur von לְךָ טַל zu כְּטַל (*wie Tau*).[310] Diese Lesart macht aus der Metapher einen Vergleich und stellt eine Vereinfachung des Textes dar.

---

[303] Z.B. ALLEN 1983, 79–80; KRAUS 1989b, 927; SAUR 2004; 205; GRUND 2006a, 114, schließen sich dieser Lesart an. Die sonst übliche Formulierung lautet בְּהַדְרַת־קֹדֶשׁ (vgl. z.B. Ps 29,2; 96,9).

[304] Vgl. KEEL 1996, 18–19; GRUND 2006a, 114.

[305] Vgl. den Vorschlag im Apparat der BHS; MCKAY 1970, 458. KRAUS 1989b, 926–927, lässt das מ ebenfalls weg und liest: מֵרֶחֶם שַׁחַר (*aus dem Schoß der Morgenröte*).

[306] So auch GRUND 2006a, 114.

[307] BONS 2003, 136.

[308] So HALAT 2, 1974, 609; vgl. auch ALLEN 1983, 79–80; RENDSBURG 1999, 550; KOCH 2002, 18. GERLEMAN 1981b, 9–10, behält ebenfalls MT bei, erklärt die Form מִשְׁחָר aber als Nominalbildung vom Verbum שחר (*streben / auf etwas aus sein*). Er kommt so zur Übersetzung „Der vom Mutterleib Wegstrebende" für מֵרֶחֶם מִשְׁחָר und ordnet diese in den Kontext der Erzählung von Juda und Tamar (Gen 38) ein.

[309] Vgl. BONS 2003, 136.

[310] Vgl. App. BHS; KRAUS 1989b, 927; SAUR 2004, 205; GRUND 2006a, 114–115.

Zu לְךָ טַל יַלְדֻתֶיךָ gibt es eine von vielen Handschriften, dem hebräischen Text des Origenes, Septuaginta und Peschitta belegte Textvariante: Sie lesen das finite Verb יְלִדְתִּיךָ (*ich habe dich gezeugt*[311] / *geboren*) statt des Substantivs יַלְדֻתֶיךָ (*deine Kindheit*[312] / *Jugend*[313] / *Geburtlichkeit*). Diese Variante kommt bei gleichem Konsonantenbestand in Angleichung an Ps 2,7 durch Veränderung der Vokalisation zustande und wird in zahlreichen Auslegungen übernommen. Sie eröffnet wie in Ps 2,7 die Debatte, ob es hier um männlich konnotiertes Zeugen oder weiblich konnotiertes Gebären geht.[314] Die Übersetzung „*ich habe dich geboren*“ würde den Geburtszusammenhang an dieser Stelle verstärken. Dann wäre der Text eine explizite Aussage über Geburt aus JHWH. Das Gewicht der Textzeugen würde für die Variante sprechen. Ein anderer Konjekturvorschlag ist die Vokalisation als *pi.*: יִלַּדְתִּיךָ (*ich habe geholfen, dich zu gebären*).[315] Diese Variante bestärkt zwar den Geburtskontext und macht Gott, ähnlich wie in Ps 22,10-11, zur Hebamme, hat aber keinen Anhaltspunkt in belegten Textversionen. Wird MT als lectio difficilior beibehalten, so bleibt die Aussage unbestimmter, und der Text lässt sich nicht eindeutig als göttliche Geburt bestimmen. Dennoch ist es möglich, das Nomen auch im Geburtszusammenhang zu verstehen:

Die Nominalbildung יַלְדֻת (*Kindheit*) kommt außer in Ps 110, 3 nur noch in Koh 11,9-10 vor. Die Endung וּת macht aus einem konkreten Begriff ein Abstraktum.[316] Die Übersetzung mit *Kindheit / Jugend* ist v.a. vom Parallelismus zu בְחוּרוֹתֶךָ (*deine Jugend*) in Koh 11,9ab geprägt:

| | |
|---|---|
| *9a Freue dich, Jüngling, an deiner Kindheit.* | שְׂמַח בָּחוּר בְּיַלְדוּתֶיךָ 9a |
| *9b Dein Herz mache dich fröhlich* | וִיטִיבְךָ לִבְּךָ 9b |
| *in den Tagen deiner Jugend.* | בִּימֵי בְחוּרוֹתֶךָ |

Bleibt man bei der Grundbedeutung von ילד, wäre es durchaus möglich, an beiden Stellen ein Abstraktum zum Zeugen / Gebären anzunehmen: also Zeugung / Geborensein / Geburtlichkeit. Damit ergäbe sich eine andere Übersetzung für den Schluss von Ps 110,3: Bei dir ist der Tau deines Geborenseins /

---

311 Vgl. z.B. GERSTENBERGER 2001, 265: „I have generated you“.

312 Vgl. HALAT 2, 1974, 394; die dort für Ps 110,3 vorgeschlagene Übersetzung *Jungmannschaft* erscheint mir nicht plausibel.

313 Vgl. GESENIUS 2, 1995, 466; KÖRTING 2006, 206.

314 Vgl. z.B. KRAUS 1989b, 926–927; SAUR 2004, 205, die den Text nach Ps 2,7 ändern und in der Übersetzung für *Zeugen* plädieren. GRUND 2006a, 115–118, dagegen argumentiert auch hier durchaus überzeugend, dass nichts gegen *Gebären* spricht.

315 Vgl. VAN DER TOORN 1994, 88, der weitere Konjekturen vorschlägt (חדרי statt הדרי und משחתיך statt משחר לך) und so zur Übersetzung kommt: „At the time of the labor pains, caused by you, I anointed you in the consecrated inner chambers; when you came out of the womb, I caused you to be born like dew.“

316 Vgl. GesK § 86k.

deiner Geburtlichkeit. Damit können sowohl die Umstände der konkreten Geburt als auch das Faktum des Geborenseins / der Geburtlichkeit allgemein gemeint sein.

In diesen unterschiedlichen Lesarten beginnen schon divergierende Rezeptionen. Hier soll insgesamt MT beibehalten werden.[317] Allerdings ist damit noch keineswegs Eindeutigkeit erreicht. Selbst die Übersetzungen und Interpretationen von Exegetinnen und Exegeten, die für die Lesart des MT plädieren, gehen in unterschiedliche Richtungen,[318] da die Mehrdeutigkeiten auch auf semantischer Ebene liegen.

### *2.3.3.3. Syntax*

Bleibt man beim Textbestand von MT, so besteht Ps 110,3 aus zwei Nominalsätzen unterschiedlicher Länge. Umstritten ist v.a., ob בְּהַדְרֵי־קֹדֶשׁ (*in heiliger Pracht*) zum ersten oder – so MT – zum zweiten der beiden Nominalsätze zu zählen ist. Syntaktisch ist beides möglich. Die Aufteilung von MT soll hier beibehalten werden. Der gesamte Vers enthält vier constructus-Verbindungen. Dass innerhalb dieser Verbindungen und zwischen ihnen semantische Bereiche aufeinander treffen, die sonst nichts miteinander zu tun haben, weist auf Bildsprache hin. Eine Kennzeichnung als Vergleiche – etwa durch כ (*wie*) – fehlt in der Fassung von MT.

Während die Freiwilligkeit des Volkes in V. 3a noch als relativ konkretes Geschehen zu verstehen ist und dem bereits V. 1b-2 bestimmenden Bereich königlicher Machtentfaltung zuzuordnen ist, ist בְּיוֹם חֵילֶךָ (*am Tag deiner Stärke*) mehrdeutig. Es passt einerseits in den Bereich militärischer Macht, lässt andererseits aber auch das Geburtsthema anklingen. בְּהַדְרֵי־קֹדֶשׁ (*in heiliger Pracht*) kann sowohl ganz wörtlich *heiliger Schmuck* bedeuten als auch abstrakter und allgemeiner *heilige Pracht / Glanz*.

Der für unseren Zusammenhang wichtige Schlussteil des Verses, V. 3c, enthält Sprachbilder aus zwei Bereichen: Geburt und Natur. רחם (*Mutterschoß / Gebärmutter*) und ילדת (*Geburtlichkeit*) lassen sich dem Bereich der Geburt zuordnen, שׁחר (*Morgenröte*) und טל (*Tau*) sind Naturphänomene. Die

---

[317] Vgl. RENDSBURG 1999, 551: „The net result is a masterful line of poetry that need not be subjected to textual emendation."

[318] Z.B. BROWN 1998, 94.96, schlägt vor, das zweite מ in מרחם משחר MT als „directional movement" zu übersetzen: „out of the womb, towards the dawn go forth!" Ebensowenig überzeugt der Vorschlag von RENDSBURG 1999, רחם mit *Regen* zu übersetzen. Er gelangt – ebenfalls auf der Basis von MT – zur Übersetzung: „In the manifestation of holiness, With the rain of dawn, Yours is the dew of your youth" (RENDSBURG 1999, 551). Anders HANEY 2002, 113: „Your people are willing (lit. willingnesses) on the day of your strength; Your youth in holy array are to you as dew from the womb of the dawn." In eine ähnliche Richtung geht BAIL 2003, 101: „Dein Volk steht freiwillig zu dir (ist Freiwilligkeit) am Tag deiner Stärke; in heiligem Schmuck aus dem Schoß der Morgenröte [ist] dir der Tau deiner Jugend."

beiden Wendungen מֵרֶחֶם מִשְׁחָר (*aus dem Schoß der Morgenröte*) und טַל יַלְדֻתֶיךָ (*Tau deiner Geburtlichkeit*) bilden gewissermaßen einen Chiasmus der Bereiche Geburt und Natur. Die Alliteration des מ in מֵרֶחֶם מִשְׁחָר weist auf enge Zusammengehörigkeit der beiden Teile der constructus-Verbindung hin. Ein Wortspiel liegt auch darin, dass die Konsonanten von רחם in anderer Reihenfolge in משחר enthalten sind.[319] Die constructus-Verbindung suggeriert, dass die Morgenröte einen Mutterschoß hat, hier also personifiziert vorgestellt ist. In der Verbindung eines Körperteils mit einer Naturerscheinung liegt ein Spannungsmoment. Beide Begriffe bezeichnen Konkretes. Ebenso sind טַל (*Tau*) und יַלְדֻת (*Kindheit / Geburt / Geburtlichkeit*) Begriffe, die sonst nicht miteinander verknüpft werden. Die unterschiedlichen semantischen Bereiche (Naturerscheinung und Lebensabschnitt), die hier miteinander verbunden sind, weisen auf bildliche Redeweise hin. Ein konkreter Begriff ist mit einem abstrakten in einer constructus-Verbindung verknüpft.

Die Bildkomplexe Natur und Geburt sind hier also ineinander geschoben. Durch die beiden Suffixe 2.P.Sg.m. werden die Beschreibungen im Nominalsatz einem Du zugeordnet. Die Bilder sollen über dieses Du (לך) – im Kontext des Psalms wohl über den König und die Umstände seiner Geburt – eine Aussage machen. In dieser Ausrichtung auf ein Du hin ist eine gewisse Gerichtetheit[320] erkennbar.

### *2.3.3.4. Semantik*

#### *2.3.3.4.1. Semantische Analyse der Sprachbilder*

Konkrete und bildhafte Ebene sind in Ps 110,3 vermischt.[321] Hier soll nun – als eine von vielen Möglichkeiten – eine Interpretation vorgeschlagen werden, die den Geburtsbereich eher als den konkreten ansieht. Es sollen Aussagen über die Umstände der Geburt einer hervorgehobenen Person, eventuell des Königs, gemacht werden. Die Geburt des Königs und allgemein das Geborensein werden mit zwei Begriffen aus dem Bereich der Natur – Morgenröte und Tau – beschrieben.

Der gesamte Psalm enthält eine Reihe von Sprachbildern aus ganz unterschiedlichen Bereichen. Die Verbindung der drei Wurzeln רחם, ילד und חיל in einem Vers weist auf einen Geburtskontext als Hintergrund von Ps 110,3 hin. Die Wurzel חיל in V. 3a lässt sich sowohl als Stärke als auch als Geborenwerden interpretieren. Sie hat Scharnierfunktion im Psalm und verbindet

---

[319] Vgl. RENDSBURG 1999, 551.
[320] Vgl. ZIMMERMANN 2000, 121.
[321] Vgl. SAUR 2004, 211.

militärische Stärke mit starken Geburtswehen. Formal drückt sich dies im Parallelismus von חֵילֶךָ am Schluss von V. 3a und יַלְדֻתֶיךָ am Schluss von V. 3c aus. Der Bildgehalt von חיל reicht einerseits in den Kriegsbereich[322] und andererseits in den Bereich der Geburt. Auch wenn meistens von zwei verschiedenen Wurzeln – חיל I. *kreißen* und חיל II. *kräftig sein* – und davon abgeleiteten unterschiedlichen Nominalbildungen חִיל und חַיִל ausgegangen wird,[323] kann der Gleichklang der Wurzeln doch auf eine semantische Nähe hinweisen. Auch in der Geburtsarbeit (vgl. engl. *labour*) liegt ein Element der Stärke.

Hier soll nun auf die Sprachbilder מֵרֶחֶם מִשְׁחָר (*aus dem Schoß der Morgenröte*) und טַל יַלְדֻתֶיךָ (*Tau deiner Geburtlichkeit*) eingegangen werden. Bei מִשְׁחָר bzw. in der üblicheren Form שחר ist nicht ganz eindeutig, um welches Naturphänomen es sich genau handelt: die Morgendämmerung bzw. das Morgengrauen oder die Morgenröte bzw. das erste Morgenlicht.[324] Da die Übergänge in diesem Bereich fließend sind, kann der Terminus wohl alle der genannten Aspekte umfassen. שחר bezeichnet ein Naturphänomen, das eine bestimmte Zeitspanne beschreibt: den frühen Morgen.[325]

Der מִשְׁחָר (*Morgenröte*) und טַל (*Tau*) verbindende Bereich von Naturphänomenen ist über diese beiden Begriffe hinaus in Ps 110 noch in V. 6 – אֶרֶץ רַבָּה (*weite Erde*) – und in V. 7 – נַחַל בַּדֶּרֶךְ (*Bach am Weg*) – verankert. Darüber hinaus sind Körperteile ein wichtiges Wortfeld in Ps 110. רחם (*Mutterschoß / Gebärmutter*) ist nicht der einzige Körperteil, der im Psalm vorkommt: Weitere sind ימין (*rechte Hand / Seite*) in V. 1.5, רגלים (*Füße*) in V. 1, קרב (*Inneres / Mitte / Bauch*) in V. 2 und ראש (*Kopf*) in V. 6.7. רחם und קרב ist gemeinsam, dass sie im Kontext von Geburt stehen können, also auch eine gewisse Nähe zu ילד haben.

Im Auftrag רְדֵה בְּקֶרֶב אֹיְבֶיךָ (*Herrsche in der Mitte / inmitten deiner Feinde!*) in Ps 110,2b klingt entfernt Körpersprache an. Die Wurzel קרב, die in den Psalmen insgesamt 27mal vorkommt, ist hier präpositional („*inmitten*“) gebraucht. Das Primärnomen קֶרֶב, von dem sich die präpositionale Verwendung ableitet, bezeichnet das Leibesinnere, die Eingeweide, auch bei Schwangeren (Gen 25,22).[326] Auch wenn hier einfach die Herrschaft mitten unter den Feinden gemeint ist, steht hinter diesem Ausdruck die Vorstellung vom Leibesinneren der Feinde.

---

322 GERLEMAN 1981b, 6–7, gibt mit Verweis auf Dtn 23,11; Prov 31,29 *Wehr / Widerstand* als Grundbedeutung von חיל an.

323 Vgl. GESENIUS 1995, 345–347.

324 Vgl. RUPPERT 1993, 1227.

325 Die von RUPPERT 1993, 1228, vorgeschlagene Unterscheidung zwischen Naturphänomen bzw. Zeitspanne und einer mythologisch- oder theologisch-bildhaften Rede von שחר lässt sich nicht eindeutig treffen.

326 Vgl. HALAT 3, 1983, 1049–1060.

#### *2.3.3.4.2. Einordnung in eine Bildfeldtradition*

Weder מֵרֶחֶם מִשְׁחָר (*aus dem Schoß der Morgenröte*) noch טַל יַלְדֻתֶיךָ (*Tau deiner Geburtlichkeit*) sind Bildfelder im engeren Sinn. Die Kombination der beiden Lexeme in der constructus-Verbindung ist jeweils einzigartig. Hier kann nur der Frage nachgegangen werden, wo einzelne Aspekte dieser Bilder im AT und seiner altorientalischen Umwelt vorkommen, um daraus mögliche Konnotationen abzuleiten. Wo findet sich noch eine Personifizierung der Morgenröte? Weist diese auf Spuren einer Gottheit hin? Wer kann einen רחם (*Mutterschoß / Uterus*) haben? Welche Konnotationen sind mit טל (*Tau*) und ילדת (*Geburtlichkeit*) verbunden?

Eine Personifizierung der Morgenröte (allerdings in der üblichen Form שׁחר) ist im AT nichts Ungewöhnliches: Sie findet sich im Kontext des Psalters in Ps 57,9[327] und Ps 108,3. Nach diesen Versen lässt sich die Morgenröte wecken. In Ps 139,9 hat sie Flügel und symbolisiert einen weit entfernten, fast unerreichbaren Ort im Osten. Sie ist Bild für die Unermesslichkeit Gottes. Dass שׁחר in MT oft ohne Artikel verwendet wird, deutet auf einen Eigennamen und damit ebenfalls auf Personifizierung hin. Auch Namen wie אֲחִישָׁחַר (*mein Bruder ist šaḥar / Bruder des šaḥar*, 1 Chr 7,10) oder שְׁחַרְיָה (*JHWH ist šaḥar*, 1 Chr 8,26) sind Hinweise auf Personifizierung. Nach Hi 3,9; 41,10 hat die Morgenröte Wimpern (עַפְעַפֵּי־שָׁחַר). In Cant 6,10 blickt sie herab (שׁקף *ni.*), hat also Augen.[328] שׁחר (*Morgenröte*) ist im AT meistens mit aktiven Verben verknüpft, die indirekt eine Personifizierung implizieren: z.B. בקע (Jes 58,8), יצא (Hos 6,3). Selbst bei der gängigen Wendung בעלות השחר (*bei Sonnenaufgang*; z.B. Jdc 19,25) ist v.a. ein Naturphänomen gemeint, das eine Zeitspanne markiert, „[...] but it seems likely that the stereotyped image of a dawn which 'rises' may depend on an earlier conception of the dawn as a divine being."[329]

Die Rede vom Mutterleib der Morgenröte und damit der Hinweis auf ihre Gebärfähigkeit hat am ehesten in Jes 14 eine Parallele. Die Bezeichnung des Königs von Babel (Jes 14,4) als בן־שׁחר (*Sohn der Morgenröte*; Jes 14,12) ist ebenfalls ein Hinweis auf eine Personifizierung der Morgenröte und darüber hinaus auch auf ihre Elternschaft. Kontext ist in Jes 14,12-15 ein Mythos vom Sturz Helels, des Sohnes Schachars. Ein außerisraelitischer Mythos steht hier wohl im Hintergrund, lässt sich aber nicht eindeutig rekonstruieren.[330]

---

327 MCKAY 1970, 457, weist darauf hin, dass die Textversionen versuchen, den Anthropomorphismus zu vermeiden, indem sie שׁחר zu einer temporalen Bestimmung machen: z.B. LXX: ἐξεγερθήσομαι ὄρθρου (*ich werde am Morgen aufwachen*).

328 Dass in Cant 6,10 die Geliebte nicht nur mit der Morgenröte, sondern auch mit dem Mond und der Sonne verglichen wird und dies mit den femininen Nomina לבנה und חמה ausgedrückt wird, deutet MCKAY 1970, 457–459, als Hinweis auf eine weibliche Gottheit.

329 MCKAY 1970, 457.

330 Vgl. MCKAY 1970; WILDBERGER 1978, 550–553.

Eine Kombination von Morgenröte und Tau findet sich in Hos 6,3-4: כְּשַׁחַר נָכוֹן מוֹצָאוֹ (*beständig wie die Morgenröte ist sein Hervortreten*). שַׁחַר (*Morgenröte*) wird hier mit Beständigkeit, Sicherheit, Festigkeit (כון) assoziiert. מוֹצָאוֹ (*sein Hervortreten*) ist syntaktisch eindeutig auf den vorher genannten JHWH bezogen. Die Morgenröte ist hier ein Bild für das Hervortreten, Ausgehen, Sich-Zeigen Gottes. Sie ist also durchgehend positiv konnotiert und kann auch mit dem Motiv der Hilfe Gottes am Morgen verbunden werden.[331] Im darauffolgenden Vers wird der beständigen Morgenröte auf der Seite Judas im Chiasmus der vergängliche Tau gegenüber gestellt: וְכַטַּל מַשְׁכִּים הֹלֵךְ (*wie früher Tau, der vergeht*; vgl. auch Hos 13,3). Bezogen ist dieses Bild auf die Güte Judas. In Hos 6,3-4 finden wir also Morgenröte als Bild der Beständigkeit und Verlässlichkeit, Tau dagegen als Inbegriff von schneller Vergänglichkeit.

An anderen Stellen (z.B. Gen 27,28.39; Dtn 33,13.28; Hi 29,19) symbolisiert der Tau nicht Vergänglichkeit, sondern Leben und Segen: „[...] die Fruchtbarkeit und Leben spendenden Wirkungen der Feuchtigkeit des frühen Morgens [...]“[332] Nach Gen 27,28 kommt der Tau vom Himmel (טַל הַשָּׁמַיִם) und wird mit dem Fett der Erde (שְׁמַנֵּי הָאָרֶץ) parallel gesetzt.

„Eine wichtige Rolle spielt in der Meteorologie Palästinas/Israels der Tau, der in den Sommermonaten vielen Pflanzen den fehlenden Regen ersetzt und als Segen des Himmels, als Gabe JHWHs erfahren wurde.“[333] Neben der Früh, dem Morgen, der Frische als Bindeglied zwischen מִשְׁחָר (*Morgenröte*) und טַל (*Tau*) könnte im ägyptischen Mythos der göttliche Duft bei der Geburt des Königs ein weiteres verbindendes Element sein.[334] Tau kommt in einem Geburtskontext noch in Jes 26,19 vor:[335] Dort ist vom Tau der Lichter die Rede, der die Toten lebendig macht.

Während in Ps 110,3 Morgenröte und Tau parallele Assoziationen in Richtung Frische und Neubeginn hervorrufen, symbolisieren sie in Hos 6,3-4 Gegensätzliches: Beständigkeit und Vergänglichkeit. Insgesamt stehen bei diesem Bild aber wohl doch die Aspekte von Neubeginn und beständigem

---

[331] Vgl. JANOWSKI 1989.

[332] GRUND 2006a, 114–115.

[333] KEEL / SCHROER 2002, 75.

[334] Vgl. KILIAN 1990, 419; 1999, 243: KILIAN behauptet, dass das ägyptische Nomen *j`dt* (*Tau*) in Bedeutung und Schreibweise mit *jdt* (*Wohlgeruch*) zusammen gefallen ist. Der zeugende Gott gibt sich durch seinen Wohlgeruch als Gott zu erkennen, und auch die Königin ist von göttlichem Duft erfüllt.

[335] GERLEMAN 1981b, 10–12, konstatiert einen etymologischen und semasiologischen Zusammenhang zwischen טל (*Tau*), טלה (*Tierjunges*) und טול *hi.* (*werfen / streuen*), der Jes 26,19 und Ps 110,3 gemeinsam ist. Er zählt טל zum Vorstellungsbereich des Gebärens und kommt für טַל יַלְדֻתֶיךָ in Ps 110,3 zur Übersetzung: „Für die Geburt deiner Nachkommenschaft“ (12). Darüber hinaus ergeben sich von Jes 26,17–19 her Verbindungen zu Ps 7,15; Ps 22,30; 58,9 und zum Thema der Wehen.

Herausgehen Gottes im Vordergrund. Morgenröte und Tau können zu Beschreibungen des Gottes Israels herangezogen werden.

מרחם (*von Mutterschoß an*) kommt in den Psalmen noch in Ps 22,11; 58,4 vor. Gemeint ist an diesen beiden Stellen der menschliche Mutterleib als ganz konkreter Ort der Entstehung des Lebens. Mit der Wendung מרחם wird sowohl die Zeitspanne seit dem Beginn des Lebens im Mutterleib als auch die Trennung vom Mutterleib in der Geburt, bezeichnet. Während in Ps 22,11 und Ps 58,4 menschliche Mütter im Blick sind, ist dies mit שׁחר (*Morgenröte*) in Ps 110,3 nicht so eindeutig.

In der Rede vom „Schoß der Morgenröte" in Ps 110,3 klingen alte, mythische Motive aus der altorientalischen Umwelt an.[336] Mythisches vermischt sich mit real Beobachtetem,[337] die Betrachtung von Naturphänomenen ist mit mythisch-numinosen Elementen verknüpft. Die Vorstellungen von Morgenröte und Tau lassen sich vor ägyptischem Hintergrund[338] plausibel erklären. Aus der Morgenröte im Osten tritt jeden Morgen der ägyptische Sonnengott hervor und kehrt am Abend mit der Sonnenbarke in den Nun zurück. Der Sonnenaufgang wird als Geburt der Sonnenscheibe dargestellt, die allmorgendlich zwischen den östlichen Horizontbergen erscheint.[339] In ähnlicher Weise finden sich auf Rollsiegeln der Akkadzeit Darstellungen des Sonnengottes, der aus den Bergen hervorsteigt.[340] Auch in Ugarit ist *šḥr* eine bekannte Gottheit. Genauso wie שׁחר im Hebräischen ein maskulines Nomen ist, ist *šḥr* in ugaritischen Texten ein männlicher Gott, ein Sohn Els.[341] Die Wendung מֵרֶחֶם מִשְׁחָר (*aus dem Schoß der Morgenröte*) deutet einerseits auf eine weibliche Konnotation der Morgenröte und andererseits auf Reste einer Personifizierung als Gottheit hin.[342] Schillernd ist an diesem Bild, dass רחם eine weibliche Gottheit assoziieren lässt, während vergleichbare Gottheiten der Morgenröte in der Umwelt männlich sind. Die Personifizierung wurde offenbar in den antiken Versionen und Übersetzungen als anstößig oder nicht

---

[336] Vgl. SEYBOLD 1996, 439: „Die Zeile ist verdunkelt. Sie scheint mit mythischen Farben übermalt zu sein, welche die göttliche Geburt (רחם ‚Mutterschoß'; ‚zeugen') des Königs (vgl. 2,7) im Zeichen der Morgenröte und des Taus andeuten sollen (M)."

[337] Vgl. STRAUSS 2000, 359.

[338] Ob man deshalb so weit gehen will, den „[...] Grundbestand von Ps 110 auf eine Ägyptische Vorlage zurückzuführen [...]" (KILIAN 1999, 249), bleibt allerdings hypothetisch.

[339] Vgl. JANOWSKI 1989, 135–154; KILIAN 1990, 418; JANOWSKI 2001, 8–9; KOCH 2002, 19–20. Dieser Sonnenaufgang zwischen den Horizontbergen wird auch immer wieder zur Unterstützung der Lesart בהררי־קדשׁ (*auf heiligen Bergen*) für Ps 110,3 herangezogen.

[340] Vgl. KEEL 1996, 18.

[341] Vgl. MCKAY 1970, 456; RUPPERT 1993, 1230; KEEL / SCHROER 2002, 121: „Nach Ps 110,3 wird der Tau aus dem ‚Mutterschoß der Morgenröte' geboren. Hinter diesem Bild steht mindestens ursprünglich eine göttliche Größe, denn die Entsprechungen des hebräischen Wortes *šaḥar* bezeichnen u.a. in Ugarit und Emar noch eine Gottheit." KRAUS 1989b, 933, dagegen lehnt jede Verbindung von Ps 110,3 mit dieser Gottheit ab.

[342] Vgl. RUPPERT 1993, 1231.

mehr verständlich empfunden und daher unsichtbar gemacht. Grund dafür könnte sein, dass in späteren Versionen die Idee einer Gottheit der Morgenröte schon verblasst war. So wurde die Morgenröte allgemein eher als Zeitpunkt oder als Naturphänomen beschrieben.[343]

Werden mythische Geburtsbilder in den Psalmen rezipiert (z.B. Ps 110,3), so zeigt sich eine charakteristische Ambivalenz: „Einerseits wirkt das Gottesverständnis, das sich in den Texten ausprägt, als der entscheidende Maßstab der Rezeption und Transformation des Mythischen, andererseits ist dieses in größerem oder geringerem Maß eine notwendige und elementare Dimension der Rede von Gott, die eine lebendige, menschennahe Gottesvorstellung hervorruft und prägt.“[344]

Nicht nur hinter der Morgenröte kann eine personifizierte Gottheit stehen, sondern auch hinter רחם (*Gebärmutter / Mutterleib*). Im bereits im Zusammenhang mit Ps 22,10-11 erwähnten Atramchasis-Mythos wird Belet-ili mit dem Mutterleib identifiziert. Der Mutterleib erschafft die Menschen und lässt sie fallen.[345] Ebenso kann die Bezeichnung SIG$_7$-*en* oder SIG$_7$-*šár* im sumerischen Mythos Enki und Ninmach für die göttlichen Geburtshelferinnen auf eine personifizierte Gebärmutter hinweisen: Für SIG$_7$-*en* und SIG$_7$-*šár* werden „wombs“ oder „Personifikationen der Eierstöcke“ als Übersetzung vorgeschlagen.[346] Im Alten Vorderen Orient ist bei der Schilderung von Naturvorgängen die Grenze zwischen bildlichen und mythologischen Aussagen fließend, da hinter Vorgängen in der Natur oft personifizierte Gottheiten stehen.[347]

Zur Verknüpfung der Motive רחם (*Mutterschoß*), שחר (*Morgenröte*) und טל (*Tau*) ist – wie häufig bei den Psalmen – das Hiobbuch ein wichtiger Gesprächspartner. Neben einer Personifizierung der Morgenröte (Hi 3,9) ist auch die Nacht (הַלַּיְלָה) von Hiobs Geburt, die er verflucht, personifiziert vorgestellt: Er wünscht, dass sie unfruchtbar gewesen wäre (גַּלְמוּד; Hi 3,7): וְאַל־יִרְאֶה בְּעַפְעַפֵּי־שָׁחַר (*und sie [i.e. die Nacht] möge nicht die Wimpern der Morgenröte sehen*). Zweifellos lassen sich die „Wimpern der Morgenröte“ als Bild für die Strahlen des ersten Morgenlichts interpretieren. Dennoch verdeckt eine metaphorische Übersetzung – etwa mit „des Erstlichts Strahlen“[348] – den ursprünglichen Bildgehalt und die Personifizierung. Diese

---

343 Vgl. McKAY 1970, 456–460. Aus der Rezeptionsperspektive ist auch der von McKAY 1970, 460–464, aufgrund des femininen Bildhintergrundes vorgeschlagene Zusammenhang mit Eos, der griechischen Göttin der Morgenröte, eine Interpretationsmöglichkeit. Historisch lässt sich diese Verbindung aufgrund der zeitlichen und räumlichen Distanz schwer verifizieren.

344 IRSIGLER 2004, 22; zur Ambivalenz des Mythischen vgl. auch MÜLLER 2004, 52–53.

345 TUAT III, 623, Z. 189–190.194.

346 Vgl. TUAT III, 390, et al.; STOL 2000, 109.

347 Vgl. WESTENDORF 1977a, 459.

348 HORST 1983, 36.37.

Personifizierungen von Nacht und Morgenröte stehen im Kontext vielfältiger Geburtsterminologie in Hi 3. In Hi 24,20 begegnet eine Personifizierung von רחם (*Mutterschoß*): יִשְׁכָּחֵהוּ רֶחֶם (*vergessen hat ihn der Mutterleib*). Naheliegend ist die Deutung, dass רחם hier pars pro toto für die Mutter steht. Gleichzeitig könnte entfernt ein mythisch-göttlicher Uterus anklingen, da רחם wiederum einem aktiven Verb zugeordnet ist.

Auch in den rhetorischen Fragen Gottes an Hiob in Hi 38, in denen JHWH seine Schöpfermacht demonstriert, ist ein ähnlicher mythologisch-metaphorischer Hintergrund sichtbar. Hier finden sich zahlreiche Anklänge an das Geburtsthema in Verbindung mit Naturphänomenen. רחם (*Mutterschoß*) und שׁחר (*Morgenröte*) werden hier zwar nicht in einer constructus-Verbindung kombiniert, aber doch in zwei in unmittelbarer Nähe stehenden Versen (V. 8.12) genannt. Gemeinsam ist Hi 38 und Ps 110,3 die Personifizierung und darin das Numinose, der mythologische Hintergrund, der an diesen Stellen durchscheint.

Nach Hi 38,8 bricht das Meer aus dem רחם (*Mutterschoß*) hervor. Wie bereits in der Diskussion von Ps 22,10-11 erwähnt, ist es eine Leerstelle, wessen Mutterschoß in Hi 38 gemeint ist. Eine vorgeschlagene Deutung ist Mutter Erde als dahinter stehendes Subjekt,[349] auch wenn es so nicht explizit im Text steht. Der Wechsel in der Gottesrede zur 1.P.Sg. in V. 9 und die dort beschriebenen Versorgungstätigkeiten Gottes nach der Geburt – das Anziehen und In-Windeln-Wickeln –, deuten darauf hin, dass hier durchaus der רחם (*Mutterschoß*) JHWHs gemeint sein kann. Eindeutig ist jedenfalls, dass JHWH, wie auch beim Menschen, die Macht hat, den Mutterleib zu öffnen oder zu verschließen (vgl. z.B. Gen 20,18; I Sam 1,5-6). Die Ironie liegt darin, dass die Ohnmacht des Meeres, der sonst schrecklichen Macht des ים, geschildert wird. Die Mutter ist die Stärkere. „Dadurch, dass das Meer alle bedrohliche Macht verliert, wird es entmythisiert. Seine dunklen Salzfluten und sein glänzender Gischt sind nichts als Wasser. Es verliert jeden repräsentativen Aspekt, nachdem an die Stelle des schwer kämpfenden Baal Jahwe mit seinem souveränen Machtwort getreten ist [...].“[350]

Nach Hi 38,12 lässt Gott die Morgenröte ihren Ort wissen (ידע *pi.*). Das Ketib lautet: יִדַּעְתָּה שַׁחַר. שׁחר ohne Artikel suggeriert einen Eigennamen. Um eine solche Möglichkeit zu umgehen, „korrigiert“ das Qere יִדַּעְתָּ הַשַּׁחַר nicht nur die Verbalform, sondern fügt den Artikel hinzu, um den Eigennamencharakter zu verdecken. In Hi 38,13-15 werden weitere konkrete Aktivitäten der Morgenröte geschildert. Sie hat die Macht, die Frevler zu vertreiben. Die Welt wird jeden Morgen neu erschaffen, das Morgenlicht hat kosmische Bedeutung.[351] Aus der rhetorischen Frage in Hi 38,12-15 geht hervor, dass

[349] Vgl. schon GUNKEL 1968, 400.
[350] KEEL 1996, 40.
[351] Vgl. JANOWSKI 1989, 184.

JHWH mächtiger als die Morgenröte ist. Hier klingt ihre Personifizierung und Eigenmächtigkeit an: „[...] שחר, ursprünglich als am östlichen Horizont aufsteigendes, rötliches Lichtwesen mit eigenem Wohnort gedacht“[352]; gleichzeitig ist sie aber JHWH untergeordnet.[353]

In Hi 38,21 wird in der Rede JHWHs ausdrücklich das Geborensein Hiobs erwähnt. Das Geborenwerden ist Grund zur Erkenntnis: יָדַעְתָּ כִּי־אָז תִּוָּלֵד (*Du hast [es] erkannt, denn damals warst Du [schon] geboren*). Der Aussagesatz V. 21 allein lässt sich so deuten, dass Gott Hiob durchaus die Erkenntnis der Zusammenhänge rund um die Erschaffung der Welt zugesteht. Im Gesamtduktus der rhetorischen Fragen in Hi 38 und im Kontext von V. 18, wo Gott Hiobs Erkenntnisfähigkeit ironisch bewertet, ist wohl die Übermacht Gottes der Grundtenor des Textes. Wie auch immer das Erkenntnisvermögen Hiobs insgesamt gedeutet wird, wird es mit Geburt in Zusammenhang gebracht. Wie in Ps 139,14 steht Einsicht in die Erschaffung von Welt und Mensch mit Gott als Schöpfer in engem Zusammenhang mit der Geburt. Erkenntnisfähigkeit wird dem Menschen bei der Geburt mitgegeben. Gleichzeitig steht menschliches Erkennen im Rahmen des weitaus umfassenderen Wissens Gottes.

In Hi 38,28-29 wird die Entstehung von Naturphänomenen mit Zeugung bzw. Geburt in Zusammenhang gebracht:

| | |
|---|---|
| *28 Hat denn der Regen einen Vater,* | 28 הֲיֵשׁ־לַמָּטָר אָב |
| *der wer zeugte Tautropfen?* | אוֹ מִי־הוֹלִיד אֶגְלֵי־טָל׃ |
| *29 Aus wessen Bauch kam das Eis hervor,* | 29 מִבֶּטֶן מִי יָצָא הַקָּרַח |
| *nd Himmelsreif, wer hat ihn geboren?* | וּכְפֹר שָׁמַיִם מִי יְלָדוֹ׃ |

V. 28 weist auf väterliche Aufgaben hin, V. 29 auf mütterliche. Die implizite Antwort auf die rhetorischen Fragen kann nur JHWH sein. Also hat JHWH nach diesen Versen einen Mutterleib (בטן und רחם), zeugt und gebärt das Wetter: Tautropfen, Eis und Reif. Mit diesen väterlich-mütterlichen Bildern wird JHWHs Übermacht über Naturphänomene beschrieben, die z.B. in Kanaan Gottheiten zugeschrieben werden.[354]

Aus den aufgezeigten Parallelen ergibt sich, dass die Bildfelder in Ps 110,3 in dieser Form singulär sind. Auch wenn die einzelnen Lexeme der Wendungen „Schoß der Morgenröte“ und „Tau der Geburtlichkeit“ in vielfachen Bezügen vorkommen und eine Fülle von Konnotationen umfassen, sind die

---

[352] STRAUSS 2000, 360.

[353] Auch in Am 4,13 ist es JHWH, der die Morgenröte erschafft (עשׂה).

[354] Vgl. STRAUSS 2000, 363: Tau, Eis und Reif gelten als Tücher von Baal-Hadad, dem größten Fruchtbarkeits- und Sturmgott Kanaans.

constructus-Verbindungen in Ps 110,3 in dieser Weise in keiner Weise konventionell oder lexikalisiert.[355]

### *2.3.3.4.3. Metaphorische Interaktion*

Sagt dieser Text etwas über einen gebärenden Gott aus? Was trägt die Bildsprache aus dem Bereich der Natur zum Verständnis von Geburt bei?

Im Kontext des Psalms ist der König der Angesprochene. Es geht um die Umstände seiner Geburt. Die enge Beziehung zwischen Gott und König wird mit Geburtsbildern ausgedrückt. Morgenröte und Tau sind Bilder für Anfang, Frische, Neuheit des Morgens bzw. des Lebens, „the king's vitality"[356]: „Der erfrischende, belebende Tau des frühen Morgens geht gleichsam aus dem ‚Schoß' der Morgenröte hervor. D.h., die Morgenröte ‚spendet' den Tau, der hier als Bild der Jugendfrische des (erwählten) Königs oder noch besser als Bild einer gottgewirkten Stärkung des noch jugendlichen Königs verstanden wird."[357] Das Licht gilt im Alten Orient als „Quelle und Manifestation des Lebens"[358]. Die Morgenröte lässt sich an der Nahtstelle zwischen Himmel und Erde lokalisieren, verbindet also göttlichen und menschlichen Bereich.[359] Hier wird die Erwählung des Königs nicht seit seiner Thronbesteigung, sondern von Mutterleib an, seit seiner Geburt, thematisiert.[360] Konnotationen, die allen vier Begriffen רחם, מִשְׁחר, טל und ילדת gemeinsam sind, sind Neuheit, Beginn, Frische, das Lebenschaffende, Fruchtbare, die Kraft des Anfangs.[361]

Gleichzeitig ist in diesem Text die Spur eines Gebärens durch eine Gottheit aufbewahrt, wie sie im Alten Vorderen Orient weit verbreitet ist. Im Bild vom Schoß der Morgenröte klingt der mythische Bildgehalt an. Der mythologische Gehalt einer Gottheit ist noch präsent.

Morgenröte ist im Allgemeinen positiv konnotiert: „Aus dem durchweg mit positiven Vorstellungen konnotierten Morgenlicht, das die Dunkelheit vertreibt, geht auch der König Jahwes hervor und erscheint damit als eine Figur, die das göttliche Heil repräsentiert."[362] Von intertextuellen Bezügen zu anderen Texten (Melchisedek in Gen 14; Ps 109, 30-31) lässt sich aber durchaus auch umgekehrt argumentieren, dass das theokratische Konzept, die Legi-

---

[355] Nach der Terminologie von ZIMMERMANN 2000, 124, zählen sie zu den „lebendigen" oder „kühnen" Metaphern.

[356] ROWE 2002, 46.

[357] RUPPERT 1993, 1232; vgl. KORPEL 1990, 126, allerdings nicht in Bezug auf die Geburtsumstände des Königs, sondern seine freiwilligen Krieger: „Early in the morning the young warriors appear as fresh and numerous as droplets of dew."

[358] JANOWSKI 1989, 61.

[359] Vgl. JANOWSKI 1989, 152.

[360] Vgl. GUNKEL 1968, 482.

[361] Vgl. KÖRTING 2006, 209–210.

[362] SAUR 2004, 211.

timierung der engen Verbindung zwischen Gott und König, hier nur gebrochen lesbar ist.[363]

Geburt wird in Ps 110,3 mit nicht-personalen Naturbildern beschrieben und der Sphäre des Göttlichen zugeordnet. Sie wird nicht konkret ausgemalt, sondern nur angedeutet. Der Schoß der Morgenröte in Ps 110,3 lässt sich als unpersönliche Metapher bezeichnet.[364] Ob damit eine Aussage über Gott gemacht wird, bleibt offen und ist Auslegungssache. Gleichzeitig klingt mit der Beschreibung der Beziehung als Geburtlichkeit ein personaler Aspekt an.

Wir finden hier ein Gottesbild, das nicht auf Männlichkeit oder Weiblichkeit festgelegt ist. Eine deutliche Aussage über einen gebärenden Gott wäre nur die textkritische Veränderung der Vokalisation von יַלְדֻתֶיךָ (*deine Kindheit*) zu יְלִדְתִּיךָ (*ich habe dich geboren*), wie sie seit der Septuaginta in Angleichung an Ps 2,7 häufig vorgenommen wird. Bleibt man bei der Vokalisation von MT, so klingt das göttliche Gebären in mythologischen Resten an und wird nicht explizit ausgesagt.[365] Ps 110,3 ist offen und mehrdeutig formuliert. Die Vorstellung einer göttlichen Geburt steht im Hintergrund dieses Verses.

In Ps 110,3 geht es zunächst um die Geburt eines Königs, eines konkreten Königs oder israelitischer Könige allgemein. Diese Geburt wird mit Bildern aus dem Bereich der Natur beschrieben: Morgenröte und Tau symbolisieren Anfang und Neubeginn, aber auch Fruchtbarkeit und Segen. רחם (*Gebärmutter / Mutterschoß*) verbindet die Bereiche Geburt und Natur miteinander: Einerseits handelt es sich um einen konkreteen weiblichen Körperteil, in dem der Embryo entsteht. Andererseits ist die constructus-Verbindung רחם שׁחר (*Schoß der Morgenröte*) ein Sprachbild. Vor dem Hintergrund altorientalischer Mythologien klingt hier die Erinnerung an eine Gottheit an, die jeden Morgen die Sonnenscheibe hervorbringt. Gleichzeitig ist es möglich, Ps 110,3, über die Geburt eines Königs hinaus als Zusage der Frische, Neuheit und Stärke des Geborenseins, der Geburtlichkeit überhaupt zu verstehen. Gottessohnschaft klingt, je nach textkritischer Entscheidung, in unterschiedlichem Ausmaß an.

In jedem Fall bleibt Ps 110,3 ein schillernder, mehrdeutiger Text, der eine Vielfalt von Interpretationen ermöglicht. Die Schwierigkeit, diesen Text zu

---

[363] So BAIL 2003.

[364] Vgl. NIELSEN 2002: In der Offenheit unpersönlicher Metaphern liegt eine Chance. Neben überwiegend persönlichen Metaphern machen die unpersönlichen Metaphern bewusst, dass sich Gott nicht auf ein menschenähnliches Wesen reduzieren lässt.

[365] KRAUS 1989b, 933, dagegen argumentiert gegen jede Verbindung zum ugaritischen Gott *šḥr* für bildliches Verständnis: „Die Morgenröte fungiert als Metapher der Hoffnung und Wende (von der Nacht zum Tag) in Jos 8,20 und Jes 58,8. [...] Doch vor allem [...] gehören Ort und Vorgang der Zeugung der ‚himmlischen Sphäre' zu. Der ‚göttliche König' kommt aus weltüberlegener Höhe, aus Gottes Welt." Eine Verbindung zu Jes 58,8 stellt auch der mittelalterliche jüdische Exeget Ibn Esra her.

erklären, hängt vielleicht auch mit dem Thema zusammen: Mit poetischen Bildern wird ausgedrückt, dass Geburt sich nicht gänzlich erklären lässt und immer ein verborgenes göttliches Wirken im Hintergrund anzunehmen ist.

### *2.3.3.5. Wirksignale des Textes*

Ps 110,3 bleibt ein schillernder Text, der eine Reihe von produktiven Unbestimmtheitsstellen enthält. Diese können je nach Kontext unterschiedlich gefüllt werden:

Ps 110,3 ist Anrede an eine 2.P.Sg.m. Dieser Bezug wird nicht durch finite Verbformen, sondern durch 2.P.Sg.m.-Suffixe hergestellt. Aus diesem Vers allein geht nicht hervor, wer Sprecher und wer Adressat ist. Die Einleitung נְאֻם יְהוָה לַאדֹנִי in Ps 110,1 suggeriert, dass hier Gottesrede referiert wird. Da aber in V. 2 von JHWH in 3. Person gesprochen wird, bleibt offen, ob die Gottesrede in V. 3 weiter geht[366] oder nicht. Die Sprachbilder führen neue Aussagen über den König und die Umstände seiner Geburt ein.

Die Einleitung V. 1b נאם יהוה לאדני beschreibt die Sprechsituation so, dass jemand Gottesrede an den Herrn des Sprechenden – eventuell eines Kultpropheten (s.o.) – referiert. Sprachlich ist der Hörer oder die Leserin von V. 1b-2 an auf einen Herrschaftsauftrag eingestellt. Zum semantischen Bereich von Herrschaft und Macht gehört auch noch V. 3a. חילך (*deine Stärke*) hat schon Scharnierfunktion, indem es in seinen unterschiedlichen Konnotationen auch Geburtswehen anklingen lässt. V. 3bc überrascht die Leseerwartung im Duktus des Psalms. Hier begegnen neue semantische Felder, Geburt und Natur. Zunächst wird der Blick auf die Herkunft gerichtet, wobei die geprägte Wendung מֵרֶחֶם (*von Mutterleib an*) einen Rückblick auf menschliche Herkunft erwarten lässt. In den ungewöhnlichen constructus-Verbindungen werden unerwartete semantische Aspekte miteinander verknüpft. Funktion dieser ungewöhnlichen Bilder ist, den Angesprochenen zu bestärken.

Die Überschrift V. 1a bezeichnet Ps 110 als einen Psalm Davids. Wird die Überschrift in die Interpretation einbezogen, so öffnen sich weitere Dimensionen der Kontextualisierung. Als „historischer" Verfasser kommt David wohl nicht in Frage. Aber die Zuordnung zu den David-Psalmen könnte dazu einladen, den König mit David zu identifizieren. Eine andere Variante ist, David als Sprecher des Psalms anzunehmen,[367] ihn als „impliziten Beter" aufzufassen.[368]

---

[366] So z.B. GUNKEL 1968, 482.

[367] In diese Richtung geht – neben rabbinischen und altkirchlichen Auslegungen – die Deutung von GERLEMAN 1981b. Seine Auslegung von אדני (*mein Herr*) in Ps 110,1 auf Davids Stammvater Juda ist allerdings etwas spekulativ.

[368] Vgl. ERBELE-KÜSTER 2001, 51–107; BONS 2003, 151.

Wird der Vers aus seinem Kontext gelöst, ist es möglich, ihn bildlich als Anrede an ein zeitloses Du (לך) zu lesen, vielleicht also auch als einen Appell an den Leser und die Leserin. Die Übersetzung von ילדת mit *Geburtlichkeit* unterstreicht ein solches allgemein-zeitloses Verständnis. Sie lenkt den Blick über eine konkrete Geburt hinaus auf eine allgemeine Bestimmtheit des Menschen. Die Leserinnen und Leser werden in die Erfahrungsbereiche Geburt und Natur hineinversetzt. Lebensweltliche Bezüge sind Morgenröte, Tau und Geburt als Neubeginn.

### *2.3.3.6. Ausblick auf die Rezeptionsgeschichte*

Die Rezeptionsgeschichte von Ps 110 zeigt, dass die Leerstellen ganz unterschiedlich gefüllt werden. Dies geschieht v.a. dadurch, dass der Adressat mit unterschiedlichen Personen – von Abraham bis Christus – identifiziert wird. Die Mehrdeutigkeit des Textes erlaubt eine Offenheit für verschiedene Auslegungsmöglichkeiten.

Die messianische Deutung von Ps 110 im Christentum kann sich nicht auf breite Kontinuität mit der jüdischen Auslegung berufen.[369] In der rabbinischen Tradition wird Ps 110 wegen der Melchisedek-Verknüpfung mit Gen 14,18-20 meistens auf Abraham als Vorbild eines toratreuen Juden bezogen, nur gelegentlich und erst spät auf David und den Messias.[370] In GenR 39,8 wird Ps 110,3 zur Erklärung von Gen 12,1 herangezogen. Hier wird die besonders enge Beziehung zwischen Gott und Abraham ausgemalt. Gott sagt zu Abraham: „מרחמו שלעולם שיחרתיך לי (*Aus dem Schoß, der seit Ewigkeit ist (oder: der Welt), habe Ich mir dich ausgesucht*).“[371] Mit dem Schoß der Welt könnte der Berg Morija gemeint sein.[372] Die Rabbinen haben also offensichtlich keinerlei Problem mit der Vorstellung eines von Ewigkeit her existierenden Uterus. Auch der „Tau deiner Jugend“ wird nicht als Schwierigkeit gesehen, sondern so erklärt: „Der Heilige – gepriesen sei Er – sprach zu ihm [i.e. zu Abraham]: ‚Der Tau deiner Jugend‘: Wie dieser Tau vergeht / aufblüht (פורח), so vergehen / blühen auch deine Sünden (עוונותיך פורחים). Wie dieser Tau ein Zeichen des Segens für die Welt ist (סימן ברכה לעולם), so bist auch du ein Zeichen des Segens für die Welt.“[373] Dem Tau werden also unterschiedliche Qualitäten zugeordnet: Er blüht, vergeht und ist ein Segen. Damit ist an die Doppeldeutigkeit des Taus von Vergänglichkeit auf der einen Seite und Segen bzw. Fruchtbarkeit auf der anderen Seite gedacht. An den traditionellen jüdischen Auslegungen ist bemerkenswert, wie sie versuchen, dem

---

[369] Vgl. TILLY 2003, 148–149.
[370] Vgl. BODENDORFER 1999; TILLY 2003.
[371] GenR 39,8 nach THEODOR / ALBECK mit eigener Übersetzung.
[372] Vgl. BODENDORFER 1999, 256.
[373] GenR 39,8. Der hebräische Text wird zitiert nach THEODOR / ALBECK.

schwierigen MT einen Sinn abzuringen und ohne mythologische Erklärungen auszukommen.

Über das Stichwort Tau wird Ps 110,3 in der rabbinischen Literatur mit Gen 27,28 verbunden (vgl. z.B. yBer V 2,9b). Der Tau wird somit als Inbegriff von Segen verstanden, den nicht nur Abraham, sondern auch Jakob und über die Identifikation Jakob = Israel auch ganz Israel erhält.[374]

Raschi fasst ältere rabbinische Erklärungen zusammen und ergänzt sie. Er bezieht – wie zahlreiche Erklärungen aus der jüdischen Tradition vor ihm – Ps 110 auf Abraham und interpretiert folgendermaßen: Zunächst knüpft er an 1 Chron 12,1-17.20-21 an: Leute aus den einzelnen Stämmen des Volkes Israel werden sich freiwillig melden. Er sieht חיל also im Zusammenhang mit militärischer Stärke. Den schwierigen Satzteil בְּהַדְרֵי־קֹדֶשׁ מֵרֶחֶם מִשְׁחָר (*in heiliger Pracht, aus dem Schoß der Morgenröte*) erklärt Raschi ohne altorientalische Hintergründe: „Diese wirst du haben wegen der heiligen Pracht, die du vom Leib deiner Mutter an hattest (בזכות הדרות קדושה שהיו בך מבטן אמך); denn er erkannte seinen Schöpfer im Alter von drei Jahren (vgl. bNed 32,1). מרחם משחר: seit du aus dem Mutterleib gefallen bist (משנפלת מן הרחם)."[375]

Im Kontext der gesamten Auslegung von Raschi ist Abraham der Adressat von Ps 110,3. Ihm wird heilige Pracht, Schmuck, Glanz vom Leib seiner Mutter an zugesagt. מרחם (*vom Mutterschoß an*) wird hier also ganz konkretwörtlich ausgelegt als gängige Phrase für eine Zeitspanne seit dem Beginn des Lebens. שחר (*Morgenröte*) wird nicht personifiziert vorgestellt und nicht näher erläutert, aber metaphorisch auf den Lebensanfang hin gedeutet. Der Schoß der Morgenröte hat keinerlei mythische Qualitäten, sondern dient als Bild für die Entstehung Abrahams im Leib seiner Mutter.

In der Fortsetzung interpretiert Raschi V. 3c folgendermaßen: „Dir wird deine Kindheit angerechnet: Der aufrechte Lebenswandel, in dem du in deiner Kindheit gewandelt bist, wird für dich zur Wohltat (לנועם) werden, so wie dieser Tau wohltuend und angenehm ist (כטל זה שהוא נעים ונוח)."[376]

Während רחם sehr wohl auf die Geburt bezogen war, legt Raschi ילדת nun nicht auf die Geburt, sondern auf die Kindheit Abrahams hin aus. Der Tau dient als Bild für Wohltat, Angenehmes, Mildes, Liebliches. Göttliche Wohltaten kommen ihm aufgrund seines vorbildlichen Lebenswandels zu.

Trotz – oder vielleicht gerade wegen? – seines schwierigen Textes zählt Ps 110 zu den im NT meistzitierten Psalmen. Im Christentum haben v.a. Ps 110,1.4 in der Übersetzung der Septuaginta gewirkt und eine messianisch-christologische Deutung des Psalms begründet. V. 3 wird allerdings im NT

---

[374] Vgl. BODENDORFER 1999, 260.

[375] Die hebräischen Texte sind zitiert nach Mikra'ot Gedolot (COHEN 2003b), 140, und mit eigener Übersetzung versehen.

[376] Mikra'ot Gedolot (COHEN 2003b), 138.140.

nicht zitiert und auch in späteren christlichen Auslegungen von Ps 110 wenig beachtet. Auch wenn Ps 110,3 im NT nicht zitiert wird, wurde der Vers in frühchristlicher Theologie zur Entwicklung der Präexistenzchristologie verwendet.[377] Die LXX-Übersetzung von מרחם mit πρὸ ἑωσφόρου (*vor dem Morgenstern*) ermöglicht „die Bezugnahme auf die Vorstellung der Präexistenz der erwarteten transzendenten Messiasgestalt.“[378]

Explizite Zitate von Ps 110,1.4 finden sich z.B. in Mk 12,33-37 parr;[379] Act 2,34-35; Hebr 5,6.10, Anspielungen z.B. in I Kor 15,25. Motive aus Ps 110, die häufig aufgenommen werden, sind das Sitzen des erhöhten Christus zur Rechten Gottes, die Erhöhungsvorstellung als Deutekategorie für die Auferstehung, eine Verbindung mit der Menschensohn-Christologie und die Gestalt des Melchisedek als Entsprechung zu Christus.[380] Ein Blick auf die neutestamentliche Verwendung von Ps 110 zeigt, dass meistens V. 1 isoliert aufgenommen wird: „Die intertextuelle Beziehung der neutestamentlichen Folgetexte zu ihrem Referenztext Ps 110,1 bleibt auf den direkten Kontext des Zitats oder der Allusion, wenn nicht sogar auf den im Wortlaut angeführten Text beschränkt.“[381] Gleichzeitig prägt die neutestamentliche Interpretation von Ps 110 rückwirkend den christlichen Blick auf den hebräischen Text von Ps 110. Insgesamt spielen jedenfalls die Geburtsmotive aus Ps 110,3, die uns hier interessieren, in christlichen Interpretationen nur eine marginale Rolle.

### *2.3.4. Ein gebärender Gott*

Göttliche Zuständigkeit für den gesamten Bereich der Fruchtbarkeit und Geburt ist im Alten Vorderen Orient unumstritten. In Mesopotamien und in Ägypten befassen sich sowohl weibliche als auch männliche Gottheiten mit Fortpflanzung. Eine Beschränkung reproduktiver Funktionen auf „Fruchtbarkeitsgöttinnen“ ist eine vereinfachende Reduktion.[382] Göttinnen und Götter beeinflussen menschliche Fortpflanzung und zeugen und gebären selbst. Dies wird in altorientalischen Mythen ausführlich erzählt. Für das AT ist der Befund nicht so eindeutig. Von den plastischen Schilderungen der altorientalischen Umwelt sind im AT Spuren und Andeutungen enthalten. Es bleibt eine Leerstelle im AT, wie es zu göttlichem Gebären kommt. Während im Alten Vorderen Orient Götterzeugungen ausführlich beschrieben werden, fehlen Schilderungen von Zeugungen im AT gänzlich. Die Frage ist, in

---

[377] Vgl. BONS 2003, 136.

[378] TILLY 2003, 167.

[379] Zur Bedeutung von Ps 110 für die markinische „Christologie“ vgl. ROWE 2002, 278–295.

[380] Vgl. TILLY 2003, 146; BORMANN 2003, 191.

[381] BORMANN 2003, 194.

[382] Vgl. MARSMAN 2003, 193.213.

welchem Verhältnis die alttestamentlichen Sprachbilder zu denen der Umwelt stehen. Zweifellos prägt der altorientalische Hintergrund auch die Geburtsmotive der Hebräischen Bibel, aber Abhängigkeiten lassen sich weder in die eine noch in die andere Richtung eindeutig bestimmen.

Die alttestamentliche Exegese erweckt manchmal den Eindruck, dass in der Frage nach einem gebärenden Gott die Abgrenzung JHWHs von der altorientalischen Umwelt immer wieder besonders betont werden muss. So ist das Diktum GUNKELs (zu Ps 2,7) nach wie vor prägend für die Verhältnisbestimmung: „dieser Gott hat nicht Weib noch Kind! [...] Und nur im übertragenen Sinne kann man den Gedanken ertragen; so wird das Verhältnis von Gott und König mit dem zwischen Vater und Sohn v e r g l i c h e n und aus dem Physischen ins Sittliche erhoben [...].“[383] Metaphorisch-bildliches Verständnis ist also die Strategie, mit der diese Aussagen „gerettet“ werden. Sprachbilder von einem gebärenden Gott sind nicht dominant, aber in Spuren durchaus in den biblischen Texten enthalten. Plausibler erscheint mir hier ein Erklärungsmodell, das davon ausgeht, dass im AT die Funktionen des Zeugens und Gebärens vom einen Gott JHWH übernommen werden und so Teil dieses facettenreichen Gottes bleiben. Die hier behandelten Texte zum göttlichen Gebären tragen zur Vielschichtigkeit JHWHs im AT bei. JHWH vereinigt eine Vielzahl von Aspekten und sozialen Rollen, die ursprünglich mehreren Gottheiten zugeordnet waren.[384]

Der kategoriale Unterschied zwischen Gott und Mensch ist zweifellos wichtig, wenn Gott als gebärend oder zeugend dargestellt wird. Aber die Beurteilung dieser Redeweise als „rein“ metaphorisch oder „nur“ bildlich schränkt einen Teil des Wirkpotentials der Sprachbilder ein. Hinter den Bildern stehen ganz konkrete Erfahrungen und Lebenswelten. Diese Erfahrungen prägen die Bildersprache. Der Bildgehalt bleibt bei aller Unterschiedlichkeit, bei aller bleibenden Nicht-Identität präsent. Dies gilt nicht nur für das AT, sondern auch für die altorientalischen Mythen. Es reicht aus zu konstatieren, dass das AT mythologische Vorstellungen aus der altorientalischen Umwelt aufnimmt, aber eine Bewertung dieses Phänomens sollte eher vorsichtig ausfallen.

Die Geburtsbilder im Zusammenhang mit JHWH lassen sich an der Grenze zwischen persönlichen und unpersönlichen Metaphern verorten.[385] Ps 2,7 gehört eher zum Bereich der persönlichen Metaphern: Gott ist Subjekt von ילד *q.* (*gebären / zeugen*) und spricht von sich aktiv als Gebärendem oder Zeugendem. In Ps 90,2 ist die Formulierung offener: Auf die passivische

[383] GUNKEL 1968, 7.

[384] Vgl. BAUMANN 2004, 201.

[385] Vgl. NIELSEN 2002, 157–158; NIELSEN 2003, 29. Sie will neben den – zahlreicheren – persönlichen Metaphern (wie z.B. König, Richter) die unpersönlichen Metaphern (wie z.B. Fels) stark machen, weil sie nicht die Gefahr des Anthropomorphismus bergen.

Rede vom Geboren-Werden der Berge folgt die Anrede an Gott als jemandem, der unter Wehen die Erde gebärt. In Ps 110,3 finden sich unpersönliche Bilder aus dem Bereich der Natur, die an Geburtsvorgänge erinnern, in die Gott involviert ist: Schoß der Morgenröte und Tau der Geburtlichkeit. Die Zuordnung zu den Königsliedern und der Hintergrund altorientalischer Königsbilder verbindet Ps 110 mit Ps 2. Ein verbindendes Element zwischen Ps 90,2 und Ps 110,3 ist trotz unterschiedlicher Entstehungskontexte, dass Naturerscheinungen im weitesten Sinn als gezeugt bzw. geboren gelten. Die drei besprochenen Texte zeigen, dass die Unterscheidung zwischen persönlichen und unpersönlichen Metaphern hier gar nicht so einfach zu treffen ist. Durch das Geburtsbild ist selbst in den Naturbildern das Element der persönlichen Beziehung vorhanden. In der kanonischen Abfolge dieser drei Stellen liegt eine abnehmende Deutlichkeit der Rede vom gebärenden Gott.

Was wird nun damit ausgedrückt, dass Gott in der Hebräischen Bibel zwar nicht generell, aber in manchen Texten explizit, in anderen implizit als gebärend dargestellt wird? Gibt es konstante Elemente, die dieses Bild evoziert? Worin liegen Unterschiede zwischen Mensch und Gott in den Texten zum göttlichen Gebären? Welche sozialen Rollen, Funktionen in einem Beziehungsgefüge, Handlungsrollen, „Soziomorpheme“[386] sind mit dem Gebären verbunden? Hier können nur verschiedene Auslegungsmöglichkeiten zusammengetragen werden, aus denen sich ein sehr vielfältiges Bild ergibt. Je nach Ausleger oder Auslegerin wird die metaphorische Interaktion durchaus unterschiedlich beschrieben:

Zunächst enthält die Rede vom gebärenden Gott auf der Ebene der Geschlechterverhältnisse etwas Irritierendes. JHWH, dem sonst meistens mit sozial männlich geprägten Rollen versehenen Gott Israels, wird in Ps 2,7; 90,2 und 110,3 ein weiblich geprägtes Bild zugewiesen. Dies ist umso erstaunlicher, als die Kontexte – zumindest in Ps 2 und 110 – von männlich geprägten Königsvorstellungen her kommen. Dieses Überspringen der Geschlechtergrenzen ist im Kontext des Alten Vorderen Orients nichts Ungewöhnliches: „Die aus dem menschlichen Bereich gewonnenen Kategorien ‚Männlichkeit‘ oder ‚Weiblichkeit‘ – seien sie nun als ‚sex‘ oder als ‚gender‘ verstanden – gelten nur sehr bedingt für Gottheiten. [...] Denn Gottesbilder besitzen Möglichkeiten, die die Geschlechtszuweisungen im menschlichen Bereich bei weitem übersteigen: Sie transzendieren Geschlechtlichkeit.“[387] Götter und Göttinnen können in altorientalischen Mythologien wechselweise sowohl sozial männlich als auch weiblich geprägte Funktionen übernehmen.[388] Im

---

[386] Vgl. BAUMANN 2004, 202.

[387] BAUMANN 2004, 200.

[388] Vgl. BAUMANN 2004, 202: „Über anthropomorphe Metaphern und hier insbesondere Körpermetaphern von Gottheiten wird nicht in erster Linie etwas über die Geschlechtlichkeit kommuniziert, sondern etwas über ihren sozialen Ort in der Gemeinschaft. Anders gesagt: Es

Bereich Zeugung und Geburt überrascht dieser Befund insofern, als dies an und für sich ein Gebiet ist, in dem sich die Grenzen eindeutig bestimmen lassen. Wird der Gott Israels neben vielen sozial männlich geprägten Rollen als gebärend und damit in einer weiblich geprägten Rolle dargestellt, so erhält damit ein Bereich, der ein Element der Erfahrungswelt von Frauen sein kann, erhöhte Aufmerksamkeit und wird sozial und theologisch aufgewertet.

Wird JHWH Gebärfähigkeit zugeschrieben, so evoziert dies unterschiedliche Assoziationen: „[...] Anstrengung, Schmerz und schließlich Freude über neues Leben. Und als Schöpfungsaussagen unterstreichen sie die Unmittelbarkeit der göttlichen Abkunft und die Unlöslichkeit der Beziehung zwischen JHWH und seinen Geschöpfen [...].“[389] Wird JHWH in Ps 2,7 und 90,2 als gebärend beschrieben, so impliziert das, dass Gott selbst Anstrengung und Schmerzen der Wehen kennt und erlebt. Das Bild zeigt also eine Seite des mitleidenden Gottes. Gleichzeitig kennt Gott die Freude über die Entstehung neuen Lebens. Das Hervorbringen von Kindern ist sowohl bei Gott als auch bei einer Frau etwas Großartiges. Ein weiteres wichtiges Element, das die Geburtsbilder der Psalmen durchzieht, ist die enge Beziehung und Nähe zwischen Gott und seinen Geschöpfen. „Alle die genannten weiblichen Gottesbilder haben gemeinsam, dass sie den Aspekt der Nähe, der Distanzüberbrückung zwischen JHWH und den Menschen betonen.“[390] Die Rede vom gebärenden Gott ist damit ein Beispiel für die Korrelation zwischen Gott und Mensch, die das gesamte AT durchzieht.[391]

Wird Gott als gebärend dargestellt, so teilt er damit Erfahrungen von Kraftanstrengung, Schmerz und Freude einer gebärenden Frau. Gleichzeitig bleibt neben dem Gott und Mensch Verbindenden in der Rede vom Gebären immer der kategoriale Unterschied zwischen Mensch und Gott bestehen.[392] Der Anthropomorphismus lässt sich in der Rede von Gott nie ganz vermeiden. Der Mensch kann von Gott nur in menschlichen Kategorien und Bildern sprechen. Mit der Gottebenbildlichkeit des Menschen (Gen 1,26-27) ist ein reziprokes Verhältnis zwischen Gott und Mensch impliziert. Diese Reziprozität bezieht sich auf die menschliche Redeweise vom göttlichen Gebären. Die Tendenz der Spiritualisierung von Fruchtbarkeit, wie sie v.a. in der christlichen Tradition prägend geworden ist, ermöglicht, von der rein biologischen Ebene zu abstrahieren. Die Offenheit der Texte eröffnet eine Vielzahl von

---

geht um Rollenbilder, die mit Hilfe anthropomorpher Metaphern von der menschlichen Gemeinschaft zu dem Zweck auf Gottheiten übertragen werden, ihren sozialen Ort, ihre hierarchischen Positionen, ihre Bedeutungen deutlich zu machen.“

[389] GRUND 2006a, 120.

[390] BAUMANN 2004, 207.

[391] Vgl. FOHRER 1991, 121–131.

[392] Vgl. BAUMANN 2004, 199.

sowohl „wörtlichen“ als auch „bildlichen“ Auslegungsmöglichkeiten und somit eine Erweiterung der Perspektiven.

## 2.4 Geburt als Aspekt der Körpersprache der Psalmen

### *2.4.1. Körperliche Verankerung von Geburt*

In 143 Psalmen wird der menschliche Körper oder Teile davon erwähnt.[393] Körpersprache ist also ein wesentliches Element der Semantik der Psalmen. Eine wichtige Funktion der Erwähnung des Körpers ist es, eine Beziehung zwischen Gott und Mensch herzustellen.[394] Das Gebet als Ort der Gottesbegegnung ist im menschlichen Körper verankert. Wird ein Körperteil genannt, so sind seine Funktionen mitgemeint.[395] Auch wenn der Terminus „Ganzheitlichkeit“ in den biblischen Texten nicht vorkommt, beschreibt er ein grundlegendes Kennzeichen alttestamentlicher Anthropologie: in den Bezeichnungen für den menschlichen Körper und seine Teile sind die körperliche, die personale, die soziale und die transzendentale Ebene eng miteinander verknüpft.[396]

Ein Ausschnitt aus dem weiten Feld der Körpersprache der Psalmen sind Körperteile, die mit Geburt im Zusammenhang stehen. In den Psalmen genannte Körperteile, die am Geburtsvorgang beteiligt sind, sind חיק, בטן, רחם, מעה* und קרב. Im Rahmen der hohen Frequenz von Körpersymbolik in den Psalmen kommen Körperteile, die mit Geburt zu tun haben, häufig vor, aber nicht so zahlreich wie z.B. נפש (*Seele / Kehle* / Vitalität; 144x) oder לב (*Herz*; 132x). So finden sich 4 Vorkommen von חיק, 10x בטן (*Bauch*), 3x רחם (*Gebärmutter*), 3x מעה* (*Inneres*) und 26x קֶרֶב (*Leibesinneres / Eingeweide / Inneres*).[397]

Im Folgenden sollen einerseits Befunde aus bereits besprochenen Stellen unter dem Aspekt der körperlichen Verankerung des Gebärens gebündelt und zusammengefasst werden. Andererseits sollen darüber hinaus andere Stellen daraufhin befragt werden, ob das Gebären ein Aspekt ist, der mitgemeint sein kann.

---

393 Vgl. GILLMAYR-BUCHER 2004, 301.

394 Vgl. GILLMAYR-BUCHER 2004, 305.

395 Vgl. WOLFF 2002, 23; vgl. JANOWSKI 2006, 17: „Aufgrund dieser Korrelation von somatischen und emotionalen / kognitiven Aspekten wird der Mensch in seiner psychosomatischen Gesamtheit in den Blick genommen.“

396 Vgl. JANOWSKI 2006, 44.

397 Vgl. GILLMAYR-BUCHER 2004, 325–326.

חֵיק (*Schoß / Busen / Gewandbausch*) kommt an einigen Stellen in den Psalmen vor. חֵיק bezeichnet die „untere, äussere Vorderseite d. Leibes, wo man Geliebte, Kinder, Tiere hegt."[398] חֵיק (*Schoß*) ist ein Körperteil, den sowohl Frauen (z.B. I Reg 3,20) als auch Männer (z.B. Ps 79,12; 89,51) haben können. In Num 11,12 steht חֵיק (*Schoß*) ausdrücklich im Kontext versorgender Tätigkeiten nach der Geburt eines Kindes. Mit der rhetorischen Frage des Mose wird das Tragen im Schoß Gott zugeschrieben. Die Bitte um Rückkehr des Gebets in den חֵיק (*Schoß / Gewandbausch*) in Ps 35,13 stellt eine Verbindung zur Kinderlosigkeit in Ps 35,12 her. Auch wenn dieser Vers meistens auf Krankheit bezogen wird, kann der Hinweis auf die Trauer einer Mutter auch die Kinderlosigkeit mitmeinen, die körperlich im Schoß verortet wird. Nach Ps 74,11 (Qere) hat selbst Gott einen חֵיק (*Schoß / Gewandbausch*).

קֶרֶב (*Leibesinneres / Eingeweide / Inneres*) ist mit 26 Vorkommen die häufigste Bezeichnung für innere Organe in der Psalmensprache. Es bezeichnet den „Raum für die inneren Organe des Körpers" und umfasst „grundsätzlich alle inneren Teile des Rumpfes, die als solche vom Kopf und den Gliedmaßen unterschieden werden"[399]. Ein Bedeutungsaspekt von קרב kann der schwangere Mutterleib sein (z.B. Gen 25,22).

Auch wenn קרב in der Psalmensprache meistens allgemein das Innere eines Menschen meint, kann z.B. Ps 5,10 der Mutterleib als Entstehungsort des Lebens mitklingen:

| | |
|---|---|
| *10a Denn in seinem Mund ist nichts Richtiges.* | 10a כִּי אֵין בְּפִיהוּ נְכוֹנָה |
| *hr Inneres ist Verderben.* | קִרְבָּם הַוּוֹת |
| *10b Ein offenes Grab ist ihre Kehle.* | 10b קֶבֶר־פָּתוּחַ גְּרוֹנָם |
| *Mit ihrer Zunge schmeicheln sie.* | לְשׁוֹנָם יַחֲלִיקוּן׃ |

Zwischen קרב (*Inneres*) und קבר (*Grab*) besteht ein Wortspiel in der Vertauschung der Konsonanten. Mit קבר wird an den Tod erinnert, קרב dagegen kann auch mit dem Lebensbeginn im Mutterleib in Zusammenhang stehen. Der Vers zeigt die enge Verbindung von Innen und Außen. Drei Körperteile – פי (*Mund*), גרון (*Kehle*) und לשון (*Zunge*) – befinden sich im Kopfbereich, durch sie treten Äußerungen nach außen. קרב dagegen umschreibt das Innere des Körpers. Einerseits klingt mit קבר der Zusammenhang von Leben und Tod an, andererseits ist קרב gerade in Verbindung mit Mund, Kehle und Zunge aber auch Ort der Verdauung (vgl. Hi 20,14). Eine Parallele zu Ps 7,15 liegt darin, dass böse Gedanken, Worte und Taten geradezu körperlich in שׁוֹרְרָי (*meinen Feinden*) verankert sind, in ihnen entstehen und aus ihnen

[398] HALAT 1, 1967, 300.
[399] WOLFF 2002, 102.

hervorgehen. In Ps 7,15 ist dies ausdrücklich ein Gebärvorgang, in Ps 5,10 tritt הַוּוֹת (*Verderben*) durch Mund, Kehle und Zunge nach außen.

Die Vorkommen von בטן in den Psalmen sind insgesamt überschaubar: In Ps 17,14; 22,10-11; 58,4; 71,6; 127,3; 132,11; 139,13 31,10 geht es eindeutig um den Mutterleib, auch wenn nur an manchen Stellen explizit die Mutter hinzugefügt wird (Ps 22,10; 139,13). Das Kind kann als פרי בטן (*Leibesfrucht*; Ps 127,3; 132,11) oder – außerhalb der Psalmen – als בן בטן (*Sohn / Kind des Bauches / Mutterleibes*; Jes 49,15) bezeichnet werden. Die Wendung מבטן steht synonym für den Lebensbeginn in Ps 22,10-11; 58,4; 71,6; 132,11. Die Präposition מ markiert einen Prozess, eine Zeitspanne. Der Lebensbeginn lässt sich nicht auf einen konkreten Punkt festlegen, sondern beginnt im Mutterleib. Gleichzeitig ist in dem מ aber auch die Trennung vom Mutterleib in der Geburt beinhaltet. Bemerkenswert ist schon beim Überblick über diese Stellen, dass בטן eindeutig als Entstehungsort von neuem Leben nicht nur einer Frau zugeordnet sein kann, sondern auch einem Mann: So steht es in Ps 132,11 mit maskulinem Sg.-Suffix: מִפְּרִי בִטְנְךָ (*von der Frucht deines Leibes*) und wird David zugeordnet.

Nur in Ps 31,10 und 44,26 ist nicht so eindeutig, dass es bei בטן um den Mutterleib geht. Meistens wird in diesen Texten בטן mit dem neutraleren *Bauch / Leib* übersetzt. Gerade weil an beiden Stellen בטן in Parallelismus zu נפש steht, besteht die Gefahr, dass hier ein Leib-Seele-Dualismus eingetragen wird, der dem Hebräischen fremd ist. Wie in Ps 17,14 kann es auch in Ps 31,8-14 um eine Klage über Unfruchtbarkeit, ungewollte Kinderlosigkeit gehen. Darüber hinaus kommt בטן in Ps 44,26 allgemein in der Bedeutung *Bauch* vor:

| | |
|---|---|
| *Denn unsere Seele ist in den Staub gebeugt,* | כִּי שָׁחָה לֶעָפָר נַפְשֵׁנוּ |
| *unser Bauch klebt an der Erde.* | דָּבְקָה לָאָרֶץ בִּטְנֵנוּ׃ |

בטן steht hier im Parallelismus zu נפש. Als Gegenpol zum Staub, zu dem der Mensch zurückkehrt, kann hier durchaus auch der Mutterleib als Ort des Lebensbeginns mitgehört werden.

Auch außerhalb des Psalters wird בטן häufig als Aufenthaltsort des Fötus in der Schwangerschaft genannt: z.B. Gen 25,23.24; 38,27; Jes 46,3; Hi 31,15. מעה* – das Leibesinnere, die Eingeweide, Ort der Entstehung des Menschen, Sitz von Gefühlen, der Bauch[400] – kommt in den Psalmen an drei Stellen vor: in Ps 22,15; 71,6 und 40,9.

In Ps 22,15 ist die anatomische Verhältnisbestimmung von מעה* (*Bauch*) und לב (*Herz*) bemerkenswert: Das Herz wird allgemein zu den Eingeweiden

---

[400] Vgl. HALAT 2, 1974, 576–577; GESENIUS 3, 2005, 707; RINGGREN 1984, 1036–1038; vgl. WOLFF 2002, 102: מעה* „[...] meint vor allem den Bauch und die Eingeweide, auch die inneren Geschlechtsorgane (Gn $15_4$).“

gezählt (vgl. auch Jer 4,19). Das Herz, sonst eher Sitz des Verstandes, wird hier im Bauch, der häufig Sitz von Emotionen ist, verortet. Gefühl und Verstand bilden im hebräischen Denken keinen Gegensatz.[401] Je nachdem, welche Intertexte eingespielt werden, kann in Ps 22,15 die auf den ersten Blick nicht ersichtliche Bedeutung Mutterleib mitklingen: Die Erinnerung an die eigene Geborgenheit im Mutterleib wird in Ps 22,10-11 mit den beiden Körperteilen בטן und רחם formuliert, in der Parallelstelle Ps 71,5-6 aber mit בטן und מעה*. Nach Ps 40,9 kann מעה* sogar Ort der Tora sein.

### *2.4.2. Zum Zusammenhang von* רחם *(Gebärmutter) und* רחמים *(Erbarmen)*

Hier soll nun die Wurzel רחם näher untersucht werden. Überlegungen zu רחם stehen zwischen den beiden Polen einer Nicht-Beachtung in der männlich dominierten historisch-kritischen Exegese[402] und einer begeisterten Wiederentdeckung an den Anfängen feministischer Theologie.[403] Die Gefahr bei ersterer ist das Ausblenden eines „weiblichen" Aspektes alttestamentlicher Anthropo- und Theologie. Die Gefahr bei zweiterer sehe ich in einer Überhöhung von Mütterlichkeit. In beiden Fällen wird Weiblichkeit mit Mütterlichkeit gleichgesetzt und damit auf *eine* mögliche Frauenrolle reduziert. Beides soll in den folgenden Überlegungen zur Vielschichtigkeit der Wurzel רחם anhand von einigen exemplarischen Psalmentexten vermieden werden.

Der etymologische Zusammenhang zwischen dem Nomen רֶחֶם (*Gebärmutter*) einerseits und dem – in der gesamten Hebräischen Bibel weit verbreiteten – Verb רחם (*sich erbarmen*), dem Nomen רַחֲמִים (*Erbarmen*) und dem Adjektiv רַחוּם (*barmherzig*) ist nicht ganz klar.[404] Meistens wird davon ausgegangen, dass רֶחֶם (*Gebärmutter*) das Primärnomen ist. Das Verbum רחם (*sich erbarmen*) ist ein Denominativ, und davon sind die weiteren Substantive רַחֲמִים (*Erbarmen*) und Adjektive רַחוּם (*barmherzig*) abgeleitet.[405] Das Verbum רחם (*sich erbarmen*) im biblischen Hebräisch geht auf zwei ursprünglich getrennte semitische Verbalwurzeln zurück, die im Akkadischen sichtbar sind: *râmu* < *ra'āmu (lieben)* und *rêmu (sich erbarmen)*. Der

[401] Vgl. SCHROER / STAUBLI 2005, 33–40.

[402] In der geradezu klassisch gewordenen Anthropologie des AT von WOLFF 2002 fehlt das Stichwort רחם ganz. Auf diesen „weißen Fleck" haben SCHROER / STAUBLI 2005, 13.58, hingewiesen. Auch in der jüngsten „Anthropologie der Psalmen" von JANOWSKI 2006 wird der Begriff nicht näher behandelt.

[403] Vgl. z.B. TRIBLE 1993, 76: „Mit Ausdauer und Kraft wandert der Wortstamm *rḥm* durch die Traditionen Israels und trägt zu einer der wichtigsten Metaphern für biblischen Glauben bei: eine semantische Übertragung vom Mutterleib der Frau zum Mitgefühl Gottes." Wichtig bleibt bei diesem Zitat, dass Trible nicht von Etymologie spricht, sondern von semantischer Übertragung.

[404] Vgl. KRONHOLM 1990, 477–478.

[405] Vgl. HALAT 4, 1990, 1136; WILDBERGER 1978, 525.

erste Bedeutungsaspekt ist nur noch in Ps 18,2 erhalten, wo רחם im *q.* in der Bedeutung *lieben* vorkommt, scheint aber auch im *pi.* durch (z.B. Hos 2,25).[406] רחמים bedeutet „liebevolles Empfinden, Erbarmen (bezeichnet urspr. den Sitz dieses Empfindens = Eingeweide, Inneres).“[407]

Es ist vielleicht besser, von „semantischen Entsprechungen, nicht von Etymologien“[408] zu sprechen. „Denn die Bedeutung eines Wortes wird bestimmt vom Bewußtsein seines Gebrauchs, das aktuell in einer Sprachgemeinschaft herrscht. Die etymologische Bedeutung ist nicht mehr gegenwärtig.“[409] Dennoch machen die Parallelen in anderen semitischen Sprachen deutlich, dass ein Zusammenhang besteht.[410] In jedem Fall ist der Zusammenhang zwischen Gebärmutter und Erbarmen in der hebräischen (und parallelen semitischen) Wurzel רחם ein Spezifikum semitischer Sprachen.[411]

ERBELE bringt den alttestamentlichen Befund mit der modernen Unterscheidung von sex und gender in Verbindung: Während רֶחֶם (*Gebärmutter*) ein Organ ist, das nur Frauen zugeordnet wird, das also Männer und Frauen biologisch unterscheidet, lässt sich von dieser Tatsache nicht auf gender im Sinne von sozialem Geschlecht schließen: „[...] biological differences do not necessarily imply a specific gender identity.“[412] Von körperlichen Gegebenheiten lässt sich nicht auf Gefühle schließen: „Whereas the terms *reḥem* and *raḥam* are gender specific in Biblical Hebrew, the emotions and behavior underlying these locutions are decidedly not so.“[413]

Diese prinzipiell richtige Feststellung soll hier noch einmal anhand der Psalmen-Stellen, an denen die Wurzel רחם vorkommt, überprüft werden. Die Frage soll hier auch von der Rezeptionsseite her betrachtet werden: Wie werden Leerstellen von heutigen, erweiterten sozialen Rollen her gefüllt?[414] Was geschieht bei dieser semantischen Übertragung? Was bedeutet der lautliche Gleichklang für Gottes- und Menschenbild? Was ist das „tertium comparationis“, worin liegt das Gemeinsame von Gebärmutter und Erbarmen? Um

---

406 Vgl. LEVINE 2002, 339.

407 HALAT 4, 1990, 1137.

408 Vgl. TRIBLE 1993, 239, Anm. 4.

409 KURZ 1997, 12.

410 Die Diskussion über die unterschiedliche Etymologie von רחם lässt sich auch als Versuch interpretieren, einen weiblichen Körperteil und weibliche Konnotationen von רחמים zu verbergen, weil diese Gefühle häufig Gott zugeschrieben werden: vgl. ERBELE 1999, 136–137; BAUMANN 2004, 207.

411 In eine andere Richtung geht etwa der griechische Begriff für *Gebärmutter*, ὑστέρα, der – aus heutiger Sicht wirkungsgeschichtlich problematisch – über Vorstellungen von Plato und Hippokrates für die Bezeichnung der im 19.Jh. entdeckten *Hysterie* verwendet wurde.

412 ERBELE 1999, 137.

413 LEVINE 2002, 339.

414 Vgl. BAUMANN 2003, 244.

diesen Fragen nachzugehen, sollen nun ein paar konkrete Textbeispiele aus Psalmen, in denen die Wurzel רחם vorkommt, genauer untersucht werden.

Während die häufig parallel verwendeten Begriffe חיק, בטן, מעה* auch für männlichen Schoß, Bauch verwendet werden können,[415] bezieht sich רחם allein auf ein weibliches Organ, den Uterus, die Gebärmutter. רֶחֶם ist neben לב (Herz) das in der Hebräischen Bibel am häufigsten erwähnte innere Organ.[416] רֶחֶם bezeichnet in den Psalmen an zwei Stellen die Gebärmutter von Menschen (Ps 22,11; 58,4: hier in negativer Bedeutung als Geburtsort der Frevler und Feinde) und an einer dritten den Mutterschoß der Morgenröte (Ps 110,3). Außerhalb der Psalmen wird רֶחֶם als ein Körperteil genannt, dem Segen und Fruchtbarkeit zugeordnet sind: vgl. z.B. Gen 49,25: In Jakobs Segen für Josef, den בֵּן פֹּרָת (*Sohn des fruchtbaren Weinstocks / Sohn des Euphrat*; Gen 49,22)[417], wünscht der Vater seinem Sohn zusammenfassend als Klimax בִּרְכֹת שָׁדַיִם וָרָחַם (*die Segnungen der Brüste und des Mutterleibes*). Gott öffnet (z.B. Gen 30,22) oder schließt den Mutterleib (z.B. Gen 20,18; I Sam 1,5). פטר רחם (*was den Mutterschoß durchbricht*) ist eine häufige Bezeichnung für die Erstgeburt, sowohl bei Menschen als auch bei Tieren (z.B. Ex 13,2.15).

*Von Mutterleib an* ist eine geprägte Wendung (vgl. außerhalb des Psalters z.B. Jes 49,1; Jer 1,5), die in unterschiedlichen Formulierungen auftreten kann: מרחם / מבטן / ממעי, wobei die letzteren beiden noch durch die Mutter näher definiert werden können, während dieser Zusatz bei מרחם nie vorkommt. Die parallelen Wendungen מרחם und מבטן (*aus dem Mutterleib / von Mutterleib an*) können mit positiver oder negativer Konnotation verwendet werden: Ps 22,10-11 (bzw. Ps 71,6: מבטן und ממעי) und Ps 58,4 markieren die beiden Pole dieses Spannungsverhältnisses: In Ps 22,10-11 ist der Kontext eine Vertrauensäußerung, der Mutterleib ist als Ort der Entstehung des Menschen ein Bereich von Geborgenheit und Gottvertrauen. In Ps 58,4 dagegen ist er als Geburtsort der Frevler negativ konnotiert. In dieser unterschiedlichen Konnotation der Körperteile zeigt sich die Ambivalenz, die immer wieder die Redeweise von Geburt und Fruchtbarkeit charakterisiert.

רחמים (*Erbarmen*) als menschliche Eigenschaft kommt in Ps 18,2 vor. Innerhalb des königlichen Dankliedes[418] Ps 18 heißt es im Rahmen des einleitenden Lobpreises (V. 2-4) in V. 2:

| | |
|---|---|
| *Er sagte: Ich will dich lieben, JHWH, meine Stärke.* | וַיֹּאמַ֗ר אֶרְחָמְךָ֖ יְהוָ֣ה חִזְקִֽי׃ |

---

[415] חיק für den männlichen Schoß findet sich z.B. in Ps 89,51.

[416] Vgl. SCHROER / STAUBLI 2005, 58.

[417] Zur ungewöhnlichen femininen Partizip-Form פֹּרָת, abgeleitet von פרה *q.*, vgl. GESENIUS 3, 1983, 907.

[418] Vgl. CRAIGIE 1983, 166.171; WEBER 2001, 107.

Ps 18,2 ist das einzige Vorkommen von רחם im Grundstamm *q.* und das einzige Mal, wo Gott Objekt des Erbarmens bzw. der Liebe ist. In der Grundbedeutung des *q. lieben*[419] klingt ein ursprünglich eigenständiges Verb an: z.B. das akkadische *râmu* < *ra'āmu (lieben)* im Unterschied zu *rêmu (sich erbarmen)*.[420] Nur hier findet sich diese „Ungehörigkeit", dass das Erbarmen vom Menschen Gott gegenüber geäußert wird.[421] Das Verb suggeriert eine gewisse Intimität in der Beziehung zwischen Gott und Beter oder Beterin.[422] Im Paralleltext II Sam 22 fehlt das Verb רחם. Im Kontext der Psalmüberschrift ist es David, der sich Gottes erbarmt bzw. ihn liebt. Der Text zeigt die Wechselwirkung zwischen Gott und Mensch: Hier ist es der Mensch, der Gott liebt, nicht Gott, der sich des Menschen erbarmt.

Das Nomen רחמים (*Erbarmen*) bezeichnet eine menschliche Eigenschaft oder Handlungsweise. In Erzählungen außerhalb des Psalters können sowohl Frauen – z.B. beim Salomonischen Urteil (I Reg 3,26) – als auch Männer – z.B. Josef (Gen 45,2) – von heftigem Erbarmen ergriffen werden.[423] „Menschliches רחמים beteiligt sich an JHWHs ."[424]

Ps 103,13 verbindet menschliches mit göttlichem Erbarmen: Zwischen elterlichem und göttlichem Erbarmen wird eine Analogie hergestellt. Ps 103 ist ein Hymnus über die Güte (חסד) Gottes.[425] Gott wird in Ps 103,13 als ein empfindsames Wesen mit elterlichem Mitleid gezeichnet. Nicht nur Frauen und Männer, sondern auch Gott empfindet Erbarmen, handelt barmherzig. In Ps 103,13 heißt es z.B.:

| | |
|---|---|
| *13a Wie sich ein Vater seiner Kinder erbarmt,* | כְּרַחֵם אָב עַל־בָּנִים 13a |
| *13b so erbarmt sich JHWH derer, die ihn fürchten.* | רִחַם יְהוָה עַל־יְרֵאָיו׃ 13b |

Die liebevolle Grundhaltung JHWHs wird hier mit dem Erbarmen eines Vaters verglichen (vgl. Hos 2,6). So wie ein Vater sein verlorenes Kind immer wieder aufnimmt und ihm die Sünden vergibt, hält auch JHWHs Liebe

---

419 Vgl. WEBER 2001, 103. In ähnlicher Weise, aber präsentisch übersetzt CRAIGIE 1983, 166: „I love you".

420 Vgl. HALAT 4, 1990, 1134–1135; LEVINE 2002, 339.

421 Um eine solche Deutung zu vermeiden, übersetzt z.B. EÜ: „Ich will dich rühmen, Herr, meine Stärke." In Ps 112,4 wird in einer Variante im textkritischen Apparat (LXX u.a.) dieses Faktum umgedreht und Gott zum Subjekt gemacht. DAHMEN / SIMIAN-YOFRE 1990, 467, erklären diese nur einmalig vorkommende *q.*-Form von רחם als Aramaismus.

422 Vgl. CRAIGIE 1983, 173: „The verb is unusual, but indicates an intimacy in the relationship with God which is reflected throughout the psalm [...]."

423 Vgl. SCHROER / STAUBLI 2005, 62: „*Rachamim*, die Fähigkeit zu Mitgefühl, zur Einfühlung, zur Empathie, ist zunächst eine Eigenschaft, zu der Frauen besonders befähigt sind. Aber auch Männer können von *rachamim* überwältigt werden wie z.B. Josef."

424 DAHMEN / SIMIAN-YOFRE 1990, 468, mit Verweis auf Neh 1.

425 Vgl. SEYBOLD 1996, 402.

über alle Erschütterungen hinweg an (vgl. Ex 4,22; Hos 11,1.3.4). Sie garantiert den Fortbestand des Bundesvolkes, weil die konstante Beziehung zu Gott von den Eltern an ihre Kinder weitergegeben wird.[426]

רחם kommt in Ps 103 in konzentrierter Dichte – noch an zwei weiteren Stellen – vor, es ist ein Leitwort in diesem Hymnus. Es lässt sich nicht sagen, was zuerst da ist: das göttliche oder das menschliche Erbarmen. In Ps 103,13 wird von einer väterlichen Verhaltensweise auf Gott geschlossen. Gleichzeitig ist aber auf der Textebene des Psalms vorher (V. 4) schon das göttliche Erbarmen da. In V. 4 sagt der Beter oder die Beterin über Gott: הַמְעַטְּרֵכִי חֶסֶד וְרַחֲמִים (*der mich mit Güte und Erbarmen krönt*). Güte und Erbarmen gehen also von Gott aus, werden aber zu menschlichen Eigenschaften. In V. 8 wird für die Beschreibung des Wirkens JHWHs die Gnadenformel (vgl. Ex 34,6) aufgenommen: רַחוּם וְחַנּוּן יְהוָה אֶרֶךְ אַפַּיִם וְרַב־חָסֶד (*Barmherzig und gnädig ist JHWH, langsam zum Zorn und von großer Güte*). Ein weiteres Leitwort in Ps 103 ist בנים (*Kinder*).[427]

Das weitaus häufigste Vorkommen von unterschiedlichen Formen der Wurzel רחם (*Erbarmen / sich erbarmen*) im Psalter ist mit Gott verknüpft: Dass Israels Gott ein Gott der Barmherzigkeit und des Erbarmens ist, gehört zu den Kernaussagen des Alten Testaments. Die Wurzel רחם kommt in den Psalmen besonders häufig vor. Mit unterschiedlichen Variationen der Gnadenformel Ex 34,6 – z.B. Ps 25,6; 40,12; 77,10; 86,15; 103,13; 116,5 – wird an den engen Zusammenhang zwischen רחם und רחמים erinnert. Eine die Gnadenformel umschreibende Wendung ist die Beschreibung von JHWH als חַנּוּן וְרַחוּם: vgl. Ps 145,8-9. „In unzähligen Wendungen wird im ganzen Ersten Testament daran erinnert, dass Israels Gott ein Gott der Barmherzigkeit und des Erbarmens ist."[428] Z.B. in Ps 51,3 bildet das göttliche Erbarmen einen Kontrapunkt zu Geburt und Empfängnis in Sünde in V. 7.

In Ps 25,6 heißt es:

| | |
|---|---|
| *6a Erinnere dich an dein Erbarmen, JHWH,* | 6a זְכֹר־רַחֲמֶיךָ יְהוָה |
| *und an deine Gnade,* | וַחֲסָדֶיךָ |
| *6b denn von Ewigkeit her sind sie.* | 6b כִּי מֵעוֹלָם הֵמָּה׃ |

Hier ist das Erbarmen Gottes angesprochen. Bezieht man die Parallele Hab 3,2 in die Interpretation ein, wo רחמים genauso in Objekt-Verb-Relation mit

[426] Vgl. ALLEN 1983, 22: „Generations come and generations go; but one factor which survives from age to age is this love which ever takes his people's side."

[427] Das Nomen wird hier – im Gegensatz zu SEYBOLD 1996, 405, der in V. 13 nur die Vater-Sohn-Beziehung sieht – inklusiv übersetzt.

[428] SCHROER / STAUBLI 2005, 65; zur „Gnadenformel" vgl. DAHMEN / SIMIAN-YOFRE 1990, 471–473.

זכר verbunden ist, so könnte hier ein Anklang an die physische Verortung vorliegen:

| | |
|---|---|
| *Erinnere dich im Zorn an dein Erbarmen.* | בְּרֹגֶז רַחֵם תִּזְכּוֹר׃ |

Der Versteil wird gelegentlich als Zusatz angesehen.[429] Bemerkenswert ist, dass im selben Vers zuvor zweimal von קֶרֶב (*Inneres*) die Rede ist und dass das Nomen רחם hier im Singular vorkommt. Eindeutig ist dieses Gebet an JHWH gerichtet. Auch wenn רַחֵם anders vokalisiert ist,[430] könnte eine physische Konnotation mitgemeint sein. רַחֵם ist hier רֹגֶז (*Zorn*) gegenüber gestellt. Diese Wurzel kommt in der Fortsetzung Hab 3,16 als Verbum vor und ist dort mit בטן (*Bauch*) kombiniert. Die Grundbedeutung von רגז *q.* ist *erbeben*, sowohl im physischen als auch im übertragenen, emotionalen Sinn.[431] In Hab 3,2 wird Gott im Zorn an sein Erbarmen erinnert. Gleichzeitig könnte auch die Erschütterung der Wehen im Hintergrund stehen, wenn Gott sich an den Mutterleib erinnert, d.h. eine Frau fruchtbar macht.

In der Übersetzung von רחמים lässt sich der Zusammenhang zu רֶחֶם nicht so leicht deutlich machen. Worte wie „Erbarmen", „Mitgefühl" betonen die emotionale Seite. רחמים ist aber nicht nur Gefühl, sondern es ist immer mit konkreten Handlungen verknüpft: „Leben erhalten, aus Lebensgefahr retten, vor dem Tode bewahren, verschonen, Pardon geben"[432]. Körper, Gefühle, Funktionen und Handlungsweisen gehören bei רחם zusammen.

Nicht nur Frauen und Männer, sondern auch Gott empfindet Erbarmen, handelt barmherzig. „Zwar werden diese Gefühlsregungen Gottes nicht nur mit Mütterlichkeit, sondern auch mit Väterlichkeit verbunden, aber woher die Metapher, die bildhafte Rede von Gottes *rachamim* stammte, das blieb den IsraelitInnen immer bewusst."[433] Eine Möglichkeit, die Verbindung zwischen רֶחֶם (*Gebärmutter*) und dem Verb רחם (*sich erbarmen*) sprachlich sichtbar zu machen, ist die Übersetzung „mitleben lassen".[434]

Wie wir gesehen haben, ist ein möglicher Hintergrund der bildlichen Redeweise vom Schoß der Morgenröte in Ps 110, dass רֶחֶם im Alten Orient nicht nur ein Organ von Menschen, sondern auch von Gottheiten sein kann. Eine solche physische Verankerung des göttlichen Erbarmens klingt auch in

---

[429] So z.B. ELLIGER im Apparat der BHS.

[430] KORPEL 1990, 125, sieht in dieser Vokalisation des MT – רַחֵם statt רֶחֶם – eine beabsichtigte Abmilderung des weiblichen Anthropomorphismus. Anders als die hier vorgetragene Übersetzung fasst sie בְּרֹגֶז רַחֵם als constructus-Verbindung auf und übersetzt: „with turmoil of the womb, mayest Thou remember!" (EBD.).

[431] Vgl. HALAT 4, 1990, 1103–1104.

[432] JEPSEN 1961, 262.

[433] SCHROER / STAUBLI 2005, 63..

[434] Vgl. OHLER 1992, 35: „Die Vorstellung vom mütterlichen Gott klingt dann an, der für den Menschen ein ‚Organ' hat, wo dieser mitlebend leben kann."

der Rede vom Verschließen des Erbarmens in Ps 77,10 an.[435] Die Konnotation Mutterleib und damit die physische Lokalisierung des Erbarmens könnte an dieser Stelle im Hintergrund stehen:[436]

| | |
|---|---|
| *8a Wird Adonaj in Ewigkeit verwerfen,* | 8a הַלְעוֹלָמִים יִזְנַח אֲדֹנָי |
| *8b und nicht mehr fortfahren, freundlich zu sein?* | 8b וְלֹא־יֹסִיף לִרְצוֹת עוֹד׃ |
| *9a Ist seine Gnade für immer zu Ende?* | 9a הֶאָפֵס לָנֶצַח חַסְדּוֹ |
| *9b Hat sein Sprechen von Generation zu Generation aufgehört?*[437] | 9b גָּמַר אֹמֶר לְדֹר וָדֹר׃ |
| *10a Hat Gott vergessen, gnädig zu sein,* | 10a הֲשָׁכַח חַנּוֹת אֵל |
| *10b oder hat er im Zorn sein Erbarmen verschlossen? Sela.* | 10b אִם־קָפַץ בְּאַף רַחֲמָיו סֶלָה׃ |

Die unterschiedlichen Elemente von Ps 77 zwischen Klage eines Einzelnen und Volksklage lassen sich zur Annahme einer (theologisierenden) „Mittler-klage“ verbinden.[438]

Die beiden Fragen im synonymen Parallelismus V. 8-10 sind mit unterschiedlichen Fragepartikeln eingeleitet – ־ה und אם –, wobei die disjunktive Funktion des zweiten in den Hintergrund tritt.[439] „Die Redeweise vom ‚Verschliessen‘ der Barmherzigkeit Gottes ist eine singuläre, vom Psalmisten konstruierte Ausdrucksweise (ähnlich noch Ps 40,12).“[440] Das Verbum קפץ ist im AT insgesamt außer in Ps 77,10 nur noch 6-mal belegt (*q.*: Dtn 15,7; Jes 52,15; Ps 107,42; Hi 5,16; *ni.*: Hi 24,24; *pi.* Cant 2,8). Die Vorkommen im *q.* sind häufig mit Körperteilen als Objekten verknüpft. Sie sprechen vom Verschließen des Mundes (פה; Jes 52,15; Ps 107,42; Hi 5,16) und der Hand (יד; Dtn 15,7). Dies weist darauf hin, dass hier durchaus auch der konkrete Körperteil mitklingt: „Die Konkretheit des Verbinhalts von קפץ im Ausdruck ‚Verschliessen seiner Barmherzigkeit‘ (קפץ רחמיו) bewirkt die Evozierung des hinter dem Abstraktplural רחמים stehenden Konkretums als Sitz dieses Empfindens (‚Eingeweide‘) – vielleicht sogar auch des Singulars רחם (‚Mutterleib‘, ‚Muttermund‘) –, reichert die Aussage damit konkretisierend-

---

[435] DAHMEN / SIMIAN-YOFRE 1990, 467–467, konstatieren diesen „physischen Beiklang von ‚Inneres‘“ neben Ps 77,10 auch für Jes 63,7.15. In Jes 63,15 steht רחמים in Parallele zu מעה.

[436] Aufgrund der Tatsache, dass die Verse dieser Strophe von Ps 77 „[...] mittels kunstvoller Verkettungs- und Scharniertechnik“ (WEBER 1995, 90) eng miteinander verknüpft sind, sollen hier V. 8–10 vollständig zitiert werden, auch wenn für unseren Kontext v.a. V. 10 relevant ist.

[437] Die Septuaginta lässt גָּמַר אֹמֶר weg. Die syrische Übersetzung setzt *'w* davor, was אוֹ (*oder*) entsprechen würde, trennt somit V. 9a und 9b stärker voneinander.

[438] Vgl. WEBER 1995, 191–193.

[439] Vgl. WEBER 1995, 85.

[440] WEBER 1995, 86.

anthropomorph an und vertieft sie emotional.“[441] In der Septuaginta ist die physische Verankerung des Erbarmens schon nicht mehr sichtbar:

10a ἦ ἐπιλήσεται τοῦ οἰκτιρῆσαι ὁ θεὸς
10b ἢ συνέξει ἐν τῇ ὀργῇ αὐτοῦ τοὺς οἰκτιρμοὺς αὐτοῦ διάψαλμα
*10a Oder hat Gott vergessen, sich zu erbarmen,*
*10b oder hat er in seinem Zorn sein Erbarmen verschlossen?*

Auffallend ist in dieser Übersetzung nicht nur, dass der physische Bezug im Griechischen nicht so wiederzugeben ist wie im Hebräischen, sondern auch, dass die zwei unterschiedlichen Wörter חַנּוֹת und רַחֲמָיו mit dem identischen Wortstamm οἰκτιρ- (*Erbarmen [haben]*) übersetzt werden. Dass die physische Verankerung des Erbarmens hier nicht sichtbar ist, entspricht der immer wieder beobachteten Tendenz der Septuaginta, Körperteile metaphorisch zu verstehen bzw. als abstrakte Begriffe wiederzugeben.

Es ist eine Interpretationsmöglichkeit, dass in Ps 77,10 MT das Verschließen des Mutterleibes, d.h. unfruchtbar zu machen, als Bild für die Verweigerung der Barmherzigkeit dient. Hier und in V. 3c.16c wird an das Schicksal der lange Zeit unfruchtbaren Erzmütter, v.a. der Rahel und der Rahel-Stämme, angespielt (Gen 29,31; 30,22; Jer 31,15-17; Hos 9,14).[442] Auch wenn die Klage in Ps 77,2-4 im Einzelnen anders formuliert ist und für viele Notsituationen offen ist, so ist eine Möglichkeit das Leiden der Rahel an ihrer Unfruchtbarkeit, das in dem Hilferuf an Jakob kulminiert הָבָה־לִּי בָנִים וְאִם־אַיִן מֵתָה אָנֹכִי (*Verschaffe mir Kinder! Und wenn nicht, dann sterbe ich!*; Gen 30,1). Es ist kein Gebet der Rahel überliefert, aber hinter diesem Ausruf in seiner Knappheit stehen sicher ausführlichere Klagen und Gebete. Ps 77,2-4 und vielleicht sogar der gesamte Psalm lässt sich mit der Not der Kinderlosigkeit in Zusammenhang bringen.

Die Formulierung der Klage in Ps 77,3c (מֵאֲנָה הִנָּחֵם נַפְשִׁי; *meine Seele weigerte sich, sich trösten zu lassen*) begegnet sowohl in der Schilderung der Situation der Rahel aus dem Blickwinkel des Schicksals des Stammes Ephraim מֵאֲנָה לְהִנָּחֵם (*sie weigert sich, sich trösten zu lassen*; Jer 31,15) als auch in der Klage Jakobs über Joseph: וַיְמָאֵן לְהִתְנַחֵם (*er weigerte sich, sich trösten zu lassen*; Gen 37,35). Auch in קול (*Stimme*; Ps 77,2 und Jer 31,15.16) und עין (*Auge*; Ps 77,5 und Jer 31,16) liegen Stichwortverbindungen zwischen Ps 77 und der Rahel-Ephraim-Tradition in Jer 31. Die Bezeichnung der Not in Ps 77,3 (צרה) ist eine, die z.B. auch bei Hanna die Situation der Bedrängnis durch die fruchtbare Nebenfrau beschreiben kann (I Sam 1,6). Auch die konkrete Nennung des Rahel-Sohnes Joseph in Ps 77,16b unterstützt diese Auslegung.

---

441 WEBER 1995, 86–87.

442 Vgl. WEBER 1995, 87, der diese Vermutung als Frage formuliert.

Damit soll die Notsituation nicht festgelegt werden. Zweifellos ist der Psalm offen für ganz verschiedene – sowohl individuelle, biographische als auch überindividuelle, gemeinschaftliche, nationale – Erfahrungen von Bedrängnis.[443] In der Kombination von individuellen und gemeinschaftlichen Perspektiven in Ps 77 drückt sich die sowohl individuelle als auch soziale Bedeutung der Unfruchtbarkeit aus. Den verschiedenen Vorschlägen, die Notsituation zu „füllen", wird damit ein weiterer hinzugefügt, der bisher wenig beachtet wurde. Erfahrungen mit dem Wechselspiel aus göttlichem Fruchtbarmachen und Verschließen des Mutterleibes werden zum theologischen Thema gemacht und auf die Beziehung sowohl einzelner Menschen als auch des Volkes zu Gott übertragen.

Die Doppelfrage in Ps 77,10 spricht die Ambivalenz des Gottes Israels im Verhältnis zu Unfruchtbarkeit an: Einerseits ist es JHWH, der fruchtbar macht, indem er den רחם (*Mutterleib*) öffnet. Andererseits erweist er sich als barmherzig an den Unfruchtbaren. Ps 77,10 ist damit eine innerbiblische Antwort in Gebetssprache auf die Erzählungen von unfruchtbaren Frauen: Das „Verschließen des Erbarmens" erinnert an das „Verschließen des Mutterleibes" durch Gott in zahlreichen Erzählungen. Allerdings werden an anderen Stellen, wo vom Verschließen des Mutterleibes die Rede ist, andere Verben verwendet: nicht, wie hier in Ps 77,10 קפץ, sondern סגר oder עצר.[444]

Die Fragen in V. 8-10 können sowohl als „echte" als auch als rhetorische Fragen interpretiert werden.[445] Die betende Person kennt beides: sowohl das Abgeschnittensein von Gottes Erbarmen als auch die Zuversicht, dass Gottes Gnade und Barmherzigkeit über diese Momente von Gottferne hinaus geht. Auch in Bezug auf die Erfahrung der Unfruchtbarkeit, die in V. 10 anklingt, kommt hier diese schillernde Spannung zum Ausdruck: Gott kann den Mutterleib öffnen oder verschließen.

Die Interpretation von Ps 77,10, dass hier nicht nur vom Erbarmen Gottes die Rede ist, sondern auch der Mutterleib / die Gebärmutter als konkretes Organ zur Entstehung neuen Lebens im Blick ist, lässt sich durchaus auch durch Bezüge innerhalb von Ps 77 begründen: In derselben Strophe, V. 8-10, in V. 9, begegnet die häufige Wendung לְדֹר וָדֹר (*von Generation zu Generation*), womit an den Fortbestand in Kindern, in der Generationenfolge gedacht ist. Mit dieser Wendung wird – im Parallelismus zu לָנֶצַח (*in Ewigkeit / für immer*) – eine Kontinuität zwischen Vergangenheit und Zukunft

---

[443] WEBER 1995, 91, sieht – neben individuellen Elementen – eine überindividuelle Volkserfahrung als die prägendere an. Schon GUNKEL / BEGRICH 1985, 32.117.134, zählen Ps 77,8–10 zur Gattung „Klagelieder des Volkes". Insgesamt beurteilen sie den Psalm aber als Klagelied des Einzelnen, das andere Elemente – wie das Volksklagelied V. 8–10 oder auch das hymnische Stück V. 14–21 – aufgenommen hat.

[444] Vgl. BAUMANN 2003, 236.

[445] WEBER 1995, 94, tendiert in dieser Frage eher in Richtung „echter", „realer" Fragen; vgl. BRUEGGEMANN 1995, 259: „The questions pose the most urgent faith issues."

ausgedrückt.[446] Am Schluss des Psalms, in V. 17, wird Geburtssprache in Bezug auf das Meer verwendet: das Meer bebt in Wehen:

| | |
|---|---|
| *17a Dich sahen die Wasser, Gott.* | 17a רָאוּךָ מַּיִם אֱלֹהִים |
| *17b Dich sahen die Wasser und bebten in Wehen.* | 17b רָאוּךָ מַּיִם יָחִילוּ |
| *17c Sogar die Urfluten erbebten.* | 17c אַף יִרְגְּזוּ תְהֹמוֹת׃ |

Schon darin, dass die Wasser Gott sehen, werden sie personifiziert. Dass die Wasser erbeben, kann zweifellos ganz allgemein verstanden werden. Aber in der Wurzel חיל steckt auch hier das Beben in Wehen, die Erschütterung durch Wehen. Bildlich geboren wird dann in den folgenden Versen 18-19 ein Gewitter. Das Verb חיל eröffnet eine Reihe von mehreren Verben, die in V. 17-19 das Beben, die Erschütterung ausdrücken: רגז in V. 17.19 und רעשׁ in V. 19. Im Erbarmen Gottes klingt also die Gebärmutter an, und das Beben des Meeres erinnert an Wehen.

Diese gewaltigen Naturschilderungen am Schluss des Psalms, wo sogar das Meer in Wehen bebt, drücken einerseits Erschütterung der Naturgewalten angesichts JHWHs aus, können aber auch ein Hoffnungsbild gerade in Bezug auf die Kinderlosigkeit sein. Sie erinnern an die große Macht JHWHs, Unfruchtbarkeit nicht nur zu verursachen, sondern auch zu beenden.

Ps 40,12 weist in eine ähnliche Richtung wie Ps 77,10: Auch an dieser Stelle ist vom Verschließen und Zurückhalten des Erbarmens die Rede, ausgedrückt mit dem Verbum כלא:

| | |
|---|---|
| *12a Du, JHWH,* | 12a אַתָּה יְהוָה |
| *verschließt dein Erbarmen nicht vor mir.* | לֹא־תִכְלָא רַחֲמֶיךָ מִמֶּנִּי |
| *12b Deine Güte und deine Wahrheit* | 12b חַסְדְּךָ וַאֲמִתְּךָ |
| *behüten mich immer.* | תָּמִיד יִצְּרוּנִי׃ |

In Ps 40 werden zahlreiche menschliche Körperteile genannt, u.a. auch מעה (*Inneres*) in V. 9b. Im unmittelbaren Psalmkontext Ps 40,10 ist vom Verschließen eines anderen Körperteils, der Lippen, die Rede: (הִנֵּה שְׂפָתַי לֹא אֶכְלָא, *Siehe meine Lippen verschließe ich nicht*). Die Redeweise vom Verschließen des Erbarmens legt nahe, dass hier auch an einen konkreten Körperteil Gottes gedacht ist. In Ps 119,101 geht es um das Zurückhalten der Füße (כָּלִאתִי רַגְלָי, *ich habe meine Füße zurückgehalten*). Sonst hat כלא aber meistens Personen als Objekte.

An anderen Stellen, wo vom Verschließen des Mutterleibes die Rede ist, werden also andere Verben verwendet: nicht, wie in Ps 77,10 קפץ, sondern סגר oder עצר. Insgesamt lässt sich das Verschließen des Erbarmens als Bildfeld interpretieren, in dem die physische Verortung des Erbarmens im Körper

---

[446] Anders WEBER 1995, 84–85, der hier nur an vergangene Geschlechter denkt.

Gottes anklingt. Damit ist das göttliche Erbarmen nicht nur eine elterlich-fürsorgliche Eigenschaft Gottes, sondern ein Aspekt der weiblichen Seite Gottes.

Der Zusammenhang von רחם (*Gebärmutter*) und רחמים (*Erbarmen*) bildet also insgesamt ein wichtiges Element alttestamentlicher Anthropologie und Theologie:

– Der Versuch einer etymologisch-historischen Erklärung – war zuerst das Erbarmen Gottes oder die weibliche Gebärmutter, handelt es sich überhaupt um dieselbe Wurzel? – führt nicht weiter. Die Etymologie bleibt ungeklärt. Eine intertextuelle Lektüre ermöglicht es, die unterschiedlichen Aspekte von רחם ineinander und gleichzeitig zu lesen. רחם ist ein Beispiel für das enge Zusammenwirken von Mensch und Gott im Bereich der Fruchtbarkeit. Die Struktur semitischer Sprachen macht viele Wortspiele möglich. Im Gleichklang der Konsonantenfolge ist der Zusammenhang zwischen dem erbarmungsvollen Wirken Gottes, elterlich einfühlsamen Handlungsweisen und der weiblichen Gebärmutter erkennbar. Auch wenn sich Wurzelbedeutungen nicht einlinig bestimmen lassen, können Wurzeln ein gemeinsames sinntragendes Element konstituieren, unabhängig vom morphologischen Muster.[447]

– Die Rede von רחם als einer Metapher ist nur eingeschränkt sinnvoll: nur dann, wenn wörtliche Bedeutung und das Moment der Übertragung nebeneinander gesehen werden. Das Vergleichbare zwischen Gebärmutter und Erbarmen liegt einerseits im Bergenden, Bewahrenden und andererseits darin, dass bei beiden Mensch und Gott eng aufeinander treffen. Interessant ist die Interaktion, das Ineinander, die Wechselwirkung zwischen „wörtlicher“ und „übertragener“ Bedeutung. Ist von der weiblichen Gebärmutter die Rede, klingt das göttliche Erbarmen mit und umgekehrt.

– רחם ist ein Beispiel für die Ganzheitlichkeit und „Psychosomatik“ des Menschenbildes der Hebräischen Bibel: In den Bezeichnungen der menschlichen Körperteile sind die körperliche, die personale, die soziale und die transzendentale Ebene eng miteinander verknüpft. Zwischen den Körperteilen und ihren Funktionen besteht ein enger sprachlicher Zusammenhang. Göttliches und Menschliches stehen hier in intensiver Wechselbeziehung. Die Gottesbeziehung ist in ganz konkreten körperlichen Vorgängen wie der Geburt verankert. Durch die gleiche Konsonantenfolge klingt in רחם beides an: Die Gebärmutter ist Sitz des menschlichen Erbarmens, und gleichzeitig ist sie ein Ort, an dem göttliches Erbarmen wirkt: Es erweist sich ja gerade darin, dass Gott Fruchtbarkeit bringt, den Mutterleib öffnet.

---

[447] Vgl. SAWYER 1967, 41–42. Er argumentiert damit gegen BARR 1965, 104–110, der jede „Wurzelbedeutung“ als eine moderne Idee ablehnt und polemisch von „Wurzelwahn“ und „Etymologisiererei“ spricht.

– Bei der Untersuchung des Zusammenhanges zwischen רחם und רחמים ist die Unterscheidung von sex und gender wichtig. Das biologisch weibliche Merkmal רחם ist von sozial geprägten gender-Identitäten zu unterscheiden. Weiblichkeit ist nicht mit Mütterlichkeit gleichzusetzen. רחם ist ein Beispiel für die Vielfältigkeit des israelitischen Gottesbildes. Erbarmen, Mitgefühl wird nicht als eindeutige männliche oder weibliche Eigenschaft beschrieben. JHWH selbst ist geschlechtslos. Ihm werden keinerlei Geschlechtsmerkmale zugeschrieben. Er hat zwar Erbarmen, aber keine Gebärmutter. In den mythologisch gefärbten Bildern wie dem „Schoß der Morgenröte“ (Ps 110,3) oder dem „Verschließen des Erbarmens“ (Ps 77,10) klingt die Vorstellung von einem gebärenden Gott an, ohne dass dies konkret ausgesagt würde. In dieser Redeweise liegen also Ansätze, die Engführung auf ein nur männlich geprägtes Gottesbild zu erweitern und die Geschlechtergrenzen zu relativieren. Es ist eine Gratwanderung, רחם einerseits als ein Wortfeld zu betrachten, das von einem konkreten weiblichen inneren Organ und den damit verbundenen Funktionen ausgeht, רחמים als weibliches Potential wahrzunehmen, andererseits aber Weiblichkeit nicht auf Mütterlichkeit zu reduzieren.

– Aus den Texten der Psalmen, aber auch des gesamten AT lässt sich ablesen, „dass JHWH keinerlei primäre oder sekundäre Geschlechtsteile oder -merkmale zugeschrieben werden. JHWHs Körperkonzept [...] spart die Dimension des sexuellen Geschlechts aus. Dadurch unterscheidet sich die alttestamentliche Körpermetaphorik von den textlichen und bildlichen Darstellungen der Gottheiten des syrisch-kanaanäischen und des mesopotamischen Raums sowie Ägyptens.“[448] Die Nennung von Körperteilen ist meistens nicht mit inneren Regungen, Gefühlen verbunden, sondern Gott wird in seinen Funktionen und Handlungen dargestellt. In Bezug auf seine Wirksamkeit den Menschen gegenüber ist die „Asexualität“ JHWHs etwas zu modifizieren: „Zwar verfügt Gott im Alten Testament nicht über einen Körper mit männlichen Geschlechtsteilen, aber die Körpermetaphern für Gott sind häufig als Hinweise auf maskuline soziale Rollen zu lesen.“[449] Daneben gibt es aber doch, wie wir am Beispiel רחם gesehen haben, Hinweise auf weibliche Handlungsweisen wie das Gebären. Erbarmen, Fürsorglichkeit wird nicht als eindeutig männliche oder weibliche Eigenschaft beschrieben.

---

[448] BAUMANN 2003, 242.

[449] BAUMANN 2003, 244.

## 2.5 Zeugung / Empfängnis – Schwangerschaft – Geburt als Vorgang

Aus den Psalmen lässt sich wenig zu konkreten Umständen von Geburten schließen. Erzähltexte sind hier ein wenig aussagekräftiger, aber insgesamt sind auch hier die Hinweise rar. Geburtserzählungen werden wegen eines bestimmten Ereignisses erzählt, das für den weiteren Kontext wichtig ist, nicht wegen der Geburt an sich.[450] Insgesamt ist zu sozialgeschichtlichen Fakten rund um die Geburt in den Texten der Hebräischen Bibel wenig zu finden. Hier soll in Grundzügen zusammengefasst werden, was sich aus den Texten der Psalmen, dann darüber hinaus des Alten Testaments und seiner Umwelt über die „Realia" zu Zeugung / Empfängnis, Schwangerschaft und Geburt sagen lässt.[451] Medizinisches Wissen im heutigen Sinn ist aus den biblischen Texten naturgemäß nicht zu erwarten.

### *2.5.1. Zeugung bzw. Empfängnis*

Der einzige Psalm, in dem die Empfängnis erwähnt wird, ist Ps 51,7: וּבְחֵטְא יֶחֱמַתְנִי אִמִּי (*in Sünde hat mich meine Mutter empfangen*). יחם *pi.* (*in Brunst sein*; mit Akkusativ: *in Brunst empfangen*) ist sonst nur noch in Gen 30,38-39.41; 31,10 im Zusammenhang mit Tieren belegt.[452] Als Nebenform von חמם hat es Verbindungen zu den Bedeutungsaspekten *Wärme* und *Hitze*.[453] Sonst ist Zeugung bzw. Empfängnis eine Leerstelle in den Psalmen. Weder bei Menschen noch bei Gott wird darauf angespielt. In Hi 10,10 könnte die bildliche Redeweise von Milch und Käse auf die Zeugung hindeuten. Insgesamt ist für das Alte Testament davon auszugehen, dass der Zusammenhang von Geschlechtsverkehr, Schwangerschaft und Geburt bekannt war. Dies gilt auch für die altorientalische Umwelt. So heißt es z.B. in einem sumerisch-babylonischen Spruch: „Has she become pregnant without intercourse? Has she become fat without eating?"[454]

Eine für das AT typische Formulierung findet sich z.B. in Gen 4,17: וַיֵּדַע קַיִן אֶת־אִשְׁתּוֹ וַתַּהַר וַתֵּלֶד אֶת־חֲנוֹךְ (*Kain erkannte seine Frau, und sie wurde schwanger und gebar Henoch*).[455] Geschlechtsverkehr wird häufig mit dem Verb ידע (*erkennen*) ausgedrückt (vom Mann ausgehend: z.B. Gen 4,1.25; I

[450] Vgl. PHILIP 2006, 88.

[451] Vgl. dazu OHLER 1992; VAN DER TOORN 1994; STOL 2000; FISCHER 2002; MARSMAN 2003; SCHMIDT, 2004; SCHWYN 2004; PHILIP 2006.

[452] Vgl. HALAT 2/1974, 389.

[453] STOL 2000, 6, der allerdings Ps 51,5 angibt, bezieht diese Hitze – bei Mensch und Tier – auf „sexual excitement" und folgert daraus: „a female in this state easily gets pregnant."

[454] STOL 2000, 1.

[455] Vgl. PHILIP 2006, 82.

Sam 1,19; mit Frauen als Subjekt vgl. Gen 19,8). Eine andere Wendung ist עם / את שׁכב (*schlafen mit / bei*). Meistens ist auch hier der Mann das Subjekt (z.B. Gen 30,16), gelegentlich die Frau (Gen 19,32-35). Weitere Wendungen sind בוא אל (*kommen zu*; Gen 16,4; 30,3.4; 38,18) oder קרב אל (*sich nähern*; Jes 8,3). Die übliche Fortsetzung sind Schwangerschaft (הרה) und Geburt (ילד), mit einer Frau als Subjekt (z.B. Gen 4,17; I Sam 1,20). Es dürfte sich also um eine geprägte Abfolge von Verben handeln. In dieser formelhaften Abfolge findet sich weder ein Begriff für Zeugung noch für Empfängnis. ידע (*erkennen*) kann die Zeugung implizieren, und in הרה (*schwanger sein*) ist auch die Empfängnis, das Schwanger-Werden enthalten. In den Genealogien der Genesis ist ילד *hi.* der gängige Begriff für das Zeugen. Das Erkennen von Mann und Frau in der Zeugung setzt sich in der Geburt fort. Geburt ist ein Ort der Gotteserkenntnis (Ps 139,13-16). Außerhalb des AT deutet etwa die Phrase – „[...] als die Göttinnen – *man* hatte sie begattet, da war*en sie* schwanger geworden – geboren hatten, [...]“[456] – im sumerischen Mythos von Enki und Ninmach darauf hin, dass es sich um ein Formular handelt. Im Ugaritischen gibt es Entsprechungen zu den hebräischen Wurzeln הרה, חיל, ילד, כושׁרות und קנה und darüber hinaus eine Fülle von weiteren Begriffen.[457]

In Ps 7,15, einem Text, der noch näher untersucht werden wird, ist die übliche Reihenfolge umgekehrt: Wehen (חבל) – Schwangerschaft (הרה) – Geburt (ילד). Die Verwendung der Verben wirkt teilweise wahllos variiert. Daraus aber zu schließen, dass die vorgeburtliche Periode im AT wenig Beachtung fand,[458] greift meines Erachtens zu kurz. Sicher lässt sich das Interesse daran nicht mit modernen Verfahren pränataler Diagnostik vergleichen. Aber die Verwendung derselben Termini für nach heutigem Verständnis ganz unterschiedliche Vorgänge deutet eher darauf hin, dass bei den Ereignissen Zeugung, Empfängnis, Schwangerschaft und Geburt nicht zwischen Zeitpunkten und Zeitspannen unterschieden wurde. Vielmehr wird der Vorgang in seiner Gesamtheit betrachtet.

Insgesamt ist die Vorstellung verbreitet, dass der Mann zeugt und die Frau den Samen aufnimmt oder empfängt.[459] Die hebräische Bezeichnung für Sperma ist זֶרַע. Das häufig vorkommende, vom Verb זרע (*q. säen*) abgeleitete Nomen זֶרַע umspannt einen weiten Bogen von Bedeutungen: ausgehend von der Bedeutung *Saat, Same* – von Pflanzen, Tieren und Menschen – über das *Säen* bis hin zum „Produkt“, der *Nachkommenschaft*.[460] Die Wurzel זרע beinhaltet also den Zusammengehörigkeit von Mensch und Ackerboden in der Bedeutung von Fruchtbarkeit. זֶרַע bezeichnet meistens den Samen von Pflan-

[456] TUAT III, 388, Z. 7.
[457] Vgl. KORPEL 1990, 243.
[458] So KUNZ 1999, 569.
[459] Vgl. STOL 2000, 5; SCHMIDT 2004, 74.
[460] Vgl. PREUSS 1977, 665; KÖCKERT 2004, 43.

zen oder – häufiger – menschliche Nachkommenschaft. Nur selten meint es das männliche Sperma (vgl. Gen 38,9; Lev 15,16).[461] Ein Schwerpunkt des Vorkommens von זרע liegt in den Erzelternerzählungen, wo Verheißung von Land und Nachkommenschaft eng ineinander verwoben sind (vgl. z.B. Gen 15,5; 18,10). Darüber hinaus ist es in der gesamten Hebräischen Bibel weit verbreitet. Wird das Verbum זרע *q.* (*säen*) meistens mit männlichem Subjekt verbunden, so kann gelegentlich auch eine Frau Samen hervorbringen (זרע *hi.*; vgl. Lev 12,2).[462] Auch in Mesopotamien gibt es Texte, wo vom Samen der Frau die Rede ist.[463]

II Sam 11,4-5 deutet darauf hin, dass die Zeit nach der Menstruation als günstiger Zeitpunkt für die Empfängnis galt.[464] Die Grundvoraussetzungen für die Entstehung neuen Lebens, der Zeugungsakt und die Aufnahme im Mutterleib, sind also insgesamt im Alten Vorderen Orient als bekannt vorauszusetzen, auch wenn es keine medizinischen Beschreibungen dazu gibt.

### *2.5.2. Schwangerschaft*

In keinem Psalm wird Schwangerschaft aus der Perspektive einer Frau thematisiert. Aus Ps 22,10-11 und Ps 139,13-16 geht hervor, dass die Gottesbeziehung bereits im Mutterleib beginnt. Gott „webt" den Menschen im Verborgenen. Als Bild für den Mutterleib dienen die „Tiefen der Erde". Schwangerschaft wird also von außen als etwas Verborgenes wahrgenommen. Während sich der Mensch nach Ps 139,13-16 den Embryo oder Fötus als etwas Ungeformtes, einen Rohstoff, ein Knäuel vorstellt (גלם), befasst sich Gott auch mit konkreten Körperteilen: er schafft die Nieren (כליות) und kennt die Knochen (עצמות).

Das Verbum הרה *q.* (*schwanger sein / werden*) kommt an einer einzigen Stelle im Psalter vor, in Ps 7,15. Hier hat es ein männliches Subjekt. Aus dem Kontext lässt sich erschließen, dass es sich um den Frevler handelt. Dieser ist mit Unheil (עמל) schwanger. Das hoffnungsvolle Element einer Schwangerschaft wird also in sein Gegenteil verkehrt. Von einer realen Schwangerschaft bleibt das Element, dass ein Kind bzw. Unheil langsam entsteht, im Verborgenen wächst und sich entwickelt. Über nähere Umstände oder den konkreten Ablauf einer Schwangerschaft ist aus diesem Vers und aus den Psalmen insgesamt nichts zu erfahren.

Dass הרה in Ps 7,15 mit einem männlichen Subjekt verbunden ist, ist ungewöhnlich. In der formelhaften Wendung וַתַּהַר וַתֵּלֶד (*sie wurde schwanger und gebar;* z.B. Gen 4,17), wie sie sonst geläufig ist, ist immer

---

[461] Vgl. STOL 2000, 4.

[462] Vgl. GESENIUS 2, 1995, 313–314; vgl. im NT: Hebr 11,11.

[463] Vgl. STOL 2000, 4.7–8.200; SCHMIDT 2004, 74–76.

[464] Vgl. LevR 14,5; STOL 2000, 7.

eine Frau Subjekt einer Schwangerschaft. Narrative Texte geben etwas mehr Hinweise auf Umstände einer Schwangerschaft als Psalmen: In Gen 25,22-23 ist von Rebekkas Schwierigkeiten mit ihrer Zwillingsschwangerschaft zu lesen. Daraus lässt sich ableiten, dass Schwangerschaft als zwar erstrebenswerte, aber auch riskante Lebensphase galt. In der Frage der Rebekka in Gen 25,22 kommen existentielle Schwangerschaftsprobleme zum Ausdruck: אִם־כֵּן לָמָּה זֶּה אָנֹכִי (*Wenn das so ist, warum denn ich? / warum geschieht mir das?*). Die Interpretation dieses Ausrufs ist alles andere als eindeutig. Dies zeigt sich schon in antiken Übersetzungen. So ergänzt etwa die syrische Peschitta von Gen 27,46 her *ḥjʾ*, was חַיָּה entsprechen würde (*Warum lebe ich?*). Adressat dieses Ausrufs kann sowohl Jakob als auch Gott sein. Es handelt sich also um ein kurzes Gebet in den Nöten einer Schwangerschaft. Rebekkas Lösungsansatz bei ihren Schwangerschaftsproblemen ist nach Gen 25,22-23 die Gottesbefragung: וַתֵּלֶךְ לִדְרֹשׁ אֶת־יְהוָה (*und sie ging, um JHWH zu befragen*). Dass diese Befragung nur durch einen Mann als Mittler stattgefunden hätte,[465] steht nicht im Text. Im Gegensatz zur Bibel wird in mesopotamischen und hethitischen Quellen oft berichtet, dass sich schwangere Frauen bei Problemen an Gottheiten wandten.[466]

Die Wendung וַיִּמְלְאוּ יָמֶיהָ לָלֶדֶת (*Es erfüllten sich ihre Tage, dass sie gebären sollte*; Gen 25,24) deutet darauf hin, dass die Schwangerschaft als Phase mit einer bestimmten Dauer angesehen wurde. Hi 39,2 weist darauf hin, dass die Schwangerschaft in Monaten gezählt wurde.[467] In Koh 11,5 wird die Schwangere als הַמְּלֵאָה (*die Volle*) bezeichnet.

Göttliche Untersützung ist nicht nur dazu nötig, überhaupt schwanger zu werden, sondern auch für die Bewahrung von Mutter und Kind während der Schwangerschaft und der Geburt.[468] „Pregnancy was a blissful yet uncertain stage, which was therefore surrounded with efforts to ward off the evil."[469]

### *2.5.3. Geburt*

Ein für das Thema Geburt zentraler Begriff ist die Wurzel ילד. Sie kommt in den Psalmen an drei Stellen im *q.* vor: Ps 2,7; 7,15 und 48,7. Mit der doppelten Bedeutung von ילד *q.* als *zeugen* und *gebären* werden die Eckdaten einer Schwangerschaft und sowohl der männliche als auch der weibliche Beitrag mit demselben Verb benannt. Es ist also ein sehr umfassender Begriff. Von diesen drei Texten wurde bisher Ps 2,7 mit der Fragestellung nach göttlichem Gebären analysiert, die anderen beiden werden unter den Ambivalenzen der

---

465 So z.B. VAN DER TOORN 1994, 82: „no doubt through the mediation of a man of God".
466 Vgl. VAN DER TOORN 1994, 82–83; PHILIP 2006, 89.
467 Vgl. PHILIP 2006, 83.
468 Vgl. MARSMAN 2003, 198–199.
469 MARSMAN 2003, 242.

Fruchtbarkeit noch ausführlicher untersucht werden. Vergleichen wir die drei Psalm-Verse, in denen ילד (*gebären / zeugen*) im *q.* vorkommt im Überblick, so ergibt sich folgendes Bild davon, wer jeweils Subjekt, wer Objekt der Geburtsvorgänge ist.

| | Verbalform | Subjekt | Objekt |
|---|---|---|---|
| Ps 2,7 | Perf. 1.Sg.c. | Ich → יהוה | du (Suff. 2.Sg.m.) → בני (*mein Sohn*) |
| Ps 7,15 | ו-Perf. 3.Sg.m. | er → Frevler | Lüge |
| Ps 48,7 | Part. Sg.f. | sie (Pl.) → Könige | --- |

ילד kommt an diesen drei Stellen in unterschiedlichen Verbalformen vor. Ebenso unterschiedlich sind sowohl die Subjekte als auch die Objekte des Gebärens. In Ps 2,7 ist Gott Subjekt einer Zeugung bzw. Geburt. Das schillernde Verb ילד kann hier sowohl *zeugen* als auch *gebären* meinen. In Ps 7,15 geht es um die Geburt von Lüge. Aus dem Kontext geht hervor, dass es sich um Geburt, nicht um Zeugung handelt. Der Frevler ist paradigmatisch Subjekt eines Geburtsvorganges. In Ps 48,7 sind es die Könige, also ein Kollektiv Pl.m., das gebärt. Eine Gruppe von Menschen wird mit einer Gebärenden verglichen. An allen drei Stellen verstärkt die hier vorgelegte Interpretation die Übersetzung von ילד *q.* mit *gebären.*

Aus diachroner Perspektive begegnet die Doppeldeutigkeit von ילד als *Gebären* und *Zeugen* im Pentateuch in vorpriesterlichen Texten. Die Priesterschrift schafft eine Ausdifferenzierung, indem sie ילד *q.* für *Gebären* verwendet, ילד *hi.* dagegen für *Zeugen.*[470] Die exakte Unterscheidung der Bedeutungsaspekte von ילד – *zeugen* bei Männern und *gebären* bei Frauen – funktioniert nicht nur in den Psalmen nicht so eindeutig, sondern auch in Prosatexten: Beispiele dafür, dass ילד auch mit männlichem Subjekt *gebären* heißen kann, sind Gen 25,26 und Num 11,12. In Bezug auf die Geburt von Esau und Jakob heißt es in Gen 25,26:

| | |
|---|---|
| *Danach kam sein Bruder heraus,* | וְאַֽחֲרֵי־כֵן יָצָא אָחִיו |
| *und seine Hand hielt die Ferse Esaus,* | וְיָדוֹ אֹחֶזֶת בַּעֲקֵב עֵשָׂו |
| *und man nannte seinen Namen Jakob.* | וַיִּקְרָא שְׁמוֹ יַעֲקֹב |
| *Und Isaak war 60 Jahre alt,* | וְיִצְחָק בֶּן־שִׁשִּׁים שָׁנָה |
| *als er sie gebar / zeugte.* | בְּלֶדֶת אֹתָם׃ |

[470] Vgl. SCHREINER 1982, 636; HENDEL 2000; vgl. KEEL / SCHROER 2002, 121: „Trotz der Zurückhaltung gegenüber dem Modell ‚Schöpfung als Geburt' hat die Priesterschrift das Entstehen von Himmel und Erde, d.h. der ganzen Welt, als *toledot* ‚Zeugungen' aufgefasst."

Zweifelsohne besteht hier eine Spannung darin, dass zuerst die Geburt von Esau und Jakob erzählt wird und dann Isaaks Alter bei dieser Geburt mit dem Infinitiv בְּלֶדֶת (*beim Gebären / als er sie gebar / zeugte*) ausgedrückt wird. Für V. 26b wäre die passendere, sowohl Isaak als auch dem *q.* entsprechende Übersetzung: *Und Isaak war 60 Jahre alt, als er sie zeugte*. In der kanonischen Reihenfolge kann aber nicht die Zeugung gemeint sein, sondern nur die Geburt, und diese wird mit ילד in Bezug auf Isaak, also ein männliches Subjekt, geschildert. Eine Möglichkeit ist, passiv zu übersetzen – *als sie geboren wurden*[471] – und damit das männliche Subjekt zu umgehen. Dem *q.* wird diese Übersetzung aber nicht gerecht.

Ein anderer – weit häufiger beschrittener – Weg besteht darin, v.a. aufgrund der Altersangabe V. 26b als zweiten Teil des in V. 19.20 begonnenen priesterschriftlichen Rahmens um die ältere Erzählung V. 21-26a zu beurteilen.[472] Auch wenn eine solche literarkritische Trennung durchaus plausibel ist, wurde zumindest auf der Ebene der redaktionellen Zusammenfügung kein Problem darin gesehen, ילד mit männlichem Subjekt in der Bedeutung *gebären* zu verstehen.

Das Verbum ילד tritt sonst v.a. in den תולדות (*Toledot / Genealogien*) und in den Erzelternerzählungen der Genesis gehäuft auf (170mal).[473] Diese Redeweise von Geburt spiegelt das Eingebundensein in Generationenfolgen wider. תולדות sind Gebär- und Zeugungsgeschichten, sie verbinden Epochen, Generationen und Völker. Jeder Mensch ist Teil einer langen Abfolge von Kindern, die in der Vergangenheit wurzelt und in die Zukunft reicht.[474] Die Wichtigkeit der Namen der konkreten Personen, die geboren und gezeugt werden, aus den Genealogien spiegelt sich in den Psalmen nicht wider. Aber genealogisches Denken prägt auch die Psalmensprache. Sowohl die תולדות als auch die Erzelternerzählungen machen die soziale Dimension von Geburt deutlich. Der Mensch geht aus der Gemeinschaft der Eltern hervor, wächst im Mutterleib und wird in die größere Gemeinschaft der Familien und Sippen hineingeboren. In dieser Gemeinschaft ist er von der Zeugung an aufgehoben.

Aus Gen 4,1 geht nach der Geburt Kains ein gewisser Stolz der Eva hervor, gemeinsam mit Gott einen Mann erschaffen zu haben.[475] In den zwei Erzählungen, in denen ausführlicher von Geburten berichtet wird – Gen 35,16-19 und I Sam 4,19-22 – sterben die Mütter, Rahel und die Frau des Pinhas, während der Geburt. Diese Texte und Ruth 4,14-15 zeigen, dass meh-

---

471 So z.B. WESTERMANN 1989, 502.

472 Vgl. WESTERMANN 1989, 506: „Das בלדת אתם fasst das zweifache יצא in V.25 und 26a zusammen. Die Nachricht von der Geburt der Zwillinge bei P ist nicht getilgt, sondern R vereint J und P, indem er V.21–26a (J) in V.19–20 und 26b (P) rahmt. Anfang V.20 und Schluß V.26b enthalten Angaben des Alters Isaaks."

473 Vgl. SCHREINER 1982, 634.

474 Vgl. FISCHER 2002, 72–73.

475 Vgl. PHILIP 2006, 98.

rere Frauen bei einer Geburt anwesend waren: Nachbarinnen, Verwandte, Hebammen leisten Beistand bei der Geburt. Die Umstände rund um die Geburten werden relativ gut beschrieben, die Geburt selbst aber nur kurz. Die gebärende Frau steht nicht im Mittelpunkt der Erzählung, sondern die Söhne.[476]

Von den 15 Belegen von ילד im Buch Exodus findet sich die Wurzel 10mal in der Erzählung von den Hebammen Schifra und Pua (Ex 1,15-22). ילד ist in diesem Text also ein Leitwort. Im *pi.* kommt es in Ex 1,15.16.17.18. 19(2x).20.22 vor, im *q.* Ex 1,19.22 und als Nomen Ex 1,17.18. In Ex 1,16 findet sich ein Hinweis darauf, dass hebräische Frauen עַל־הָאָבְנָיִם (*auf den Steinen*)[477] gebaren. Im Kontext der Erzählung von den zwei Hebammen Schifra und Pua ist davon die Rede, dass sie auf den Steinen sehen sollen, ob es sich um einen Knaben handelt. Ex 1,16 weist also darauf hin, dass die Gebärende auf einem oder zwei Stützsteinen sitzt oder kauert, wie sie auch aus der altorientalischen Umwelt des AT bekannt sind.[478]

In den Psalmen spiegelt Ps 22,10-11 Erfahrungen einer Hebamme wider. Sie zieht (גחה *q.*) den Menschen aus dem Mutterleib, das Kind ist auf sie geworfen (שׁלך *ho.*). Die Tätigkeiten einer Hebamme sind vielfältig: „She makes the woman sit on the bricks of birth, she may have punctured the amniotic sac, she delivers the child, cuts the umbilical cord, disposes of the afterbirth. She applies ointments to the mother and rubs the newborn.“[479] Der Beruf der Hebamme war im Alten Orient insgesamt angesehen. Hebammen galten als weise und hatten besonders gute Verbindungen zu Gottheiten.[480]

Erzählungen über Geburten haben folgende Elemente gemeinsam: Sie verwenden ein gemeinsames Vokabular. Sie erzählen von der Geburt eines Sohnes. Während der Geburt sind nur Frauen anwesend. Die Psalmen verwenden das Vokabular der Geburtserzählungen. Sie fügen keine Informationen über „Fakten“ zu Geburten hinzu. Aber sie sagen etwas zu Einstellungen zum Thema Geburt und reflektieren indirekt konkrete Erfahrungen.[481] Einzelne Schlüsselbegriffe, wie z.B. ילד oder רחם, begegnen immer wieder. Gleichzeitig wird dieser begrenzte Wortschatz in den Psalmen – und anderen poetischen Texten, wie z.B. im Buch Hiob – dadurch ausgeweitet, dass er mit Bildersprache aus ganz unterschiedlichen Bereichen kombiniert wird und sich Geburtsvorgänge selbst bildlich verstehen lassen.

---

[476] Vgl. PHILIP 2006, 91.

[477] Diese Steine verschwinden in der Septuaginta (und der Vulgata in einer Variante): καὶ ὦσιν πρὸς τῷ τίκτειν (*und wenn sie beim Gebären sind*).

[478] Vgl. FEUCHT 1995, 101; STOL 2000, 118–122; MARSMAN 2003, 200; FEUCHT 2004, 46–47; SCHMIDT 2004, 83–85.

[479] STOL 2000, 171.

[480] Vgl. STOL 2000, 171–176; MARSMAN 2003, 411–415.

[481] Vgl. PHILIP 2006, 81.87.

Das Urteil von KUNZ, „dass die erzählenden und berichtenden Männer im Ersten Testament Zeugung und Schwangerschaft nur aus dem sehr nüchternen Blickwinkel der Theologen und Juristen reflektieren konnten“[482], ist tatsächlich – wie er selbst einräumt – „etwas gewagt“. Es verrät mehr über den Exegeten als über den biblischen Text. Der nüchterne Blick trifft zumindest für die Erzählungen z.B. von Sara, Rahel oder Hanna nicht zu: hier kommt durchaus die Perspektive der betroffenen Frauen in den Blick. Aus den Psalmen ergibt sich ein vielfältiges Bild.

Zu den konkreten „Fakten“, soweit sie sich über eine so große historische Distanz ermitteln lassen, verraten die Psalmen wenig. Was über Geburt zu erfahren ist, ist stilisierte, poetische Rede. Erzähl- und Gesetzestexte enthalten dazu etwas mehr Informationen. Allerdings handelt es sich auch dort um literarische Widerspiegelungen. Die realen, konkreten Erfahrungen lassen sich nur indirekt daraus erschließen.

### *2.5.4. Komplikationen bei der Geburt*

Insgesamt ist im Alten Vorderen Orient von einer hohen Sterblichkeit von Mutter und Kind bei der Geburt auszugehen.[483] Ein biblisches Beispiel dafür ist Gen 35,16-19. Rahel hat es bei der Geburt schwer (קשׁה) und stirbt. Die Namensgebung für ihren jüngsten Sohn בֶּן־אוֹנִי (*Sohn meiner Lebenskraft*)[484] / Benjamin deutet darauf hin, dass sie ihr Kind als Lebenszeichen sieht.[485]Auch in I Sam 4,19f. wird von einer schweren Geburt erzählt, bei der die Mutter stirbt Und nach Gen 3,16 ist Geburt insgesamt schmerzhaft und mühevoll. Schwierigkeiten bei der Geburt verraten auch Jes 37,3; Hos 13,13: Die Komplikation liegt in diesen beiden Texten darin, dass sich die Geburt verzögern kann.

Wie wir noch genauer untersuchen werden, enthält die Psalmensprache (Ps 35,12; 58,9; 144,14) eine Reihe von Bezeichnungen für Fehlgeburt. Dies deutet darauf hin, dass es sich um ein weit verbreitetes Phänomen gehandelt hat. Aus den Texten geht nicht hervor, in welchem Stadium einer Schwangerschaft eine Fehlgeburt stattfindet. Hi 3,16 deutet darauf hin, dass es gängige Praxis war, den totgeborenen Embryo oder Fötus zu verscharren (טמן).

„Die Bildwelt des Vorderen Orients zeigt uns, [...] einerseits eine Welt, in der Mutterschaft ein schwieriges und für Mutter und Kind gefährliches Unterfangen war. [...] Auf der anderen Seite zeigen sie eine Welt, in der die Mutter-

---

482 KUNZ 1999, 582.

483 Vgl. PHILIP 2006, 97–98.

484 Vgl. SCHÄFER-BOSSERT 1994.

485 Zu einer ausführlichen Untersuchung der Geburtsberichte und ihren formelhaften Elementen vgl. FINLAY 2005.

schaft einer Frau hoch geschätzt wurde, so sehr, dass Mutterschaft und Stillen zu den zentralen Segensbildern verschiedener Epochen werden konnten.“[486]

### 2.5.5. *Ausblick auf die erste Zeit nach der Geburt*

Empfängnis, Schwangerschaft, Geburt und Kindbett stellen eine Schwellensituation dar.[487] Dass die einzelnen Bestandteile dieser Zeit sprachlich ineinander verschränkt sind, weist darauf hin, dass diese Phasen als Einheit angesehen werden. Daher soll hier nun ein kurzer Ausblick auf Aussagen der Psalmen zur ersten Zeit nach der Geburt versucht werden. Was aus den Psalmen über die erste Lebensphase zu erfahren ist, könnte gegensätzlicher nicht sein. Aus einigen wenigen Hinweisen sind zwei Tendenzen ablesbar: Ps 22,10-11 und Ps 131 zeigen ein Bild der Geborgenheit unmittelbar nach der Geburt. Ps 8 und 127 dagegen erwähnen Säuglinge und Kleinkinder im Kontext von Feindpolemik.

Ps 22,10-11 deutet auf göttlichen Schutz sowohl bei der Entstehung des Menschen im Mutterleib als auch in der erste Zeit danach hin. Die Mutterbrust ist ein Ort der Geborgenheit und des Gottvertrauens: מַבְטִיחִי עַל־שְׁדֵי אִמִּי (*Du gibst mir Vertrauen an der Brust meiner Mutter*; Ps 22,10b).[488]

Ps 131 zeichnet, ähnlich wie Ps 22,10b, ein Bild der Geborgenheit an der Mutterbrust. Die Geborgenheit eines Kindes bei seiner Mutter unmittelbar nach der Geburt wird zur Beschreibung einer engen Gottesbeziehung herangezogen. גמול bezeichnet das entwöhnte Kind. Ein Bezugstext, aus dem Details über die Situation nach der Geburt zu erfahren sind, ist Ez 16: Ez 16,4 macht – in verneinter Form – Aussagen über die Behandlung des Neugeborenen durch eine Hebamme, Amme oder die Mutter: Die Nabelschnur wird abgeschnitten (כרת שר), das Neugeborene mit Wasser gewaschen (רחץ במים), mit Salz abgerieben (המלח המלח) und in Windeln gewickelt (החתל חתל).[489]

Andere Aspekte werden in Ps 8,3 und Ps 127 sichtbar: עוללים (*Säuglinge / [Klein-] Kinder*) werden in Ps 8,3 und 137,9 zur Feindpolemik eingesetzt. Im Schöpfungshymnus Ps 8 begegnen in V. 3[490] zwei Bezeichnungen für (Klein-) Kind und Säugling, עולל und ינק:

| | |
|---|---|
| *3a Aus dem Mund der Kleinkinder und Säuglinge hast du Stärke gegründet,* | 3a מִפִּי עוֹלְלִים וְיֹנְקִים יִסַּדְתָּ עֹז |

[486] SCHWYN 2004, 107.

[487] Vgl. HÄUSL 2005, 1–2.

[488] Vgl. SCHROER / STAUBLI 2005, 66–68.

[489] Zu altorientalischen Parallelen zu diesem Text vgl. STOL 2000, 177.

[490] Zu den textkritischen Problemen und unterschiedlichen Erklärungsversuchen von V. 2b–3 vgl. CRÜSEMANN 1969, 289; NEUMANN-GORSOLKE 2004, 22–33.

| | |
|---|---|
| *3b deinen Bedrängern*[491] *entgegen,* | לְמַעַן צוֹרְרֶיךָ 3b |
| *um Feind und Rächer zu beruhigen.* | לְהַשְׁבִּית אוֹיֵב וּמִתְנַקֵּם׃ |

Meistens wird der Gegensatz zwischen der Schwäche und Hilfsbedürftigkeit der kleinen Kinder und der Macht Gottes betont.[492] Beim Hendiadys עוֹלְלִים וְיֹנְקִים ist dieselbe Gruppe von Säuglingen bzw. Kleinkindern gemeint: Zur Zeit des Alten Testaments ist damit zu rechnen, dass Kinder bis zum dritten Lebensjahr gestillt wurden. Die Säuglings- und die Kleinkinderphase fällt also ineinander.[493] Auch wenn die Bildwelt dieses Psalms im Psalter einzigartig ist,[494] so ist das Motiv der Umkehrung der Verhältnisse, dass Schwache stark werden, zweifellos ein wichtiges Element sowohl in Erzähltexten als auch in der Gebetssprache Israels. Auch innerhalb von Ps 8 ist die Wendung מִפִּי עוֹלְלִים וְיֹנְקִים fremd, Kleinkinder werden zum Medium göttlicher Weisung.[495] Gleichzeitig ist eine Interpretation in eine andere Richtung möglich: Die Macht der Kinder liegt nicht nur in ihrem „stammelnden Lob“[496], sondern auch ganz konkret in ihrem Schreien.[497] Im Bild von Ps 8,3 schafft es dieses Schreien sogar, die Feinde ruhig zu stellen (שׁבת *hi.*).[498] Wie dieser Vorgang konkret vorzustellen ist, bleibt im Text schillernd. Der Aspekt, dass Kinder Identität schaffen und zur Abgrenzung von anderen benutzt werden können (vgl. Ps 127), klingt hier an.

In der Fortsetzung von Ps 8 wird die Schöpfung ausführlich beschrieben. Die Verben und Substantive, die das göttliche Schaffen umschreiben, stam-

---

[491] Ungewöhnlich ist hier das Suffix der 2.P.Sg. Es deutet darauf, dass die Feinde nicht nur den Beter oder die Beterin, sondern auch Gott bedrängen. Hieronymus ändert zur üblicheren Formulierung mit Suffix 1.Sg.m.

[492] Vgl. schon GUNKEL 1968, 27: „Das ist ja unseres Gottes Art: er tut seine großen Taten durch scheinbar ganz unzureichende Mittel, damit sich seine Macht um so deutlicher offenbare. Das Schwache in der Welt erwählt er sich, um das Starke zuschanden zu machen I Kor 1,27.“ Diese Auslegung ist offensichtlich vom NT her gelesen; die Stärke der „Kleinen“ hat aber auch genügend alttestamentliche Vorbilder z.B. bei Josef, Samuel, David und Daniel.

[493] Vgl. WOLFF 2002, 180; NEUMANN-GORSOLKE 2004, 48.

[494] Vgl. KRAUS 1989a, 207.

[495] Vgl. NEUMANN-GORSOLKE 2004, 63: „Indem ‚Kleinkindern und Säuglingen‘ göttliche Stärke im Wort zuteil wird und diese von ihnen ausgeht, werden gleichzeitig die Feinde, so geballt sie in Ps 8,3 auftreten, depotenziert und depraviert, denn Kinder wählt sich JHWH als Medium gegen die Weltbedroher.“

[496] KRAUS 1989a, 208.

[497] Vgl. RUDOLPH 1977. Kritisch dazu NEUMANN-GORSOLKE 2004, 67–69.

[498] NEUMANN-GORSOLKE 2004, 59–60, interpretiert שׁבת *hi.* in Ps 8,3 als einen „Akt grundsätzlicher Art [...]: Das Feindliche ist aus der Lebenswelt des Beters und der Schöpfung JHWHs prinzipiell ausgegrenzt.“

men aber nicht aus Geburtskontexten. Das Schöpfungshandeln Gottes wird anthropomorph in handwerklichen Tätigkeiten dargestellt.[499]

Die Bezeichnung עולל für Kind kommt im Psalter nur noch an einer Stelle vor, in Ps 137,9: Auch dort ist es kein idyllisches Kindheitsbild, sondern ein machtvolles, in diesem Fall grausames Bild, das mit dem Begriff verknüpft wird. Die Feindpolemik – in diesem Fall gegen Babel – wird in Ps 137,9 zum Wunsch der Vernichtung der Kinder der Feinde verschärft.

Die wenigen Hinweise aus Psalmentexten zeichnen also teilweise ein Bild der Geborgenheit, aber kein Idyll. Die Schattenseite ist im Zuge der Feindpolemik präsent. Es bleibt eine bemerkenswerte Leerstelle, dass die ständige Gefährdung von Mutter und Kind rund um die Geburt in den Psalmen nicht explizit thematisiert oder in Gebetssprache gebracht wird.

## 2.6 Geboren-Werden in eine Generationenfolge

Die doppelte Semantik von ילד *q.* (*zeugen* und *gebären*) setzt sich in den passivischen Stammformen nicht fort. Sowohl das *ni.* als auch das *pu.* von ילד bezeichnen eindeutig das Geboren-Werden, nicht das Gezeugt-Werden. Den Psalmentexten, in denen ילד in den passivischen Stammformen *ni.* und *pu.* vorkommt (*ni.*: Ps 22,32; 78,6; *pu.*: Ps 87,4-6; 90,2), ist gemeinsam, dass es um das Geboren-Werden in eine Generationenfolge geht.

### *2.6.1. Ps 22,31-32*

| | |
|---|---|
| *31a Nachkommenschaft wird ihm dienen,* | 31a זֶרַע יַעַבְדֶנּוּ |
| *31b es wird der (kommenden) Generation von JHWH erzählt werden.* | 31b יְסֻפַּר לַאדֹנָי לַדּוֹר׃ |
| *32a Sie werden kommen und seine Gerechtigkeit erzählen* | 32a יָבֹאוּ וְיַגִּידוּ צִדְקָתוֹ |
| *32b dem (nach)geborenen Volk,* | 32b לְעַם נוֹלָד |
| *32c denn er hat es getan.* | 32c כִּי עָשָׂה׃ |

נוֹלָד (*geboren*) in V. 32b ist Partizip *ni.* Sg.m., bezogen auf das Volk. ילד ist also mit einem Kollektiv verbunden. Es charakterisiert das nachgeborene, zukünftige Volk (עַם). Parallelbegriffe im vorausgehenden V. 31 sind זֶרַע (*Same / Nachkommenschaft*) und דּוֹר (*Generation*) – beide wohl im Blick auf zukünftig Geborene. זרע (*Same / Nachkommenschaft*) wird in den Psalmen v.a. als Bezeichnung für Nachkommenschaft verwendet (Ps 18,51; 22,24.31;

[499] Eine ausführliche Untersuchung von Ps 8 kann in diesem Rahmen nicht geleistet werden: vgl. dazu NEUMANN-GORSOLKE 2004, 20–136.

25,13; 69,37; 89,5). זרע bezeichnet sowohl den Samen von Pflanzen und Männern als auch die Nachkommenschaft.[500]

Eine gängige Phrase – nicht nur, aber auch in den Psalmen – ist דור ודור in leicht variierenden Formulierungen. דּוֹר וָדוֹר (*Generation auf Generation*) kann den Blick auf die Vergangenheit lenken (Ps 90,1), häufiger aber ist damit der Fortbestand in künftigen Generationen gemeint (Ps 45,18; 61,7; 145,13). לְדוֹר וָדוֹר (*Generation für Generation*) heißt es in Ps 10,6; 33,11; 49,12 und עַד־דּוֹר וָדוֹר (*von Generation zu Generation*) in Ps 100,5.[501] Mit solchen und einigen weiteren ähnlichen Formulierungen dieser in den Psalmen häufig vorkommenden Phrase wird eine lange Zeitspanne in Familienbegriffen ausgedrückt. Das Ergebnis von Fortpflanzung, zahlreiche Nachkommenschaft, wird zu einem Zeitbegriff. Es ist ein Begriff, der in die Vergangenheit und in die Zukunft offen ist: דור kann sich sowohl auf vergangene als auch auf zukünftige Generationen beziehen. So ist z.B. das Kommen zur Generation der Väter in Ps 49,20 (תָּבוֹא עַד־דּוֹר אֲבוֹתָיו; *du wirst zur Generation seiner Eltern kommen*[502]) eine Umschreibung für den Tod. Neben diesen neutralen Formulierungen kann דור klassifiziert werden als דּוֹר צַדִּיק (*gerechtes Geschlecht*), etwa in Ps 14,5, oder דּוֹר סוֹרֵר וּמֹרֶה (*trotziges und widerspenstiges Geschlecht*), so in Ps 78,8.

Wichtig ist nicht, *wie* ein Volk zur Welt kommt oder wer die Eltern sind, sondern *dass* es geboren wird. Die künftige Generation soll dem in Zukunft geborenen Volk die Gerechtigkeit Gottes mitteilen. Fortpflanzung ist hauptsächlich im Blick auf die Zukunft wichtig. Das Weiterleben in den Kindern bedeutet im Alten Testament die Kontinuität der eigenen Existenz in die Ewigkeit hinein.

Der kurze Nebensatz (V. 32c), der Ps 22 abschließt, ist mehrdeutig. Die Ergänzung von ὁ κύριος (*der Herr*) in der Septuaginta (und manchen Versionen der Peschitta) deutet darauf hin, dass das fehlende Subjekt als Leerstelle empfunden wurde. Das grammatikalisch naheliegendere Subjekt wäre das Volk aus V. 32b. Dann würde es das Erzählen und Verkündigen des Volkes bezeichnen. Wird Gott als Subjekt von V. 32c verstanden, so kann es sich auf den engeren Kontext V. 31-32 beziehen, wäre dann also ein Hinweis auf göttliche Urheberschaft zahlreicher Nachkommen; oder es bezieht sich allgemein auf das göttliche Schöpfungshandeln. Ps 22,30-32 wird noch ausführlicher in

---

[500] Dieser Blick auf die Nachkommenschaft kann auch mit den Feinden in Verbindung stehen: In Ps 21,11 steht זרע im Parallelismus zu פרי (*Frucht*). Die Fruchtbarkeit der Feinde soll ausgerottet werden.

[501] Vgl. GESENIUS 2, 1995, 246–247.

[502] Immer wieder wird vorgeschlagen, die 2. zur 3.P.Sg. zu ändern: vgl. App. BHS; KRAUS 1989a, 517.518; SEYBOLD 1996, 199, in der Anmerkung, nicht aber in der Übersetzung. Die Aussage würde sich dann auf den אִישׁ (*Mann*) in V. 17 beziehen, der reich wird.

einem ganz anderen Kontext behandelt werden: im Zusammenhang mit dem Thema Fehlgeburt.

### *2.6.2. Ps 78,6*

#### *2.6.2.1. Ps 78*

Ps 78 enthält keine direkte Anrede an Gott und ist daher kein Gebet im eigentlichen Sinn des Wortes. Er ist ein „Lehrgedicht“. Inhaltlich wird Ps 78 meistens als „Geschichtspsalm“ charakterisiert.[503] V. 4-8 ist deuteronomistisch geprägt.[504] Datierungsvorschläge von Ps 78 reichen von vorexilisch[505] bis nachexilisch.[506] In der Überschrift wird Ps 78 als מַשְׂכִּיל (*Lehrgedicht*) bezeichnet und zur Gruppe der Asaph-Psalmen (Ps 73-83) gezählt, deren Mitte er bildet. In V. 2 bezeichnet der Sprecher den Psalm am Beginn seiner Rede als מָשָׁל (*Gleichnis*). Ps 78 ist nach Ps 119 der zweitlängste Psalm des Psalters.

Aus diesem umfangreichen Text soll hier nur ein Aspekt näher untersucht werden: das Geborenwerden in eine Generationenfolge, wie es sich v.a. in Ps 78,6 und seinem unmittelbaren Kontext (V. 1-8) ausdrückt.

#### *2.6.2.2. Text und Übersetzung von Ps 78,6*

| | |
|---|---|
| *6a Damit die letzte Generation [sie] erkenne,* | לְמַעַן יֵדְעוּ דּוֹר אַחֲרוֹן 6a |
| *6b Kinder, die geboren werden.* | בָּנִים יִוָּלֵדוּ 6b |
| *6c Sie werden aufstehen* | יָקֻמוּ 6c |
| *6d und [sie] ihren Kindern erzählen.* | וִיסַפְּרוּ לִבְנֵיהֶם׃ 6d |

V. 6 enthält keine gröberen textkritischen Probleme. Am Beginn von V. 6c fügen Septuaginta und Peschitta vor יָקֻמוּ die Copula *und* ein. Sie betonen damit – genauso wie MT mit dem Atnach – den Einschnitt und Neuansatz in V. 6c.[507]

---

[503] Vgl. KRAUS 1989b, 702–703; HOSSFELD 2000d, 419–420; WEBER 2003, 51.

[504] Vgl. SPIECKERMANN 1989, 140; TATE 1990, 289.

[505] Vgl. z.B. WEBER 2003, 52. Zur Diskussion um unterschiedliche Datierungsvorschläge vgl. TATE 1990, 284–286.

[506] Vgl. z.B. KRAUS 1989b, 704: „Vor allem auch die Verbindung zwischen deuteronomistischer Geschichtslehre und Weisheitsdichtung würde eine nachexilische Ansetzung nahelegen.“

[507] Vgl. HOSSFELD 2000d, 418; anders TATE 1990, 277: „*who in turn would tell their children.*“

### *2.6.2.3. Sprachliche Analyse*

V. 6 besteht aus vier Aussagesätzen. Die Verben sind jeweils Impf.-Pl.-Formen. Die Sätze 6a-c sind asyndetisch aneinander gereiht, nur V. 6d ist durch die Copula ו mit V. 6c enger verknüpft. V. 6a ist ein Finalsatz, der seinen Hauptsatz in V. 5d hat. Sowohl dem Erkennen (ידע *q.*) als auch dem Erzählen (ספר *pi.*) fehlt grammatikalisch das Objekt. Aus dem unmittelbaren Kontext lässt sich schließen, dass es um Erkennen und Erzählen des von Gott aufgerichteten Bundes und der Tora geht (עדות, תורה; V. 5a). Bereits die Eltern sind aufgefordert, dies ihre Kinder wissen zu lassen (ידע *hi.*; V. 5b).

Der Geburtsaspekt ist in Übersetzungen nicht immer sichtbar.[508] Über die näheren Umstände der Geburt der Kinder ist aus dem Text nichts zu erfahren. Es ist wichtig, dass sie geboren werden, um selbst, wie bereits ihre Eltern, Tora weitergeben zu können.

In der Regel wird בנים hier mit *Söhnen* wiedergegeben. Zweifellos kam in der patriarchalen altisraelitischen Gesellschaft Söhnen größere Bedeutung zu als Töchtern. Dennoch spricht in der Allgemeinheit dieser Aussage nichts dagegen, בנים umfassend als *Kinder* zu verstehen.[509]

Auch wenn der Geburtsaspekt im Zusammenhang mit Ps 78 meistens nicht thematisiert wird, ist er ein wichtiges Element dieses Psalms. Die Zugehörigkeit zum Gottesvolk und zur Tora konstituiert sich durch Geborenwerden. Geschichte ist kein abstrakter Begriff, sondern sie entsteht in der Abfolge von Generationen. Geschichte wird von der Tora her gedeutet.[510]

In Ps 78,6, wo ילד im *ni.*, allerdings als finites Verb im Impf.Pl.m. vorkommt, geht es um zukünftige Generationen: בָּנִים יִוָּלֵדוּ (*Kinder werden geboren werden*) steht in Parallele zur דּוֹר אַחֲרוֹן (*letzten / kommenden / künftigen Generation*). Wichtig ist nicht, wie Kinder geboren werden, sondern *dass* sie geboren werden, um תּוֹרָה (*Weisung / Lehre / Gesetz*; V. 5) empfangen und weitergeben zu können. Das Geborenwerden von Kindern stellt eine Kontinuität zwischen Vergangenheit, Gegenwart und Zukunft her. Der Überlieferungsprozess wird in V. 3-6 in drei Generationen differenziert: Eltern, Kinder und Enkel.

Geburt steht in engem Zusammenhang mit Erkenntnis. ידע ist ein Leitwort im Einleitungsteil von Ps 78 (V. 3.5-6). Geborenwerden, leibliche Nachkommenschaft hängt eng mit Lehre zusammen. Ausgehend von der sinnlichen Wahrnehmung[511] geht es bei ידע um Verstehen, Anerkennen, eventuell auch Gehorchen. Dass Erkenntnis so eng mit Geburt zusammen gehört, lässt sich

---

[508] Vgl. z.B. KRAUS 1989b, 698: „die künftigen Söhne". Anders HOSSFELD 2000d, 414; WEBER 2003, 46: „Söhne, die geboren werden."

[509] Vgl. TATE 1990, 277.281; FISCHER 2002, 56–57.

[510] Vgl. KRAUS 1989b, 707.

[511] Anders HOSSFELD 2000d, 425, der den Aspekt der sinnlichen Wahrnehmung ausschließt.

auch so interpretieren, dass mit der Geburt Erkenntnis der Tora mitgegeben wird.

### 2.6.2.4. *Kontexte*

Die – vielleicht etwas redundant wirkende[512] – Beschreibung zukünftiger Generationen hat Parallelen in Ps 22,31-32 und Ps 48,14. Der Begriff דוֹר אַחֲרוֹן (*letzte / künftige Generation*) ist in Ps 48,14 und Ps 78,6 identisch. Einzelne Elemente aus Ps 22,31-32 werden in Ps 78,6 variiert (דור, ספר *pi.* und ילד *ni.*). Während die Geburt zukünftiger Generationen und dadurch das fortwährende Gotteslob Ps 22 und Ps 48 abschließt, begegnen diese Aspekte in Ps 78 bereits im Einleitungsteil.

Das Stichwort קדם (*Urzeit*) in Ps 78,2 erinnert nicht nur an Ps 44,2,[513] sondern auch an die urzeitliche Geburt der Berge in Ps 90,2.

Das Verbergen bzw. Verborgensein (כחד) verbindet Ps 78,4 mit Ps 139,15. Während nach Ps 139,15 nicht einmal die Knochen des Menschen bei seiner Erschaffung im Mutterleib vor Gott verborgen sind, ist in Ps 78,4 die Aufforderung formuliert, die Wundertaten Gottes nicht vor den Kindern zu verbergen.[514] Auch in der Bezeichnung der Taten Gottes als wunderbar (פלא *ni.*) stimmen Ps 78,4 und Ps 139,14 überein.

### 2.6.2.5. *Pragmatik*

Das Sprecher-Ich gehört gleichzeitig zur Gruppe, die es anspricht: In V. 1 redet es sein Publikum mit עַמִּי (*mein Volk*) an. In V. 3.5 versteht es sich selbst mit der Rede von אֲבוֹתֵינוּ (*unseren Eltern*) als Teil dieser Gruppe. Diese Sprechsituation betrifft nur die Eingangsstrophe V. 1-8. In der weiteren Folge ist dann vom Volk, von Israel oder Jakob in 3. Person die Rede. Die „spezifische Kommunikationssituation von Sprecher-Ich und Gruppenzugehörigkeit im ‚Wir'"[515] ist ein Spezifikum der Asaphpsalmen. Diese Konstellation muss nicht auf einen besonderen Status des Sprechers, etwa als Vorbeter, hinweisen.[516]

---

[512] Vgl. HOSSFELD 2000d, 422.

[513] Vgl. HOSSFELD 2000d, 432.

[514] Statt des Impf.1.P.Pl.*pi.* לֹא נְכַחֵד (*verbergen wir nicht!*) vokalisieren die Septuaginta und Hieronymus (in einigen Varianten) לֹא נִכְחַד (Perf.3.P.Sg.m.*ni. er ist nicht verborgen*). Aufgrund dieser Vokalisation übersetzt LXX οὐκ ἐκρύβη.

[515] HOSSFELD 2000d, 419.

[516] So etwa KRAUS 1989b, 703, der meint, den Sprecher im Rahmen des Festkultes genau identifizieren zu können: „der Sänger, wahrscheinlich ein (levitischer) Priester, wendet sich wie ein Weisheitslehrer an die Gemeinde und redet sie mit ‚mein Volk' an – so wie der Weisheitslehrer seinen Schüler mit der Anrede ‚mein Sohn' anspricht." Anders SPIECKERMANN 1989, 140, der die personifizierte Weisheit als Sprecherin zumindest des Einleitungsteils ansieht.

Im Neuen Testament wird Ps 78,2 in Mt 13,35 zitiert. Der Vers wird als sich erfüllendes Prophetenwort abgewandelt und dient der Begründung der matthäischen Gleichnistheorie. Ps 78,6 wird nicht zitiert. Auf einzelne Elemente von Ps 78 wird im Neuen Testament an verschiedenen Stellen angespielt, so dass die Geschichtsdarstellung von Ps 78 präsent gewesen sein dürfte.[517]

### *2.6.2.6. Aussagen in Ps 78,6 zur Geburtlichkeit*

Auch wenn Geburt in Ps 78 die konkrete Geburt „realer" Menschen meint, ist durch die Bezeichnung מָשָׁל (*Gleichnis*) für den gesamten Psalm über ein wörtliches Verständnis hinaus auch Platz für eine metaphorisch-bildliche Deutung.[518]

Geburt ist hier mit Erkenntnis verknüpft. Das Wie des Geburtsvorganges wird nicht thematisiert. Wichtig ist das *Dass* des Geborenseins. Ziel der Geburt von Nachfahren ist, dass sie Erkenntnis haben und ihren Kindern weitererzählen. Volksgeschichte ist Familiengeschichte. Geburt konstituiert Zugehörigkeit und Identität.

An beiden Stellen, wo ילד im *ni.* vorkommt, geht es also um zukünftig Geborene, um nachfolgende Generationen. Wie die Geburtsvorgänge im einzelnen konkret ablaufen, ist nicht von Interesse. Wichtig ist vielmehr, *dass* Kinder geboren werden, um von JHWH erzählen zu können. In beiden Fällen ist an ganz reale, tatsächlich stattfindende Geburten gedacht. Metaphorischer Sprachgebrauch liegt zunächst nicht vor. Er lässt sich nur als eine mögliche Interpretation in ein Gesamtverständnis der Psalmen eintragen.

### *2.6.3. Ps 87,4-6*

Ps 87 ist ein Zionslied innerhalb der Gruppe der Korach-Psalmen. V. 4 setzt die Zerstreuung Israels in Ägypten und Babel voraus. Der Psalm ist also wohl nachexilisch anzusetzen.[519] Der Mittelteil, Ps 87,4-6, ist aufgrund seiner Geburtsproklamationen für unseren Zusammenhang interessant:

| | |
|---|---|
| *4a Ich will Rahab und Babel erwähnen* | 4a אַזְכִּיר רַהַב וּבָבֶל |
| *als mich Bekennende.* | לְיֹדְעָי |
| *4b Siehe, Philistäa und Tyrus zusammen mit Kusch –* | 4b הִנֵּה פְלֶשֶׁת וְצוֹר עִם־כּוּשׁ |
| *4c dieser wurde dort geboren.* | 4c זֶה יֻלַּד־שָׁם׃ |
| *5a Und zu Zion wird gesagt werden:* | 5a וּלְצִיּוֹן יֵאָמַר |

---

[517] Vgl. HOSSFELD 2000d 442–443.

[518] Vgl. WEBER 2003, 54: „Aufgrund der Gattungszuweisung als ‚Gleichnis' bzw. ‚Rätsel' ist die gesamte Verserzählung metaphorisch eingefärbt."

[519] Vgl. KRAUS 1989b, 767.

| | |
|---|---|
| *5b Dieser und jener wurde in ihm geboren,* | אִישׁ וְאִישׁ יֻלַּד־בָּהּ 5b |
| *5c und er selbst wird ihr Bestand geben, der Höchste.* | וְהוּא יְכוֹנְנֶהָ עֶלְיוֹן׃ 5c |
| *6a JHWH wird beim Aufschreiben der Völker zählen:* | יְהוָה יִסְפֹּר בִּכְתוֹב עַמִּים 6a |
| *6b Dieser wurde dort geboren. Sela.* | זֶה יֻלַּד־שָׁם סֶלָה׃ 6b |

V. 5a übersetzt die Septuaginta mit μήτηρ Σιων ἐρεῖ ἄνθρωπος. Dies würde hebr. ולציון אם [י]אמר (*doch Zion wird Mutter genannt*) entsprechen.[520] In diesem Mittelteil des textlich schwierigen[521] Ps 87 findet sich dreimal die Impf.-Sg.-m.-*pu.*-Form יֻלַּד (*er wird geboren [werden]*) mit unterschiedlichen Subjekten. Es ist in der Exegese umstritten, wer Sprecher der drei Geburtsproklamationen in V. 4-6 ist. Diese drei Geburtsaussagen sind Kern der Interpretationsprobleme von Ps 87.[522] Sie lassen sich in das konzentrische Schema ABA bringen:

| | | |
|---|---|---|
| A: | זֶה יֻלַּד־שָׁם | (*dieser ist dort geboren*) |
| B: | אִישׁ וְאִישׁ יֻלַּד־בָּהּ | (*jeder einzelne ist in ihr geboren*) |
| A: | זֶה יֻלַּד־שָׁם | (*dieser ist dort geboren*) |

Wird MT prinzipiell beibehalten, so ist JHWH der plausibelste Sprecher dieser Geburtsproklamationen.[523] „V.4 und V.6 bilden motivlich einen Rahmen (*inclusio*); in beiden Versen steht das Bild von JHWH, der die Völker aufschreibt, im Hintergrund."[524] Die in Zion Geborenen stehen in der Mitte, gerahmt von anderen Völkern: Die Aufzählung in V. 4 könnte exemplarisch die vier Himmelsrichtungen markieren: „West (Ägypten), Ost (Babel), Nord (Philisterland und Tyrus) und Süd (Kusch)."[525] Die Identifikation von Rahab mit Ägypten ergibt sich aus Jes 30,7. Die Namen der genannten Völker kommen sonst im AT meistens in feindlichem Kontext vor.[526] In V. 6 ist allgemein von עַמִּים (*Völkern*) die Rede. Mitglieder dieser einzelnen Völker werden nicht konkret benannt, sondern allgemein, prototypisch erwähnt. Sie gelten als in Zion Geborene. Die an diesen Stellen ungewöhn-

---

520 KRAUS 1989b, 756–766, versteht es als 1.Pers. und übersetzt: „Zion nenne ich Mutter". Für eine Beibehaltung von MT plädiert dagegen TATE 1990, 385–386.

521 Vgl. BOOIJ 1987, 16–17; die zahlreichen textkritischen Probleme können in diesem Rahmen nicht im Einzelnen diskutiert werden. Z.B. KRAUS 1989b, 765, hält Ps 87 für stark beschädigt, schlägt daher eine Reihe von Textveränderungen vor und versucht „eine Neufassung des Ganzen".

522 Vgl. EMERTON 2000, 186.

523 Anders BONS 1993, 283, die Zion als Sprecher von V. 4 ansieht.

524 ZENGER 2003c, 123.

525 ZENGER 2003c, 126.

526 Vgl. BONS 1993, 283: „The imagery, then, moves from large overpowering mythically evil empires (Rahab and Babel) to smaller threatening neighbor nations (Philistia and Tyre), to end with an alien and far-away people: Cush in Hebrew, perhaps Nubia or Ethiopia."

liche Sg.-Form des Demonstrativpronomens זה (*dieser*) in V. 4.6 lässt sich auf jedes einzelne der genannten Völker beziehen. Jedes dieser Völker bekommt den Status eines in Zion Geborenen.[527]

Geburt wird hier nicht bildlich dargestellt oder als Bild für etwas anderes verwendet, sondern es ist wichtig, dass und wo einzelne Menschen und ganze Völker geboren werden. Mit ילד *pu.* (*geboren werden*) wird die Zugehörigkeit zu einzelnen Völkern ausgedrückt. „JHWH spricht hier Angehörigen der beiden großen traditionellen Feindmächte Ägypten (Rahab) und Babel sowie der Länder Philistaia, Phönikien und Kusch (Äthiopien) rechtlich verbindlich eine personale Bindung (mit Rechten und Pflichten) an Zion/Jerusalem zu."[528] Der Geburtsort konstituiert Identität. Es ist nicht nur wichtig, dass ein Mensch geboren wird, sondern auch wo. Das lokale und damit auch das personale und soziale Umfeld konstituiert die Identität eines Menschen. Unklar ist nicht nur die Sprechsituation, sondern auch der genaue Bezug des שׁם (*dort*). „The most common interpretation of the psalm is that it regards certain people living in foreign lands as nevertheless citizens of Zion."[529] Über die Angehörigen fremder Völker wird gesagt, dass sie in Zion geboren wurden, obwohl ihr tatsächlicher Geburtsort nicht dort liegt.[530]

Es besteht eine intertextuelle Verbindung zwischen Ps 87 und Ps 139,13-16, wo ebenfalls Geburtsaussagen mit dem Aufschreiben Gottes verbunden sind: In Ps 139,16 werden alle Tage in Gottes Buch geschrieben (עַל־סִפְרְךָ כֻּלָּם יִכָּתֵבוּ) aufgeschrieben, in Ps 87,6 zählt JHWH schreibend (יִסְפֹּר בִּכְתוֹב) die Völker. Im Hintergrund dieser Aussagen könnte die Vorstellung vom himmlischen Lebens- und Schicksalsbuch stehen. Hier begegnet mit JHWH, der die Völker in ein Buch einträgt und die Zugehörigkeit zur Gottesstadt bestimmt, ein anthropomorphes Gottesbild. Eine weitere Verbindung zu Ps 139 besteht in der Verbindung von Geburt und Gotteserkenntnis (ידע). Die Erwähnung des Geburtsortes und die Eintragung in ein Register lassen sich als Akt der Legitimierung interpretieren, wie er sich auch in neuassyrischen Inschriften findet, um die Verschleppung eroberter Völker zu rechtfertigen.[531]

---

527 Vgl. TATE 1990, 386.

528 ZENGER 2003c, 125.

529 EMERTON 2000, 186.

530 Vgl. KÖRTING 2006, 20: „Denn ein jeder, der Jhwh kennt, hat seine Heimat auch in Zion, ob Ägypter oder Kuschiter. Zion als Ort der Geburt verspricht jedem einzelnen den Schutz der Stadt, ihre Fürsorge, die Teilhabe an ihrem Ruhm. Zion als Geburtsort macht Zion zur Mutter für die Völker."

531 Vgl. TATE 1990, 390: „Thus the process recalled in vv 5–6 is analogous to that of a conquering king who declares foreign peoples to belong to his royal realm and registers them among the people of the conquering country."

In Ps 87 ist also nicht nur das Geborenwerden an sich wichtig, sondern der Geburtsort. Der Ort der Geburt begründet Zugehörigkeit zu einer Gruppe, zu JHWH, zu Zion.[532] An allen diesen Stellen geht es um reale Geburten.

Bildliches Verständnis legt sich nicht auf den ersten Blicke nahe, lässt sich aber in eine Gesamtinterpretation dieser Psalmen eintragen.

Die in V. 5b angelegte universale Tendenz wird v.a. in der christlichen Wirkungsgeschichte rezipiert. Paulus nimmt in Gal 4,26 das Bild von Zion als Mutter (Ps 87,5 LXX) auf. Das christliche Konzept der Zugehörigkeit der Völker zum Gott Israels (vgl. z.B. Eph 3,3-9; Hebr 12,22-23) kann sich auf Vorstellungen von Ps 87 stützen. In manchen christlichen Traditionen, wie z.B. der Niederländisch-Calvinistischen, wird Ps 87 als Taufpsalm rezipiert. Er thematisiert die Zugehörigkeit unterschiedlicher Nationen zum Gottesvolk und wird auch als „ökumenischer" Psalm bezeichnet.[533]

Die genannten Beispiele von passivischen Formen des Verbums ילד weisen darauf hin, dass die Geburtlichkeit prinzipiell wichtig ist. Relevant ist das Dass des Geborenseins, nicht das Wie. Mit der Geburt wird Kontinuität zu vergangenen und kommenden Generationen hergestellt. Dies haben wir bereits in Königspsalmen wie z.B. Ps 2 gesehen. Auch im Königspsalm Ps 89 spielt genealogisches Denken eine wichtige Rolle. Ps 89,5 enthält eine göttliche Zusage auf Fortbestand der Dynastie. Die enge Beziehung zwischen Gott und König wird als Vater-Sohn-Beziehung beschrieben. Dies entspricht israelitischer Königsideologie.[534] Der Mittelteil des Psalms, Ps 89,20-38, ist Gottesrede und basiert auf Dynastie-Verheißungen an David aus II Sam 7 als Grundlage. In Ps 90,2 ist das Einbezogensein in eine Generationenfolge über die vorausgehenden Generationen (Ps 90,1) bis hin zur Weltschöpfung erweitert. Auch in Ps 102 findet sich nach einem Klage- bzw. Bittgebet die Hoffnung auf das Weiterleben in der Nachkommenschaft. Zeitspannen werden in Generationen gemessen. Mit dem Hineingeborenwerden in eine Generationenfolge wird die soziale Dimension der alttestamentlichen Redeweise von Geburt deutlich.

---

[532] Vgl. EMERTON 2000, 198: „It is, however, possible to make sense of the psalm. It speaks of Yahweh's recordbook, in which the places of birth of all people are noted; and it speaks of the distinction of having been born on Mount Zion, rather than in a foreign city or country. The distinction lies in the fact that Zion was established by Yahweh and is his own city."

[533] Vgl. BOS 1989, 282.

[534] Vgl. KESSLER 1996, 225.

Kapitel 3

# Ambivalenzen der Fruchtbarkeit

## 3.1 Zur Bedeutung von Fruchtbarkeit

In den Psalmen gilt genauso wie im AT und im Alten Vorderen Orient insgesamt Fruchtbarkeit als Inbegriff von Segen. Fruchtbarkeit ist ein wichtiges Element von erfülltem Leben. Die folgenden Ausführungen konzentrieren sich auf menschliche Fruchtbarkeit. Gleichzeitig ist in den sprachlichen Wendungen und Bildern zu diesem Thema die Verbindung zu Fauna und Flora sichtbar.

Kindersegen ist nicht menschlich machbar, sondern von göttlicher Beteiligung abhängig. JHWH ist für Fruchtbarkeit verantwortlich, öffnet oder schließt den Mutterleib (vgl. z.B. Gen 30,22; I Sam 1,5). Dass Kinder als göttliche Gaben gelten, wird z.B. in einem sumerischen Sprichwort so ausgedrückt: „Marrying several wives is human; getting many children is divine.“[1] Diese wichtige Rolle von Fruchtbarkeit und die Zusammenhänge zwischen Kindersegen und göttlicher Mitwirkung machen Fruchtbarkeit und Unfruchtbarkeit zu einem nicht nur sozial, sondern auch religiös und theologisch relevanten Thema.

Dass das Geborenwerden (ילד) in eine Generationenfolge (דור) ein wichtiger Aspekt alttestamentlicher Anthropologie ist, haben wir bereits gesehen. Hier soll es nun um weitere Formulierungen in den Psalmen gehen, mit denen die große Bedeutung von Fruchtbarkeit ausgedrückt wird. Wichtige Leitworte sind פרה und זרע.

### *3.1.1. Ps 21,11*

#### *3.1.1.1. Ps 21*

Ps 21 gilt als Königspsalm und gehört zum ersten David-Psalter (V. 1). Der Psalm enthält zwei Hauptteile: V. 2-7 beschreibt Segnungen für den König. Adressat von V. 2-7 ist JHWH. Ob für segensreiches Wirken gedankt[2] oder

---

[1] Zitiert nach VAN DER TOORN 1994, 78.

[2] Vgl. z.B. KRAUS 1989a, 315; SAUR 2004, 102.

darum gebeten wird,[3] ist aus dem Duktus des Psalms nicht ersichtlich. V. 8 hat Scharnierfunktion im Psalm, indem er mit dem Hinweis auf das Vertrauen (בטח) des Königs auf JHWH V. 2-7 zusammenfasst und gleichzeitig mit dem Wunsch nach Nicht-Wanken (בל־ימוט) auf die Festigkeit des Königs in Auseinandersetzung mit den Feinden (V. 9-13) verweist. In V. 9-13 geht es um Wünsche für den König, v.a. auch um Verwünschungen der Feinde. Der Adressat von V. 9-13 wird nicht explizit genannt und schillert zwischen JHWH und dem König. Schwierig ist v.a. die Interpretation von V. 10, wo nicht eindeutig ist, ob JHWH angesprochen ist oder in 3.P. über ihn geredet wird. V. 14 schließt den Psalm mit einer Du-Bitte an JHWH und einer Wir-Aufforderung zum Lobpreis ab. Die Anrede an JHWH und die Wendung בעזך (*in deiner Kraft*) in V. 2.14 bilden eine Inklusion um den Psalm.

Die große Unterschiedlichkeit der beiden Teile hat zu Annahmen verschiedener literarischer Entwicklungsstufen Anlass gegeben. Eine Erklärungsmöglichkeit ist die These eines vorexilischen Grundpsalms V. 2-7.9-13*, der redaktionell bearbeitet wurde. Während dieses alte Gebet an den König adressiert war, wurde Ps 21 auf der redaktionellen Ebene als an JHWH gerichtet gelesen, weil es zur Zeit der Redaktion kein Königtum mehr gab.[4] Gleichzeitig hat auch die ältere Forschungsmeinung literarischer Einheitlichkeit nach wie vor Plausibilität: Der symmetrische Aufbau[5] der beiden Teile spricht dafür. Und auch die Subjektwechsel sind in hymnischen Texten nichts Ungewöhnliches.

### *3.1.1.2. Sprachliche Analyse von Ps 21,11*

Wie auch immer die literarische Einheitlichkeit beurteilt wird, gehört der für unser Thema interessante V. 11 zum Grundbestand des zweiten Teils, V. 9-13*. Im Kontext von Verwünschungen der Feinde wird in V. 11 die Nachkommenschaft der Gegner thematisiert:

| | |
|---|---|
| *11a Ihre Frucht wirst du von der Erde vernichten* | פִּרְיָמוֹ מֵאֶרֶץ תְּאַבֵּד 11a |
| *11b und ihren Samen von den Menschenkindern.* | וְזַרְעָם מִבְּנֵי אָדָם 11b |

---

3 Vgl. z.B. SEYBOLD 1996, 92; WEBER 2001, 118.

4 Vgl. SPIECKERMANN 1989, 208–219; SEYBOLD 1996, 91–94; SAUR 2004, 97–112: SAUR 2004, 101, sieht v.a. in V. 10 einen Hinweis auf eine „theokratische *relecture* des alten Königstextes." KRAUS 1989a, 316, dagegen datiert noch den gesamten Psalm in die Zeit des judäischen Königtums.

5 Analog sind z.B. in beiden Teilen allgemeine Formulierungen: vgl. WEISER 1987a, 145, der in beiden Teilen den „Grundgedanken der Heilsverleihung an den König bei seiner Krönung" sieht.

Bezogen sind die beiden Suffixe der 3.P.Pl.m. auf כָּל־אֹיְבֶיךָ (*alle deine Feinde*) und שֹׂנְאֶיךָ (*deine Hasser*) in V. 9. Das in V. 11 angesprochene Du kann sowohl JHWH als auch den König meinen. Die Fortsetzung des ersten Teils und die große Macht, die dem Angesprochenen in V. 9-13 zugetraut wird, spricht für JHWH als Adressaten.[6] Gleichzeitig nimmt eine solche Interpretation auf JHWH hin starke Anthropomorphismen in Kauf.[7] Der Wunsch nach Vernichtung der Feinde JHWHs, des Königs und des Gottesvolkes hat Parallelen z.B. in Num 10,35. Am besten ist es wohl, das Changieren des Textes zwischen König und JHWH, so weit es geht, offen zu halten. Damit wird eine besondere Nähe zwischen beiden ausgedrückt und betont, dass sie auf derselben Seite stehen.

In V. 11 wird Fruchtbarkeit ex negativo betrachtet: Die Nachkommenschaft der Feinde, d.h. ihre Fruchtbarkeit, soll ausgerottet werden. Zahlreiche Nachkommenschaft wird offenbar als Bedrohung erlebt. Das betende Ich (oder Wir) richtet an den König oder an JHWH selbst den Wunsch, die Nachkommenschaft der Feinde des Königs, dem im ersten Teil des Psalms Wohlergehen zugesagt wird, zu vernichten. „Die Vernichtungsbilder in V. 9-13, die uns recht drastisch aufstoßen, gehören zur Königsideologie der Welt, in der Israels Könige lebten und samt ihrem Volk überleben wollten."[8] In einer Welt, in der Fortpflanzung und Fruchtbarkeit eine so große Rolle spielt, ist der Wunsch nach Ausrottung der Nachkommenschaft der Feinde Element der Polemik.

In Ps 21,11 bezeichnet פְּרִי (*Frucht*) im Parallelismus zu זֶרַע (*Same*) menschliche Nachkommenschaft. In beiden Begriffen ist gleichzeitig die Verbindung von pflanzlicher und menschlicher Fortpflanzung sichtbar.

Gott wird nicht nur positiv, sondern auch negativ, auf der Seite der Feinde, die Macht über die Fruchtbarkeit zugeschrieben. Ps 21,11 ist also ein Beispiel dafür, dass Fruchtbarkeit mit Feindpolemik verbunden wird. In diesem Text wird Fruchtbarkeit explizit nur auf der Seite der Feinde beleuchtet.

Die Nachkommenschaft der Feinde kann ganz konkret verstanden werden, und eine solche Auslegung von Ps 21,11 ist aufgrund der konkreten Nennung von מארץ (*von der Erde*) und מבני אדם (*von den Menschenkindern*) zunächst naheliegend. Wird aber Ps 7,15 mitgelesen, so ist durchaus auch ein bildliches Verständnis der Nachkommenschaft der Feinde möglich: Die Frucht der Feinde, das, was sie hervorbringen, sind Unheil, Mühsal und Lüge. Frucht und Same der Feinde sind auch ihre Werke und Taten.[9]

---

[6] Vgl. WEISER 1987a, 145. Anders SAUR 2004, 98, der gerade aufgrund der inhaltlichen Seite von V. 9–13 (und der schwierigen Formulierungen in V. 10) für den König als Adressaten plädiert.

[7] Vgl. SAUR 2004, 105.

[8] ZENGER 2003a, 167; vgl. Ps 2.

[9] Vgl. SAUR 2004, 104.

### *3.1.1.3. Verankerung von Fruchtbarkeit in Ps 21*

Im ersten Teil des Psalms, V. 2-7, in dem es um die Segnungen des Königs geht, wird Fruchtbarkeit nicht explizit thematisiert. Sie kann aber unter den בִּרְכוֹת טוֹב (*guten Segnungen*; V. 4a) inkludiert sein. Der Wunsch nach אֹרֶךְ יָמִים עוֹלָם וָעֶד (*langer Lebenszeit immer und ewig*; V. 5b) kann sich sowohl auf ein langes Leben des Königs als auch seiner Nachkommen beziehen.[10] Ein solches dynastisches Verständnis von Ps 21,4-5 ist in jüdischen Kommentaren durchaus verbreitet. So verweist etwa Raschi auf II Sam 7,13.[11] Diese Verbindung ist auch durch das Stichwort זרע (*Same / Nachkommenschaft*) in II Sam 7,12 motiviert. Kombiniert sind Segnungen und der Wunsch nach ewiger Dauer in der Wendung בְּרָכוֹת לָעַד (*Segnungen für immer*) in V. 7. Die Vernichtungswünsche der Nachkommenschaft der Gegner in V. 11 sind nicht unbegründet, sondern durch feindliche Pläne und Aktivitäten (V. 12) motiviert.

### *3.1.1.4. Zur Semantik von* פְּרִי *(*Frucht*)*

Das Nomen פְּרִי (*Frucht / Leibesfrucht / Nachkommenschaft*)[12] ist weitaus häufiger als das Verbum פרה, von dem es abgeleitet ist. פְּרִי kommt in MT insgesamt 122mal – auch in den Psalmen an einigen Stellen – vor und bezeichnet als Kollektivbegriff die „Gesamtheit des Fruchtertrags".[13] „Das Nomen *p^e^rî*, urspr. ‚das Herauskommende, Hervorgebrachte', bezeichnet im at.lichen Sprachgebrauch konkret das den Samen enthaltende Erzeugnis jeglichen ‚Gewächses des Bodens' (Gen 1,29; 4,3) [..., v.a. ...] die Frucht, welche zur Nahrung dient. [...] Als umfassender Begriff kann *p^e^rî* den Gesamtertrag eines Landes, insbesondere des Landes Israel, bezeichnen."[14]

Es kann sowohl die Früchte der Erde – אֶרֶץ פְּרִי (*fruchtbares Land*; Ps 107,34) bzw. פְּרִי אַדְמָתָם (*die Frucht ihrer Erde*; Ps 105,35) – oder der Bäume – עֵץ פְּרִי (*der Fruchtbaum / fruchttragende Baum*; Ps 148,9), פִּרְיוֹ (*seine Frucht*; in Bezug auf den Baum; Ps 1,3) –, ihren „Fruchtertrag" – פְּרִי תְבוּאָה (Ps 107,37) – bezeichnen als auch menschliche Nachkommenschaft. In der Wurzel פרי / פרה sind also Vorstellungen einer Analogie der

---

[10] Anders HOSSFELD / ZENGER 1993, 143, die hier keinen Wunsch nach andauernder Geschlechterfolge einer Dynastie sehen, sondern einen Wunsch nach „Teilhabe an der gottköniglichen Lebensmächtigkeit". Auch SAUR 2004, 106, argumentiert gegen eine dynastische Interpretation von V. 5, da der König als individuelle Persönlichkeit dargestellt werde.

[11] Vgl. Mikra'ot Gedolot (COHEN 2003a), 64.

[12] Vgl. HALAT 3, 1983, 910–911.

[13] KEDAR-KOPFSTEIN 1989, 741; vgl. EBD., 743: „Aus der urspr. Bedeutung der Verbalwurzel ‚hervorbrechen, aufsprießen' ergab sich die Nominalbildung *p^e^rî* ‚Frucht', und diese wiederum brachte denominative Verbalformen mit der Bedeutung ‚fruchttragend, fruchtbar sein' hervor [...]."

[14] KEDAR-KOPFSTEIN 1989, 745.

Fortpflanzung zwischen Pflanzen (gelegentlich auch Tieren) und Menschen festgehalten.

Diese Verknüpfung zwischen pflanzlicher und menschlicher Fruchtbarkeit wird in Ps 1,3 besonders deutlich. Im Kontext V. 1-3 dient die Frucht des Baumes als Bild für das Ergebnis des Nachdenkens / Sinnens / Murmelns über die Tora, auch für die Lust an der Tora und für den Erfolg des richtigen Lebenswandels. Einerseits sind konkrete Früchte konkreter Bäume, die Fruchtbarkeit von Pflanzen, im Blick. Andererseits ist die Frucht des Baumes ein Bild für die Ergebnisse des rechten Lebenswandels (V. 1) und des Torastudiums (V. 2). In kanonischer Lektüre steht damit das Thema Fruchtbarkeit schon im ersten Psalm. Berücksichtigt man die vermutlich nachexilische Entstehungszeit von Ps 1 und seine nachträgliche Anordnung als Psalter-Proömium, so passt dieser Aspekt zur weisheitlichen Tendenz, Fruchtbarkeit als Segen und Identitätsstifterin zu verstehen (Ps 127).

In Ps 58,12 wird פרי meistens in übertragenem Sinn mit *Erfolg / Ertrag* übersetzt. Es geht um die Frucht, die der Gerechte haben wird. Aber gerade aufgrund der Tatsache, dass es im unmittelbaren Psalmkontext Ps 58,4.9 um das Scheitern der Nachkommenschaft der Frevler geht, ist es durchaus plausibel, hier zunächst von der Bedeutung Frucht(barkeit) im Sinne von Nachkommenschaft auszugehen. In Ps 65,10-14 z.B. ist die von JHWH bewirkte Fruchtbarkeit des Landes zwar nicht mit reicher menschlicher Nachkommenschaft verknüpft, aber mit dem Gotteslob auf dem Zion.[15]

### *3.1.1.5. Rezeptionen*

Raschi sieht in seiner Auslegung von Ps 21,11 Gott als Adressaten: „להקדוש ברוך הוא אומר“[16] (*zum Heiligen – gepriesen sei Er – spricht er*). Außerdem identifiziert Raschi die Feinde als Nachkommen Esaus: „ומתפלל שיאבד פריו של עשו הרשע“[17] (*Und er betet, dass er die Nachkommenschaft des Frevlers Esau vernichten möge*).[18] Eine Auslegung von Ps 21,11 nach Metzudat David versteht פרי und זרע als Synonyme und legt beides auf die Kinder (bzw. Söhne) aus:„פרימו - בניהם: וזרעם - כפל הדבר במלות שונות“[19]

[15] Vgl. KEEL / SCHROER 2002, 90.

[16] Mikra'ot Gedolot (COHEN 2003a), 66.

[17] Mikra'ot Gedolot (COHEN 2003a), 66.

[18] In einer anderen Version von Raschi (BIJL 2003, die auf Druckausgaben [Jerusalem 1959, Nachdruck von Wien 1859] beruht), werden die Feinde als Nachfahren Amaleks identifiziert: „להקב"ה הוא מתפלל שיאבד זרעו של עמלק הרשע“ (*Zum Heiligen – gepriesen sei Er – betet er, dass er den Samen des Frevlers Amalek vernichten möge*). Die beiden Varianten zeigen kleine Unterschiede: אומר fehlt in der zweiten Lesart; פרי und זרע gelten offensichtlich als austauschbare Synonyme; und die Festlegung der Feinde auf einen konkreten Namen kann offensichtlich unterschiedlich ausfallen.

[19] Zitiert nach BIJL.

(*„ihre Früchte“ – das sind ihre Kinder; „und ihr Same“ – eine Wortverdoppelung mit verschiedenen Begriffen*).

### *3.1.2. Ps 37, 25-28*

Der Weisheitspsalm[20] Ps 37 ist ein alphabetisches Akrostichon. Er enthält paränetische Elemente – Belehrung, Ermahnung und Ermutigung –, ist also weisheitliche Lehrdichtung.[21] Funktion des ganzen Psalms kann „Ermutigung zum Durchhalten an die Armen und Gebeugten“[22] sein. Die typisch weisheitliche Polarität zwischen Verheißungen an die Gerechten und Voraussagen über oder Wünschen für das Schicksal der Frevler durchzieht den Psalm. Ps 37 gehört zur Schlussgruppe des ersten Psalmenbuches, Ps 35-41. Aufgrund der Aktualisierung des deuteronomistischen Motivs des Landbesitzes und der Tora-Frömmigkeit (V. 31) gilt Ps 37 im Allgemeinen als nachexilisch.[23] V. 25-26 bilden die נ-Strophe im Akrostichon.

#### *3.1.2.1. Text*

In Ps 37,25-26 heißt es über den Gerechten:

| | |
|---|---|
| *25 Jung war ich, alt bin ich auch[24] geworden,* | 25 נַעַר הָיִיתִי גַּם־זָקַנְתִּי |
| *aber nie sah ich einen Gerechten verlassen* | וְלֹא־רָאִיתִי צַדִּיק נֶעֱזָב |
| *noch seine Nachkommenschaft um Brot bittend;* | וְזַרְעוֹ מְבַקֶּשׁ־לָחֶם׃ |
| *26 den ganzen Tag ist er gütig und leiht,* | 26 כָּל־הַיּוֹם חוֹנֵן וּמַלְוֶה |
| *und seine Nachkommenschaft wird zum Segen.* | וְזַרְעוֹ לִבְרָכָה׃ |

Die ס-Strophe V. 27-28b enthält Appelle zu rechtem Verhalten und allgemeine Aussagen über Gottes Gerechtigkeitsliebe. Barmherziges Leihen ist ein Merkmals des Gerechten (vgl. Ps 112,5; Prv 19,17). Der Beginn der ע-Strophe in V. 28c ist unregelmäßig, da sie nach MT nicht mit ע beginnt.[25] Für unseren Kontext ist dann V. 28d interessant: Der Wunsch nach reicher Nachkommenschaft auf der eigenen Seite impliziert auf der Seite der Frevler die

---

[20] Nach BRUEGGEMANN 1995, 236, ist Ps 37 „the most easily identified of the list of sapiential psalms.“

[21] Vgl. z.B. FREULING 2004, 110.

[22] WEBER 2001, 179.

[23] Vgl. GERSTENBERGER 1988, 160; KRAUS 1989a, 439; FREULING 2004, 113.

[24] Einige hebräische Handschriften lesen וְגַם (*und auch*), vgl. auch LXX: καὶ γὰρ. Diese Variante macht aus der asyndetischen eine syndetische Aneinanderreihung.

[25] Um die Regelmäßigkeit einer ע-Strophe zu erhalten, ergänzen z.B. App. BHS sowie KRAUS 1989a, 438; FREULING 2004, 112, im Anschluss an LXX (ἄνομοι) עַוָּלִים (*Gottlose*). Verändert man zusätzlich נִשְׁמָרוּ (*sie werden bewahrt*) zu נשמדו (*sie werden vernichtet*), so wird damit der Sinn von V. 28c umgekehrt und der Versteil von einer Aussage über die Gerechten zu einer über die Frevler.

Ausrottung der Nachkommenschaft. So heißt es in der Fortsetzung dieser Strophe in V. 28d:

*Die Nachkommenschaft der Frevler wird ausgerottet.* וְזֶרַע רְשָׁעִים נִכְרָת׃

### *3.1.2.2. Sprachliche Analyse*

Die Selbstaussage des Lehrenden als autobiographische Stilisierung in V. 25-26 ist ein typisches Merkmal der Weisheitsbelehrung (vgl. z.B. Prov 24,30-34).[26] Die Perf.-Form von כרת *ni.* in V. 28d suggeriert, dass es sich hier um einen abgeschlossenen Vorgang handelt. Gleichzeitig steckt darin der Wunsch oder die Hoffnung, dass diese Ausrottung der Nachkommenschaft der Feinde stattfindet. Es kann sich also um Feststellung eines allgemein gültigen Sachverhaltes handeln, um eine Rückschau in die Vergangenheit und um einen Wunsch für die Zukunft. כרת durchzieht Ps 37 geradezu wie ein roter Faden (V. 9.22.28.34.38); „the term *krt* is most used in terms of cultic exclusion or military defeat."[27] Ein Leitwort für unsere Fragestellung ist זֶרַע (*Same / Nachkommenschaft*) in V. 25.26.28.[28] In weisheitlich geprägten Psalmen, wie z.B. Ps 37, wird Nachkommenschaft in den Tun-Ergehen-Zusammenhang[29] eingeordnet.

In Ps 37,28d wird deutlich, dass der Wunsch nach zahlreicher Nachkommenschaft immer zwei Seiten hat: In den eigenen Reihen bedeutet er Segen, in den gegnerischen Bedrohung. Fortpflanzung kann also der eigenen Identitätsstärkung dienen und gleichzeitig zur Abgrenzung von anderen instrumentalisiert werden. Diese Polarisierung passt zu anderen weisheitlichen Texten (vgl. z.B. Ps 25,13; 112,2; Prov 11,21).[30] Damit sind in diesem einen Ps 37 die beiden Seiten derselben Medaille enthalten: Fruchtbarkeit bedeutet Segen, kann aber gleichzeitig auch zur Feindpolemik eingesetzt werden.

JHWH wird zwar in V. 28a explizit als auf der Seite der Frommen stehend genannt, in V. 28b, wo es um die Ausrottung der Nachkommenschaft der Frevler geht, aber nicht. Aus dieser Leerstelle lässt sich ableiten, dass JHWH zwar für die Frommen zuständig ist, nicht aber für die Vernichtung der Gottlosen.[31] Nach V. 28d ist es ein Trost für den Beter oder die Beterin, dass das –

---

[26] Vgl. CRAIGIE 1983, 296–297; KRAUS 1989a, 439; FREULING 2004, 113.

[27] BRUEGGEMANN 1995, 239.

[28] KRAUS 1989a, 437, übersetzt זרע in diesen drei Versen jeweils unterschiedlich: *Kinder, Nachkommen, Same*. In jedem Fall handelt es sich um einen Begriff für Nachkommenschaft.

[29] Zur Vielschichtigkeit dieses Zusammenhanges vgl. die Studie von FREULING 2004.

[30] Anders dagegen Hi 21,7–13, wonach gerade die Nachkommen der Gottlosen in Wohlergehen leben.

[31] Vgl. BRUEGGEMANN 1995, 246–247. Dies passt zur prinzipiellen Frage nach der Rolle JHWHs im Tun-Ergehen-Zusammenhang: Nicht nur in Ps 37 wird das Schicksal des

wohl insgesamt für Ps 37 vorauszusetzende – Wohlergehen der Frevler ein vorübergehendes Phänomen darstellt.[32]

Auch in Ps 109 findet sich die Thematisierung von Nachkommenschaft im Zusammenhang mit Feindpolemik. In der Interpretation der nicht ganz einfachen Verse 6-19 finden sich zwei Hauptlinien: Entweder wird dieser Text als Verwünschungen der Feinde durch den Beter verstanden; oder es handelt sich um ein Zitat von Reden der Feinde gegen das betende Ich.[33]. Ein Element dieser polemischen Verse ist der Wunsch nach Ausrottung der Nachkommenschaft der Feinde. In V. 5 werden die Pläne und Taten der Feinde mit derselben Formulierung wie in Ps 35,12 als רָעָה תַּחַת טוֹבָה (*Böses anstelle von Gutem*) umschrieben. In V. 9-10 wird ein Gegenbild zu Ps 37,25-26 entworfen: Während der Gerechte nicht verlassen wird (Ps 37,25), sollen die Kinder des Frevlers zu Waisen und seine Frau zur Witwe werden (Ps 109,9). Während die Nachkommenschaft des Gerechten nie um Brot bitten (בקשׁ *pi.*) muss (Ps 37,25), irren die Kinder des Gottlosen bettelnd (שׁאל *pi.* / דרשׁ *q.*) umher (Ps 109,10). Die Klimax dieser Reihe bildet in Ps 109,13 der Wunsch, dass die Nachkommenschaft der Gegner ausgerottet wird:

| | |
|---|---|
| *13a Seine Nachkommenschaft möge ausgerottet werden,* | יְהִי־אַחֲרִיתוֹ לְהַכְרִית 13a |
| *13b in der folgenden Generation* | בְּדוֹר אַחֵר 13b |
| *soll ihr Name ausgelöscht werden.* | יִמַּח שְׁמָם׃ |

Die Bezeichnungen für Nachkommenschaft sind andere als in Ps 37,28, aber gemeinsam ist beiden Texten der Wunsch nach Ausrottung (כרת).

### *3.1.2.3. Rezeptionen*

Bemerkenswert ist, dass einige jüdische, mittelalterliche Kommentare das Bedeutungsspektrum von זרע zwischen Samen und Nachkommenschaft auffächern. Raschi interpretiert וְזַרְעוֹ לִבְרָכָה (*und seine Nachkommenschaft wird zum Segen*) in Ps 37,26b so: „וזרעו – זה שהוא זורע לצדקה, סופו לברכה“[34] (*„und sein Same“: das, was er aus Wohltätigkeit sät, wird schließlich „zum Segen“*). Raschi denkt also nicht in erster Linie an leibliche Nachkommenschaft, sondern er verwendet einen Bedeutungsaspekt von זרע, das *Säen*, als Bild für das Geben von Almosen, für Wohltätigkeit an die Armen. Er setzt damit seine Interpretation von V. 26a fort, in der er die *Armen* (עניים) als Objekt von חוֹנֵן (*er ist gnädig*) ergänzt. Ein Verbindungstext für

Gerechten stärker mit JHWH in Verbindung gebracht als das unheilvolle Tun der Frevler: vgl. FREULING 2004, 3.105.

[32] Vgl. FREULING 2004, 271.

[33] Vgl. WEBER 2003, 217, gemeinsam mit SEYBOLD, ZENGER et al.

[34] Zitiert nach Mikra'ot Gedolot (COHEN 2003a), 118, zu Ps 37,26, mit eigener deutscher Übersetzung.

dieses bildliche Verständnis von זרע könnte das Säen von Gerechtigkeit in Prv 11,18 sein.

Radak differenziert diese Auslegung weiter und bringt zwei Interpretationsmöglichkeiten von V. 26b: „Seine Nachkommenschaft wird auch seine Lebensweise lernen, und sie werden zum Segen für die Welt, indem sie von ihrem Eigenen hergeben und sich der Bedürftigen erbarmen. So heißt es auch in Gen 12,2: וֶהְיֵה בְּרָכָה (*Du sollst ein Segen sein!*) – indem du anderen von deinen Segnungen und deinem Gut gibst. Oder seine Bedeutung ist: Die Menschen werden sie [die Nachkommen] segnen, wenn sie sie sehen, und sagen: Diese sind die Nachkommenschaft des Gerechten; Gott segne sie für das Verdienst ihrer Eltern!"[35]

Keine dieser mittelalterlichen jüdischen Auslegungen versteht leibliche Nachkommenschaft als Belohnung, sondern Segen entfaltet sich in ihrem Verhalten. וְזַרְעוֹ לִבְרָכָה (*Seine Nachkommenschaft wird zum Segen*; Ps 37,26b) lässt sich also so verstehen, dass sich Segen als Konsequenz ergibt. Aber er ist keine Belohnung für ein bestimmtes Verhalten.

### *3.1.3. Ps 72,16*

#### *3.1.3.1. Ps 72*

Die Überschrift לִשְׁלֹמֹה in V. 1 ordnet Ps 72 Salomo zu. Adressat des Psalms ist אֱלֹהִים (*Gott*). Es handelt sich um Wünsche bzw. Fürbitten לְמֶלֶךְ (*für den König*), der selbst nur in V. 1 genannt wird. Hauptthema von Ps 72 ist die gerechte Herrschaft des Königs. Wie andere Königspsalmen schillert auch dieser Psalm zwischen Aussagen über Gott und den König. Herrschaftsfunktionen werden von Gott auf den König übertragen.[36] Die Erwähnungen von Salomo in V. 1a und von David und Isai in V. 20 bilden einen Rahmen um den Psalm, in dem sie an die Wurzel und Blütezeit der davidischen Dynastie erinnern. Ps 72,20 schließt das zweite Psalmenbuch ab. An zwei Stellen wird in diesem Psalm Fruchtbarkeit thematisiert, in den analog gestalteten Versen 5-7 und 15-17.

#### *3.1.3.2. Ps 72,16*

Ein Element der Macht, die dem König von Gott übertragen wird, ist die Herrschaft über die Fruchtbarkeit des Landes in V. 16:

---

[35] Die Übersetzung basiert auf dem hebräischen Text nach Mikra'ot Gedolot (COHEN 2003a), 119.

[36] Vgl. KESSLER 1996, 226.

| | |
|---|---|
| *16a Überfluss an Getreide sei im Land;* | יְהִי פִסַּת־בַּר בָּאָרֶץ 16a |
| *auf dem Gipfel der Berge möge es rauschen.* | בְּרֹאשׁ הָרִים יִרְעַשׁ |
| *16b Wie der Libanon sei seine Frucht;* | כַּלְּבָנוֹן פִּרְיוֹ וְיָצִיצוּ 16b |
| *sie mögen blühen aus der Stadt wie das Kraut der Erde.* | מֵעִיר כְּעֵשֶׂב הָאָרֶץ׃ |

פסה* in V. 16a ist ein Hapaxlegomenon, das sich eventuell mit „Überfluss" wiedergeben lässt.[37] Mehrdeutig ist der Bezug von פִּרְיוֹ (*seine Frucht*) in V. 16b. Naheliegend ist zunächst, dass es sich um eine Fortsetzung des Wunsches nach Fruchtbarkeit des Getreides aus V. 16a handelt.[38] Gleichzeitig kann es sich auf den König beziehen, dem im gesamten Psalm Segen gewünscht wird: Es können sowohl seine leiblichen Nachkommen als auch seine Früchte im Sinne seiner Taten als פִּרְיוֹ (*seine Frucht*) bezeichnet werden.[39] Für diese Deutung spricht der Plural וְיָצִיצוּ (*sie mögen blühen*) und die plötzliche Erwähnung von עיר (*Stadt*) in V. 16b.[40] V. 16 könnte Bestandteil einer nachexilischen Fortschreibung des vorexilischen Kernbestandes V. 1aβ.b-7.12-14 sein, ist aber gleichzeitig eng mit V. 15-17 vernetzt.[41] Die Erwähnung des Libanon stellt eine Verbindung zu Salomo her (vgl. I Reg 5,13.20). Wird Salomo mitgelesen, so verstärkt dies die personale Deutung als Frucht eines Menschen. Auch wenn in V. 16 zunächst v.a. die Fruchtbarkeit des Landes thematisiert wird, klingt menschliche Fruchtbarkeit an. Auch wenn es in Israel keinen Fruchtbarkeitskult gibt, hat der König – im Auftrag Gottes – Verantwortung für die Fruchtbarkeit des Landes (vgl. II Sam 21,1-14).[42]

Verbreitete Topoi paradiesischer Fruchtbarkeit beschreiben in V. 15-17 den vom König ausgehenden Segen. Es sind Bitten um die Fülle des Lebens, die mit Bildern von Wachstum und Ernte gestaltet sind. Das Bild vom Gottesgarten wird auf das Land des Königs übertragen. In V. 17 wird die Wachstums- und Fruchtbarkeitsmetaphorik mit dem „Namen" des Königs verbun-

---

[37] Vgl. HALAT 3, 1983, 892; ZENGER 2000b, 307. In diese Richtung geht bereits die aramäische Übersetzung *pjs'*; anders LXX und Vulg: ἔσται στήριγμα ἐν τῇ γῇ / *erit firmamentum in terra* (*es sei Festigkeit in der Erde*).

[38] So ZENGER 2000b, 307.

[39] Vgl. KEDAR-KOPFSTEIN 1989, 751: „der den göttlichen Gesetzen folgende Herrscher wird Fruchtsegen hervorbringen".

[40] Diese ungewöhnliche Wendung gibt Anlass zu Konjekturen: So werden etwa in App. BHS – ohne Unterstützung antiker Versionen – die Änderung von וְיָצִיצוּ zum Sg. יָצִיץ (*sie möge blühen*) und die Konjektur von עיר zu וַעֲמִירוֹ (*und seine Halme*) vorgeschlagen. Dieser Variante schließen sich SEYBOLD 1996, 276; ZENGER 2000b, 307; JANOWSKI 2002, 104; SAUR 2004, 133, an.

[41] Vgl. SAUR 2004, 135–136; zu unterschiedlichen Modellen der literarischen Entstehung und redaktionellen Bearbeitung von Ps 72 vgl. ZENGER 2000b, 312–316; SAUR 2004, 134–138. JANOWSKI 2002, 102.114, zählt V. 1aβ-17 zur spätvorexilischen Grundschicht von Ps 72 und konkretisiert das Entstehungsdatum mit einem Bittgebet für den König aus der Josiazeit.

[42] Vgl. KESSLER 1996, 227.

den.[43] Das Hapaxlegomenon יִנּוֹן (*er soll sprossen*) drückt das gewünschte Wachstum des Namens aus. Die Wurzel נין kann hier auch *Nachkommenschaft bekommen* bedeuten.[44] Das segensreiche Handeln des Königs und der Überfluss der Natur stehen in direktem Zusammenhang: „das Gedeihen in der Natur (*kosmische Dimension*) ist eine Folgewirkung des königlichen Rechtshandelns an den Armen (*soziale Dimension*).“[45]

### *3.1.3.3. Verankerung der Rede von Fruchtbarkeit im Kontext*

Das segensreiche Wirken der Berge hat einen Bezug zu V. 3. Zahlreiche menschliche Nachkommenschaft ist ein wesentliches Element der Segensbitte für den König in V. 5, wo der Blick auf kommende Generationen (דּוֹר דּוֹרִים) gelenkt wird. Der Wunsch nach langem Leben für den König und nachfolgende Generationen hat kosmische Dimensionen.[46] Das segensreiche Wirken des Königs bzw. gleichzeitig Gottes hat nach V. 6 für das Land Regen zur Folge. Die Fruchtbarkeit des Landes ist Inbegriff von Segen. Die Gerechtigkeitsthematik wird in V. 5-7 durch Bilder aus dem Bereich der Natur und einer fruchtbaren Landschaft illustriert.

Das Thema Fruchtbarkeit tritt zunächst in V. 5-7 auf und wird in V. 16-17 gesteigert und weitergeführt.[47] In V. 17, der Fortsetzung unseres V. 16, geht es um das ewige Weiterleben des Namens des Königs. Im Wunsch, dass der Name des Königs ewig bleibe, drückt sich der Wunsch nach Verewigung in nachfolgenden Generationen aus. Damit wird indirekt die Nachkommenschaft thematisiert. Sie wird ausdrücklich mit Segen in Zusammenhang gebracht. Der Zusammenhang von Gerechtigkeit, Segen und Fruchtbarkeit ist für den gesamten Ps 72 leitend.[48]

## *3.1.4. Ps 105,24*

### *3.1.4.1. Ps 105*

Ps 105 ist sowohl Geschichtspsalm als auch Hymnus.[49] Sein Stil ist hymnisch und episch zugleich.[50] Der Rückblick auf wichtige Taten JHWHs in der Geschichte Israels ist gleichzeitig Hymnus. Nach MT enthält Ps 105 keine

---

[43] Vgl. ZENGER 2000b, 325–326.
[44] Vgl. HALAT 3, 1983, 657.
[45] JANOWSKI 2002, 105.
[46] Vgl. ZENGER 2000b, 322.
[47] Vgl. ZENGER 2000b, 312; JANOWSKI 2002, 108–109.
[48] Vgl. JANOWSKI 2002, 127. Zum traditionsgeschichtlichen Hintergrund des gesamten Psalms vgl. ausführlicher JANOWSKI 2002.
[49] Vgl. KRAUS 1989b, 890–891; WEBER 2003, 189.
[50] Vgl. SEYBOLD 1996, 414.

Überschrift, LXX zieht das αλληλουια vom Schluss von Ps 104 (MT) an den Beginn von Ps 105. Ps 105 setzt Eckdaten des Pentateuch voraus und gilt meist als exilisch.[51]

### *3.1.4.2. Ps 105,24*

Auch wenn Fruchtbarkeit kein zentrales Thema in diesem Psalm ist, begegnet die Wichtigkeit von Nachkommenschaft an einigen markanten Stellen. So leitet V. 24 einen Rückblick auf die Situation in Ägypten und den Exodus folgendermaßen ein:

| | |
|---|---|
| *Er machte sein Volk sehr fruchtbar,* | וַיֶּפֶר אֶת־עַמּוֹ מְאֹד |
| *er machte es stärker als seine Bedränger.*[52] | וַיַּעֲצִמֵהוּ מִצָּרָיו׃ |

Von V. 23 zu V. 24 wechselt das Subjekt: Während es in V. 23 Israel bzw. Jakob ist, ist in V. 24 aufgrund von עַמּוֹ (*sein Volk*) Gott Subjekt, ohne ausdrücklich genannt zu werden. In diesem Rückblick auf die Situation Israels in Ägypten vor dem Exodus ist פרה mit עצם parallel gesetzt, Fruchtbarkeit wird mit Stärke und Macht gleichgesetzt. Subjekt des Verbums וַיֶּפֶר im *hi.* ist יְהוָה אֱלֹהֵינוּ (*JHWH, unser Gott*), zuletzt ausdrücklich genannt in V. 7. Raschi verdeutlicht dies in seiner Paraphrase von Ps 105,24: „**ויפר** הקדוש ברוך הוא **את עמו**“[53] (*Der Heilige – gepriesen sei er –* ***machte sein Volk fruchtbar***).

V. 24 eröffnet die vierte Strophe des Psalms. Der gesamte Geschichtsrückblick V. 8-45 ist in der 3. P.Sg.m. formuliert und auf JHWH rückbezogen. פרה *hif.* kommt außer an dieser Stelle noch in Gen 17,6.20; 28,3; 41,52; 48,4 und Lev 26,9 vor. Kontexte sind die Mehrungsverheißungen in den Erzelternerzählungen der Gen und Segensverheißungen am Schluss des Buches Lev. Letztere zeigen in besonderer Weise die Zusammengehörigkeit von menschlicher Fruchtbarkeit und Fruchtbarkeit der Pflanzenwelt (Lev 16,4: וְעֵץ הַשָּׂדֶה יִתֵּן פִּרְיוֹ *der Baum des Feldes gebe seine Frucht*). Bei allen *hi.*-Vorkommen von פרה ist Gott das Subjekt, das fruchtbar macht. Auf diese Stellen spielt Raschi in seiner Erklärung von Ps 105,24 an: „הפרה והרבה **אותם**“[54] (*Er machte sie fruchtbar und vermehrte sie*). Hier wird die enge Zusammengehörigkeit und die parallele, fast synonyme Verwendung von פרה und רבה deutlich. Wird ein Bestandteil dieses Wortpaares verwendet, so ruft es sofort die Assoziation des zweiten Verbums hervor.

Ein weiterer wichtiger Intertext zu Ps 105,24 ist Ex 1,7:

---

[51] Vgl. KRAUS 1989b, 892; SEYBOLD 1996, 414.

[52] Eine andere Übersetzungsmöglichkeit von V. 24b ist: „[Er] machte es zu zahlreich für seine Bedränger.“ (SEYBOLD 1996, 412)

[53] Zitiert nach Mikra'ot Gedolot (COHEN 2003b), 116.

[54] Zitiert nach Mira'ot Gedolot (COHEN 2003b), 116; vgl. GRUBER 2004, 626.

| | |
|---|---|
| *Und die Kinder Israels waren fruchtbar,* | וּבְנֵי יִשְׂרָאֵל פָּרוּ |
| *wimmelten, vermehrten sich* | וַיִּשְׁרְצוּ וַיִּרְבּוּ |
| *und wurden sehr, sehr stark,* | וַיַּעַצְמוּ בִּמְאֹד מְאֹד |
| *und das Land füllte sich von ihnen.* | וַתִּמָּלֵא הָאָרֶץ אֹתָם׃ |

Ps 105,24 wählt die beiden Begriffe פרה und עצם aus Ex 1,7 aus und verbindet sie miteinander. Wesentlicher Unterschied ist, dass in Ex 1,7 die Kinder Israels das Subjekt sind, ihre Fruchtbarkeit und Vermehrung von ihnen ausgeht. In Ps 105,24 dagegen ist Gott der Verursacher, er macht das Volk fruchtbar, פרה wechselt vom *q.* ins *hi.* Fruchtbarkeit wird also in Ps 105 mit einer theologischen Komponente versehen.

Wie bereits in einigen anderen Psalmen finden wir auch hier in Ps 105 polarisierende Rede von Fruchtbarkeit: Fruchtbarkeit hat ihre Bedeutung im Gegenüber zu den Feinden. Gott macht sein Volk, aber auch die Feinde fruchtbar. Dadurch bekommt er etwas Bedrohliches.

Radak weist in seinem Kommentar zu Ps 105,24 ebenfalls auf die Parallele zu Ex 1,7 hin.[55] Aus וַיַּעֲצִמֵהוּ מִצָּרָיו (*er machte es [i.e. sein Volk] stärker als seine Bedränger*; Ps 105,24b) und Ex 1,7 leitet er die Furcht der Ägypter ab: „לפיכך פחדו המצרים; לפי שראו אותם פרים ורבים יותר מהם, פחדו“[56] (*Demnach fürchteten sich die Ägypter; weil sie sahen, dass sie [i.e. die Israeliten] fruchtbarer waren und sich mehr vermehrten als sie, fürchteten sie sich*). Auch aus dieser Erklärung geht die enge Verbindung von פרה und רבה hervor. Radak betont einen weiteren Aspekt des Zusammenhanges zwischen Fruchtbarkeit und Feindpolemik: Die Feinde werden durch die starke Vermehrung des Volkes Israel eingeschüchtert und fürchten sich.

### *3.1.4.3. Verankerung von Fruchtbarkeit und genealogischem Denken in Ps 105*

Adressiert ist nach Ps 105,6 der gesamte Psalm an:

| | |
|---|---|
| *Same Abrahams, seines Knechtes,* | זֶרַע אַבְרָהָם עַבְדּוֹ |
| *Kinder Jakobs, seines Erwählten!* | בְּנֵי יַעֲקֹב בְּחִירָיו׃ |

Die Adressatinnen und Adressaten werden also mit der Erzelterngeneration verbunden. Die Erinnerung an die Vorfahren konstituiert die eigene Identität. Mit der Wendung לְאֶלֶף דּוֹר (*für 1000 Generationen*) in V. 8 folgt ein Aus-

[55] Vgl. Mikra'ot Gedolot (COHEN 2003b), 117.

[56] Zitiert nach Mikra'ot Gedolot (COHEN 2003b), 117.

blick in die Zukunft: Vergangenheit und Zukunft sind miteinander verknüpft. V. 8 leitet die zweite Strophe, V. 8-15, ein.

Die Wurzel פרה begegnet ein zweites Mal in Ps 105, in V. 35: Die Plagen zerstören die Frucht (פרי) ihres (der Ägypter) Ackerbodens. Darin drückt sich auch in diesem Psalm der enge Zusammenhang von Fruchtbarkeit der Menschen und der Landwirtschaft aus. V. 36 enthält zwei Begriffe für Erstgeburt: בְּכוֹר und רֵאשִׁית אוֹנָם. Hier wird also ein weiterer für Nachkommenschaft wichtiger Aspekt erwähnt.

### *3.1.4.4. Die Wurzel* פרה *in der Hebräischen Bibel*

Ein Schlüsselbegriff für Fruchtbarkeit, in dem sich ihre Vieldimensionalität besonders ausdrückt, ist die Wurzel פרה: Als Verbalform kommt sie im AT 29mal vor.[57] Sie hat im *q.* die zwei Grundbedeutungen *Frucht tragen* und *fruchtbar sein / sich vermehren*, im *hi.* die Bedeutung *fruchtbar machen.* In den Psalmen kommt das Verbum פרה zweimal vor, einmal im *q.* als Partizip (Ps 128,3) und einmal im *hi.* (Ps 105,24). Bei allen *hi.*-Vorkommen von פרה ist Gott das Subjekt, das fruchtbar macht.

Die meisten Vorkommen der Wurzel פרה finden sich – neben den Psalmen – in der Gen, v.a. in Texten, die der Priesterschrift zugeordnet werden: Gen 1,22.28; 8,17; 9,1.7; 35,11; 47,27 u.a. An allen diesen Stellen steht פרה im Imperativ und ist mit dem fast synonymen Verb רבה zu einem Hendiadys kombiniert. Diese aus heutiger Sicht redundant wirkende Wortverbindung[58] ist ein Beispiel für den hebräischen Parallelismus – hier nicht auf Satz-, sondern bereits auf Wortebene – mit zwei fast synonymen Begriffen Fülle auszusagen, ein Phänomen in seinen unterschiedlichen und gleichzeitig ähnlichen Facetten zu sehen. In Gen 1,22 richtet Gott den Mehrungsauftrag an Tiere im Wasser und in der Luft, sonst an Menschen. Die Landtiere erhalten in Gen 1,25 keinen vergleichbaren Fruchtbarkeitsauftrag.[59] In Gen 8,17 ist er an Noah gerichtet, betrifft aber die Tiere. Meistens ist der Fruchtbarkeits- und Mehrungsauftrag allerdings an Menschen gerichtet.

Die Psalmentexte, an denen die Wurzel פרה vorkommt, sind bereits innerbiblische Wirkungsgeschichte von Gen 1,28. Dort heißt es im Kontext der priesterschriftlichen Schöpfungserzählung:

| | |
|---|---|
| *Gott segnete sie und sprach zu ihnen:* | וַיְבָרֶךְ אֹתָם אֱלֹהִים וַיֹּאמֶר לָהֶם אֱלֹהִים |
| *Seid fruchtbar und mehret euch!* | פְּרוּ וּרְבוּ |

---

[57] Vgl. KEDAR-KOPFSTEIN 1989, 740.

[58] Vgl. KEDAR-KOPFSTEIN 1989, 744.

[59] Dies weist wohl auf eine Konkurrenzsituation zwischen Tieren auf dem Festland und den Menschen hin, in der der Lebensraum der Menschen geschützt werden soll: vgl. KEEL / SCHROER 2002, 182.

Gen 1,28a wurde in der Wirkungsgeschichte selten allein rezipiert, sondern meistens von Gen 1,28b, dem „Herrschaftsauftrag", der Frage nach dem *dominium terrae*, her.[60]

Mit diesem Segensspruch redet Gott die ersten Menschen an: „Die erste göttliche Anrede an den weiblich und männlich geschaffenen Menschen in der ersten Schöpfungserzählung der Bibel ist ein Segensspruch, der in Fruchtbarkeit und Mehrungsauftrag konkretisiert wird (Genesis 1,28)."[61] Im Kontext seiner Entstehungszeit im Rahmen der exilischen Priesterschrift hat Gen 1,28 seine Pointe darin, dass die Zusage von Fruchtbarkeit einem dezimierten Volk gilt. Der „Fruchtbarkeitsauftrag" ist kein Befehl, sondern Segen und Zusage.[62]

Gen 1,28 enthält in sich die in der menschlichen Natur verankerte Spannung zwischen Sexualität, die der Mensch mit den Tieren gemeinsam hat, und Herrschaft, die ihn mit Gott verbindet, zwischen irdischem und übernatürlichem Wesen.[63] Der Unterschied zur altorientalischen Umwelt liegt darin, dass Fruchtbarkeit hier als ein Bereich säkularer Realität in den Bereich menschlicher Verantwortung gelegt wird. Biologie wird von freier Entscheidung getrennt.[64] Auch wenn JHWH prinzipiell für den gesamten Bereich der Fruchtbarkeit zuständig ist, gibt es keine Fruchtbarkeitsriten. Gen 1,28 ist in sich eine Zurückweisung von ritualisierten Fruchtbarkeitskulten, wie sie aus altorientalischen Mythologien bekannt sind.[65]

Das Paar פרה / רבה findet sich außerhalb der zahlreichen Vorkommen in der Genesis nur noch vereinzelt im AT: Ex 1,7; Lev 26,9; Jer 3,16; 23,3; Ez 36,9-11a. Mit jedem weiteren Vorkommen werden die Worte aus Gen 1,28 zu einer Phrase, erhalten eine neue Funktion: „Comprising the divine blessing of humans par excellence, they become a metaphor, a formularized guarantee of divine protection, divine election, and the divine covenant."[66]

Die Fruchtbarkeit der Menschen ist Voraussetzung dafür, dass das Volk Israel entstehen kann. Mit den wiederholten Verheißungen von reichem Kindersegen an die Erzeltern (Gen 17,6.20; 28,3; 35,11; 48,4) und Berichten von deren Erfüllung (Gen 47,27; Ex 1,7) wird die Entstehungsgeschichte des Volkes Israel erzählt. Z.B. in der Segenszusage von Isaak an Jakob Gen 28,3 kommt diese direkte Verknüpfung von Fruchtbarkeit und Volkwerdung zum Ausdruck:

---

[60] Zur umfangreichen Wirkungsgeschichte von Gen 1,28 vgl. z.B. KROLZIK 1989; COHEN 1989. Auch NEUMANN-GORSOLKE 2004, 166–300, analysiert in ihrer Untersuchung von Gen 1,26–28 ausführlich die Herrschaftsaussagen, klammert den Mehrungsauftrag bzw. die Mehrungsverheißung aber weitgehend aus.

[61] FISCHER 1988, 117.

[62] Vgl. OHLER 1992, 12–15.

[63] Vgl. COHEN 1989, 6.66.

[64] Vgl. COHEN 1989, 14.

[65] Vgl. COHEN 1989, 44.

[66] COHEN 1989, 33.

| | |
|---|---|
| *El Šaddaj segne dich* | וְאֵל שַׁדַּי יְבָרֵךְ אֹתְךָ |
| *und mache dich fruchtbar und zahlreich,* | וְיַפְרְךָ וְיַרְבֶּךָ |
| *und du mögest zu einer Menge von Völkern werden.* | וְהָיִיתָ לִקְהַל עַמִּים׃ |

Fruchtbarkeit wird also nicht individualisiert gesehen, sondern von Anfang an als wichtige Grundlage für Bevölkerungswachstum.[67]

In der weiteren Wirkungsgeschichte von Gen 1,28 konzentriert sich die jüdisch-rabbinische Auslegung auf den ersten Teil des Verses: „[...] the rabbinic interest in our verse hinges primarily on its opening charge to ‚be fertile and increase' rather than on its investiture of human beings with dominion over animals."[68] פריה ורביה wird zum rabbinischen Begriff für Fortpflanzung. Insofern ist jede Thematisierung von Fortpflanzung indirekt Rezeptionsgeschichte von Gen 1,28. Menschliche Fortpflanzung wird zum Ziel der Schöpfung. Bereits in der Mischna heißt es: „שלא נברא העולם אלא לפריה ורביה" (*Die Welt wurde zu nichts anderem geschaffen als zu Fruchtbarkeit und Vermehrung*).[69] Dies wird in DevR ausgebaut: „Der Heilige – gepriesen sei Er – sagte: Aus keinem anderen Grund habe ich meine Welt geschaffen (בראתי עולמי) als zur Fruchtbarkeit und Vermehrung (לפריה ורביה), wie es heißt: *Nicht als Öde hat er sie geschaffen* (לֹא־תֹהוּ בְרָאָהּ; Jes 45,18). Und so heißt es: *Gott sprach zu ihnen: Seid fruchtbar und vermehrt euch* (פְּרוּ וּרְבוּ; Gen 1,28). So schuf der Heilige – gepriesen sei Er – von Anfang an Adam und Eva zur Fruchtbarkeit und Vermehrung (על מנת לפרות ולרבות), damit sie zeugen, fruchtbar sind und sich mehren (מולידין ופרין ורבין). Warum? Denn das ist die Ehre (כבודו) des Heiligen – gepriesen sei Er."[70] Fortpflanzung wird im rabbinischen Judentum zu einer Verpflichtung, einem Gebot.[71]

### *3.1.5. Ps 107,33-38*

Ps 107,33-38 ist ein Beispiel für die Macht JHWHs über Fruchtbarkeit in beide Richtungen: Gott kann unfruchtbar und fruchtbar machen. „In 33-42

[67] Anders KEDAR-KOPFSTEIN 1989, 744, der eine altertümliche Segensformel für die Fruchtbarkeit eines jungen Paares vermutet, die dann auf die Ausbreitung der Bevölkerung übertragen wurde.

[68] COHEN 1989, 76.

[69] mGit 4,5.

[70] Der hebräische Text ist nach DevR (Liebermann) zu Dtn 1,10, BIJL, zitiert und mit einer eigenen deutschen Übersetzung versehen. Kontext ist die in der rabbinischen Literatur ausführlich diskutierte Frage, mit wie vielen Kindern ein Mensch von der Fortpflanzungspflicht befreit ist (vgl. z.B. BerR 45 zu Gen 16,3).

[71] Vgl. bAZ 5a; COHEN 1989, 80.

spiegelt sich deutlich die Situation der nachexilischen Gemeinde."[72] Die Wurzel פרה kommt in diesem Abschnitt zweimal vor, V. 34 und 37. In V. 33-34 wird die Fähigkeit JHWHs, die Erde unfruchtbar zu machen, geschildert:

| | |
|---|---|
| *33 Er macht Flüsse zu Wüste* | 33 יָשֵׂם נְהָרוֹת לְמִדְבָּר |
| *und Wasserfundstellen zu Durstland,* | וּמֹצָאֵי מַיִם לְצִמָּאוֹן׃ |
| *34 fruchtbares Land zu einem Salzfeld* | 34 אֶרֶץ פְּרִי לִמְלֵחָה |
| *wegen der Schlechtigkeit seiner Bewohner.* | מֵרָעַת יֹשְׁבֵי בָהּ׃ |

Das lautmalerische Wortspiel in V. 33 mit den identischen, aber in unterschiedlicher Reihenfolge angeordneten Konsonanten מצא und צמא – וּמֹצָאֵי מַיִם לְצִמָּאוֹן (*Wasserfundstellen zu Durstland*) – ist im Deutschen nicht exakt wiederzugeben. Einen vokalischen Gleichklang macht KRAUS (1989b, 908) in seiner Übersetzung daraus: „Oasen zu Ödland."

Ab V. 35 wendet sich das Blatt hin zur fruchtbarkeitsspendenden Wirkung JHWHs. In V. 37 ist die umgekehrte Wirksamkeit JHWHs geschildert:

| | |
|---|---|
| *37 Sie besäen Felder und pflanzen Weinberge,* | 37 וַיִּזְרְעוּ שָׂדוֹת וַיִּטְּעוּ כְרָמִים |
| *die bringen Fruchtertrag.* | וַיַּעֲשׂוּ פְּרִי תְבוּאָה |
| *38 Er segnete sie und sie vermehrten sich sehr,* | 38 וַיְבָרְכֵם וַיִּרְבּוּ מְאֹד |
| *und ihr Vieh ließ er nicht wenig sein.* | וּבְהֶמְתָּם לֹא יַמְעִיט |

פרה ist in beiden Versen auf die Landwirtschaft bezogen. Die Fruchtbarkeit der Menschen ist Konsequenz aus dem Ertrag der Felder und Weinberge und göttlichem Segen. Die Fruchtbarkeit der Menschen wird hier mit der Wurzel רבה ausgedrückt. In V. 41b wird menschliche Nachkommenschaft indirekt mit Tieren verglichen: וַיָּשֶׂם כַּצֹּאן מִשְׁפָּחוֹת (*Er machte Sippen [so zahlreich] wie Herden*).

### *3.1.6. Ps 127,3-5*

#### *3.1.6.1. Ps 127*

Die Überschrift V. 1a bezeichnet Ps 127 als שִׁיר הַמַּעֲלוֹת (*Stufenlied*) und ordnet ihn Salomo zu. Er gehört zur Gruppe der Wallfahrtspsalmen Ps 120-134. Ps 127 lässt sich in zwei Teile gliedern: In V. 1-2 geht es um die Vergeblichkeit menschlicher Bemühungen ohne göttliche Mitwirkung, in V. 3-5

---

[72] KRAUS 1989b, 915. Dennoch ist es nicht zwingend notwendig, aus diesem Grund V. 2–3.33–43 als sekundäre, nachexilische Hinzufügung an das sonst vorexilische individuelle Danklied V. 1.4–32 zu beurteilen; vgl. WEBER 2003, 206.

um Kinder als Gabe Gottes. V. 3 leitet den zweiten Teil des Psalms (V. 3-5) ein und bringt einen Themenwechsel. Der Aussagesatz ist ein Aphorismus, der in 3. Person allgemeine Sachverhalte beschreibt. In V. 4-5a wird er an einem Bild veranschaulicht und in V. 5b auf die Folgen hin konkretisiert. Der zweite Teil greift בית (*Haus / Familie*) aus V. 1 auf. Subjekt des Hausbaus ist JHWH. Diese Wendung ist ein Beispiel dafür, dass es JHWH ist, der Fruchtbarkeit in den Kindern schenkt. Das beiden Teilen gemeinsame Thema ist die Vergeblichkeit menschlicher Mühen ohne Gottes Mitwirkung. Eine weitere Verklammerung von beiden Teilen liegt zwischen עִיר (*Stadt*) in V. 1 und שָׁעַר (*Tor*) in V. 5.

Eine Verzahnung der beiden Teile des Psalms[73] liegt insofern vor, als der zweite Teil das Aufbauen des Hauses (יִבְנֶה בַיִת) durch JHWH aus V. 1 in den Kindern veranschaulicht. Die Aussagen in V. 1 sind mehrdeutig: Das Bauen eines Hauses kann architektonisch gemeint sein, darüber hinaus als Gründung einer Familie (vgl. z.B. Ex 1,21) oder – v.a. durch die Einfügung in die „Wallfahrtspsalmen" – den Tempel und seine Wiedererrichtung nach dem Exil im Auge haben.[74] בנה בית (*das Aufbauen eines Hauses*) ist geradezu ein t.t. für das Gründen einer Familie, den Aufbau einer Dynastie. Es kann sowohl von Männern als auch – wie z.B. in Ruth 4,11 – von Frauen ausgesagt werden. Als Anspielung auf den Bau des Tempels steht es in Zusammenhang mit dem – nur hier und in Ps 72,1 vorkommenden – Hinweis auf Salomo in der Überschrift.[75] Ps 127 besteht aus weisheitlichen Sentenzen. Der weisheitliche Charakter dieses Psalms ist Konsens.[76] Unterschiedlich sind aber die Meinungen über seine Entstehungszeit: Sie reichen von vorexilisch[77] bis nachexilisch.[78]

---

[73] Vgl. auch KRAUS 1989b, 1037.

[74] Vgl. WEBER 2003, 299. Diese letzte Auslegung wird v.a. in den mittelalterlichen jüdischen Kommentaren vertreten, z.B. von Raschi, und teilweise heute wieder rehabilitiert: vgl. z.B. FLEMING 1995, 443: „Psalm 127 combines the pithy sayings of a folk wisdom with ideology rooted in the Jerusalem-centered world of both the temple cult and the Deuteronomistic theology."

[75] Vgl. SEYBOLD 1996, 488.

[76] KRAUS 1989b, 1036–1037, ordnet Ps 127 der Weisheits- bzw. Lehrdichtung zu. WEBER 2003, 298, gibt die ländliche Volksweisheit mit einer gewissen Nähe zum Hymnus als Gattung an.

[77] Vgl. DAHOOD 1970, 223: „The royal character of the poem as well as the concision of expression and the considerable literary rapport with early non-biblical texts point to a pre-Exilic date of composition."

[78] Exilische Datierung schlägt z.B. FLEMING 1995, 444, vor: „Psalm 127 might be constructed out of pre-existing proverbs (v. 1, 3–4) from a Jerusalem circle that overlaps that of the Deuteronomistic History's compilers. This is evident in the use of the 'house' / 'city' pair, otherwise found in Kings and Jeremiah, and of *naḥ$^a$lāh*, an important term for God's gift of land in the book of Deuteronomy."

Für unseren Kontext ist die Bildersprache im zweiten Teils des Psalms, V. 3-5, relevant. Sie soll hier näher untersucht werden.

*3.1.6.2. Ps 127,3-5: Text*

| | |
|---|---|
| *3 Siehe, Erbe JHWHs sind Kinder,* | 3 הִנֵּה נַחֲלַת יְהוָה בָּנִים |
| *ein Lohn die Frucht des Leibes.* | שָׂכָר פְּרִי הַבָּטֶן׃ |
| *4 Wie Pfeile in der Hand des Kriegers,* | 4 כְּחִצִּים בְּיַד־גִּבּוֹר |
| *so sind Kinder der Jugend.* | כֵּן בְּנֵי הַנְּעוּרִים׃ |
| *5 Wohl dem Mann,* | 5 אַשְׁרֵי הַגֶּבֶר |
| *der seinen Köcher mit ihnen gefüllt hat.* | אֲשֶׁר מִלֵּא אֶת־אַשְׁפָּתוֹ מֵהֶם |
| *Sie werden nicht zuschanden,* | לֹא־יֵבֹשׁוּ |
| *wenn sie mit den Feinden im Tor sprechen.* | כִּי־יְדַבְּרוּ אֶת־אוֹיְבִים בַּשָּׁעַר׃ |

Textkritisch bietet Ps 127 keine größeren Probleme. Aber unterschiedliche Septuaginta-Versionen bieten interessante Lesarten: So interpretiert LXX שכר פרי הבטן in V. 3b als constructus-Verbindung und übersetzt ὁ μισθὸς τοῦ καρποῦ τῆς γαστρός (*der Lohn der Leibsfrucht*). Auf der Basis des unvokalisierten Textes ist diese LXX-Variante durchaus eine Möglichkeit. Dies ergibt eine andere Akzentsetzung. In MT sind Kinder und Leibesfrucht parallel gesetzt, nach LXX werden Kinder zu einer Folge der Leibesfrucht.

In V. 5 wird in zwei Varianten der LXX (dem Codex Sinaiticus und der Rezension des Lucian) הַגֶּבֶר weggelassen. In LXX wird הַגֶּבֶר mit ἄνθρωπος (*Mensch / Mann*) übersetzt. Der Relativsatz wird damit zu einem allgemeinen Satz, der zwar auch ein maskulines Verb hat, aber den Mann nicht so stark hervorhebt. Das Bild vom Köcher in V. 5 ist in LXX nicht sichtbar, אַשְׁפָּתוֹ wird mit τὴν ἐπιθυμίαν αὐτοῦ (*seine Lust / Begierde*) übersetzt.

*3.1.6.3. Bilder für die Unverfügbarkeit von Kindern in V. 3*

*3.1.6.3.1. Sprachliche Analyse*

Das V. 3 einleitende, deiktische הִנֵּה (*Siehe!*) lenkt die Aufmerksamkeit der Lesenden auf das Folgende. Es lädt – wie z.B. auch in Ps 7,15 – ein, in besonderer Weise hinzuschauen, auf die bildliche Sprache zu achten. Dass hier „uneigentliche“ Redeweise vorliegt, ist daran sichtbar, dass unterschiedliche Kategorien gleichgesetzt werden: zwei Ausdrücke, die Menschen beschreiben, – בָּנִים (*Kinder*) und פְּרִי הַבָּטֶן (*Leibesfrucht*) – werden konkreten Substantiva aus einem ganz anderen Kontext zugeordnet: נַחֲלַת יְהוָה (*Erbe JHWHs*) und שָׂכָר (*Lohn / Geschenk*). Gleichzeitig ist schon פְּרִי הַבָּטֶן in sich eine – wohl bereits konventionalisierte – Metapher. בָּנִים / פְּרִי הַבָּטֶן und נַחֲלַת יְהוָה / שָׂכָר sind unterschiedlichen semantischen Feldern zuzuordnen.

V. 3 enthält zwei parallele Nominalsätze. Im ersten Nominalsatz wird נַחֲלַת יְהוָה den בָּנִים gleichgesetzt. Ebenso wird im zweiten Teil von V. 3 פְּרִי הַבָּטֶן mit שָׂכָר gleichgesetzt. Dadurch entsteht jeweils ein Parallelismus zwischen נַחֲלַת יְהוָה und שָׂכָר und zwischen בָּנִים und פְּרִי הַבָּטֶן. Die Parallelismen lassen sich als synthetische verstehen: Die einzelnen Elemente sind nicht ganz synonym, sondern fügen jeweils unterschiedliche Facetten hinzu.

Im ersten Teil von V. 3 werden Aussagen über die בָּנִים (*Söhne / Kinder*) gemacht. Die Frage, ob hier Kinder oder nur Söhne gemeint sind, betrifft nicht nur diese Stelle. Ihre Beantwortung hängt immer wieder davon ab, welche Kontexte einbezogen werden. Die Frage lässt sich auf mehreren Ebenen beantworten:

Grammatikalisch sind beide Übersetzungen möglich. Der Plural kann sowohl maskulin als auch inklusiv verstanden werden.[79] Wird V. 3 als allgemeine Sentenz gelesen, so ist die Übersetzung „Kinder" plausibel. Bezieht man den Kontext der patriarchalen Gesellschaft des Alten Israel mit ihrer höheren Bewertung von Söhnen ein, so ist die Hervorhebung der Söhne hier durchaus plausibel: „Kinder, im damaligen Kontext v.a. ‚Söhne', werden als Gabe JHWHs verstanden, die sich nicht menschlichem Abrackern verdankt."[80] Die kriegerische Sprache – das Pfeilbild und גבר – im unmittelbaren Psalmkontext V. 3-5 sprechen auch dafür, dass hier eher an Söhne gedacht ist.

Ein weiterer Schritt ist nun, diese gesellschaftlich gegebenen Ordnungen nicht theologisch zu überhöhen: „Die Bevorzugung der Söhne, die wir in der Bibel und in der Kirchengeschichte so oft sehen, ist damit eine Regelung, die sich die menschliche Gemeinschaft durch die rechtliche Regelung sozialer Ordnung selber gegeben hat. Sie ist nicht mit einer Bevorzugung des männlichen Geschlechts durch Gott zu begründen, der nach biblischem Zeugnis Mann und Frau gleich erschaffen hat (vgl. Gen 1,26f)."[81]

Die Frage ist, ob diese hermeneutischen Überlegungen in der Übersetzung sichtbar gemacht werden: Eine Übersetzung mit „Söhne" schreibt die Unsichtbarmachung von Töchtern fort. Daher soll in V. 3.4 mit dem inklusiven „Kinder" übersetzt werden, was grammatikalisch möglich ist.

פְּרִי הַבָּטֶן (*die Leibesfrucht*) kann wohl als konventionalisierte Metapher gelten: Die Rede von Frucht aus der Pflanzenwelt ist von Anfang an eng mit Tier und Mensch verknüpft, פְּרִי wird für alle drei Bereiche verwendet und ist insofern nicht mehr ausdrücklich als Metapher erkenntlich. So wird der Aus-

---

79 SEYBOLD 1996, 487, übersetzt z.B. „Kinder"; vgl. FISCHER 2002,56: „Das biblische Hebräisch [...] spricht, wenn es den Nachwuchs eines Elternpaares meint, jeweils von ‚Söhnen' und ‚Töchtern' und verwendet für gemischtgeschlechtliche Kollektive den männlichen Plural."

80 WEBER 2003, 299; vgl. KRAUS 1989b, 1036; FLEMING 1995, 435; SCHMIDT 2004, 67.

81 FISCHER 2002, 68.

druck z.B. in Dtn 28,4 (und 11) für „Leibesfrucht“ bei Mensch, Pflanzen und Tieren parallel gesetzt:

| | |
|---|---|
| *Gesegnet sei die Frucht deines Leibes,* | בָּרוּךְ פְּרִי־בִטְנְךָ |
| *die Frucht deiner Erde* | וּפְרִי אַדְמָתְךָ |
| *und die Frucht deines Viehs.* | וּפְרִי בְהֶמְתֶּךָ |

Die Bildebene eines Baumes, der Früchte gibt, steht im Hintergrund. Menschliche Fruchtbarkeit wird im Rahmen pflanzlichen Wachstums gesehen. Die Wendung פְּרִי הַבָּטֶן (*die Leibesfrucht*) spiegelt die Idee wider, dass der Same, der aus dem Bauch des Vaters gekommen ist, sich im Bauch der Mutter zur Frucht entwickelt.[82] Es ist ein in jeder Hinsicht geschlechtsneutraler Begriff: Er umfasst sowohl weibliche als auch männliche Nachkommenschaft und steht in Parallelismus zu בָּנִים. Dies spricht dafür, בָּנִים mit *Kindern* zu übersetzen. פְּרִי הַבָּטֶן ist ein Ausdruck, mit dem an den Mutterleib erinnert wird, in dem das Kind aufwächst. Gleichzeitig kann פְּרִי הַבָּטֶן aber auch einem Mann zugesprochen werden (z.B. in Ps 132,11 auf David):

| | |
|---|---|
| *11a Geschworen hat JHWH David Treue,* | 11a נִשְׁבַּע־יְהוָה לְדָוִד אֱמֶת |
| *11b und er wird von ihr nicht weichen:* | 11b לֹא־יָשׁוּב מִמֶּנָּה |
| *11c Von der Frucht deines Leibes*[83] | 11c מִפְּרִי בִטְנְךָ |
| *werde ich dir auf den Thron setzen.* | אָשִׁית לְכִסֵּא־לָךְ׃ |

Im Königspsalm 132 steht Fruchtbarkeit im Kontext einer dynastischen Zusage an David: Mit dem Stichwort פרי בטן wird Nachwuchs und der Fortbestand der davidischen Dynastie verknüpft. JHWH spricht David den Fortbestand seiner Dynastie zu. Dieses Weiterleben in künftigen Generationen wird in V. 12 an den Bund geknüpft.[84]

Auch in Mi 6,7 spricht ein maskulines Subjekt von פְּרִי בִטְנִי (*Frucht meines Leibes*).[85] Genauso kann פרי בטן dem Volk Israel als einem Kollektiv

---

[82] Vgl. PHILIP 2006, 83.

[83] Am Anfang von V. 11b fehlt das Objekt: Ergänzungsvorschläge sind מֶלֶךְ (*einen König*), מְלָכִים (*Könige*) – so z.B. auch KRAUS 1989b, 1054–1055 – oder בָּנִים (*Söhne*), jeweils vor מִפְּרִי בִטְנְךָ eingefügt.

[84] Zum Zusammenhang von Davidverheißung und Zionserwählung in Ps 132 vgl. KÖRTING 2006, 106–120.

[85] Daraus aber abzuleiten, dass פרי בטן allgemein die Abstammung vom Vater im Blick hat, ist als Ausdruck eines gender-bias zu werten: „Obwohl die Sprache hier unbefangen urtümliche Analogievorstellungen bezüglich des biologischen Prozesses bei Pflanzen und Lebewesen festhält, muß dieser Ausdruck im Rahmen des bibl. Sprachgebrauchs als metaphorisch bewertet werden, da sich ‚Leibesfrucht‘ hier nur in seltenen Fällen auf das im Mutterleib wachsende Kind bezieht, meistens hingegen die Nachkommenschaft als solche bezeichnet und die Abstammung vom Vater im Auge hat.“ (KEDAR-KOPFSTEIN 1989, 747).

von Männern und Frauen (Dtn 7,13: וּבֵרַךְ פְּרִי־בִטְנְךָ *er wird die Frucht deines Leibes segnen*; vgl. Dtn 28,4.18.53) zugesagt werden. Aus Gen 30,2 wird deutlich, dass nur Gott es ist, der פְּרִי־בָטֶן (*Leibesfrucht*) geben oder versagen (מנע) kann.

Das semantisch neue Feld in V. 3, das *vehicle*, wird durch die Begriffe נַחֲלַת יְהוָה und שָׂכָר markiert. Die Grundbedeutung von נַחֲלָה ist „**unveräußerlicher Erbbesitz**, bei Eroberung, Erbteilung dem Einzelnen od. der Familie zufallende Beute an Boden, Habe u. sonstigem Gut"[86]. נַחֲלָה (*Erbbesitz / Erbteil / Vermögen*; vgl. z.B. Num 16,14; Dtn 32,9; I Reg 21,3f.; Hi 42,15; Ruth 4,5.10) ist genauso wie das im zweiten Vergleich folgende שָׂכָר (*[Arbeits-] Lohn / Preis*; vgl. Gen 30,32f.) ein Begriff, der reale Eigentumsansprüche und -werte bezeichnet.[87] Die Wendung נַחֲלַת יְהוָה drückt die Herkunft des Kindersegens von JHWH und damit seine Zuständigkeit für Fruchtbarkeit aus. Dass dieser Erbbesitz von Gott herkommt, ist nicht ungewöhnlich (vgl. z.B. Dtn 32,9; Ps 78,71; Jes 19,25; Formulierungen sind etwa in Jes 47,6: נַחֲלַת יְהוָה; oder in II Sam 14,16: נַחֲלַת אֱלֹהִים). Häufig wird das Land als Gottes נַחֲלָה (*Erbbesitz*) bezeichnet: So geht es etwa in Ps 68,10 mit dieser Formulierung um die Fruchtbarkeit des Landes, die in Gottes Hand liegt. Gott gibt zwar das Land als Erbteil, bleibt aber selbst für Fruchtbarkeit verantwortlich.[88] Häufiger ist die Bezeichnung von Personengruppen als נַחֲלָה (*Erbbesitz*): Sie findet sich sonst noch in Bezug auf das עַם (*Volk*; z.B. Dtn 4,20; 9,26.29) und innerhalb des Psalters in Bezug auf Israel (Ps 78,71) oder auf die Völker: וְאֶתְּנָה גוֹיִם נַחֲלָתֶךָ (*Ich will dir Völker als dein Erbbesitz geben*; Ps 2,8). In der Logik von Ps 2 handelt es sich hier um Gottesrede an den König.

Die Sentenz נַחֲלַת יְהוָה בָּנִים findet sich so nur in Ps 127,3. Diese Kombination lässt also aufhorchen. Im Blick auf den Kontext, den ersten Teil des Psalms, liegt der Anknüpfungspunkt v.a. in der Herkunft von JHWH, in der Vergeblichkeit aller menschlichen Bemühungen ohne göttliche Mitwirkung.

Mit dem Begriff שָׂכָר (*Lohn*) kommt eine weitere Komponente ins Spiel: die Verknüpfung von Fruchtbarkeit mit einem bestimmten Verhalten des Menschen, für das er belohnt wird. So verspricht etwa nach Lev 26,9 und Dtn 7,13; 28,4 JHWH dem Volk Fruchtbarkeit, solange es sich an die Tora hält. Eine Person, die שָׂכָר (*Lohn*) im von der Mutter gegebenen Namen trägt, ist Leas Sohn Issachar (Gen 30,18).

Der Gedanke, dass Kinder eine Belohnung sind, wird in Ps 127 doppelt ausgedrückt: Einerseits kann das Wort פְּרִי im Bereich der Pflanzenwelt und des Ackerbaus den Ertrag, den Gewinn bezeichnen. Und andererseits kommt mit der Gleichsetzung mit שָׂכָר der Lohngedanke ins Spiel. Es ist wohl kein

---

86 HALAT 3, 1983, 649; vgl. LIPIŃSKI 1986; KRAUS 1989b, 1038.

87 Vgl. SEYBOLD 1996, 489.

88 Vgl. KESSLER 1996, 219–220.

Zufall, dass Luther dieses שָׂכָר mit „Geschenk" übersetzt. Eine Verknüpfung von Familiengründung und ökonomischen Überlegungen ist kein modernes Phänomen. Ob hier Kinder als Ersatz für materielles Vermögen gesehen werden, sei dahingestellt, ließe sich nur zwischen den Zeilen herauslesen; ebenso die Frage nach Konsequenzen, wenn JHWH diese Belohnung nicht gibt. Parallel ist in beiden Teilen des Psalms, dass es JHWH ist, der Segen gibt, dass menschliche Mühe allein umsonst ist. „Wie die Quelle von Unterhalt und Schutz (vgl. 1f.) geheimnisvoll der Sphäre Gottes angehört, so auch die Gabe der Kinder – und alles ist zugleich notwendig für gedeihliches Leben."[89]

### *3.1.6.3.2. Metaphorische Interaktion*

Durch die Zusammenstellung der vier Elemente בנים / פרי בטן und שכר / נחלת יהוה entstehen – sowohl parallel als auch kreuzweise – vielfältige wechselseitige Beziehungen: Eine Gemeinsamkeit zwischen בנים und נחלת יהוה ist das Erben. פרי und שכר ist der Ertrag gemeinsam.

Kinder[90] sichern den Fortbestand des Geschlechts und sind gleichzeitig freie Gabe JHWHs. Werden hier Kinder als Erbbesitz JHWHs bezeichnet, so werden damit – zumindest – zwei Aussagen gemacht: Einerseits werden sie Eltern eng zugeordnet, als deren vererbter Besitz bezeichnet.[91] Andererseits werden dadurch, dass dieses Erbe auf JHWH zurückgeführt wird, menschliche Besitz- und Machtansprüche relativiert. Die Vererbungslinie läuft nicht von den Eltern zu den Kindern, sondern wird direkt auf JHWH zurückgeführt. Während die Leibesfrucht bereits als konventionalisiert oder lexikalisiert gelten kann, ist die Bezeichnung von Nachkommenschaft als Erbbesitz JHWHs und Lohn unkonventionell. שכר lässt sich sowohl in die Richtung *Lohn / Belohnung* interpretieren als auch als *Gabe / Geschenk*. Dadurch dass von keiner menschlichen Leistung die Rede ist und Kinder als Gabe Gottes bezeichnet werden, wird ihr Geschenkcharakter betont.

Die konventionalisierte Metapher פְּרִי הַבָּטֶן (*die Leibesfrucht*) drückt die enge Zusammengehörigkeit von Eltern und Kind aus: „Die Frucht ist Teil einer Pflanze, eng mit ihr verbunden und auf sie angewiesen und doch ein Eigenes, das sich irgendwann von der ‚Mutter' löst. Genauso auch das Kind. Es ist ein Teil des mütterlichen Organismus, das sich mit der Geburt zum ersten Mal von der Mutter trennt, über die Säuglingszeit aber immer noch eng

---

[89] WEBER 2003, 299.

[90] Nach KRAUS 1989b, 1038, nur Söhne.

[91] KRAUS 1989b, 1038, umschreibt die zwei Bedeutungsebenen dieses Bildes so: Söhne sind freie Gabe JHWHs, und sie sichern den Fortbestand des Geschlechts. Dieser Befund ist inklusiv auf Kinder zu erweitern. Ein zusätzlicher Akzent ist die Relativierung menschlicher Ansprüche durch die Rückführung auf JHWH.

mit ihr verbunden bleibt."[92] Die Formulierung פרי בטן fügt also zu dem neutraleren בנים den Aspekt der körperlichen Verankerung des Geborenseins hinzu. Zudem erinnert die weite Semantik von פרי an die enge Zusammengehörigkeit zwischen menschlicher und pflanzlicher Fruchtbarkeit. „Kinder werden in Israel, wohl auch aufgrund ihrer sozialen Bedeutung für den Wohlstand und das Ansehen der Familie (vgl. Ps 127,3-5), immer als sichtbar werdender Segen Gottes verstanden."[93]

### *3.1.6.3.3. Wirksignale des Textes*

Mit der Gleichsetzung von בָּנִים (*Kindern*) mit נַחֲלַת יְהוָה (*Erbteil JHWHs*) werden die Unverfügbarkeit von Kindern und ihre Herkunft von JHWH betont. Das Bild kann als Appell an den גֶּבֶר (*Mann*) – und implizit wohl an beide Eltern, da mit פרי בטן (*Leibesfrucht*) auch die Mutter mitgemeint sein könnte, – gelesen werden, die Herkunft von Kindern von JHWH nicht zu vergessen. Es bleibt eine produktive Unbestimmtheitsstelle, wie der Vorgang dieser Vererbung abläuft. Von Geburt ist nicht die Rede, sie klingt in der Wendung פרי בטן an. Kinder konstituieren hier Identität. Sie sind nicht als Individuen im Blick, sondern eingebunden in ein soziales Gefüge.

Ps 127,3-5 lässt sich in den Zusammenhang mit kollektiver Identitätsbildung bringen. ASSMANN definiert kollektive Identität als „[...] das Bild, das eine Gruppe von sich aufbaut und mit dem sich deren Mitglieder identifizieren. Kollektive Identität ist eine Frage der *Identifikation* seitens der beteiligten Individuen. Es gibt sie nicht ‚an sich', sondern immer nur in dem Maße, wie sich bestimmte Individuen zu ihr bekennen."[94]

Im ersten Teil des Psalms ist mit לָכֶם (*euch / ihr*) in V. 2 explizit ein Appell an eine Gruppe gerichtet. Der zweite Teil wird in V. 3 mit הִנֵּה (*Siehe!*) eingeleitet: Wer mit diesem Appell gemeint ist, ist nicht explizit gesagt. Implizit ist wohl der erst im Segenswunsch V. 5 genannte הַגֶּבֶר (*der Mann*) angesprochen. Gleichzeitig ist הִנֵּה immer auch ein Appell an spätere Leserinnen und Beter, genau hinzusehen. JHWH als Adressat ist bei diesem הִנֵּה auszuschließen, da von ihm in V. 3 in 3. Person die Rede ist.

### *3.1.6.3.4. Rezeptionen*

Der Targum übersetzt פְּרִי הַבָּטֶן in Ps 127,3 mit: וַלְדֵי מְעָא (*Kinder des Bauches*): Das Kollektiv „Leibesfrucht" wird zu einzelnen Subjekten, den Kindern bzw. Geborenen (ילד); und statt בטן wird die Wurzel מעה / מעי verwendet, die also geradezu als synonym gelten kann. Inhaltlich liegt die

---

92 SCHMIDTGEN 2003, 69.
93 FISCHER 2002, 75.
94 ASSMANN 1999, 132.

Veränderung im Targum v.a. darin, dass die Kinder den Zusatz כַּשְׁרִין erhalten, also besonders die *tauglichen, gelungenen* Kinder hervorgehoben werden.

Im Talmud (bSanh 19b) findet sich eine Reihe von Fällen, wo nicht leibliche Kinder als Kinder eines Menschen gelten können: In der talmudischen Auslegung von II Sam 21,8 wird das textkritische Problem, ob als Tochter Sauls Michal oder (von I Sam 18,19 her) Merab genannt ist, so harmonisiert: „Merab hatte sie [fünf Söhne] geboren und Michal sie großgezogen, deshalb werden sie nach ihr benannt. Das lehrt dich: Jeder, der in seinem Haus ein Waisenkind großzieht, dem rechnet es die Schrift an, als hätte er es geboren / gezeugt. [שכל המגדל יתום בתוך ביתו - מעלה עליו הכתוב כאילו ילדו]“[95]

Ein Waisenkind, das jemand großzieht, gilt also als eigens Kind. Weitere vergleichbare Fälle sind der Sohn der Rut, der gleichzeitig als Sohn Noomis gilt (Ruth 4,17) und die Söhne der Bitja (1 Chron 4,18). Höhepunkt dieser Aufzählung von Beispielen in bSanh 19b ist, dass auch ein Schüler als eigenes Kind gelten kann: „Jeder, der das Kind seines Nächsten Tora lehrt [כל המלמד בן חבירו תורה], dem rechnet es die Schrift an, als hätte er es geboren / gezeugt“.[96] Dies wird mit Num 3,1.2 begründet. Nicht nur das Aufziehen eines Waisenkindes, sondern auch das Weitergeben der Tora an Schüler gilt wie das Verhältnis zu leiblichen Kindern.

Im Midrasch Tehillim Rabba zu Ps 127 findet sich eine Auslegung von Ps 127,3, die von einem Gleichnis ausgeht: „*Siehe, Erbe JHWHs sind Kinder, ein Lohn die Frucht des Leibes* [Ps 127,3]. Nach menschlichem Maßstab: Ein Arbeiter arbeitet mit dem Hausherrn. Er pflügt mit ihm, sät mit ihm [וזורע עמו], jätet mit ihm, gräbt mit ihm. Der gibt ihm eine Münze und geht. Aber Der, der sprach und die Welt wurde, ist nicht so, sondern: Wenn sich ein Mensch nach Kindern sehnt, so gibt er sie ihm [(אדם) תאב לבנים נותן לו], wie es heißt: *Erbe JHWHs sind Kinder* [Ps 127,3]. Wenn sich jemand nach Weisheit sehnt [תאב לחכמה נותן לו], gibt er sie ihm, wie es heißt: כִּי־יְהוָה יִתֵּן חָכְמָה *Denn JHWH gibt Weisheit* [Prov 2,6]. Wenn sich jemand nach Besitztümern sehnt [תאב לנכסים נותן לו], gibt er sie ihm, wie es heißt: וְהָעֹשֶׁר וְהַכָּבוֹד מִלְּפָנֶיךָ *Reichtum und Ehre kommen von Dir* [1 Chron. 29,12].“[97]

Das Gleichnis bleibt in der Bildsprache der Landwirtschaft. Während ein menschlicher Hausherr seinem Arbeiter Lohn für schwere Arbeit gibt, gibt Gott Lohn und erfüllt die Bedürfnisse der Menschen, ohne Leistungen zu fordern. Kinder, Weisheit und Besitz können Wünsche eines oder jedes Menschen beschreiben, aber auch unterschiedliche Typen von Menschen.

---

[95] Eigene Übersetzung des hebräischen Textes nach BIJL.

[96] Eigene Übersetzung des hebräischen Textes nach BIJL.

[97] Die – eigene – deutsche Übersetzung basiert auf dem hebräischen Text nach MTehR (BUBER) zu Ps 127,3; weitere Übersetzungen vgl. WÜNSCHE 1967, 210; BRAUDE 2, [5]1987, 310.

Bei Raschi findet sich eine Auslegung von Ps 127,3, die bereits auf ältere rabbinische Interpretationen wie bSanh 19b zurückgreift und Kinder nicht als leibliche Nachfahren versteht, sondern auf die Schüler auslegt: „התלמידים שהוא מעמיד, שהם לו בנים" (*Das sind die Schüler, die er hervorbringt, die ihm wie Söhne sind*). Damit wird die Bedeutung leiblicher Nachkommenschaft relativiert und die Lehre als ebenso wichtig angesehen. Schüler können einem Lehrenden wie Kinder werden. In dieselbe Richtung geht die Fortsetzung: „שכר פרי התורה שבלבו" (*ein Lohn ist die „Frucht" der Tora, die in seinem Herzen ist*).[98] Als „Beleg" für diese Auslegung zitiert Raschi Prov 22,18:

| | |
|---|---|
| *Denn angenehm ist es,* | כִּי־נָעִים |
| *dass du sie*[99] *in deinem Bauch bewahrst.* | כִּי־תִשְׁמְרֵם בְּבִטְנֶךָ |

Hier ist בטן Aufbewahrungsort von Weisheit und einem maskulinen Subjekt zugeordnet. Bauch und Herz werden parallel gesetzt. Durch die Verbindung beider Bibelstellen werden leibliche Geburt und „Hervorbringen" von Schülern miteinander verglichen.[100]

Ibn Esra betont in seiner Auslegung von Ps 127,3, dass Gott es ist, der Kinder gibt oder auch nicht: „Auch wenn ein Mann [אדם] mit vielen Frauen [נשים] schläft, zahllose Male, wird die Frau keine Schwangerschaft empfangen [לא תקבל האשה ההריון], außer zur Zeit, die der Name [השם] verfügt hat, denn in seiner Hand liegen die Schlüssel / liegt das Öffnen jeder Gebärmutter [מפתחות כל רחם]. Die Gabe [מתת] von Kindern ist ein *Erbteil* [נחלה], er gibt es, wem er will [יתננה לאשר חפץ]."[101] Während diese Auslegung den Geschenkcharakter von Kindern und ihre Abhängigkeit vom göttlichen Willen betont, zeigt die Fortsetzung der Auslegung bei Ibn Esra auch den Aspekt der menschlichen Taten: „Die Bedeutung ist: Lohn der Tat [שכר המעשה], und das ist die Leibesfrucht"[102]. Damit wird das Schillernde der Aussagen von Ps 127 zwischen Geschenkcharakter und menschlichem Verhalten in diesen Interpretationen fortgeführt.

---

[98] Raschi ad loc., zitiert nach Mikra'ot Gedolot (COHEN 2003b), 194. Es ist auch möglich, den unvokalisierten Konsonantentext im Sinne einer constructus-Verbindung zu übersetzen: *ein Lohn der Frucht der Tora, die in seinem Herzen ist.*

[99] [דִּבְרֵי חֲכָמִים; die Worte der Weisen; V. 17]

[100] Von dieser Interpretation lässt sich insofern eine Verbindung zu Raschis Biographie ziehen, als er selbst keine Söhne, sondern drei Töchter hatte. Seine Schwiegersöhne und Enkel wurden seine Schüler und selbst wieder berühmte Gelehrte: vgl. ROTHKOFF 1971, 1559.

[101] Ibn Esra ad loc. in eigener Übersetzung; hebräische Zitate nach Mikra'ot Gedolot (COHEN 2003b), 194.

[102] Ibn Esra ad loc. in eigener Übersetzung; hebräische Zitate nach Mikra'ot Gedolot (COHEN 2003b), 194.

### *3.1.6.4. Der Vergleich von Kindern mit Pfeilen in V. 4-5a*

#### *3.1.6.4.1. Sprachliche Analyse*

Das zweite Sprachbild ist ein ausführlicherer Vergleich, ausdrücklich mit כ gekennzeichnet. V. 4 besteht aus zwei Teilen in einem Nominalsatz: V. 4a enthält den Bildspender – כְּחִצִּים בְּיַד־גִּבּוֹר (*wie Pfeile in der Hand des Kriegers*), V. 4b den Bildempfänger – כֵּן בְּנֵי הַנְּעוּרִים (*so sind die Kinder der Jugend*) – eingeleitet mit כֵּן (*so*). In V. 5a wird dieses Bild in einer Seligpreisung, eingeleitet mit אַשְׁרֵי הַגֶּבֶר (*glücklich der Mann*), fortgeführt und in Aussagesätzen genauer ausgemalt. Der Mann wird selig gepriesen, אֲשֶׁר מִלֵּא אֶת־אַשְׁפָּתוֹ מֵהֶם (*der seinen Köcher mit ihnen gefüllt hat*). V. 5b kehrt von der bildlichen Sprache zu einem den Psalm abschließenden Aussagesatz zurück, der die Auswirkung des im Bild beschriebenen Sachverhalts auf die soziale Realität beschreibt.

Auch hier werden Bereiche, die sonst nichts miteinander zu tun haben, verknüpft: Pfeile in einem Köcher sind den Bereichen Jagd oder Krieg zuzuordnen. Dem stehen בְּנֵי הַנְּעוּרִים (*die Kinder der Jugend*) und הַגֶּבֶר (*der Mann*), wobei sich zweiterer in der Bedeutung *Krieger* durchaus auch in den Bereich des Krieges einordnen lässt. Die Seligpreisung hat appellativen Charakter.

Der Vergleich mit den Pfeilen entstammt den semantischen Feldern Krieg und Jagd: חֵץ (*Pfeil*) ist eine Angriffswaffe und gehört – gemeinsam mit dem קֶשֶׁת (*Bogen*) – zu den Fernkampfwaffen.[103] „Er hatte drei Teile (Spitze, Flugkörper und Flugstabilisator), die jeweils aus unterschiedlichem Material angefertigt wurden, um so die spezifische Funktion optimal zu erfüllen. [...] Die Ausrüstung eines Schützen bestand aus ca. 40 Pfeilen, die er in einem Köcher (אַשְׁפָּה; תְּלִי) aufbewahrte, der auf dem Rücken getragen wurde (vgl. Jes 22,6; 49,2; Ps 127,5; Hi 39,23; Gen 27,3)."[104] חֵץ (*Pfeil*) ist ein durchaus geläufiges Wort der Psalmensprache: Meistens bezeichnet es allerdings Pfeile, mit denen die Feinde auf den Beter zielen (z.B. Ps 7,14; 11,2; 57,5; 64,4; 91,5). Pfeile sind Elemente realer Bedrohung: Sie können entweder ganz wörtlich verstanden werden oder auf die Zunge, die Sprache, die Worte der Feinde übertragen werden (z.B. Ps 57,5; 64,4).

חֵץ kann aber auch umgekehrt – als Gegenbild – einen Pfeil meinen, der von Gott zur Verteidigung des Beters eingesetzt wird (z.B. Ps 64,8). Dieses Gegenbild drückt den Wunsch des Beters aus, „[...] dass die gegen ihn

---

[103] Vgl. RIEDE 2000, 123.

[104] RIEDE 2000, 125.126; Details zur Beschaffenheit von Pfeilen im alten Israel vgl. EBD.

gerichteten Waffen den Frevler selbst treffen sollen.“[105] Meistens werden JHWH in diesem Gegenbild allerdings Verteidigungswaffen, am häufigsten der Schild (z.B. Ps 35,2), zugeordnet. Angriffswaffen kommen nur an wenigen Stellen in den Händen JHWHs vor. Pfeile werden nur in Ps 38,3; 58,8; 64,8 und 120,4 Gott zugeordnet. In Ps 127,5 finden sich die Pfeile nicht in der Hand JHWHs, sondern des Kriegers.

Die בְּנֵי הַנְּעוּרִים (*Kinder der Jugend*) werden mit Pfeilen verglichen, mit denen der Vater seinen Köcher füllt. Die Jugend kann sich sowohl auf den Vater bzw. die Eltern[106] – die בְּנֵי הַנְּעוּרִים (*Kinder der Jugend*) im Gegensatz zu einem בֶּן־זְקֻנִים (*Kind des [Greisen-]Alters*; Gen 37,3) – als auch auf die Kinder bzw. Söhne[107] beziehen. Plausibler ist m.E., dass hier an die in der Jugendzeit des Vaters geborenen Kinder gedacht ist. Eine Parallele liegt in den בְּנֵי אַשְׁפָּתוֹ (*Söhnen / Kindern seines Köchers*) in Thr 3,13, in unmittelbarem Kontext von קֶשֶׁת (*Bogen*) und חֵץ (*Pfeil*) im vorangehenden V. 12.

### *3.1.6.4.2. Kontexte*

Die Übertragung von Pfeilen auf Kinder ist ungewöhnlich. Sie kommt so nur hier vor und klingt in Thr 3,12-13 an.

Das Tor ist eine übliche Stätte der Gerichtsbarkeit (vgl. Dtn 21,19; 25,7; Am 5,12; Ruth 4,1). Es spielt auch im Rebekka-Segen eine wichtige Rolle: In Gen 24,60 finden sich sich im Segen, den Rebekkas Verwandte über sie sprechen, Vorstellungen von Fruchtbarkeit im Zusammenhang mit Feindpolemik:

| | |
|---|---|
| *60a Unsere Schwester,* | 60a אֲחֹתֵנוּ |
| *du werde zu tausendmal Zehntausenden,* | אַתְּ הֲיִי לְאַלְפֵי רְבָבָה |
| *60b und deine Nachkommenschaft* | 60b וְיִירַשׁ זַרְעֵךְ אֵת שַׁעַר שֹׂנְאָיו׃ |
| *möge das Tor ihrer Hasser erben.* | |

זרע (*Same / Nachkommenschaft*) wird hier – wie z.B. auch in Lev 12,2 – nicht einem Mann, sondern einer Frau zugesprochen.[108] Der Terminus für das Erben ist ירשׁ. Eine intertextuelle Verbindung liegt darin, dass sowohl in Gen 24,60 als auch in Ps 127,5 das Tor der Feinde durch reiche Nachkommenschaft besiegt werden soll: Ist es in Gen 24,60 שַׁעַר שֹׂנְאָיו (*das Tor ihrer / seiner Hasser*), so ist es in Ps 127,5 אוֹיְבִים בַּשָּׁעַר (*die Feinde im Tor*). Eine Angleichung liegt aber in der Lesart איביו (*seine Feinde*), die ein Fragment aus der Kairoer Geniza, zwei hebräische Handschriften und der Samaritanische Pen-

---

[105] RIEDE 2000, 140.

[106] So z.B. DAHOOD 1970, 224: „Sons born while their parents are young and vigorous“; vgl. auch schon Raschi, Ibn Esra ad loc.

[107] So SEYBOLD 1996, 489.

[108] STOL 2000, 7–8, vergleicht diese Stellen mit babylonischen Texten, die auch die Vorstellung von weiblichem Samen kennen; vgl. SCHMIDT 2004, 75.

tateuch statt שֹׂנְאָיו (*seine Hasser*) in Ps 127,5 bieten. Ps 127,3-5 kann also durchaus als Spiegelung von Gen 24,60 gelesen werden.

Dass reiche Nachkommenschaft Segen bedeutet, ist Allgemeingut im Alten Vorderen Orient. Zu den בְּנֵי הַנְּעוּרִים (*Kindern der Jugend*) findet sich eine interessante Parallele in der Lehre des Ani aus Ägypten zur Zeit des Neuen Reiches (um 1500 v.Chr.):

> „Nimm dir eine Frau, solange du jung bist,
> Auf dass sie dir einen Sohn bringe;
> Sie soll für dich gebären, solange du noch jugendlich bist.
> Es ist richtig, Menschen hervorzubringen.
> Glücklich der Mann, der viele Menschen hat,
> Er wird wegen seiner Nachkommenschaft bewundert."[109]

Ps 127 kann also sowohl als Beschreibung interner Auseinandersetzungen als auch im Zusammenhang mit Feindpolemik gelesen werden. Auch in Ps 8,3 und 137,9 werden (Klein-)Kinder zur Feindpolemik eingesetzt.

#### *3.1.6.4.3. Metaphorische Interaktion*

Kinder werden hier abgrenzend zur Konstitution der eigenen Identität verwendet. Das Bild ist nicht unproblematisch: Kinder werden zum Werkzeug für kriegerische Aktivitäten. Kinder bestärken die eigene Identität,[110] auch in Auseinandersetzung mit anderen. Der Vergleich von Kindern mit den Pfeilen in der Hand des Kriegers verweist auf das Potential, das in Kindern steckt. In der Gleichsetzung mit Pfeilen werden sie geradezu als Waffen eingesetzt. Fruchtbarkeit und reiche Nachkommenschaft sind hier kein friedliches Bild, sondern sie werden geradezu kriegerisch zur Abgrenzung von den Feinden eingesetzt.

Mit dem Ausdruck מלא ist ihre Fülle angesprochen, ihre große Zahl. Die schwangere Frau kann als הַמְּלֵאָה (*die Volle*) bezeichnet werden (Koh 11,5). Ein voller Köcher symbolisiert viele Kinder. Nachkommenschaft dient der Steigerung von Macht und Einfluss. Das Bild kann also auch so ausgelegt werden, dass viele Kinder machtvollen Beistand in Rechtsfragen darstellen.[111]

Dass Pfeile bildlich verwendet werden, z.B. für Worte, Zähne, ist geläufig. Werden sie in diesem übertragenen Sinn als Mittel verbaler Auseinandersetzung verstanden, so kann es auch um Auseinandersetzungen innerhalb der eigenen Gemeinde gehen. Das Tor als Ort der Gerichtsbarkeit für innere Streitigkeiten deutet in diese Richtung.

---

[109] Zitiert nach ROBINS 1996, 84.
[110] SCHMIDT 2004, 67, bezeichnet sie als Hillfe.
[111] Vgl. KRAUS 1989b, 1039.

#### *3.1.6.4.4. Pragmatik*

Durch die Seligpreisung in V. 5 wird der Vergleich von Kindern mit Pfeilen ausdrücklich positiv bewertet. Diese Seligpreisung führt aus dem reinen Aussagesatz hinaus. Sie ist zwar eine Aussage in 3. Person über den Mann, indirekt ist er aber auch als Du angesprochen.

Der in Ps 127 formulierte Appell kann sich sowohl auf tatsächliche kriegerische Auseinandersetzungen mit Feinden beziehen, als auch auf interne verbale Auseinandersetzungen im Tor. Mit V. 5b ist das Ziel des Bildes vorgegeben: Ziel ist, dass sie – entweder die Kinder oder deren Eltern – im Tor ihre Feinde „niederreden“, erfolgreich mit ihnen verhandeln können.

#### *3.1.6.4.5. Rezeptionen*

Der Targum bezieht die בְּנֵי הַנְּעוּרִים in Ps 127,4 eindeutig nicht auf das Alter des Vaters; mit der Übersetzung בְּנֵי עוֹלֵימַיָּא (*Kinder in Ewigkeit*) ist vielmehr an die Zukunft, an eine allgemeine Feststellung in alle Ewigkeit gedacht.

Raschi knüpft an seine bisherige Auslegung an und versteht unter בְּנֵי הַנְּעוּרִים: „התלמידים שאדם מעמיד בנעוריו“[112] (*die Schüler, die ein Mensch in seiner Jugend hat*).

Mittelalterliche jüdische Kommentare verstehen allgemein die Pfeile nicht als Mittel der Auseinandersetzung mit äußeren Feinden, sondern als verbale Waffen, die bei internen Streitigkeiten verwendet werden: So legt etwa Raschi in Aufnahme älterer rabbinischer Erklärungen (bQid 30a) Ps 127,5 folgendermaßen aus: „תלמידי חכמים, שמנצחים זה את זה בהלכה, נראים כאויבים זה לזה“[113] (*Gelehrtenschüler, die einander in der Halacha bekämpfen, sehen aus, als ob sie einander befeindeten*). In dieser Interpretation werden die Pfeile als Worte und damit Mittel verbaler Auseinandersetzung verstanden. Die Auseinandersetzungen unter Gelehrtenschülern können so heftig sein, dass sie wie Kämpfe von Feinden wirken.

### *3.1.7. Ps 128,3*

| | |
|---|---|
| *3a Deine Frau sei wie ein fruchtbarer*[114] *Weinstock* | 3a אֶשְׁתְּךָ כְּגֶפֶן פֹּרִיָּה |
| *im Inneren deines Hauses.* | בְּיַרְכְּתֵי בֵיתֶךָ |

---

[112] Hebräischer Text nach Mikra'ot Gedolot (COHEN 2003b), 194, mit eigener Übersetzung.

[113] Hebräischer Text nach Mikra'ot Gedolot (COHEN 2003b), 194, mit eigener Übersetzung.

[114] In einer Qumran-Handschrift wird hier der Artikel eingefügt: הפריה. Die Partizipialform ist die ältere, seltenere und bewahrt das ursprüngliche י der Wurzel פרה/י auf (vgl. GesK § 75g).

| | |
|---|---|
| *3b Deine Kinder seien wie Schösslinge von Ölbäumen rund um deinen Tisch.* | 3b בָּנֶיךָ כִּשְׁתִלֵי זֵיתִים סָבִיב לְשֻׁלְחָנֶךָ׃ |

Der Vers besteht aus zwei parallelen Vergleichen, beide eindeutig markiert durch כ: Die Frau wird mit einem fruchtbaren Weinstock verglichen, die Kinder mit Ölbaumsprösslingen. Ps 128,3 ist die einzige Stelle in den Psalmen, an der die Wurzel פרה im *q.* vorkommt, und zwar in der Partizipialform Sg.f. Das weit verbreitete Urteil, wonach es sich in Ps 128, 3 um „ein idyllisches Bild“[115] handelt, wurde von WEIPPERT[116] überzeugend widerlegt: Sie weist auf Unstimmigkeiten in der Bildersprache hin: Ungewöhnlich ist in beiden Vergleichen der Ort: *im Inneren deines Hauses* bzw. *rund um deinen Tisch.*

Die Verbindung גֶּפֶן פֹּרִיָּה (*fruchtbarer Weinstock*) findet sich außerdem noch in Jes 32,12 und Ez 19,10 – an der zweiten Stelle auch als Bild für eine kinderreiche Mutter. Durch כ ist das Bild hier und in Ez 19,10 eindeutig als Vergleich markiert. Das Bild vom Weinstock (גפן) im Zusammenhang mit menschlicher Nachkommenschaft begegnet auch in Ps 80,12: פרה kommt hier nicht vor, aber ein anderes Wort für Schösslinge, „Säuglinge“: יונקות. שְׁתִלֵי זֵיתִים (*Schösslinge von Ölbäumen*) kommen so nur in Ps 128,3 vor. Andere Pflanzen in den Psalmen, die eingepflanzt (שתל) sind, sind: עץ (*Baum*) in Ps 1,3, תמר (*Palme*) und ארז (*Zeder*), mit denen der Gerechte verglichen wird, in Ps 92,13-14. Allen diesen Stellen ist gemeinsam, dass Menschen mit eingepflanzten Bäumen verglichen werden. Ps 92,13-14 und Ps 128,3 ist gemeinsam, dass sie בבית (*im Haus*) eingepflanzt sind, wobei es in Ps 92,14 eindeutig um den Tempel geht. Diese Stellen sind Beispiele dafür, dass die Fruchtbarkeit von Menschen und Pflanzen parallel gesehen wird. In Ps 92,13-14 wird diese Fruchtbarkeit und dieses Wachstum mit den Verben פרח (*sprossen / blühen*) und שׂגה (*groß werden*) umschrieben.

Der Appellcharakter ist in Ps 128 stärker als in Ps 127: Ps 128,2-3.5-6 sind an eine 2. P.Sg.m. gerichtet. Nur V. 1 und 4 enthalten Aussagen in 3. Person über יְרֵא יְהוָה (*den Gottesfürchtigen*), der in V. 4 ausdrücklich als גָּבֶר (*Mann*) genannt ist. „Das angesprochene ‚Du‘ ist der *pater familias* [...].“[117] Der gesamte Psalm enthält Segenswünsche für den Gottesfürchtigen. Die Segenszusage, die in V. 3 in einer Mischung aus Weinstock- und Ölbaum-Bild illustriert wird, wird in V. 4-5 ausgeführt. Klimax der Zusagen ist in V. 6 das Sehen von Kindeskindern.[118]

---

[115] KRAUS 1989b, 1042; vgl. ähnlich GUNKEL 1968, 557; WEISER 1987b, 530.

[116] WEIPPERT 2001.

[117] WEIPPERT 2001, 165.

[118] Datierungsvorschläge für Ps 128 reichen – wie bei vielen anderen Psalmen – von vorexilisch (z.B. DAHOOD 1970, 227) bis nachexilisch (z.B. KÖRTING 2006, 73). Auch die Ein-

Im Midrasch Tehillim Rabba werden die Bilder von Weinstock und Ölbaum auf unterschiedliche Möglichkeiten von Träumen ausgelegt: Je nachdem ob jemand im Traum einen fruchtbaren Weinstock, einen erlesenen Wein, weiße oder rote, reife oder unreife Trauben, Oliven oder Olivenbäume sieht, hat dies unterschiedliche Bedeutung, z.B.: „הרואה גפן [טעונה] בחלום אין אשתו מפלת נפלים“[119] (*Wer einen [beladenen] Weinstock im Traum sieht, dessen Frau hat keine Fehlgeburten*). Als „Beleg“ für diese Auslegung wird Ps 128,3 zitiert.

Gemeinsam ist Ps 127 und dem „Zwillingspsalm“[120] Ps 128 die aphoristische Struktur und der weisheitliche Charakter. Es sind Texte, die textkritisch und semantisch keine größeren Schwierigkeiten bereiten, sondern allgemein verständlich sind. Gemeinsam ist beiden Psalmen das Thema Segen, Wohlergehen und seine Auswirkungen in menschlicher Arbeit und Nachkommenschaft. Die Stichwortverbindungen zwischen Ps 127 und Ps 128 sind zahlreich: אשרי (*glücklich / wohl*; Ps 127,5; 128,1-2), יהוה (Ps 127,1.3; 128,1.4-5), אכל (*essen*; Ps 127,2; 128,2), פרי / פרה (*Frucht / fruchtbar*; Ps 127,3; 128,3), בית (*Haus*; Ps 127,1; 128,3), בנים (*Kinder*; Ps 127, 3-4; 128,3.6) und גבר (*Mann*; Ps 127,5; 128,4). בית ist in beiden Psalmen mehrdeutig: Von der Bedeutung Haus ausgehend kann es sowohl auf die Familie als auch auf den Tempel anspielen.

Ps 127 und 128 setzen unterschiedliche Akzente: Ps 127 betont die Abhängigkeit menschlichen Wohlergehens von göttlicher Mitwirkung. In Ps 128 liegt dagegen der Akzent auf den menschlichen Aktivitäten, die zu einem erfolgreichen, gesegneten Leben führen. Diese Differenz kann diachron als unterschiedliche Herkunft interpretiert werden: „Although both psalms belong to the wisdom tradition of ancient Israel, and share some stylistic features as well as common themes, the poet of Psalm 127 would be critical of the view of the poet of Psalm 128. The former is voicing protest against the rigid application of the unproblematical approach to the concept of retribution.“[121] Die unterschiedliche Akzentsetzung ist überzeugend, aber daraus muss noch nicht auf unterschiedliche Weisheitslehrer geschlossen werden.

Für beide Psalmen gilt, dass der verheißene Segen Zuspruch und Geschenk ist: „Der Segen ist kein automatischer ‚Vergeltungsempfang‘, sondern freie Gabe des Gottes Israels, der in seinem erwählten Volk gegenwärtig ist. Er lässt alle, die ihn fürchten und im Gehorsam leben, nicht leer ausgehen.“[122] In

---

heitlichkeit wird unterschiedlich beurteilt: KÖRTING 2006, 68–71, etwa klassifiziert V. 1–4 als Kernbestand des Psalms.

[119] MTehR (BUBER) zu Ps 128,3.

[120] SEYBOLD 1996, 488.

[121] VAN NIEKERK 1995,423.

[122] KRAUS 1989b, 1043.

diesem Rahmen ist auch die Fruchtbarkeit ein unverfügbares Geschenk, eine Segensverheißung.

### *3.1.8. Zusammenfassung*

Schwerpunkte der Thematisierung von Fruchtbarkeit und reicher Nachkommenschaft finden sich in den Königspsalmen (Ps 21,11; 72,16; 132,11): Hier geht es um dynastische Zusagen, Nachkommenschaft ist v.a. für den Fortbestand der Dynastie wichtig. Feindpolemik kann ein Aspekt der Texte sein. Ein weiterer Schwerpunkt liegt in weisheitlich geprägten Psalmen wie Ps 37,25-28; 127,3-5 oder 128: Nachkommenschaft gilt als ein Ausdruck von göttlichem Segen. Fruchtbarkeit kann ein Element der Polarisierung zwischen Gerechten und Frevlern sein. Daneben zeigt sich aber, dass sich die Thematisierung von Fruchtbarkeit nicht auf bestimmte Gattungen beschränken lässt: So enthält auch der hymnische Geschichtspsalm 105 in V. 24 Feindpolemik im Zusammenhang mit Fruchtbarkeit. Und der Segen von Nachkommenschaft wird in Verbindung mit der Fruchtbarkeit des Landes im Danklied Ps 107,33-38 thematisiert. Die Rede von Fruchtbarkeit bewegt sich in den Psalmen zwischen den Polen Segen und Polemik.

#### *3.1.8.1. Fruchtbarkeit als Inbegriff von Segen*

In der Hebräischen Bibel herrscht insgesamt eine uneingeschränkt positive Einstellung zur Fruchtbarkeit: Fruchtbarkeit des Landes, der Tiere und der Menschen ist Inbegriff von Segen, erfülltem Leben.[123] In den Begriffen פרה und זרע drückt sich der unmittelbare Zusammenhang zwischen menschlicher Fruchtbarkeit und Fruchtbarkeit des Bodens, der Pflanzen, der Landwirtschaft aus. Beide können sowohl für Menschen als auch für Pflanzen verwendet werden.

Nachkommenschaft ist in der Hebräischen Bibel mit Gottessegen verknüpft. Dass Kinder sichtbare Zeichen von göttlichem Segen sind, gilt im gesamten Alten Vorderen Orient als Allgemeingut.[124] Gott ist für Fruchtbarkeit verantwortlich. Bestand und Kontinuität des Lebens ist Wirkung und sichtbares Zeichen göttlichen Segens.[125] Die Texte zeigen einen unmittelbaren, ungebrochenen, selbstverständlichen Zusammenhang von Fruchtbarkeit und Segen. Fruchtbarkeit in unterschiedlichen Facetten ist ein wichtiger Aspekt des einen Gottes Israels.[126] Fruchtbarkeit wird keine göttliche Macht an sich

[123] Vgl. z.B. Ex 23,26; Dtn 28,3–5; Ps 127,3–5; 144,12–15.

[124] Vgl. für Mesopotamien z.B. BAM 3 240:69–71; STOL 2000, 5; SCHMIDT 2004, 67; für Ägypten ROBINS 1996, 84.

[125] Vgl. FISCHER 1988, 122: „Segen ist Gabe Gottes, nicht einforderbar, nicht einklagbar, ist freie Zuwendung, geschenktes Gelingen."

[126] Vgl. MARSMAN 2003, 212–213.

zugeschrieben, sie wird nicht bei eigenen Gottheiten verehrt, sondern JHWH, der eine Gott Israels ist für Fruchtbarkeit zuständig.[127] Fruchtbarkeit und reiche Nachkommenschaft ist ein zentrales Element der kollektiven und individuellen Identitätsbildung im alten Israel. Geburt ist von JHWH geschenkt und verursacht. Fruchtbarkeit ist wichtig; aber es soll kein Kult mit ihr betrieben werden, der in Widerspruch zum Monotheismus stehen würde.

Die große Bedeutung von Nachkommenschaft liegt einerseits in der Altersvorsorge und andererseits in ihrer Fortführung der religiösen Familientraditionen.[128] Es ist zu wenig, die große Wichtigkeit von Nachkommenschaft im AT allein seiner „diesseitig orientierten Frömmigkeit“[129] zuzuschreiben. Das genealogische Denken, das in den Toledot der Genesis ausführlich niedergeschrieben ist und sich in den besprochenen Psalmentexten widerspiegelt, hat gleichzeitig auch theologische Implikationen. Gott ist nicht selbst Bestandteil von Genealogien, ist aber Ursprung menschlicher Fortpflanzung.[130]

### *3.1.8.2. Relativierung der Wichtigkeit von Fruchtbarkeit*

Neben der allgemein hohen Bedeutung von Fruchtbarkeit und leiblicher Nachkommenschaft im alten Israel und seiner Umwelt finden sich in den Psalmen Spuren davon, dass diese Wichtigkeit nicht absolut gesetzt wird, sondern auch relativiert werden kann.

#### *3.1.8.2.1. Fruchtbarkeit und Feindpolemik*

Fruchtbarkeit ist in ihrer identitätsstiftenden Rolle ambivalent. Als zwei Seiten derselben Medaille enthält sie positive und negative Aspekte. Fruchtbarkeit in den eigenen Reihen bedeutet Inbegriff von Segen (Ps 105,24), auf der Seite der Feinde aber Bedrohung. Aus der Angst vor einer Übermacht der Feinde resultiert der Wunsch nach Ausrottung der Nachkommenschaft der Feinde (Ps 21,11). In Ps 37 werden beide Seiten dieser Polarisierung beleuchtet: Die Nachkommenschaft des Gerechten bedeutet Segen (V. 26), die Nachkommenschaft der Frevler dagegen soll ausgerottet werden (V. 28). Feindpolemik deutet sich auch in Ps 127 an. Kinder dienen der eigenen Identitätsfindung und werden zur Abgrenzung von anderen eingesetzt.

---

[127] Vgl. WESTERMANN 1983, 222.

[128] Vgl. VAN DER TOORN 1994, 77; MARSMAN 2003, 192.

[129] PREUSS 1977, 686.

[130] Vgl. HIEKE 2003, 349.

### *3.1.8.2.2. Relativierung leiblicher Nachkommenschaft*

Auch wenn leibliche Nachkommenschaft prinzipiell in der Welt des Alten Israel und seiner Umwelt ein wichtiger Aspekt des Lebens ist, gibt es vielfältige Ansätze, diese zu relativieren:

Die Wurzeln פרי / פרה und זרע sind offen sowohl für eine Deutung als leibliche Nachkommenschaft als auch als Früchte im Sinne der Werke und Taten eines Menschen. Gerade weil beide Begriffe aus dem semantischen Bereich pflanzlicher Fruchtbarkeit kommen, sind sie offen für unterschiedliche Deutungen. Die Bildsprache ermöglicht eine Weite der Interpretation von der Flora über menschliche Nachkommenschaft bis hin zu den Werken und Taten eines Menschen.

Leibliche Verwandtschaft kann – wie z.B. in Ps 27,10 – als weniger wichtig als die Beziehung zu Gott eingeschätzt werden: So beklagt in diesem Text das betende Ich, von Vater und Mutter verlassen, aber bei JHWH aufgehoben zu sein:

| | |
|---|---|
| *Denn mein Vater und meine Mutter haben mich verlassen,* | כִּי־אָבִי וְאִמִּי עֲזָבוּנִי |
| *aber JHWH wird mich aufnehmen.* | וַיהוָה יַאַסְפֵנִי׃ |

Auf die Bitte an Gott in V. 9d, die betende Person nicht zu verlassen, folgt dieser als Begründung eingeleitete Satz. Es ist schwer zu entscheiden, ob es sich hier um ein tatsächliches Faktum handelt oder nur um eine Möglichkeit. Mit der Änderung der ersten Verbform von der Perf.- zur Impf.-Form – wie z.B. im Targum – wird die Härte etwas abgemildert, indem eine – vielleicht auch nur theoretische – Möglichkeit statt eines geschehenen Faktums daraus wird.[131] Das Verlassensein von den eigenen Eltern wird hier der Geborgenheit bei Gott gegenüber gestellt.

In einem anderen Text, in Ps 69,9, werden die eigenen Geschwister בן אמך bzw. בני אמי genannt:

| | |
|---|---|
| *9a Entfremdet wurde ich meinen Geschwistern* | 9a מוּזָר הָיִיתִי לְאֶחָי |
| *9b und fremd den Kindern meiner Mutter.* | 9b וְנָכְרִי לִבְנֵי אִמִּי׃ |
| *10a Denn der Eifer um dein Haus hat mich verzehrt,* | 10a כִּי־קִנְאַת בֵּיתְךָ אֲכָלָתְנִי |
| *10b und die Schmähungen derer, die Dich verschmähen,* | 10b וְחֶרְפּוֹת חוֹרְפֶיךָ |
| *fielen auf mich.* | נָפְלוּ עָלָי׃ |

Die leibliche Familie wird dem Haus Gottes gegenüber gestellt; Grund für die Entfremdung von der eigenen Familie ist der Eifer für das Haus Gottes. Damit wird der Gottesdienst höher bewertet als Verwandtschaftsbeziehungen. Auch

---

[131] In diese Richtung geht auch die Einheitsübersetzung: „Wenn mich auch Vater und Mutter verlassen, der Herr nimmt mich auf."

wenn das Gesamtbild von Fruchtbarkeit als Inbegriff von Segen sicher zutrifft, gibt es also doch auch Tendenzen, diese große Wichtigkeit zu hinterfragen. Die Gottesbeziehung und der Gottesdienst kann durchaus als wichtiger dargestellt werden.

Eine Relativierung des Zusammenhangs von Kindersegen und göttlicher Zuwendung findet sich erst in der späteren Weisheit, z.B. in Sir 16,1-2:

> „Du sollst nicht begehren die Schönheit nichtsnutziger Knaben,
> und du sollst dich nicht freuen über frevelnde Kinder!
> Auch wenn sie zahlreich werden, sollst du dich nicht freuen über sie,
> denn sie kennen nicht die Furcht des Herrn.“[132]

D.h. hier findet sich also eine Einschränkung: Nur wenn Kinder gottesfürchtig sind, ist Freude über zahlreiche Nachkommenschaft angebracht (vgl. z.B. Weish 3,13-4,6).[133]

Im Neuen Testament wird diese Linie verstärkt: Angesichts der Naherwartung relativiert sich in der Nachfolge Jesu die Bedeutung der leiblichen Familie (Mk 3,23). In diese Richtung weisen auch manche jüdische Traditionen, wie etwa an Raschis Auslegung von Ps 127,3 deutlich geworden ist: Schüler können genauso wichtig sein wie eigene Kinder.

## 3.2 Gebären von Unheil: Ps 7,15

Eine weitere Facette der ambivalenten Bewertung von Fruchtbarkeit wird in Ps 7,15 sichtbar. Unterschiedliche Vorgänge rund um die Geburt werden in diesem Text mit negativ konnotierten Objekten verbunden. Geburt ist hier ein negatives Bild:

| | |
|---|---|
| *15a Siehe, er ist in Wehen mit Unheil,* | הִנֵּה יְחַבֶּל־אָוֶן 15a |
| *15b er ist schwanger mit Mühsal* | וְהָרָה עָמָל 15b |
| *15c und gebärt Lüge.* | וְיָלַד שָׁקֶר׃ 15c |

Die masoretische Textbasis dieses Verses bietet, im Gegensatz zu vielen anderen des Psalms, keine Schwierigkeiten. Wenige Handschriften und die Septuaginta lassen bei וְהָרָה die Copula ו (*und*) weg. Diese Variante verringert die Kohäsion des Textes. Sie wäre zwar die lectio brevior, die Textbezeugung ist aber nicht ausreichend, um hier gegen MT zu entscheiden. Semantisch ist der Unterschied kaum von Belang. Die nicht handschriftlich

[132] Übersetzung nach SAUER 2000, 133.

[133] Vgl. FISCHER 2002, 70: „Tugend und Sündlosigkeit der Unfruchtbaren wird einer großen Kinderschar, die aus illegitimer Beziehung stammt, vorgezogen [...].“

belegte Argumentation, das dritte Objekt (שָׁקֶר) als Glosse anzusehen, die das Versmaß stört,[134] ist nicht überzeugend.

### *3.2.1. Kontext*

Ps 7 gehört zu einer Gruppe von Klagepsalmen (Ps 3-7) innerhalb des ersten Davidpsalters (Ps 3-41). Ausführliche Diskussionen wurden zum „Sitz im Leben" geführt: zu den rechtlich-religiösen Hintergründen, einer Art Gottesgericht etc.[135] Die konkrete Notsituation in Ps 7 wird meistens als die Not eines unschuldig Verfolgten beschrieben.[136] Das „Gebetslied" oder individuelle Klagelied[137] enthält ausführliche Feindschilderungen. Mit der Bezeichnung „Fluchpsalmen" ist die Exegese zu Recht vorsichtiger geworden.[138] Die Eigenbezeichnung des Psalms in V. 1 ist שִׁגָּיוֹן, dessen Bedeutung allerdings unklar ist.[139]

V. 13-17 bilden eine Untereinheit in Ps 7: Sie enthalten Verben in 3. P.m.Sg., die auf ein – noch zu bestimmendes – Subjekt außerhalb dieses Abschnitts verweisen. In diesem Kontext stehen die Geburtsbilder von V. 15. Der Vers bildet die Mitte, den Höhepunkt des Abschnitts V. 13-17.

### *3.2.2. Syntax*

#### *3.2.2.1. Metaphernsignale*

Mit הִנֵּה (*Siehe!*) ist ein Neueinsatz und Höhepunkt markiert. Diese deiktische, unterbrechende Interjektion kann das Folgende hervorheben oder ein neues, unerwartetes Moment einleiten.[140] Nach dieser – in der gesamten Hebräischen Bibel sehr gebräuchlichen – Einleitung muss natürlich keine Metapher folgen. Es kann in diesem Fall durchaus ganz wörtlich verstanden

---

[134] So BRIGGS 1952, 55: „A gloss gives an object 'falsehood' to the third vb., but that makes the line too long and mars the effect of the single word, mischief, syn. with iniquity."

[135] Vgl. dazu z.B. HUBBARD 1982, 267–279; GERSTENBERGER 1988, 63–67; KRAUS 1989a, 189–202; JANOWSKI 1999, 92–124; WEBER 2001, 69: „Das (vorexilische) Gebet eines Verfolgten und Angeklagten steht im Zusammenhang mit einem Gerichtsverfahren, wohl am Tempelgericht."

[136] Vgl. JANOWSKI 1999, 96.

[137] Vgl. KRAUS 1989a, 192.

[138] Vgl. DOYLE 2004, 41. Z.B. WEBER 2001, 68–71, lässt sie ganz weg.

[139] Das Wort kommt nur hier und in Hab 3,1 vor. Vielleicht ist es vom akkadischen *šigû* (*Klageruf*) abzuleiten und bedeutet „Klagelied", „Bittgebet eines Verfolgten und Angeklagten" [so SEYBOLD 1996, 45–46]. Oder es hängt mit der hebräischen Wurzel שגה (*taumeln*) zusammen und wäre dann ein „Taumelgedicht, Lied des Ekstatikers" [so HALAT 4, 1990, 1314].

[140] Vgl. HALAT 1, 1967, 242.

werden: als Einladung hinzusehen. Schon Aristoteles beschreibt das Verstehen von Metaphern als θεωρεῖν (*Sehen*) im wahrsten Sinne des Wortes, als sinnlichen Prozess.[141] Lesen ist ein Akt der Wahrnehmung,[142] und zu dieser umfassenden Wahrnehmung lädt הִנֵּה ein.

Die Geburtsmetaphorik ist ein Überraschungsmoment in der Kriegs- und Jagdmetaphorik der umliegenden Verse 13-14 und 16-17. In der Metapher geht es nach RICŒUR immer „um ein semantisches Mißverständnis, um einen einkalkulierten Irrtum."[143] Hinweise auf „uneigentliche" Ausdrucksweise, das überraschende Spannungsmoment, das wesentlicher Bestandteil jeder Metapher ist,[144] „der unbestimmte und oszillierende Charakter metaphorischer Rede"[145] liegen in unserem Text in folgenden Punkten:

– Geht man von einer gewissen narrativen Struktur, einer Abfolge aus, so läuft der Geburtsvorgang in einer ungewöhnlichen Reihenfolge ab: Wehen – Schwangerschaft – Geburt.

– Drei Verben, die im alltäglichen Sprachgebrauch meistens weiblichen Subjekten zugeordnet sind, werden in der 3.P.m.Sg. gebraucht: יְחַבֶּל (*er ist / liegt in Wehen*) – וְהָרָה (*er ist schwanger*) – וְיָלַד (*er gebärt*). Auf grammatikalisch-sprachlicher Ebene sind Männer Subjekte eines Gebärvorgangs.

– Es ist nicht klar, wer hier gebärt, da in V. 15 und auch in den umliegenden Versen kein explizites Subjekt genannt wird.

– Die Objekte, die geboren werden, sind abstrakt: Während sonst Menschen oder Tiere geboren werden, treten hier negative Eigenschaften oder Wesensbestimmungen geradezu personifiziert auf, sie werden geboren.

– Was geboren wird, ist negativ konnotiert. Während sonst das, was geboren wird, entweder neutral beim Namen genannt wird oder positiv mit Neuanfang oder Leben assoziiert wird, ist hier die negative Konnotation auffallend.

### *3.2.2.2. Syntaktische Zuordnung der Bildbereiche*

Jede Metapher beinhaltet eine gewisse „prädikative Gerichtetheit"[146], das Moment eines Verweises. Die Metapher ist „*unübersetzbar*", und sie „sagt

---

[141] Vgl. Aristoteles, Poetik 1459a; vgl. ZIMMERMANN 2000, 127.

[142] Vgl. A.G. BAUMGARTEN: Aesthetica, Frankfurt a.d.O. 1750/1758 (Nachdruck Hildesheim 1961).

[143] RICŒUR 1974, 48.

[144] Vgl. ZIMMERMANN 2000, 122: „Eine Metapher liegt dann vor, wenn die semantische Kohärenzbildung in irgendeiner Weise gestört wird, d.h. wenn die Bedeutungspotenziale beider Komponenten sich nicht in gewohnter Weise aufeinander beziehen lassen und sich somit der Text-Sinn nicht sofort einstellt. Die Metapher ist zunächst eine ‚widersprüchliche Prädikation'."

[145] ZIMMERMANN 2000, 118.

[146] ZIMMERMANN 2000, 121.

etwas Neues über die Wirklichkeit."[147] Unterschiedliche Sprachbilder und semantische Felder überschneiden einander in Ps 7. „Seit H. Gunkel gehört es zu den Grundeinsichten der Psalmenforschung, daß sich in den Notschilderungen des Klagelieds des einzelnen die verschiedenen ‚Bildflächen' überschneiden [...]."[148] Das Bild besteht aus drei Einzelmetaphern. Diese drei stehen in einem Parallelismus: jeweils finites Verb + ein abstraktes Nomen als Objekt. Das Verbum bringt jeweils einen Aspekt von Geburt ein, das Objekt ein negativ konnotiertes Abstraktum.

Das auf dreifache Weise ausgedrückte Geburtsbild steht in V. 15 unvermittelt da, es hat – außer vielleicht נַפְשִׁי und חַיָּי (*mein Leben*; V. 3.6) – keine Anknüpfungspunkte im Psalm. Es bildet einen Kontrast zur Semantik des Todes mit Anspielungen aus dem Bereich der Jagd und des Krieges in den umliegenden Versen 13-14.16-17: חַרְבּוֹ (*sein Schwert*), קַשְׁתּוֹ (*sein Bogen*), כְּלֵי־מָוֶת (*tödliche Waffen*), חִצָּיו (*seine Pfeile*), בּוֹר (auch: *Fallgrube*) und שַׁחַת (auch: *Fanggrube*).[149]

Das Wortfeld der negativ konnotierten Begriffe אָוֶן (*Unheil / Frevel*), עָמָל (*Mühsal / Unheil*) und שֶׁקֶר (*Lüge*) ist – im Gegensatz zur Geburt – gut im Psalm verankert: Andere Begriffe mit ähnlichen Bedeutungen sind: עָוֶל (*Schuld*; V. 4), רַע (*Böses*; V. 5.10) und חָמָס (*Gewalttat / Unrecht*; V. 17); עָמָל wird in V. 17 noch einmal aufgenommen. Dafür, dass diese Begriffe den Feinden oder Frevlern zuzuordnen sind, ist auch die in den Psalmen relativ häufig vorkommende Wendung פֹּעֲלֵי אָוֶן (*die Unrecht Tuenden*) ein Indiz (vgl. z.B. Ps 5,6; 28,3; 36,13; 59,3).

Mehrdeutig ist, über wen diese Sprachbilder Aussagen machen sollen. In V. 15 wird kein neues Subjekt genannt. Von der Syntax her ist *Gott* (אֱלֹהִים bzw. אֵל; V. 12) das letztgenannte Subjekt. Zumindest für V. 13f. wird diskutiert, ob hier nicht Gott Subjekt sein könnte.[150] Die Semantik von אָוֶן (*Unheil / Frevel*), עָמָל (*Mühsal / Unheil*) und שֶׁקֶר (*Lüge*) weist aber eher auf den Feind oder die Feinde des Beters hin,[151] deren Nennung allerdings im Duktus des Psalms schon länger zurück liegt: רֹדְפַי (*meine Verfolger*; V. 2) צוֹרְרָי / צוֹרְרִי (*mein/e Bedränger*; V. 5.7), אוֹיֵב (*Feind*; V. 6) bzw. רְשָׁעִים (*Frevler*; V. 10)

---

[147] RICŒUR 1974, 49.

[148] JANOWSKI 1999, 112.

[149] Zu den letzten beiden Begriffen vgl. HALAT 1, 1967, 112; 4, 1990, 1365; JANOWSKI 1999, 98; RIEDE 2000, 346–347.

[150] HOSSFELD 1993a, 74, zu V. 13f.: „Ist Gott das Subjekt oder der Feind und Frevler? Die Syntax votiert für Gott (anders EÜ), weil er das Subjekt ist, auf das sich das Verb zurückbeziehen kann. Das Verb beschreibt dieselbe Tätigkeit Gottes wie [8b]." Für Gott als Subjekt in V. 13f. plädieren z.B. auch BRIGGS (1906) 1952, 55, und HUBBARD 1982, 269, dagegen RIEDE 2000, 134.

[151] So z.B. JANOWSKI 2006, 142–143.151; CRAIGIE 1983, 99.

oder אִם־לֹא יָשׁוּב (*den, der nicht umkehrt / wenn er nicht umkehrt*; V. 13[152]). Worüber nun genau eine Aussage gemacht wird, das wird unterschiedlich interpretiert und lässt sich nicht auf syntaktischer Ebene allein beurteilen. In bildhafter Rede werden das Wesen, die Einstellung oder die Taten der Frevler beschrieben.

Der parallelismus membrorum in V. 15 besteht aus drei fast synonymen Wortpaaren in drei parallelen Sätzen. Die drei Verben bringen das Geburtsthema als neues Bild ein. Es werden drei konkrete Elemente eines Geburtsvorganges mit einem im Vers nicht genannten Subjekt in der 3.P.Sg.m. erwähnt. Das erste Verbum ist ein Imperfekt, die anderen beiden ו–Perfekt-Formen. Sie können als allgemeine Aussagen im Präsens übersetzt werden oder als Visionen für die Zukunft. Die drei den Verben als Objekte zugeordneten Nomina sind abstrakte Begriffe, die auf den im Psalm verankerten Bereich der Verfolger bzw. Frevler verweisen. Sie bringen das bekannte Thema ein. Die Verben sind aktiv, sie lenken den Blick vom Gebärenden hin auf das „Produkt", nehmen also den Blickwinkel des Gebärenden ein und denken nicht vom „Kind" aus.

### *3.2.3. Semantische Felder*

#### *3.2.3.1. Wehen, Schwangerschaft und Geburt*

„Schwierig ist allerdings zu bestimmen, in welchem logischen Verhältnis die drei Verben stehen, die Schwangerschaft und Geburt beschreiben. Ist es ein zeitlich linearer Vorgang, der die Stadien Empfängnis, Schwangerschaft und Geburt umfasst? Oder greift die zweite Aussage hinter die erste zurück, so dass חבל die Geburtswehen schildert und הרה die den Wehen vorausgehende Schwangerschaft?"[153]

Die Abfolge unterschiedlicher Stadien einer Geburt ist hier ungewöhnlich. Geht man davon aus, dass יְחַבֶּל *in die Wehen kommen mit*[154] */ Wehen haben, kreißen*[155] bedeutet und hier die Wehen (חֵבֶל, z.B. Jes 66,7, meist im Plural: z.B. Jes 13,8; 26,17) anklingen, so ist die Reihenfolge vertauscht: Wehen –

---

[152] Die syrische Peschitta verbindet diesen Versteil mit V. 12. Die Septuaginta kommt hier zu einer ganz anderen Aussage: sie übersetzt יָשׁוּב mit der 2.P.Pl. – ἐὰν μὴ ἐπιστραφῆτε (*wenn ihr nicht umkehrt*) – und gelangt so zu einer appellativen Aussage.

[153] RIEDE 2000, 136.

[154] HALAT 1, 1967, 274; so auch BRIGGS 1952, 55: „*he travaileth with iniquity*" und CRAIGIE 1983, 97: „*he is in labor with iniquity.*" CRAIGIE belässt diese ungewöhnliche Reihenfolge zwar in der Übersetzung, verändert sie aber im Kommentar: „The seed of mischief has been planted in his mind and, after labor, it will come forth as 'falsehood,' namely the false accusations laid against the psalmist" (CRAIGIE 1983, 102–103).

[155] Vgl. GESENIUS 2, 1995, 318; PHILIP 2006, 85.

Schwangerschaft – Geburt. Von dieser Abfolge gehen wohl auch die alten Übersetzungen aus, wobei die griechischen und lateinischen Übersetzungen von חבל, הרה und ילד genauso mehrdeutig sind: Die Septuaginta übersetzt: ἰδοὺ ὠδίνησεν ἀδικίαν συνέλαβεν πόνον καὶ ἔτεκεν ἀνομίαν, und die Vulgata: *ecce parturiit iniustitiam et concepit dolorem et peperit iniquitatem.*

Das Verbum חבל kommt nur in zwei poetischen Texten, in Ps 7,15 und Cant 8,5, vor. Den unterschiedlichen Bedeutungen von חבל soll nun im Vergleich mit anderen Texten nachgegangen werden: Das Nomen חֵבֶל steht nur in Jes 66,7 im Singular:

| | |
|---|---|
| *7a Bevor sie Wehen hatte, gebar sie.* | 7a בְּטֶרֶם תָּחִיל יָלָדָה |
| *7b Bevor eine Wehe kam,* | 7b בְּטֶרֶם יָבוֹא חֵבֶל לָהּ |
| *gebar sie ein männliches Kind.* | וְהִמְלִיטָה זָכָר׃ |

In diesem Text ist es eindeutig, dass חֵבֶל *Wehe(n)* meint, weil es in Parallele zu תָּחִיל steht und vor einer Geburtsschilderung in der zweiten Hälfte des Parallelismus kommt. Der Kontext in Jes 66 ist ein anderer: Zion gebärt seine Bevölkerung. Ungewöhnlich ist an dieser Geburt, dass sie ohne Wehen passiert. Auch in Jes 66,7 ist also die übliche Reihenfolge in gewisser Weise durcheinander gebracht. Eine Geburt noch vor den Wehen ist in diesem Text Zeichen für das wunderbare Wirken Gottes. Das Subjekt des Gebärens ist weiblich, aber es ist eine personifizierte Stadt. Es handelt sich also auch hier um stilisierte Rede. מלט *hi.* (*gebären*) kommt nur hier in Jes 66,7b und in Jes 31,5 vor. Es bedeutet auch *davonbringen*, im *ni. sich in Sicherheit bringen.*[156] Diese Doppeldeutigkeit ist in der englischen Übersetzung *deliver*[157] sichtbar. In diesem Verbum klingt die ständige Gefährdung von Schwangerschaft und Geburt mit.

Eine Möglichkeit, in Ps 7,15 zu glätten, ist יְחַבֶּל mit *er empfängt* zu übersetzen,[158] um eine „natürliche" Reihenfolge zu erhalten: Empfängnis – Schwangerschaft – Geburt. Dann sind die ersten beiden Termini Beschreibungen der pränatalen Phase, der dritte die der Geburt selbst. Diese Übersetzung ist v.a. von Cant 8,5, der einzigen Stelle, an der IV חבל auch im *pi.* vorkommt, her plausibel:

| | |
|---|---|
| *5b Unter dem Apfelbaum weckte ich dich.* | 5b תַּחַת הַתַּפּוּחַ עוֹרַרְתִּיךָ |

[156] Vgl. HALAT 2, 1974, 558.

[157] Vgl. BRUEGGEMANN 1998, 254. Allerdings trifft BRUEGGEMANNs Beobachtung, dass in Jes 66,7–9 5x das Verb „deliver" vorkommt (EBD., 256), nur auf die englische Übersetzung zu. Im Hebräischen werden dafür unterschiedliche Verben verwendet: מלט *hi.*, ילד *ni.*, *q.* und *hi.*

[158] So z.B. KRAUS 1989a, 190; DAHOOD 1965, 41: „he conceives malice." Diese Übersetzung ist vom Syrischen und Arabischen her möglich: vgl. HALAT 1, 1967, 274.

| | |
|---|---|
| *5c Dort lag deine Mutter in Wehen mit dir / dort hat dich deine Mutter empfangen.*[159] | 5c שָׁמָּה חִבְּלַתְךָ אִמֶּךָ |
| *5d Dort lag sie in Wehen, als sie dich gebar / dort empfing dich die, die dich gebar.*[160] | 5d שָׁמָּה חִבְּלָה יְלָדַתְךָ׃ |

חבל ist hier einmal transitiv mit Suffix, einmal intransitiv ohne Suffix verwendet. Die konkrete Zuordnung an einen Ort – *unter dem Apfelbaum* – deutet darauf hin, dass eher an ein punktuelles Geschehen gedacht ist: entweder Empfängnis oder Wehen bei der Geburt.[161] Die Bedeutung Schwangerschaft ist eher unwahrscheinlich, da sie als längere Phase wohl kaum nur unter dem Apfelbaum stattgefunden hat. Die Übersetzung mit *empfangen* hat die Übersetzung von Ps 7,15 beeinflusst und umgekehrt.[162] Beide intertextuelle Verknüpfungen, sowohl mit Jes 66,7 als auch mit Cant 8,5, finden sich schon in der mittelalterlichen jüdischen Exegese:

So ist z.B. Raschi in seiner Erklärung von יְחַבֶּל äußerst diplomatisch: Zunächst erklärt er, dass חבל sowohl Schwangerschaft als auch Geburt meinen kann: (לשון הריון ולידה)[163]. Als Belegstelle für dieses Argument zitiert er Cant 8,5. In seinem Kommentar zu Cant 8,5 erklärt Raschi allerdings, dass חִבְּלַתְךָ bedeutet: „חבלי יולדה“[164] (*die Wehen einer Gebärenden*). Insgesamt gibt Raschi also drei Möglichkeiten für die Übersetzung von חבל: Schwangerschaft, Geburt oder Wehen. In Cant 8,5 wird eine Verbindung zwischen dem Verhalten der Liebenden und dem Geborenwerden des Mannes und damit dem Verhalten seiner Mutter hergestellt.[165]

---

[159] Die Peschitta liest bei חִבְּלַתְךָ אִמֶּךָ und יְלָדַתְךָ (MT) die femininen Suffixe, versteht den Text also als Aussage über die Mutter der Frau. Der unvokalisierte Konsonantentext ermöglicht beide Lesarten.

[160] So vokalisiert MT. Septuaginta und einige Versionen von Peschitta und Vulgata schlagen die Vokalisation יֹלַדְתֵּךְ (*deine Gebärerin*) vor, LXX übersetzt also ἡ τεκοῦσά σου. Dieser Lesart schließen sich z.B. HORST (BHS); ZAKOVITCH 2004, 268, an. In der Vulgata wird übersetzt: *ibi corrupta est mater tua ibi violata est genetrix tua.* Diese Übersetzung geht von III חבל *verderben* aus und weist somit in eine ganz andere Richtung.

[161] Für Letzteres plädiert SCHMIDT 2004, 84, die Cant 8,5 als Hinweis auf eine – selten stattfindende – Geburt im Freien liest. Vom Nomen חבלים in Jes 13,8; 26,17; Jer 13,21 u.a. her ist die Assoziation mit Geburtswehen naheliegend. Auch LXX übersetzt חבל beide Male mit ὠδίνησέν (*sie gebar unter Wehen*).

[162] Vgl. GERLEMAN 1981a, 214–215, der Cant 8,5 von Ps 7,15 her mit *empfing* übersetzt. Auch ZAKOVITCH 2004, 267, übersetzt חבל mit *empfangen.* Er klassifiziert (EBD.) V. 5b–d als Fragment.

[163] Raschi zu Ps 7,15, Mikra'ot Gedolot (COHEN 2003a), 22.

[164] מקראות גדולות: תורה, חמש מגילות, Tel Aviv 5721 ad loc.; vgl. GRUBER 1998, 71.

[165] Vgl. ZAKOVITCH 2004, 268: „Die Frau vollzieht den Liebesakt mit ihrem Geliebten an eben dem Ort, an dem seine Mutter seinerzeit mit ihm schwanger geworden ist, gewissermaßen nach dem rabbinischen Grundsatz, das Handeln der Väter habe Vorbildfunktion für ihre Nachkommen.“

Eine andere Möglichkeit, die Abfolge zu glätten, ist, חבל als den „[...] Zustand der beginnenden, dauernden oder zu Ende gehenden Schwangerschaft [...,] einen Zustand der Mutter vor dem Gebären“[166] zu verstehen. Damit werden die einzelnen Verben austauschbar.[167]

Eine weitere Möglichkeit besteht darin, die Wehen nicht wörtlich zu nehmen, sondern in übertragenem Sinn zu verstehen.[168] In eine ähnliche Richtung geht eine mittelalterliche jüdische Erklärung, die auch für V. 15a Gott als Subjekt ansieht und חבל hier in einer anderen Bedeutung übersetzt: *verderben / vernichten* (vgl. z.B. Jes 13,5; 32,7; Cant 2,15)[169]: „הנה יחבל – הבורא עם כליו כל פועלי און“ (*Siehe! Es zerstört* – der Schöpfer mit seinen Waffen alle, die *Unheil* anrichten)[170]. V. 15bc werden in dieser Erklärung zu untergeordneten Relativsätzen, die das Tun der Frevler näher beschreiben.

Nimmt man die Unterschiede in den Tempora genau – zuerst Imperfekt und dann zwei ו-Perfekt-Formen, so lässt sich V. 15a auch als Vorsatz oder als Überschrift über die beiden anderen Versteile verstehen. V. 15bc sind dann zwei Konditionalsätze, die V. 15a erklären.[171]

Auch הרה *q.* ist semantisch nicht eindeutig: Dieselbe Wurzel wird sowohl für *schwanger sein* als auch für *empfangen* verwendet.[172] Ungewöhnlich ist in Ps 7,15, dass הרה mit einem maskulinen Subjekt verbunden ist. Auch hier zeigt eine Parallele im Hohen Lied (Cant 3,4) die Vielschichtigkeit dieser Wurzel:

| | |
|---|---|
| *ins Haus meiner Mutter und in das Zimmer derer,* | אֶל־בֵּית אִמִּי וְאֶל־חֶדֶר |
| *die mit mir schwanger war / die mich empfangen hat.* | הוֹרָתִי |

---

[166] FABRY 1977b, 717. Seine weitere Interpretation (EBD.), wonach „[...] das Hauptgewicht der Aussage auf der ängstlichen, unsicheren Haltung der ungewissen Erwartung der nahenden Geburt [liegt], die angstbetonte Beklemmung der werdenden Mutter [...]“ beschreibt, hat allerdings keinen Anhaltspunkt in den Texten. Der Verweis auf Jes 13,8 rechtfertigt m.E. diese Deutung nicht.

[167] So übersetzt FABRY 1977b, 720, Ps 7,15 so: „er ist schwanger (*ḥibbel*) an Frevel, er kreißt Unheil und gebiert Trug“.

[168] So z.B. die Einheitsübersetzung – *Er hat Böses im Sinn* – oder JPS – *he hatches evil*, wobei letztere Übersetzung eine Verknüpfung von wörtlicher und übertragener Bedeutung ermöglicht und eher die Tierwelt assoziieren lässt; vgl. in ähnlicher Weise OTTOSSON 1977, 496: „Siehe, er trägt Frevel in sich“ – eine Übersetzung (so auch RIEDE 2000, 136), die zeigt, dass die Grenze zwischen wörtlich und metaphorisch fließend ist.

[169] Vgl. HALAT 1, 1967, 274 zu III חבל.

[170] Isaia Trani zu Ps 7,15, in: Mikra'ot Gedolot (COHEN 2003a), 23.

[171] Vgl. JANOWSKI 1999, 98–99, der selbst so übersetzt:
„Siehe: Er liegt in Wehen mit Frevel;
mit Unheil ging er schwanger und gebiert Lüge.“

[172] Vgl. HALAT 1, 1967, 245; PHILIP 2006, 82.

Die Partizipialform הוֹרָתִי kann auch auf die Geburt bezogen werden: „in das Gemach derer, die mich gebar“[173]. Ein anderer Vorschlag ist: „ins Gemach meiner Erzeugerin.“[174]

Ebenso ist Hi 3,3 ein Beispiel für diese Mehrdeutigkeit von הרה:

| | |
|---|---|
| *3a Vergehen möge der Tag, an dem ich geboren wurde* | יֹאבַד יוֹם אִוָּלֶד בּוֹ 3a |
| *3b und die Nacht, die sagt: empfangen*[175] */ geboren wurde ein männliches Kind.*[176] | וְהַלַּיְלָה אָמַר 3b<br>הֹרָה גָבֶר׃ |

Wie in Cant 8,5 ist auch hier – im Parallelismus zum Tag von Hiobs Geburt (V. 3a) – unwahrscheinlich, dass mit הרה die Schwangerschaft gemeint ist. Offen ist in Hi 3,3, ob es sich um die Empfängnis oder um die Geburt handelt. Ps 7,15 ist der einzige Text in den Psalmen, in dem die Wurzel הרה vorkommt.

Über diese semantischen Erklärungsversuche hinaus ist es möglich, die Umkehrung der Reihenfolge in Ps 7,15 als Stilmittel zu erklären. Es ist Eigenart des parallelismus membrorum im biblischen Hebräisch, auf ähnliche Art das Gleiche zu sagen: „Da der *parallelismus membrorum* darauf beruht, daß *ein* Sachverhalt durch *zwei* oder *drei* parallele Aspekte beschrieben wird, entsteht eine *produktive Unschärfe und Plastizität* der Aussage.“[177] In drei Anläufen wird eine Aussage gemacht. Wir finden hier also drei Geburtsbilder in einem. Aber diese drei parallelen Elemente sind nicht genau identisch, sondern fügen jeweils eine neue Facette, einen eigenen Aspekt zum Bild hinzu. Intention dabei ist, eine möglichst umfassende Aussage zu machen, ein Phänomen in seinem Facettenreichtum darzustellen „to present a global picture“[178]. Auffallend ist in jedem Fall, dass bei Empfängnis, Schwangerschaft, Wehen und Geburt nicht zwischen Zeitpunkten und längeren Zeitspannen unterschieden wird. Vielmehr wird der ganze Prozess als Einheit gesehen.

---

[173] GERLEMAN 1981a, 130.

[174] ZAKOVITCH 2004, 164.169.

[175] Vgl. GESENIUS 2, 1995, 286: Die Form הֹרָה lässt sich sowohl als *pu.* als auch als *pass.q.* erklären.

[176] Anders CLINES 1989, 67: „*A boy is begot!*“ In eine ganz andere Richtung geht LXX, indem sie הָרָה im Sinne von הָרֵי liest: ἰδοὺ ἄρσεν (*Siehe, ein Knabe!*). Sie lässt also die Frage von Empfängnis, Schwangerschaft oder Geburt ganz weg.

[177] JANOWSKI 2006, 17–18.

[178] WATSON 1986, 125. Eine andere Erklärungsmöglichkeit ist das – allerdings erst aus der lateinischen Rhetorik bekannte – Stilmittel des Hysteron-Proteron: Das Spätere wird früher gesagt, um die „logische“ Reihenfolge umzukehren und so erhöhte Aufmerksamkeit zu erzielen. Das besonders hervorgehobene Element wäre dann יְחַבֶּל־אָוֶן (*er ist in Wehen mit Unheil*). Eine gewisse Unschärfe dieser Erklärung liegt aber darin, dass Ps 7,15 nicht nur zwei, sondern drei Einzelelemente enthält.

„Eine letzte Sicherheit lässt sich bei der Deutung von V. 15 jedoch nicht erreichen, zumal das Verb חבל nur noch in Cant 8,5 belegt ist, einer Stelle, die sehr unterschiedlich diskutiert wird. Man wird also gut daran tun, sowohl für הרה als auch für חבל zwei unterschiedliche vorgeburtliche Stadien anzunehmen, die nicht genauer eingegrenzt werden können [...].“[179]

Vielleicht hat gerade diese Verkehrung eines gewöhnlichen Geburtsvorganges eine wesentliche Bedeutung, da ja auch die davon abhängigen Objekte ungewöhnlich sind. Sie können als Hinweis auf das Außergewöhnliche dieser metaphorischen Geburt glesen werden.

### *3.2.3.2. Unheil*

אָוֶן (*Unheil / Frevel*), עָמָל (*Mühsal / Unheil*) und שֶׁקֶר (*Lüge*) lassen sich auch ganz wörtlich verstehen. Sie werden erst durch die Kombination mit Geburtsverben zu Metaphern.

Als Grundbedeutung von אָוֶן lässt sich der „(...) Gesichtspunkt der gegenüber einer Gemeinschaft oder gegenüber einem Individuum mit negativer Wirkung oder Absicht gebrauchten Macht zusammenfassen“[180]: *Unheil, Frevel, Unrecht, Trug, Nichts* und *falscher, abgöttischer Kult.*[181] עָמָל umfasst die Bedeutungsaspekte: *Mühsal, Erworbenes, Bemühung, Sichmühen, Not* und *Unheil.*[182] Von der Grundbedeutung der Wurzel עמל *müde sein / werden* her ergeben sich unterschiedliche Aspekte: „das, wodurch man müde wird, also ‚die Arbeit‘ (und das Verbum ‚arbeiten‘), andererseits aber der Zustand, worin man sich befindet, wenn man ermüdet wird, also ‚Mühsal‘, ‚Elend‘ und ‚Unheil‘ [, aber auch ...] die positiven Erfolge der mühevollen Arbeit [...], also ‚Gewinn‘ oder ‚Erwerb‘.“[183] Die Kombination עָמָל וָאָוֶן (*Mühsal und Unheil*) findet sich auch an anderen Stellen: z.B. Ps 10,7; 90,10 und Hi 5,6; in umgekehrter Reihenfolge Ps 55,11.

Ps 7,15 ist ein Beispiel dafür, dass in der Metaphorik der Psalmensprache Konkretes und Abstraktes oft nahe nebeneinander liegen.[184] Auch wenn hier abstrakte Begriffe geboren werden, setzen sich diese aus einer Summe von – nicht näher beschriebenen – konkreten Einzelhandlungen zusammen. Auch

---

[179] RIEDE 2000, 136.
[180] BERNHARDT 1973, 152.
[181] Vgl. HALAT 1, 1967, 21–22.
[182] Vgl. HALAT 3, 1983, 800.
[183] OTZEN 1989, 214.
[184] Vgl. KEEL 1996, 8–9; JANOWSKI 2006, 35: „Durch die *Bildsprache* (Metaphorik) wird die Gegenständlichkeit des einzelnen Sachverhalts aufgehoben. Die Intention poetischer Sprache, das konventionell Vertraute zu transzendieren, ist ein Charakteristikum der Psalmensprache. Da diese ‚Verwandlung von Gewohntem‘ ohne Negation des Konkreten zustande kommt, bleibt die für die poetische Sprache charakteristische Offenheit (‚produktive Unschärfe‘) und Lebendigkeit (‚Plastizität‘) gewahrt.“

der geschilderte verkehrte Geburtsvorgang ist zwar allgemein, abstrakt, paradigmatisch. Aber gleichzeitig klingen doch auch konkrete Geburtserfahrungen an. Das Abstrakte ist konkret, und das Konkrete ist abstrakt.[185]

### *3.2.3.3. Feinde und Frevler*

Der Personenkreis, auf den die Metapher vom Gebären von Unheil in drei parallelen Formulierungen angewendet wird, sind die Verfolger des betenden Ich. Auch wenn sie an dieser Stelle nicht konkret als Subjekt genannt werden, kann der Bezug auf das grammatikalisch näher liegende Subjekt Gott ausgeschlossen werden. Dadurch dass die Verben in der 3.P.Sg.m. sind, wird der (bzw. werden die) Frevler implizit, indirekt zum Subjekt eines Gebärvorganges. Die Frevler bzw. Feinde des betenden Ich changieren im gesamten Ps 7 zwischen Singular und Plural: רֹדְפַי (*meine Verfolger*; V. 2) צוֹרְרָי / צוֹרְרִי (*meine / mein Bedränger*; V. 5.7), אוֹיֵב (*Feind*; V. 6) bzw. רְשָׁעִים (*Frevler*; V. 10). Wie in anderen Psalmen auch sind sie einerseits konkrete, reale Bedrohung. Andererseits wird allgemein, idealtypisch von ihnen gesprochen, so dass keine eindeutige Identifizierung mit einem bestimmten Personenkreis möglich ist. Die רְשָׁעִים (*Frevler*; V. 10) stehen im Gegensatz zum צַדִּיק (*Gerechten*; V 10.12) – eine für die Psalmen typische Antithese.[186] Ps 7,15 lebt von der Spannung zwischen dem konstruktiven Bild von Wehen, Schwangerschaft und Geburt und den destruktiven Eigenschaften und Handlungsweisen der Frevler.[187]

Eine Leerstelle bleibt, wie nun genau dieses Bild den Frevlern zugeordnet ist: Mit den Aussagen über in Wehen Sein, Schwanger Sein mit und Gebären von אָוֶן (*Unheil / Frevel*), עָמָל (*Mühsal / Unheil*) und שֶׁקֶר (*Lüge*) können Wesensaussagen über die Verfolger gemeint sein, allgemeine Eigenschaften, die sie hervorbringen und die ihre gesamte Existenz bestimmen. Es können aber auch einzelne, konkrete Handlungsweisen beschrieben werden, die sich negativ und bedrohlich auf das betende Ich auswirken.

Mittelalterliche jüdische Kommentatoren beziehen das Bild immer wieder auf die Nutzlosigkeit und Vergeblichkeit von Gedanken und Taten der Frevler: So beschreibt z.B. Raschi die Bedeutung des Bildes folgendermaßen: „Was immer er gebärt (מוליד) und was immer er berührt, lügt (משקר) ihn an, denn es bleibt nicht in seiner Hand. Ein Gleichnis (מתלא) sagt: ‚Alles, was Lüge gebärt, nimmt / heiratet Niedrigkeit‘ (כל מה דשקרא מוליד, פחתא

[185] Vgl. JANOWSKI 2006, 22–23.

[186] Vgl. z.B. Ps 1; 11; 34; 37; zur Diskussion über den religionssoziologischen Hintergrund dieser Antithese vgl. KRAWCZACK 2001, 335–340.

[187] Vgl. ZENGER 2003d, 149: „Die Feindpsalmen leben vor allem von der Spannung der in ihnen gestalteten destruktiven und konstruktiven Bilder. In ihnen sind Bilder der Angst und Bilder der Hoffnung so intensiv miteinander verwoben, dass das Hineintauchen in diese Bildwelt geradezu therapeutische Kräfte in uns freisetzen kann.“

נסבא).“[188] Hier sind die Taten und alle Arten von Aktivitäten des Frevlers und ihre Nichtigekit der Fokus der Interpretation.

Auch Ibn Esra sieht die Bedeutung der Metapher והרה עמל in den Gedanken der Frevler und betont den Aspekt der Nutzlosigkeit: „תחלתו שׁוא וסופו הבל, כי כל מחשבותיו תעמדנה ולא תהיינה“[189] (*Die Bedeutung ist, dass sein Anfang Nichtigkeit ist und sein Ende Leeres, denn alle seine Gedanken werden entstehen und nicht bestehen*).

R. Menachem ha-Meiri erklärt Ps 7,15 folgendermaßen: „וקרא המחשבה ‘הריון‘, והדבור – ‘חבלים‘ , והמעשׂה – ‘לידה‘“[190] (*Und lies: der Gedanke ist Schwangerschaft, das Ausgesprochene sind die Wehen, und die Tat ist die Geburt*).

Hier wird der Dreischritt Schwangerschaft – Wehen – Geburt auf den Gedanken – das Ausgesprochene / die Rede / das Wort – die Tat übertragen. Die Reihenfolge der ersten beiden wird vertauscht, um einen gewöhnlichen Geburtsprozess zu erhalten.

### *3.2.3.4. Einordnung in eine Bildfeldtradition*

An zwei anderen Stellen in der Hebräischen Bibel gibt es ähnliche Formulierungen: Jes 59,4 und Hi 15,35:

| | | | | |
|---|---|---|---|---|
| Ps 7,15 | | וְיָלַד שָׁקֶר | וְהָרָה עָמָל | הִנֵּה יְחַבֶּל־אָוֶן |
| Jes 59,4 | | והוֹלֵיד אָוֶן | הָרוֹ עָמָל | |
| Hi 15,35 | וּבִטְנָם תָּכִין מִרְמָה | וְיָלֹד אָוֶן | הָרֹה עָמָל | |

Identisch ist an allen drei Stellen die Kombination הרה עמל (*schwanger sein mit Mühsal*), das Vorkommen der Wurzel ילד (*gebären / zeugen*) und das Nomen און (*Unheil*), allerdings kommen die Verben in unterschiedlichen Formen vor:

In Jes 59,4 (*schwanger mit Mühsal bringt er Unheil hervor / lässt er Unheil gebären*) steht הרה im Infinitiv, es handelt sich also um eine allgemeine Zustandsbeschreibung. ילד steht im *hi.* Perfekt in der 3.P.Sg.m. und

---

[188] Raschi ad loc., zitiert nach Mikra'ot Gedolot (COHEN 2003a), 22.24. Mit diesem Gleichnis spielt Raschi auf den Midrasch MTeh (BUBER) 7,11 zu Ps 7,15 von Lüge (שקרא) und Niedrigkeit (פחתא) an, die personifiziert bei Noah in der Arche auftreten. Er zitiert allerdings nicht wörtlich, sondern inhaltlich zusammenfassend und macht aus dem, was im Midrasch erzählt wird, ein Sprichwort. Dass Raschi von einem מתלא (Sprichwort / Gleichnis / Spottrede [vgl. DALMAN 1967, 259]) spricht, deutet darauf hin, dass der Satz im 11. Jh. eine stehende Wendung war.

[189] Ibn Esra ad loc., Mikra'ot Gedolot (COHEN 2003a), 23.

[190] R. Menachem ha-Meiri zu Ps 7,15, Mikra'ot Gedolot (COHEN 2003a), 23.

nicht im *q*. Als Fortsetzung der Schwangerschaft und in Parallele zu Ps 7,15 und Hi 15,35 hat ילד *hi.* in Jes 59,4 nicht die für das *hi.* sonst üblichen Bedeutungen *Zeugen* oder *Gebären-Lassen*, sondern am ehesten wohl auch *Gebären.*[191] Kontext ist eine Anrede an das Volk Israel: Aufgezählt werden hier die in Jes 59,2 genannten עֲוֺנֹתֵיכֶם (*eure Vergehen*) und חַטֹּאותֵיכֶם (*eure Sünden*). הָרוֹ עָמָל וְהוֹלִיד אָוֶן ist der krönende Abschluss einer langen Aufzählung von Verfehlungen. שקר aus Ps 7,15 findet sich auch in Jes 59,3, allerdings nicht mit Geburtsmetaphorik, sondern in der geläufigeren Wendung דִּבְּרוּ־שֶׁקֶר (*sie* [i.e. eure Lippen] *sprechen Lüge*). In der Fortsetzung wird als eine der aufgezählten Sünden in Jes 59,13 genannt: הֹרוֹ וְהֹגוֹ מִלֵּב דִּבְרֵי־שָׁקֶר (*das Schwanger-Werden und Von-Herzen-Sprechen von Lügenworten*).

In Hi 15,35 (*schwanger mit Mühsal und Unheil gebärend; und ihr Bauch bereitet Betrug vor*) werden drei unterschiedliche Verbformen verwendet: Infinitiv, Perfekt 3.P.Sg.m. und Imperfekt 3.P.Sg.f. Kontext ist das Ende der zweiten Rede des Elifas. Das zuletzt genannte Subjekt ist in V. 34 die *Schar der Gottlosen*, die als *unfruchtbar* bzw. *versteinert* bezeichnet wird: עֲדַת חָנֵף גַּלְמוּד. Im unmittelbaren Kontext heißt es schon in Hi 15,20, dass sich der Frevler vor Angst windet (מִתְחוֹלֵל). Dies wird mit dem *hitpol.* der Wurzel חיל ausgedrückt. Auch hier steht also das Sich-Winden-in-Wehen im Hintergrund, verbunden mit einem männlichen Subjekt.

Der Vergleich mit den beiden Parallelstellen Jes 59,4 und Hi 15,35 macht deutlich, dass es sich v.a. bei הרה עמל (*schwanger sein / werden mit Mühsal / Unheil*) um eine geprägte Wendung handelt. An allen drei Stellen geht es um allgemeine Aussagen über Menschengruppen, bestehend aus Männern und Frauen. Das Verbum ילד ist an allen drei Stellen 3.P.Sg.m., הרה dagegen nur in Ps 7,15 eine finite Verbform, sonst an den beiden anderen Stellen ein Infinitiv. Die Kombination יְחַבֶּל־אָוֶן kommt so nur in Ps 7,15 vor. Das Nomen און (*Unheil*) wird in Jes 59,4 und Hi 15,35 mit einer Form der Wurzel ילד verbunden.

Ps 7 gilt im Allgemeinen als alt: vorexilisch oder exilisch.[192] „Das (weisheitliche) Bild von Schwangerschaft und Geburt[15] soll im Falle des Frevlers die völlige Verderbtheit von innen heraus darstellen (vgl. Jes $33^{11}$ $59^{4f}$ Ijob $15^{35}$)."[193] Wenn dies zutrifft, dann ist Ps 7,15 prägend für die beiden Parallelstellen. Ein intertextueller Ansatz ist hilfreich, weil er der Frage danach, welche Stelle tatsächlich die ältere ist, weniger Gewicht gibt, da ihre Beantwortung immer hypothetisch bleiben wird. Es handelt sich um eine

---

[191] Vgl. GESENIUS 2, 1995, 465, der hier und in Hi 38,28 *Hervorbringen* vorschlägt.

[192] Vgl. HOSSFELD 1993a, 72; vgl. KRAUS 1989a, 193: „Die zeitlichen Zusammenhänge können nur erschlossen werden. Das Gebetslied wird in vorexilischer Zeit entstanden sein. In vieler Hinsicht macht es einen archaischen Eindruck und wird in sehr frühe Zeit angesetzt werden können."

[193] HOSSFELD 1993a, 76.

Bildfeldtradition, die innovative, kühne Elemente enthält – die ungewöhnliche Kombination von negativen Eigenschaften mit Geburtsbildern –, gleichzeitig aber nicht singulär ist. Es lässt sich nicht sagen, welcher der drei Texte von welchem abhängig ist. Dass diese Wendungen in ähnlicher Weise an anderen Stellen auch vorkommen, weist darauf hin, dass es sich um ein geprägtes Allgemeingut handelt und keine Neuschöpfung in Ps 7 ist. Ps 7,15 lässt sich als konventionalisierte Metapher klassifizieren: „*conventionalised metaphors* or clichés which may not belong to ordinary language but are not new coinage."[194]

Da hier jeweils zwei Elemente miteinander kombiniert werden, lässt sich durchaus von einem Bildfeld *„Unheil- bzw. Mühsalschwanger"* oder *„Unheilgebären"* sprechen. „Bei einem Bildfeld [...] müssen [...] – wie bei der Einzelmetapher – stets zwei Komponenten verbunden sein. [...] Bildfelder sind demnach konventionalisierte Kopplungen von metaphorischen Sinnbezirken."[195]

Eine weitere Parallelstelle, an der sich eine ähnliche Aufzählung findet, die sich aber doch erheblich von Ps 7,15 unterscheidet, ist Jes 26,17-18a:

| | |
|---|---|
| *17 Wie eine Schwangere, wenn ihr Gebären naht,* | 17 כְּמוֹ הָרָה תַּקְרִיב לָלֶדֶת |
| *kreißt und schreit in ihren Wehen,* | תָּחִיל תִּזְעַק בַּחֲבָלֶיהָ |
| *so waren wir vor dir, JHWH.* | כֵּן הָיִינוּ מִפָּנֶיךָ יְהוָה׃ |
| *18 Wir waren schwanger,* | 18 הָרִינוּ |
| *kreißten, als ob wir Wind gebaren.* | חַלְנוּ כְּמוֹ יָלַדְנוּ רוּחַ |

Vergleichbar ist, dass auch hier Schwangerschaft und Geburt mit einem Plural, einem Kollektiv aus weiblichen und männlichen Subjekten kombiniert werden. Auch hier wird etwas im Geburtskontext sonst Unübliches geboren: רוּחַ (*Wind / Geist*). Allerdings ist diese bildliche Geburt durch כְּמוֹ (*wie*) hier – anders als in Ps 7,15 – eindeutig als Vergleich gekennzeichnet.

Mit Unheil schwanger zu sein und Frevel zu gebären, ist eine Formulierung, die auch in altorientalischen Paralleltexten vorkommt.[196] Sie dürfte also schon früh geprägten Charakter gehabt haben. Texte wie Ps 7,15 zeigen, dass הרה und ילד häufig parallel gebraucht werden. Der übliche Ablauf, Zeugung – Schwangerschaft – Geburt (vgl. z.G. Gen 4,17), ist in Ps 7,15 verkehrt.

### *3.2.4. Metaphorische Interaktion*

Mit den Sprachbildern von Ps 7,15 werden Sinnbereiche miteinander kombiniert, die sonst wenig miteinander zu tun haben: der Geburtsbereich – חבל (*in Wehen liegen*), הרה (*schwanger sein*) und ילד (*gebären*) – auf der einen Seite

---

[194] WATSON 1986, 264.
[195] ZIMMERMANN 2000, 125.
[196] Vgl. CT 59,4.

und die Welt der Frevler – אָוֶן (*Unheil / Frevel*), עָמָל (*Mühsal / Unheil*) und שֶׁקֶר (*Lüge*) – auf der anderen Seite. Wie interagieren diese zwei Bildebenen miteinander und mit ihrem Kontext? Was geschieht in der Kombination von so unterschiedlichen Aspekten? Worauf genau bezieht sich das Bildfeld vom Unheil-Gebären? Was sagt es über Geburt und was über die Frevler? Wie beeinflussen sich die Ebenen des Bildes gegenseitig? Wie werden sie von ihrem Kontext beeinflusst?

Die konkrete Ähnlichkeitsbeziehung zwischen dem Gebären und dem Verhalten, Wesen oder Schicksal der Frevler ist schwer festzumachen.[197] Hier liegt eine Leerstelle vor, die unterschiedlich gefüllt werden kann. In jedem Fall macht die überraschende Kombination von zwei Bereichen Aussagen über beide Bereiche. Während die Aussagen über die Seite der Frevler und ihr Verhältnis zu Gott und zur betenden Person im Allgemeinen mehr Aufmerksamkeit auf sich lenken,[198] soll hier auch die Seite der Geburtsebene stärker beleuchtet werden.

Die beiden Seiten des Bildes sind ganz unterschiedlichen semantischen Bereichen entnommen. Gleichzeitig entstehen in der Kombination Anknüpfungspunkte. Die Semantik der drei Begriffe אָוֶן (*Unheil / Frevel*), עָמָל (*Mühsal / Unheil*) und שֶׁקֶר (*Lüge*) hat auf den ersten Blick gar nichts mit Geburt zu tun. Auf den zweiten Blick lassen sich doch zumindest bei den ersten beiden einzelne Bedeutungsaspekte finden, die auch in den Geburtsbereich passen. In der Metapher geht es um das, was RICŒUR die „Verminderung des Zusammenpralls zwischen zwei unvereinbaren Ideen" nennt: „In der metaphorischen Aussage geht es tatsächlich darum, da eine Verwandtschaft aufscheinen zu lassen, wo das gewöhnliche Hinsehen keine gegenseitige Übereinkunft festzustellen vermöchte."[199]

Hier soll nun beidem nachgegangen werden: einerseits Vergleichspunkten, gemeinsamen Elementen von Geburt und Eigenschaften der Frevler, und andererseits möglichen Verwandtschaften, Ähnlichkeiten in den zwei Komponenten des Bildes, die sich erst in der Kombination ergeben.

### 3.2.4.1. Schwangerschaft: Vorbereitung und Mühsal

Ein Vergleichspunkt zwischen der Schwangerschaft und dem Verhalten des Frevlers ist die Innerlichkeit: Beide sind zunächst innere Vorgänge, die erst

---

[197] WEISER 1987a, 93, bezeichnet das Spannungsmoment als „ernste Ironie".

[198] Vgl. z.B. WEISER 1987a, 93: „Die ernste Ironie des Bildes vom Schwangergehen mit Unheil und von der Geburt des Truges deutet auf jene Zusammenhänge, die dem Menschen ohne Gott (‚kehrt er nicht um') paradox erscheinen, dass nämlich des Menschen Macht, Gewalt [...] und List [...] sich gegen den kehrt, der sie nach eigener Klugheit und Willkür zu seinem Vorteil gebrauchen zu können meint."

[199] RICŒUR 1974, 48.

nach und nach nach außen treten und sichtbar werden.[200] So wie ein Kind im Mutterleib langsam entsteht und wächst, benötigt auch das Unheil, das die Frevler hervorbringen, eine Zeit des Wachstums und „Ausbrütens".

Obwohl die Geburtsmetapher in Ps 7,15 im Kontext der umliegenden Jagd- und Kriegsmetaphorik überraschend ist, steht sie in Interaktion mit ihrem unmittelbaren Kontext: Der Aspekt der Vorbereitung, der einer Schwangerschaft inhärent ist, ist auch in den vorbereitenden Aktivitäten der Frevler in V. 13 (וַיְכוֹנְנֶהָ; *er bereitet*: כון *pol.*) und V. 14 (הֵכִין; *er stellt bereit*: כון *hi.*) sichtbar.[201] כון ist geradezu ein Leitwort in Ps 7: In Ps 7,10 ist es – umgekehrt, positiv – als Aufforderung an Gott gewandt, den Gerechten aufzurichten (וּתְכוֹנֵן צַדִּיק). Die Wurzel כון kann sowohl das Vorbereiten im Mutterleib als auch das Vorbereiten von Waffen bezeichnen: *den Pfeil fest auf den Bogen legen / zielen* (Ps 11,2).[202] Diese Verbindung hat Parallelen in Hi 15,35 – בִּטְנָם תָּכִין מִרְמָה (*ihr Bauch bereitet Betrug vor*) – und Hi 31,15:

| | |
|---|---|
| *Machte er nicht im Mutterleib mich, wie er ihn machte?* | הֲלֹא־בַבֶּטֶן עֹשֵׂנִי עָשָׂהוּ |
| *Und bereitete uns in der Gebärmutter nicht einer?* | וַיְכֻנֶנּוּ בָּרֶחֶם אֶחָד׃ |

Diese Vorbereitungen – sowohl der Geburt eines Kindes als auch des Ausdenkens von Lügen – benötigen eine gewisse Zeitspanne. Die Dauer dieses Prozesses ist also ein beiden gemeinsames Element.[203]

Obwohl die beiden Ebenen des Bildes – Geburt und Unheil der Frevler – gewöhnlich nichts gemeinsam haben, beeinflusst sich ihre Semantik wechselseitig. In der Kombination wird ein spezieller semantischer Aspekt betont. Wie wir bereits gesehen haben, hat עָמָל zwei Grundbedeutungen: Unheil und Mühsal. In der Kombination mit הרה wird der zweite Aspekt besonders betont. Neben dem Unheil, das der Feind der betenden Person zufügen kann, kann es auch als Anspielung auf die Mühen von Schwangerschaft und Geburt gelesen werden. Auch Hi 3,10 geht in diese Richtung: עָמָל kann hier die Mühsal des gesamten Lebens meinen, aber im Kontext des Geburtsvorganges durchaus auch die Mühen, die Hiobs Augen sozusagen während der Geburt sehen.

In Hi 5,7 kommt der assoziative Zusammenhang zwischen dieser Mühsal und dem Geborenwerden ebenfalls zum Ausdruck: אָדָם לְעָמָל יוּלָּד (*Der Mensch wird zu / unter Mühsal geboren*).[204] Diese Stelle kann sowohl als Aus-

---

[200] Vgl. RIEDE 2000, 135.

[201] WEBER 2001, 70, spricht vom „Planen und Austragen von Unheil".

[202] Vgl. HALAT 2, 1974, 443.

[203] Vgl. DOYLE 2004, 55.

[204] Es besteht kein Anlass, den Masoretischen Text hier zu verändern, wie es immer wieder vorgeschlagen wird, z.B. zum *hi.* יוֹלִד oder zum *pi.* יְיַלֵּד (*er bringt hervor*).

sage über die Mühsal des menschlichen Lebens als auch der Geburt verstanden werden.

Der Aspekt der Mühsal von Schwangerschaft und Geburt ist einer, der in der Wirkungsgeschichte von Gen 3,16 besonders betont wurde. Da dort andere Begriffe verwendet werden – עצב und עצבון (*Schmerzen*) – soll diese Linie hier nicht weiter verfolgt werden, obwohl sie für das Bild von Schwangerschaft und Geburt in der Hebräischen Bibel prägend ist.[205]

### *3.2.4.2. Kreativität*

Sowohl Geburt als auch Taten und Gedanken der Frevler beinhalten Kreativität. „The pursuer is compared to a woman in childbirth: mischief is the babe which is born."[206] Das Vergleichsmoment liegt im Hervorbringen: eines Kindes einerseits, von Unheil andererseits. Dieses Hervorbringen ist gleichzeitig harte und liebevolle Arbeit: „As a woman labors painfully, yet lovingly, with the child soon to be delivered, so too does the unrepentant sinner with his iniquity."[207] Gebären ist ein elementares Hervorbringen, das individuelle, soziale und religiöse Aspekte enthält.

Der schöpferische Akt der Geburt in V. 15 bildet den Höhepunkt der Verse 13-17. וְיָלַד (*er gebärt*) steht in Parallelismus zu יִפְעַל (*er tut / macht / bewirkt*) in V. 14.16. In der Interaktion dieser parallelen Verben wird die aktive Seite der Geburt betont. Aus den umliegenden Versen 14.16-17 wird deutlich, dass die Aktivität des Frevlers ins Leere geht. Der kreative Akt wird vergeblich und sinnlos, weil er auf den „Gebärenden" selbst zurückfällt.

In der Semantik des unvokalisierten Konsonantenbestandes von און liegt ein Element, das durchaus zur Geburtsmetaphorik passt: Wird es als אוֹן vokalisiert, hat es die Bedeutung *Kraft*, *Reichtum* und *Zeugungskraft*. „Vermutlich gehen *ʾāwæn* und *ʾôn* auf die gleiche Wurzel zurück (vielleicht ursprünglich *ʾaun*) [...] Ist die gleiche Wurzel als Grundlage anzunehmen, dann wäre am ehesten für diese gemeinsame Wurzel an eine wertungsmäßig neutrale Grundbedeutung im Sinne von ‚Macht' zu denken, die sowohl einen positiven wie einen negativen Aspekt wiedergeben kann [...]."[208] In Ps 78,51 und Ps 105,36 kommt – in leicht variierenden Formen – die Wendung ראשית און (*Erstling der Lebenskraft*) vor. „An diesen Stellen meint *on* die kraftvolle Fähigkeit, Leben hervorzubringen, die aber über diese elementare Grundbedeutung hinaus die ganze menschliche Macht und Fähigkeit zur Gestaltung anklingen lässt."[209] און ist zumindest in den Psalmen auf ein

---

[205] Zur umfangreichen Wirkungsgeschichte von Gen 3,16 und neueren Versuchen, diesen Vers anders zu lesen vgl. MEYERS 1988, 95–121.

[206] BRIGGS 1952, 55–56.

[207] CRAIGIE 1983, 102.

[208] BERNHARDT 1973, 152.

[209] SCHÄFER-BOSSERT 1994, 109.

Kollektiv bezogen und daher nicht geschlechtsspezifisch zu verstehen. Die Schwierigkeit der Unterscheidung, welche Vokalisierung in Ps 7,15 bei gleichem Konsonantenbestand die passende ist, ist eine Chance für die Exegese: Sie bietet die Möglichkeit für Leserinnen und Leser, die andere Lesart mitzuhören, auch wenn es hier keinen Zweifel an der masoretischen Vokalisation gibt.

### *3.2.4.3. Vererbung: Trennung und bleibende Verbindung*

Die Verdorbenheit der Frevler ist von Anfang an wirksam, seit ihrer Geburt. Sie ist wesenhaft – „von innen heraus“[210] – mit ihnen verbunden. Sie wird durch eine Art Vererbung[211] weitergegeben: Eltern vererben ihre Gedanken und Taten an ihre Kinder. Zwischen Mutter und Kind besteht ein enger Zusammenhang, gleichzeitig ist die Geburt der Moment der Trennung. Durch das Bild der Geburt sind die Frevler sehr eng mit ihren Eigenschaften und Handlungsweisen verbunden, aber sie stellen sie auch als etwas von sich Getrenntes heraus. In ähnlicher Weise bringt der Frevler zwar Unheil etc. hervor und bleibt gleichzeitig darin verstrickt. Die Gedanken und Taten des Frevlers fallen auf ihn selbst zurück (V. 17). Erst indirekt lässt sich von den „Kindern“ auf die „Eltern“ schließen.

Die Vorstellung der Vererbung negativer Eigenschaften von den Eltern auf die Kinder bildet hier sachlich den weiteren Hintergrund. Sie wird aber sprachlich an anderen Stellen ganz anders formuliert. Die Idee der Vererbung von den Eltern auf die Kinder kann in der Hebräischen Bibel im Licht von zwei gegenläufigen Traditionen gesehen werden:

Die eine Tradition (z.B. Jer 31,29-30; Ez 18,1-4) widerspricht dem Sprichwort אָבוֹת אָכְלוּ בֹסֶר וְשִׁנֵּי בָנִים תִּקְהֶינָה (*Die Eltern haben saure Trauben gegessen, und die Zähne der Kinder sind stumpf geworden*) und unterscheidet zwischen Eltern und Kindern. Jeremia und Ezechiel kämpfen gegen ein in Israel weit verbreitetes Sprichwort an, wonach die Kinder für die Untaten ihrer Eltern verantwortlich sind.[212]

Die andere Traditionslinie macht die Kinder für die schlechten Taten ihrer Eltern verantwortlich (z.B. Ex 20,5; Dtn 5,9). Innerhalb des Psalters kann Ps 51,7 im Sinne einer Schuldverstrickung vom Lebensbeginn an verstanden werden:

| | |
|---|---|
| *Siehe, in Schuld wurde ich unter Wehen geboren,* | הֵן־בְּעָווֹן חוֹלָלְתִּי |
| *und in Sünde hat mich meine Mutter empfangen.* | וּבְחֵטְא יֶחֱמַתְנִי אִמִּי׃ |

[210] HOSSFELD 1993a, 76.

[211] So SEYBOLD 1996, 48: „Das Böse vererbt sich. Die böse Idee zeugt die böse Tat und diese ein böses Geschick (עמל), ein schicksalwirkender Fluch, eine synthetische Verkettung, die auch in diesem Falle Tun und Ergehen verbindet.“

[212] Vgl. BECKING 2003.

Die Verben sind hier ganz andere als in Ps 7,15: חיל *polal* (*unter Kreißen hervorgebracht werden*)[213] steht im Parallelismus zu יחם *pi.* (*in Brunst sein*; mit Akkusativ: *in Brunst empfangen*; sonst nur noch in Gen 30,38-39.41; 31,10 im Zusammenhang mit Tieren belegt).[214] Hier werden nicht Angst und Schrecken der Wehen hervorgehoben, sondern Schuld und Sünde. Schwangerschaft und Geburt werden mit Frevel und Unrecht in Verbindung gebracht. Das Wesen des Frevlers wird mit Schwangerschafts- und Geburtsmetaphern beschrieben.

Interessant ist hier die Reihenfolge: Zuerst kommt das Hervorbringen unter Kreißen, dann die Empfängnis. Mit dieser Umkehrung der tatsächlichen Reihenfolge wird die „Verkehrtheit" der Sünde formal ausgedrückt. Dieses Phänomen der verdrehten Reihenfolge im Gesamtzusammenhang Empfängnis – Geburt, kann – wie in Ps 7,15 – auch im Sinne des parallelismus membrorum gelesen werden. Auch hier finden wir das Phänomen, dass nicht zwischen Zeitspanne und Zeitpunkt unterschieden wird.

Die Verknüpfung von Geburt mit negativen Eigenschaften hat eine gewisse Parallele zu Ps 7,15, auch wenn dort ganz andere Begriffe verwendet werden. Ein wesentlicher Unterschied ist auch, dass in Ps 51,7 das betende Ich in 1.P.Sg. spricht, während es in Ps 7,15 um eine Beschreibung der Frevler in 3.P.Sg.m. geht.

Auch die Begriffe für Schuld (עָוֺן) und Sünde (חֵטְא) sind andere als in Ps 7. Es geht hier mehr um den Zustand der allgemeinen Schuldverflochtenheit des Menschen[215] als um konkrete Einzeltaten. Der Mensch ist vom ersten Augenblick seiner Existenz an Sünder, aber die Sündhaftigkeit menschlicher Existenz, „die ganze Ambivalenz menschlichen Lebens"[216], hat nichts mit einer Sünde der Eltern oder der Zeugung und Geburt zu tun. „It was common wisdom in the entire Near East that man is a sinner from the beginning of his life."[217] Gemeinsam mit Ps 7,15 ist aber die Umkehrung der „natürlichen" Reihenfolge eines Geburtsvorgangs, die Verknüpfung von Geburt mit Negativbegriffen und die Idee einer Vererbung.

Die Begriffe בַטֻּחוֹת (*im Verborgenen*) und וּבְסָתֻם (*im Geheimen*) in der unmittelbaren Fortsetzung in Ps 51,8 können auch auf den Mutterleib als einen Ort verweisen, an dem Weisheit und Erkenntnis vermittelt werden: חָכְמָה תוֹדִיעֵנִי (*du wirst mir Weisheit vermitteln*: ידע *hi.*).

---

[213] Vgl. HALAT 1, 967, 298.

[214] Vgl. HALAT 2, 1974, 389.

[215] Vgl. KRAUS 1989a, 544: „Die totale, von Anfang an den Menschen bestimmende Verderbnis wird hier erkannt [...]". Auf die kirchliche Erbsündenlehre, die Stellen wie diese aufgenommen hat, kann hier nicht eingegangen werden. Zur Wirkungsgeschichte, v.a. seit Augustin, vgl. TÅNGBERG 1987, 63–64.

[216] ZENGER 2000a, 51.

[217] STOL 2000, 168–169.

Umrahmt wird die Schuldverflochtenheit des Menschen von Geburt an in Ps 51,3 vom göttlichen Erbarmen (חנן, חסד und רחמים) und in Ps 51,12 von der Bitte:

| | |
|---|---|
| *Ein reines Herz schaffe mir, Gott,* | לֵב טָהוֹר בְּרָא־לִי אֱלֹהִים |
| *und einen festen Geist erneuere in meinem Inneren.* | וְרוּחַ נָכוֹן חַדֵּשׁ בְּקִרְבִּי׃ |

Das göttliche Erschaffen (ברא; vgl. Gen 1,1) steht im Gegensatz zum Geborenwerden. Auf das göttliche Erbarmen folgt die Erneuerung des Geistes im Inneren des betenden Ich. Ps 51 ist „ein persönliches Buss- und Bittgebet.“[218]

### *3.2.4.4. Intensität, Heftigkeit und Schock*

Vergleichsmoment zwischen Geburt und Eigenschaften der Frevler ist nicht nur das kreative Hervorbringen, sondern auch die intensive Hingabe an diesen Vorgang. Die Metapher lässt sich lesen als „a violent image of the soul of a rapacious man of power: his whole being is dedicated to his purpose, as is a woman whose faculties are centered on giving to the world a child.“[219] Gerade dadurch, dass חבל so unpassend am Anfang steht, wird eine Aussage über die Erschütterung, das Bedrohliche, Heftige von Wehen und Feinden gemacht. Die Rede vom Gebären des Bösen ist umfassender, als ihr Wesen oder Handeln konkret zu beschreiben. Die Darstellung der negativen Eigenschaften der Frevler in personifizierten Bildern macht sie drastischer und unterstreicht das Bedrohliche. Geburt wird hier als ein ambivalenter Vorgang gezeichnet. Der Geburtsvorgang ist genauso wie die Bedrohung durch Feinde etwas Heftiges, Erschütterndes. Es geht immer um Leben und Tod.

## *3.2.5. Wirksignale des Textes*

Ein Schlüsselwort für das Erschließen der pragmatischen Dimension von Ps 7,15 ist das einleitende הִנֵּה (*Siehe!*): Es markiert einen Neueinsatz, kann – so wie hier – ein unerwartetes neues Moment einführen. Es ist eine hinweisende und unterbrechende Interjektion und hat Appellfunktion.[220] An wen sich dieser Appell richtet, ist durchaus mehrdeutig: Er richtet sich einerseits in der Binnenperspektive des Psalms an Gott als Adressaten dieses Gebets und andererseits in der Außenperspektive an den Leser oder die Leserin. Als Appell an Gott soll er wohl auf den Kontrast zwischen Wesen und Handlungsweisen der Frevler und dem eigenen des betenden Ich hinweisen. Als Appell nach außen an die zeitgenössischen und nachfolgenden Leser und Mit-Beterinnen soll er

---

[218] WEBER 2001, 234.
[219] SCLATER 1955, 47.
[220] Vgl. HALAT 1, 1967, 242.

wohl vor dem Verhalten dieser Frevler und Verfolger warnen. Ps 7,15 appelliert indirekt, sich nicht auf die Seite der רְשָׁעִים (*Frevler*), sondern auf die Seite des צַדִּיק (*Gerechten*)[221] zu schlagen.

Das einleitende הִנֵּה (*Siehe!*) appelliert an den Leser und die Leserin, genau hinzuschauen. Mit der Metapher wird eine neue Aussage über den Bildempfänger, die Frevler eingeführt. Ihre Funktion ist Veranschaulichung, Verdeutlichung. Das Bild hat abschreckende Funktion. Es fordert zur Parteinahme auf der anderen Seite auf: auf der Seite Gottes und des betenden Ich. Ein solches widersprüchliches Bild weckt auch widersprüchliche Emotionen der Leserinnen und Leser. Funktion dieser metaphorischen Rede ist wohl, vor den Frevlern zu warnen, da sie – auf welche Weise auch immer – Unheil hervorbringen.

Ps 7,15 kombiniert semantische Bereiche, die sonst wenig miteinander zu tun haben. Vom Duktus des Psalms her wäre die Erwartungshaltung der Lesenden eher, dass Eigenschaften oder Handlungsweisen der Frevler beschrieben werden. Das Bild des Gebärens begegnet hier unvermittelt. Vom Geburtsbild her würde man dagegen die Geburt von neuem Leben, von Personen erwarten. Mögliche Assoziationen zu Geburt – der Beginn neuen Lebens, die Freude auf ein Kind – werden auf ihre negativen Aspekte reduziert.

Auch wenn hier keine reale Geburt stattfindet, sondern paradigmatisch-allgemein davon geredet wird, stehen reale Geburtserfahrungen im Hintergrund dieser metaphorischen Redeweise, und es wird auf sie angespielt. Der Leser bzw. die Leserin wird in den Erfahrungsbereich Geburt versetzt, die er oder sie entweder aktiv oder passiv kennt. Metaphorische Redeweise impliziert eine Reihe von Leerstellen oder Unbestimmtheitsstellen, die von den Lesenden mit eigenen Erfahrungen gefüllt werden können. Der Realhintergrund des Gebärens kann mitgehört oder –gelesen werden.

Ebenso sind die drei Begriffe, die geboren werden, – אָוֶן (*Unheil / Frevel*), עָמָל (*Mühsal / Unheil*) und שֶׁקֶר (*Lüge*) – zwar allgemein, gleichzeitig wird mit ihnen auf eine Reihe von konkreten Erfahrungen und einzelnen Taten angespielt, die in den Schilderungen der Aktivitäten der Feinde in den Psalmen immer wieder beschrieben werden: Einstellungen und Handlungen, die das betende Ich bedrohen.

Die drei Geburtsverben dienen in dieser Feindschilderung als metaphorisches Bild für das, was die Feinde tun.

### *3.2.6. Rezeptionen*

Die Rezeption innerhalb der jüdischen und christlichen Gemeinschaften lässt sich nur anhand von Beispielen nachzeichnen:

---

[221] Beide werden in V. 10 genannt.

Die griechische und die lateinische Übersetzung behalten den Anklang an die Wehen bei. Die Septuaginta übersetzt: ἰδοὺ ὠδίνησεν ἀδικίαν συνέλαβεν πόνον καὶ ἔτεκεν ἀνομίαν *(Siehe er hatte Wehen in Unrecht, empfing Mühe und gebar Gesetzlosigkeit)*. Die Vulgata übersetzt: *ecce parturiit iniustitiam et concepit dolorem et peperit iniquitatem (Siehe, er hat in Ungerechtigkeit gekreißt und Schmerz empfangen und hat Not / Unrecht geboren)*.

Im NT wird Ps 7,15 nicht aufgenommen. Es gibt nur zwei Anspielungen auf andere Verse in Ps 7: Lk 13,3 kann als Anspielung auf Ps 7,13 gelesen werden und Apk 2,23 auf Ps 7,10.

Im Judentum wurde Ps 7 mit Ester und dem Purimfest in Verbindung gebracht.[222] Insgesamt ist Ps 7,15 kein besonders häufig und erst in mittelalterlichen Texten zitierter Vers. Ausführlich diskutiert wird die Überschrift Ps 7,1. V.a. die Bezeichnung שגיון lädt im Midrasch Tehillim zu ausführlichen Interpretationen und intertextuellen Verknüpfungen ein.[223] Das ungewöhnliche Element, dass hier Abstrakta und keine Personen geboren werden, löst der Midrasch auf seine Weise: Im Midrasch Tehillim zu Ps 7,15 findet sich ein Midrasch zu Noah, in dem Lüge (שיקרא) und Niedrigkeit (פחתא) personifiziert auftreten und gemeinsam in die Arche gehen,[224] und eine lapidare Erklärung des Verses: שיקרא מוליד שיקרא (*Lüge gebiert Lüge*). Vom „Kind“ wird also auf die „Eltern“ zurückgeschlossen. Die Erklärung bleibt im Bild von ילד *hi. – gebären / zeugen / hervorbringen.*

Hier sollen nun v.a. Erklärungen aus den Miqra'ot Gedolot dargestellt werden, da sie sich besonders den philologischen und semantischen Feinheiten widmen. Zudem unterstreichen sie gerade die Bedeutungsvielfalt dieser Metaphern und versuchen nicht, sie durch einfache Erklärungen zu beseitigen.

Das Ungewöhnliche dieses Geburtsprozesses, dass einerseits männliche Subjekte gebären und andererseits Abstrakta geboren werden, wird mit Verweis auf andere Stellen in der Hebräischen Bibel erklärt: So setzt Ramban[225] in seiner Erklärung zu Gen 20,17.18, wo das Verb וַיֵּלֵדוּ (*und sie gebaren*) ein Beispiel für Geburt mit männlichen und weiblichen Subjekten (Abimelech, seine Frau und seine Mägde) ist, Geburt mit Herauskommen (יציאת החוץ) gleich und erklärt, „dass wir Geburt mit vielen Dingen vorfinden (שמצינו לידה ענינים רבים).“[226] Er macht keinen Unterschied zwischen Dingen, die gebären und Dingen, die geboren werden, sondern weist nur darauf hin, dass Geburt in der gesamten Hebräischen Bibel mit vielen verschiedenen Dingen im Zusammenhang stehen kann, die keine Personen sind.

---

[222] Vgl. WEBER 2001, 71.
[223] Vgl. MTeh (BUBER) zu Ps 7: 7,1–3.16–18.
[224] MTeh (BUBER) 7,11 zu Ps 7,15; vgl. Yalq 638.
[225] Rabbi Mose ben Nachman (1194–1270), Spanien; vgl. STEMBERGER 1977, 110.
[226] BAR ILAN's Judaic Library 11.0, 2003.

Als Beispiele dafür nennt er Ps 7,15; Zeph 2,2: לֶדֶת חֹק (*die Geburt des Gesetzes*) und Prov 27,1: מַה־יֵּלֶד יוֹם (*Was wird der Tag gebären?*).

Ramban widerspricht mit dieser Erklärung Raschi, der Gen 20,18 –so erklärt: „בעד כל רחם, כנגד כל פתח"[227] (*„jede Gebärmutter" entspricht: jede Öffnung*).

Ramban hält Raschi entgegen, dass es bei וַיֵּלֵדוּ (*und sie gebaren*) in Gen 20,17 allgemein um das Herauskommen geht, da ja Geburt bei vielen Dingen zu finden ist. In der Fortsetzung heißt es: „Aber das Wort ‚רחם' [Gebärmutter] kommt nicht mit einer anderen Öffnung. Und es ist auch keine Begründung von בְּגִיחוֹ מֵרֶחֶם יֵצֵא [*als es – das Meer – hervorbrechend vom Mutterschoß ausging*; Hi, 38,8] her möglich, denn das ist ein Ausdruck wie בטן האדמה [Bauch der Erde]."[228] Ramban plädiert für eine wörtliche Auslegung. Interessant ist die intertextuelle Verknüpfung mit der zeitweiligen Unfruchtbarkeit, die auch Männer und Frauen treffen kann, und mit der Frage, wie weit רחם (*Gebärmutter*) wörtlich oder metaphorisch zu verstehen ist.

Luther übersetzt הרה עמל zwar nicht in Ps 7,15, aber in Jes 59,4: „mit Unheil sind sie schwanger". Diese Metapher *unheilschwanger* ist im Deutschen erhalten geblieben. Es weist darauf hin, dass sich der Bedeutungsaspekt *Unheil* von עמל mehr durchgesetzt hat als die Übersetzung mit *Mühsal*. Die Metapher spiegelt die Erfahrungs- und Lebenswelt der Sprachgemeinschaft wider: sowohl das erschütternde, zwischen Leben und Tod entscheidende Moment von Geburten als auch און, עמל und שקר als menschliche Realitäten: Erfahrungen im zwischenmenschlichen Bereich oder auch als unerklärlich zufallendes Unheil. Beim Geburtsvorgang geht es genauso wie bei der Bedrohung durch Feinde um Leben und Tod.

Eine neutestamentliche Rezeption von Ps 7,15 findet sich in Jak 1,15: εἶτα ἡ ἐπιθυμία συλλαβοῦσα τίκτει ἁμαρτίαν, ἡ δὲ ἁμαρτία ἀποτελεσθεῖσα ἀποκύει θάνατον (*Danach, wenn die Begierde empfangen hat, gebärt sie Sünde; die Sünde aber, wenn sie vollendet ist, bringt sie Tod hervor*). Auch hier sind es eindeutig negativ konnotierte Abstrakta, die empfangen und gebären. Die Sünde wird von Begierde empfangen und geboren und gebärt selbst wieder Tod.

### *3.2.7. Theologische Implikationen*

Was sagt dieses ambivalente Geburtsbild über Gott aus? Eine theologische Aussage liegt hier eher ex negativo vor: Die den Frevlern zugeschriebenen Eigenschaften bilden eine Gegenwelt zu Gott, der in Ps 7,10.12 als צַדִּיק (*gerecht*) beschrieben wird und mit vielen unterschiedlichen Namen benannt

---

[227] Raschi zu Gen 20,18; zitiert nach BIJL.

[228] BIJL gibt für den Ausdruck בטן האדמה, der sich so nicht wörtlich in der Hebräischen Bibel findet, Hi 1,21 als Hintergrund an.

wird. Es bleibt eine offene Leerstelle in Ps 7,15, ob Gott, der im Allgemeinen für Fruchtbarkeit und Geburt zuständig ist (z.B. bei den Erzmüttern Gen 21,1-2; 25,21; 29,31), an diesem Geburtsvorgang auch beteiligt ist oder nicht. Das Unheil, das geboren wird und das zur Gegenwelt der Frevler gehört, suggeriert eher, dass es um ein gottfernes Gebären geht. Aber gleichzeitig steht es in Gottes Macht.

Im Kontext des gesamten Psalm 7 wird das Richterhandeln Gottes den Frevlern gegenüber gestellt: „V. 15 stellt also insofern eine Beziehung zum Gesamtpsalm her, als hier das frevlerische Tun in seiner Wesenhaftigkeit benannt wird, demgegenüber Gottes weltumfassendes Richterhandeln aufgeboten wird."[229]

### *3.2.8. Schlussfolgerungen*

– Ps 7,15 schildert keine reale Geburt. Aber der Vers weckt Assoziationen von konkreten Geburtserfahrungen. Der Geburtsvorgang begegnet in einer ungewöhnlichen Reihenfolge: חבל (*Wehen haben*), הרה (*schwanger sein*) und ילד (*gebären*). Diese ungewöhnliche Reihenfolge sollte nicht geglättet werden. Sie lässt sich als Hinweis auf das Außergewöhnliche dieser metaphorischen Geburt lesen.

– Ps 7,15 ist ein Beispiel dafür, dass Konkretes und Abstraktes in biblischer Bildersprache oft nahe nebeneinander liegen. Das Abstrakte ist konkret, und das Konkrete ist abstrakt.

– Ps 7,15 ist ein Beispiel dafür, dass in der Hebräischen Bibel Frauen, Männer und Gott schwanger sein, Wehen haben und gebären können. Dass Geburtsverben hier maskulin sind, ist ein Beispiel für das Potential dieser Texte, Geschlechtergrenzen zu relativieren. In jedem Fall wird die Gebärfähigkeit nicht nur Frauen zugeschrieben. Gerade weil das Gebären hier nicht konkreten Personen zugeordnet ist, ist das geschlechtsübergreifende Potential dieser Redeweise von Geburt groß.

– Ps 7,15 lebt von der Spannung zwischen dem konstruktiven Bild von Geburt und den destruktiven Aspekten der Frevler. Dass die negativen Eigenschaften und Handlungsweisen der Frevler in personifizierten Geburtsbildern dargestellt werden, macht sie erschreckender. Die möglichen Konnotationen von Geburt werden so auf ihre negativen Aspekte reduziert.

– Indem Geburt als ein negatives Bild verwendet wird, zeigt der Text die Ambivalenz von Schwangerschaft, Wehen und Geburt. Diese Ambivalenz erstreckt sich auch auf die Haltung JHWHs Geburt gegenüber. Es bleibt eine offene Frage, ob JHWH, der in der Hebräischen Bibel für Fruchtbarkeit zuständig ist, auch Macht über diesen negativen Geburtsvorgang hat.

---

[229] RIEDE 2000, 137.

– Ps 7,15 weist darauf hin, dass die heute weit verbreitete metaphorische Verwendung von Begriffen, die mit Geburt im weitesten Sinne zu tun haben – wie z.B. „unheilschwanger“, „ein fruchtbarer Dialog“ etc. –, in ganz anderen Kontexten, alt ist. Schon in den Psalmen findet sich diese Neigung, Geburtsbegriffe bildlich zu verwenden.

## 3.3 Wehen zwischen Erschütterung und Stärke

Wehen sind bisher an drei Stellen vorgekommen: In Ps 90,2 wird mit einer *pol.*-Form von חיל Gott als gebärend angesprochen. Unter Wehen bringt JHWH Berge, Erde und Festland hervor. Dass Gott Wehen haben kann, verbindet ihn mit Erfahrungen von Frauen. Beide bringen in der Geburt Großartiges hervor: ein Kind oder Berge, Erde und Festland. In Ps 7,15 ist das Kreißen (חבל *pi.*) ein Aspekt des Gebärens von Unheil: Das Hervorbringen von Unheil durch die Frevler wird bildlich mit Wehen beschrieben. Negativ konnotiert ist die Geburt in Wehen auch in Ps 51,7. Ein wichtiger Aspekt von חיל in unterschiedlichen Stammformen ist das *Kreißen in Wehen*, auch wenn es oft allgemein mit *Beben* übersetzt wird.[230] Hier sollen nun weitere Psalmentexte untersucht werden, in denen Wehen in der Wurzel חיל anklingen: Ps 29,8-9 und 48,6-7. Da in prophetischen Texten Wehen-Bilder weitaus häufiger sind, soll ein Ausblick auf prophetische Wehen-Metaphorik diesen Abschnitt abrunden.

### *3.3.1. Ps 29,8-9*

#### *3.3.1.1. Ps 29*

Ps 29 ist ein Theophanie-Hymnus, a „Hymn to God’s Glory“[231]. Er enthält Vorstellungen aus dem altkanaanäischen bzw. ugaritischen Bereich,[232] die auf JHWH übertragen wurden, und gilt meistens als alt.[233] Schlüsselbegriffe in Ps 29 sind יהוה (18x) und קול (7x). Aufgrund von Parallelen zu Ps 18,14 und Jes 29,6; 30,30-31 wird Ps 29 als Theophanie JHWHs im Gewitter gelesen. Die Nähe zum Schilfmeerlied (Ex 15) könnte eine Interpretation als Siegeslied nahe legen.[234] Der Psalm ist als Ringkomposition angelegt. Der Mittelteil

---

[230] Vgl. HALAT 1, 1967, 298.

[231] CRAIGIE 1983, 241.

[232] Vgl. KTU 1.4 VI–VIII; CRAIGIE 1983, 243–245.

[233] Vgl. CRAIGIE 1983, 246; KRAUS 1989a, 378–379, die in Ps 29 sogar einen der ältesten Psalmen des AT vermuten.

[234] Vgl. CRAIGIE 1983, 245–246.

V. 3-9 hat in V. 6 seine Achse. Das Stichwort עֹז (*Stärke*) markiert eine Inklusion von V. 1.11.[235] Die Überschrift bezeichnet Ps 29 als Psalm Davids. Er steht in der Mitte der Psalmensammlung 25-34. Adressaten sind nach V. 1 בְּנֵי אֵלִים (*Göttersöhne*[236] / *Gottwesen*[237]). Sie sind zur Verehrung JHWHs aufgerufen. In היכל (*Tempel / Palast*; V. 9) klingt sowohl der himmlische Palast (vgl. Ps 11,4; Mi 1,2) als auch der Tempel in Jerusalem an. Er symbolisiert zwei Ebenen, die in diesem Psalm zusammenkommmen: sowohl ein mythisch geprägter Hymnus als auch kultischer Hintergrund.[238] Die Klimax des Psalms liegt in V. 11b: יְהוָה יְבָרֵךְ אֶת־עַמּוֹ בַשָּׁלוֹם (*JHWH möge sein Volk in Frieden segnen!*). Insgesamt geht es um das segensreiche Wirken JHWHs an seinem Volk.

### *3.3.1.2. Ps 29,8-9: Text und sprachliche Analyse*

| | |
|---|---|
| *8a Die Stimme JHWHs lässt die Wüste beben,* | 8a קוֹל יְהוָה יָחִיל מִדְבָּר |
| *8b beben lässt JHWH die Wüste Kadesch.* | 8b יָחִיל יְהוָה מִדְבַּר קָדֵשׁ׃ |
| *9a Die Stimme JHWHs versetzt Hirschkühe in Wehen* | 9a קוֹל יְהוָה יְחוֹלֵל אַיָּלוֹת |
| *9b und lässt Zicklein kreißen.*[239] | 9b וַיֶּחֱשֹׂף יְעָרוֹת |
| *9c In seinem Palast sagt alles: Herrlichkeit!* | 9c וּבְהֵיכָלוֹ כֻּלּוֹ אֹמֵר כָּבוֹד׃ |

Schwierig ist die Interpretation von V. 9ab, da sowohl וַיֶּחֱשֹׂף als auch die Pluralform יְעָרוֹת Hapaxlegomena sind. Die Deutungen gehen in zwei Richtungen: חשׂף lässt sich als *zu vorzeitigem Gebären bringen* übersetzen, wobei hier allerdings eine Änderung zum *pi.* notwendig ist.[240] יְעָרוֹת lässt sich als Pluralform von *יַעֲרָה (*Zicklein*) erschließen.[241] Dieser Name lässt sich vom Verb II יער* (*blöken*) ableiten und hängt eventuell auch lautmalerisch mit dem Tierlaut zusammen.[242] Ein weiteres Argument für diese Übersetzung ist der Parallelismus zu V. 9a. So entsteht die hier vorgestellte Übersetzung.[243] Eine andere Möglichkeit ist, אֵילוֹת (*Eichen*) zu vokalisieren, für חשׂף die Bedeutung *abschälen* anzunehmen und יְעָרוֹת als Plural von יַעַר (*Wald*) aufzufassen – der sonst allerdings יְעָרִים lautet. So entsteht die Übersetzung: *Die*

---

[235] Vgl. WEBER 2001, 147.

[236] So SEYBOLD 1996, 120; WEBER 2001, 146. Wenige hebräische Handschriften lesen hier die plene-Schreibung בני אילים.

[237] So KRAUS 1989a, 378.

[238] Diese unterschiedlichen Elemente müssen nicht notwendig auf verschiedene Wachstumsstufen hindeuten, wie dies etwa SEYBOLD 1996, 121–123, annimmt.

[239] Vgl. HALAT 1, 1967, 345.

[240] So HALAT 1, 1967, 345.

[241] So HALAT 2, 1974, 404; vgl. STOL 2000, 27. In App. BHS wird vorgeschlagen, in Angleichung an Hi 39,1 יעלות zu lesen. Dies wäre eine weibliche Form von יָעֵל (*Steinbock*), ist aber in keiner Textüberlieferung belegt.

[242] Vgl. RIEDE 2002, 186.

[243] Vgl. auch KRAUS 1989a, 377.

*Stimme JHWHs lässt Eichen beben und schält Wälder ab.* Mit dieser Übersetzung wäre keinerlei Anklang an Wehen vorhanden. Tierbilder würden durch Pflanzenbilder ersetzt.[244] Es ist auch möglich, in der Übersetzung von V. 8 beide Elemente miteinander zu kombinieren: „*The voice of the Lord makes hinds writhe in travail, and he strips bare the forests.*"[245] Sowohl Pflanzen als auch Tiere sind gut im Psalm verankert: vgl. in V. 5 ארזים (*Zedern*) sowie עגל (*Kalb*) und בן־ראמים (*junger Wildstier*) in V. 6.

חיל ist ein Leitwort in V. 8-9. חיל *q.* hat die Grundbedeutung „in Geburtswehen liegen, kreißen" und „ist zusammenfassender Ausdruck für den ganzen Zustand zwischen dem Einsetzen der Geburtswehen und der Geburt selbst."[246] Das Verb kann also den Geburtsvorgang als Ganzen bezeichnen, betont aber v.a. den spezifischen Aspekt der Wehen. Im *polel* kommt das Verb in Ps 51,7 und 90,2 vor, außerhalb des Psalters in Hi 15,7 und Prov 8,24-25.

Weitere wichtige Schlüsselbegriffe in Ps 29 sind Ausdrücke für die Macht Gottes: עֹז (*Stärke*; V. 1.11), כֹּחַ (*Kraft*; V. 4), הָדָר (*Pracht*; V. 4). Zur Unterstreichung dieser Macht dient die kraftvolle Stimme JHWHs und das Beben-Lassen in Wehen. Die entsprechende Antwort ist כָּבוֹד (*Ehre*; V. 1.2. 3.9) Gott gegenüber. Mit den geographischen Begriffen wird das Universale und Umfassende der Macht Gottes beschrieben: die Wüste Kadesch erinnert an die Exodustradition (vgl. z.B. Dtn 32,51), somit Sinai und Süden.[247] Libanon und Sirjon (= Hermon; vgl. Dtn 3,9) symbolisieren den Norden.[248]

In V. 8-9 vermischen sich mehrere Bildebenen: Orte bzw. Symbole für die Macht Gottes (קול יהוה, היכל, כבוד) und Naturphänomene: Wüste, Wälder und Tiere. אילת (*Die Hirschkuh*) gilt als schnell, beweglich, anmutig und grazil (vgl. z.B. Ps 18,34; Prv 5,19). Sie kann mit der bedürftigen, nach Wasser lechzenden Seele verglichen werden (Ps 42,2-4). In einem Geburtskontext wird sie in Jer 14,5 erwähnt: Sie gebärt (ילד) auf dem Feld. Wenn Trockenheit herrscht und kein Gras zu finden ist, verlässt sie ihre Jungen.[249] In Jer 14,5 ist das Verhalten der Hirschkuh nach der Geburt im Ausnahmefall genannt. Dies könnte auch für Ps 29,9 eine Deutung unterstreichen, die an vorzeitige Wehen in einer Zeit der Bedrängnis denkt.

---

[244] Vgl. die Übersetzung von SEYBOLD 1996, 21: „Die Stimme JHWHs lässt Bäume tanzen. / Und er legte Wälder bloß."

[245] CRAIGIE 1983, 242.

[246] BAUMANN 1977, 898–899.

[247] Daneben wird die Wüste Kadesch auch mit der syrischen Wüste identifiziert. Die genaue Lokalisierung bleibt ungewiss: vgl. CRAIGIE 1983, 248. Aus diesem Grund lässt er Kadesch als Eigennamen ganz weg und übersetzt מִדְבַּר קָדֵשׁ mit „the holy desert" (CRAIGIE 1983, 242).

[248] Vgl. WEBER 2001, 147; SEYBOLD 1996, 123, ordnet קדשׁ einer späteren Bearbeitung zu.

[249] Vgl. RIEDE 2000,316–321.

Die Stimme JHWHs ist ein anthropomorphes Gottesbild. Das Beben der Wüste in Wehen lässt sich wohl nur bildlich verstehen: selbst die unerschütterlich und fest wirkende Wüste wird von JHWH zum Zittern gebracht. Auch wenn das Beben-Lassen hier in einem sehr umfassenden Sinn verstanden werden kann, steht hinter der Wurzel חיל das Beben in *Wehen*. Gott hat nicht selbst Wehen, versetzt aber die Wüste und verschiedene Tiere in Wehen. Das Wehenbild dient dazu, die große Macht JHWHs zu unterstreichen. Bleibt man bei der ersten Lesart, so sind die Konnotationen dieses Versetzens von Wüste und Tieren in Wehen mehrdeutig: Während es bei der Wüste wohl um ein Erdbeben geht, kann das Kreißen der Tiere durchaus wörtlich gemeint sein: Die Wehen der Hirschkühe und Zicklein können „real" sein. Ob damit ein vorzeitiges Gebären in einer Zeit der Bedrohung und Angst und damit eine Fehlgeburt gemeint ist, bleibt offen.[250] Der Gesamtduktus des Psalms, der den כבוד JHWHs lobt, deutet darauf hin, dass es sich um das freudige Ereignis konkreter Geburten handeln könnte. Wird das Kreißen-Lassen als vorzeitiges Gebären verstanden, so wird die erschütternde, vielleicht auch bedrohliche, Seite der Macht JHWHs betont. Beide Aspekte sind in diesem Wehen-Bild enthalten.

Ps 29,8-9 zeigt ein Bild von Stärke, das sich in den Wehen ausdrückt: Die Stimme / der Donner JHWHs, V. 9c: die Ehre im Tempel, V. 4: Kraft / Macht. Es geht im Kontext des Psalms um positive Bilder von Kraft / Macht / Stärke Gottes. Ein Aspekt der Macht JHWHs liegt darin, dass er Tiere zum Kreißen bringt.

### *3.3.1.3. Kontexte*

Starke Erschütterung durch die Macht JHWHs im Zusammenhang von Naturphänomenen wird auch in anderen Psalmen mit der Wurzel חיל *q.* ausgedrückt: So erbebt in Ps 96,6; 97,4 und 114,7 die Erde bildlich in Wehen:

Im Hymnus Ps 96 sind eine Reihe von Naturphänomenen personifiziert und jubeln Gott zu. In Ps 96,6 wird die Erde zum Beben aufgefordert:

| | |
|---|---|
| *6a Verneigt euch vor JHWH in heiligem Glanz,* | הִשְׁתַּחֲווּ לַיהוָה בְּהַדְרַת־קֹדֶשׁ 6a |
| *6b bebt[251] vor ihm[252], die ganze Erde!* | חִילוּ מִפָּנָיו כָּל־הָאָרֶץ׃ 6b |

[250] Vgl. KRAUS 1989a, 382–383: „Die letzte Aussage [...] in 9 bezieht sich auf die Tierwelt, die in bebender Angst frühzeitig ihre Jungen zur Welt bringt. Geheimnisvoll und untergründig ist diese Assoziation von Erdbeben und Geburtswehen." Seine Vermutung, dass im Folgenden ein Textstück ausgefallen ist, da die Wirkungen der Donnerstimme JHWHs auf den Menschen fehlen, ist allerdings unbegründet.

[251] Die Septuaginta (und manche Versionen der Peschitta) liest die feminine Sg.-Form σαλευθήτω. Dies würde חִילִי (*bebe!*) entsprechen. Es wäre eine Angleichung an den Singular von כָּל־הָאָרֶץ. Im Parallelismus zu הִשְׁתַּחֲווּ und bei einem Verständnis von ארץ als pars pro toto ist aber durchaus der Plural passend.

Die Erschütterung der Erde in Wehen ist die Antwort auf das Schöpfungshandeln Gottes: In V. 5 wird an die Erschaffung des Himmels und in V. 10 an das Festmachen der Erde durch Gott erinnert. V. 7-9, die mittlere Strophe des klar strukturierten Ps 96, wird gerahmt von den Personen, die zum Gotteslob und zum Beben vor JHWH aufgefordert werden: מִשְׁפְּחוֹת עַמִּים (*Familien von Völkern*) und כָּל־הָאָרֶץ (*die ganze Erde*).

Auch in Ps 97,4-5 wird das Beben der Erde mit der Wurzel חיל ausgedrückt:

| | |
|---|---|
| *4a Seine Blitze erleuchteten das Festland,* | הֵאִירוּ בְרָקָיו תֵּבֵל 4a |
| *4b die Erde sah es und bebte in Wehen.* | רָאֲתָה וַתָּחֵל הָאָרֶץ׃ 4b |
| *5a Die Berge zerschmolzen wie Wachs* | הָרִים כַּדּוֹנַג נָמַסּוּ 5a |
| *vor JHWH,* | מִלִּפְנֵי יְהוָה |
| *5b vor dem Herrn der ganzen Erde.* | מִלִּפְנֵי אֲדוֹן כָּל־הָאָרֶץ׃ 5b |

Gemeinsam sind Ps 97,5 und Ps 90,2 die Größe und Unermesslichkeit Gottes im Vergleich zu den Bergen: In Ps 90,2 werden sie erst nach der Existenz Gottes geboren, in Ps 97,5 werden die sonst so unverrückbar und fest wirkenden Berge als zerfließend dargestellt.[253] Konkret geboren wird nichts, was die meisten veranlasst, חיל allgemein mit *Beben* zu übersetzen. Dennoch ist es wichtig, den Bildgehalt dieses Wortes mitzudenken. Menschen sind hier nicht im Blick, Erde und Berge treten personifiziert auf.

In Ps 96,9 und 114,7 wird die Erde in einer Imperativ-Form aufgefordert, in Wehen zu beben, zu kreißen. Wie in Ps 29 dient das Beben der Erde in Wehen dazu, die große Macht Gottes zu illustrieren. So heißt es in Ps 114,7:

| | |
|---|---|
| *Vor dem Herrn kreiße, Erde,* | מִלִּפְנֵי אָדוֹן חוּלִי אָרֶץ |
| *vor dem Gott Jakobs.* | מִלִּפְנֵי אֱלוֹהַּ יַעֲקֹב׃ |

חוּלִי ist Imperativ der Wurzel חיל im *q.*, mit der Bedeutung *kreißen / sich winden / beben*.[254] Angesprochen ist die Erde als Kreißende, sich Windende.[255] Damit wird die Erde in die Nähe einer Personifizierung gerückt. Gerne wird versucht, das vielleicht etwas sperrig wirkende Wehenbild wegzuerklären. Dies kann bis zu einem Eingriff in die Textgestalt gehen.[256]

---

[252] Statt מִפָּנָיו lesen viele hebräische Handschriften מִלְּפָנָיו wie in I Chr 16,30 – eine Änderung ohne ihnhaltliche Konsequenzen.

[253] Vgl. auch Jes 34,3; Mi 1,4.

[254] Vgl. HALAT 1, 1967, 298.

[255] Vom Parallelismus her wäre auch ein Verständnis von יעקב als zweiter Vokativ möglich: *Vor dem Herrn kreiße, Erde, vor Gott, Jakob.* Dann wäre Jakob und mit ihm Israel als Subjekt bildlicher Wehen angesprochen.

[256] So sieht z.B. KRAUS 1989b, 953, hier einen Fehler in der Textüberlieferung und ändert מִלִּפְנֵי אָדוֹן חוּלִי אָרֶץ zu מלפני אדון כל־הארץ (*vor dem Herrn des ganzen Landes*). Diese

Naturmetaphorik ist ein zentraler Bestandteil von Ps 114. Die Personifizierung von Naturphänomenen durchzieht den gesamten Psalm. Sie alle zeigen ihre Ehrfurcht vor JHWH. Das Geburtsverb חיל kommt allerdings in Ps 114 nur in diesem einen Vers vor. Das Wehenbild steht hier keinesfalls im Zusammenhang mit Angst und Schrecken, sondern es ist ein Bild von kräftiger Erschütterung.

Durch V. 1 ist Ps 114 direkt mit der Exodustradition und v.a. mit dem Zug durch das Schilfmeer verbunden. V. 1-4 erzählt in 3.P. von den Ereignissen beim Auszug aus Ägypten und dem Zurücktreten des Roten Meeres. In V. 5-8 dagegen werden die Naturphänomene Meer, Jordan, Berge, Hügel und Erde direkt angesprochen. In Ps 77,17 wird ebenfalls das Beben durch Wehen mit einem Naturphänomen verknüpft, mit dem Wasser.

Sowohl in Ps 97,4 als auch in Ps 114,7 kann חיל *q.* in einem weiten Sinn mit *Beben* übersetzt werden, womit der Geburtshintergrund einmal mehr verdeckt wird. Es ist aber dasselbe Wort, das sonst *kreißen / in Wehen liegen / sich winden* heißt. Gemeinsam ist beiden Stellen, dass kein Objekt dieses Gebärens genannt wird. Auch wenn durchaus eine umfassende Erschütterung gemeint ist, so steht die Vorstellung der Wehen im Hintergrund und geht bei einer neutralen Übersetzung mit *Beben* verloren. Mit dem Wehenbild kann die Erschütterung der Erde, etwa durch ein Erdbeben, beschrieben werden.

Zwischen Ps 29,8-9 und Jes 21,1-10 besteht eine intertextuelle Verbindung über מדבר (*Wüste*). Jes 21,3 zeigt, dass die Unterscheidung von „real" und „metaphorisch" in der poetischen Sprache der Hebräischen Bibel schwierig ist: Einziges Unterscheidungsmerkmal ist die Partikel כְּ (*wie*).[257]

Ein wichtiger Vergleichstext ist Hi 39,1-3, weil hier – im Zusammenhang von Gebären und Kreißen bei Tieren – eine Fülle von unterschiedlichen Begriffen für Wehen und Geburt verwendet werden:

| | |
|---|---|
| *1 Kennst Du die Zeit des Gebärens der Steinböcke?* | 1 הֲיָדַעְתָּ עֵת לֶדֶת יַעֲלֵי־סָלַע |
| *Beobachtest du das Kreißen der Hirschkühe?* | חֹלֵל אַיָּלוֹת תִּשְׁמֹר׃ |
| *2 Zählst du die Monate, die sie erfüllen?* | 2 תִּסְפֹּר יְרָחִים תְּמַלֶּאנָה |
| *Und kennst Du die Zeit ihres Gebärens?* | וְיָדַעְתָּ עֵת לִדְתָּנָה׃ |
| *3 Sie kauern sich, lassen ihre Jungen durchbrechen* | 3 תִּכְרַעְנָה יַלְדֵיהֶן תְּפַלַּחְנָה |
| *und entledigen sich ihrer Wehen.* | חֶבְלֵיהֶם תְּשַׁלַּחְנָה׃ |

Änderung ist von der ähnlichen Formulierung etwa in Jos 3,11.13 und Ps 97,5 her motiviert, hat aber keinen Anhaltspunkt in antiken Textzeugen.

[257] Vgl. SALS 2003, 54: „[...] die Wehen: auch sie sind zu Beginn real, dann metaphorisch. Es sind tatsächlich Wehen in V.31 und 3bα, es ist ‚nur' ein Vergleich in V.3bβ."

Gemeinsam sind Hi 39,1 und Ps 29,9 die genannten Tiere, die אַיָּלוֹת (*Hirschkühe*) und die Wehen (חיל) bei Tieren. Ein zusätzlicher Terminus für Wehen ist in Hi 39,3 חבלים. Zu den Details des Gebärens ist aus Hi 39,1-3 mehr zu erfahren als aus Ps 29,8-9: Der Text deutet auf eine hockende Gebärhaltung hin. Ein besonderer Akzent ist der Zeitaspekt, die Dauer einer Schwangerschaft.

Bleibt man bei der Deutung von חשף als *zu vorzeitigem Gebären bringen*, so wäre Ps 29,9 ein Beispiel für eine Ursache von Fehlgeburten, die im Alten Vorderen Orient öfter begegnet: Sowohl Tiere als auch Frauen können in Zeiten von Krieg oder Bedrohung ihren Fötus zu früh auf die Welt bringen. In vergleichbarer Weise heißt es im Sumerischen Enlil-Hymnus in Bezug auf Fehlgeburten, die von der Geburtsgöttin Nintu verursacht werden: „Without Enlil, the great mountain, Nintu does not let die, does not kill; the cow in the cattle pen does not 'throw' its calf, the ewe in the sheepfold does not deliver a malformed lamb."[258]

### *3.3.1.4. Rezeptionen*

Die Septuaginta fügt in V. 1 nach der Überschrift ἐξοδίου σκηνῆς (*am letzten Tag des Laubhüttenfestes*) ein und deutet damit eine Verwendung des Psalms im Rahmen von Sukkot an. Dies wird im Talmud (bSukka 55a) weitergeführt.

In manchen Auslegungen aus der jüdischen Tradition wird Ps 29,9 mit endzeitlichen Wehen in Verbindung gebracht. So sind in MTeh (BUBER) zwei Auslegungen zu Ps 29,9 zusammengestellt. Die erste Erklärung für Ps 29,9a (קוֹל יְהוָה יְחוֹלֵל אַיָּלוֹת; d*ie Stimme JHWHs lässt Hirschkühe kreißen*) ist: „שיולדו מושיעים לישראל, שנמשלו לאיילות"[259] (*damit Retter für Israel geboren werden, die mit Hirschkühen verglichen werden*). Als „Belege" für den Vergleich von Rettergestalten mit Hirschkühen dienen Cant 2,9; II Sam 22,34 und Jes 52,7. Auf die Wehen wird zwar nicht Bezug genommen, aber der Blick wird auf eine tatsächliche Geburt von – wohl messianischen – Rettergestalten gelenkt.[260] Indirekt wird Gott zum Verursacher dieser Geburten. Der schwierige V. 9b wird in MTeh in dieser ersten Interpretation so erklärt: „שמתיש גבורתן של אומות העולם שנמשלו לעצי היער"[261] (*Er zerstößt die Stärke der Völker der Welt, die mit den Bäumen des Waldes verglichen werden*). Zur Unterstützung für den Vergleich der Völker der Welt mit den Bäumen des Waldes wird Jes 10,34 herangezogen. חשף wird als *Entblößen* im Sinne von *Zerstoßen / Zerstören / Umhauen* verstanden und יְעָרוֹת als Plural von יַעַר (*Wald*). In Verbindung mit Jes 10,34 ergibt sich eine Gleichsetzung von חשף

[258] MSL 8/1, 1960, 85; zitiert nach STOL 2000, 27.

[259] MTeh (BUBER) zu Ps 29,9.

[260] Diese allgorisch-messianische Deutung von Cant findet sich verbreitet im Midrasch Shir-ha-Shirim Rabba.

[261] MTeh (BUBER) zu Ps 29,9.

mit נקף *pi.* (*schlagen / abhauen*). Während also in der Erklärung von V. 9a das Wehen- und Geburtsbild verstärkt wird, verschwindet es bei V. 9b zur Gänze. Folgerichtig bezieht sich V. 9c auf die Zeit des Kommens des Messias (כיון שיבא משיח).

Die zweite Erklärung bleibt ganz im Bereich der Baummetaphorik und verbindet אַיָּלוֹת mit אלה (*Terebinthe*) und אלון (*Eiche*), die durch die Stimme Gottes erbeben (מתחלחלות). Das Abschälen (חשף) der Bäume wird mit Gen 30,37 in Verbindung gebracht und als Austrocknen und Abschälen der Schale der Bäume erklärt.

### *3.3.2. Ps 48,6-7*

#### *3.3.2.1. Text und sprachliche Analyse*

Ps 48 gehört zur Sammlung der Korach-Psalmen (V. 1). Gemeinsam mit Ps 46 und 47 lässt er sich zudem zu einer Untergruppe von Zionspsalmen (vgl. außerdem Ps 76; 84; 87 und 122) zusammenfassen. Ps 48 ist ein Hymnus auf JHWH und den Zion.[262] Sitz im Leben könnte die Liturgie bei einem der Wallfahrtsfeste in Jerusalem sein.[263] Innerhalb einer Schilderung der Taten feindlicher Könige findet sich in V. 5-8 folgender Vergleich mit einer Gebärenden:

| | |
|---|---|
| *6 Als sie hinsahen, erstarrten sie,* | 6 הֵמָּה רָאוּ כֵּן תָּמָהוּ |
| *erschraken und liefen davon.* | נִבְהֲלוּ נֶחְפָּזוּ׃ |
| *7 Zittern ergriff sie dort*[264]*,* | 7 רְעָדָה אֲחָזָתַם שָׁם |
| *Wehen wie eine Gebärende.* | חִיל כַּיּוֹלֵדָה׃ |

Durch die Partikel כ ist כַּיּוֹלֵדָה (*wie eine Gebärende*) eindeutig als Vergleich gekennzeichnet. כַּיּוֹלֵדָה ist eine relativ häufig vorkommende Wendung, die sich außer an dieser Stelle noch in Jes 13,7; 42,14; Jer 6,24; 22,23; 30,6; 49,24; 50,43 und Mi 4,9-10 findet.

Zittern und Wehen wie eine Gebärende werden mehreren Personen in der 3.P.Pl. zugeschrieben: Subjekt sind die in V. 5 genannten הַמְּלָכִים (*die Könige*), also eine männliche Personengruppe. Die Könige haben sich verabredet und sind gemeinsam herangezogen (נוֹעֲדוּ עָבְרוּ יַחְדָּו), es handelt sich also um feindliche Könige. Beschrieben wird ihre Reaktion auf den Anblick des Zion. Wehen und Zittern ergreift sie tatsächlich, und diese werden mit einer Gebärenden verglichen. Die körperlichen Reaktionen, die hier mit dem Gebärvergleich verbunden sind, lassen sich unter dem Begriff „Schock-

[262] Zu Fragen der Struktur und der literarischen Bearbeitungen von Ps 48, v.a. aber zu den Besonderheiten des Topos Zion vgl. KÖRTING 2006, 165–177.

[263] Vgl. CRAIGIE 1983, 352.

[264] Symmachus und Peschitta lassen שָׁם (*dort*) weg; so auch CRAIGIE 1983, 351–352.

symptomatik“ zusammenfassen. Auch wenn חִיל allgemein Beben und Erschütterung umschreiben kann, so bleibt doch „[...] die Vorstellung von krampfartigen Schmerzen präsent.“[265] Ps 48,6-7 ist der einzige Text in den Psalmen, in dem Wehen ausdrücklich mit einer gebärenden Frau in Zusammenhang gebracht werden. Allerdings handelt es sich um eine Außenwahrnehmnung, die nur den Aspekt der Erschütterung und der Furcht aufnimmt.

Im Parallelismus zu רְעָדָה (*Zittern*) und in Fortsetzung des ausführlich mit drei Verben geschilderten Erschreckens in V. 6 steht hier bei חִיל (*Geburtswehen*) der Aspekt der Angst im Vordergrund. חִיל (*Geburtswehen*) bildet die Klimax des gesamten Vorganges: Die Könige sehen (ראה *q.*), erstarren (תמה *q.*), erschrecken (בהל *ni.*) und laufen davon / fliehen ängstlich (חפז *ni.*). Zittern und Geburtswehen ergreifen sie. Auf diese Wehen folgt keine Geburt, sondern die in V. 8 geschilderte Konsequenz ist das Zerbrechen der Schiffe von Tarsis, ausgelöst durch רוּחַ קָדִים (*den Ostwind*).[266] Wehen und Wind ist das Bewegende, Dynamische, Erschütternde und Vehemente gemeinsam.

### *3.3.2.2. Metaphorische Interaktion*

Geburtswehen dienen in Ps 48,6-7 zur Illustration des heftigen Erschreckens der Feinde. Im Kontext des gesamten Psalms, der die Größe JHWHs und des Zion preist (V. 2), ist das Ergebnis der Wehen, das Zerbrechen der gegnerischen Schiffe, aus der Sicht der Menschen auf dem Zion ein freudiges Ereignis. Das Zittern und Erschrecken der feindlichen Könige unterstreicht also den Anlass zum hymnischen Lobpreis.

Der Vergleich mit den Wehen einer Gebärenden bringt vor allem den Aspekt der Heftigkeit, der Erschütterung und des Schreckens ein. Positive Aspekte wie das Hervorbringen neuen Lebens ist nicht im Blick. Der Vergleich mit einer Frau in Wehen basiert auf der Annahme, dass eine gebärende Frau in großer Angst und Not ist. Es wird keine tatsächliche Geburt und kein Kind erwähnt.[267]

### *3.3.2.3. Kontexte*

Eine Nominalbildung von חיל ist uns bisher im Psalter in Ps 110,3 begegnet: בְּיוֹם חֵילֶךָ (*am Tag deiner Stärke*).[268] Auch wenn in Ps 110 aufgrund von V. 2 zunächst militärische Stärke assoziiert wird, können in der Wurzel חיל in V. 3a auch Wehen und Geborenwerden anklingen. חיל hat Scharnierfunktion im Psalm und verbindet militärische Stärke mit starken Geburtswehen. Formal

---

[265] HÄUSL 2003, 106.

[266] KÖRTING 2006, 166–167, ordnet die Fortsetzung in V. 8 einer sekundären Bearbeitungsschicht zu.

[267] Vgl. PHILIP 2006, 97.

[268] Vgl. Kapitel 2.3.3.

drückt sich dies im Parallelismus von חֵילֵךְ am Schluss von V. 3a und יַלְדֻתֶיךָ am Schluss von V. 3c aus. Der Bildgehalt von חיל reicht einerseits in den Kriegsbereich[269] und andererseits in den Bereich der Geburt. Auch wenn meistens von zwei verschiedenen Wurzeln – I. חיל *kreißen* und II. חיל *kräftig sein* – und davon abgeleiteten unterschiedlichen Nominalbildungen ausgegangen wird,[270] kann der Gleichklang der Wurzeln doch auf eine semantische Nähe hinweisen. Auch in der Geburtsarbeit (vgl. z.B. engl. *labour*) liegt ein Element der Stärke.

Die Mehrdeutigkeit des Nomens חָיִל (*Kraft / Stärke*) wird auch in Ps 18,33.40 sichtbar: Gott umgürtet den Beter mit חָיִל (*Kraft / Stärke*). Im unmittelbaren Kontext V. 31-35 ist dies zunächst auf Stärke im Kampf bezogen. In der letzten Strophe von Ps 18, V. 47-51, besteht aber durchaus die Möglichkeit, diese Stärke auch auf Nachkommenschaft zu beziehen (זַרְעוֹ / *seinen Samen* in V. 51). Auch in Ps 118,15-16 ist von חָיִל (*Kraft / Stärke*) in einem sehr allgemeinen Sinn die Rede. In Ps 49,7 ist *Vermögen / Reichtum* im Parallelismus zu עשׁר (*Reichtum*) und im Kontext des Themas Loskauf in V. 6-9 zunächst die naheliegende Bedeutung von חיל.[271] In Ps 49,11, wo der Begriff noch einmal vorkommt, kann aber darüber hinaus auch *Stärke / Kraft* durch zahlreiche Nachkommenschaft eine zusätzliche Konnotation sein. In diese Richtung weist v.a. V. 12, wo בית sowohl *Haus* als auch *Familie* meinen kann und die Wendung לְדֹר וָדֹר (*von Geschlecht zu Geschlecht*), die das Eingebundensein in eine Generationenfolge im Blick hat. Es bleibt in Ps 49 mehrdeutig, ob die Segnungen reicher Nachkommenschaft zu den vergänglichen Reichtümern gezählt werden oder nicht. Eine mögliche Interpretation des weisheitlichen Ps 49[272] ist, dass die weit verbreitete Einstellung von Nachkommenschaft als Inbegriff von Segen und vom Weiterleben in den Kindern distanziert-ironisch gesehen wird. Beispiele für חיל im Sinne von *Kraft / Stärke / Vermögen / Reichtum* allgemein sind auch Ps 60,14a und 62,11b: Der umfassende Begriff חיל kann Kraft in unterschiedlichen Bereichen meinen: militärische Macht, finanziellen Reichtum oder auch Kinderreichtum, reiche Nachkommenschaft.

Ein Text außerhalb des Psalters, in dem חיל (*Stärke*) explizit im Zusammenhang mit Kindersegen und in positiver Konnotation verwendet wird, ist Ruth 4,11. Die Wurzel חיל, in der Wehen ein Bedeutungsaspekt sind, bewegt sich also im Spannungsfeld zwischen Stärke / Anstrengung und Erschütterung / Schmerz.

---

[269] GERLEMAN 1981b, 6–7, gibt mit Verweis auf Dtn 23,11; Prov 31,29 *Wehr / Widerstand* als Grundbedeutung von חיל an.

[270] Vgl. GESENIUS 2, 1995, 345–347.

[271] Vgl. KRAUS 1989a, 516; SEYBOLD 1996, 198; WEBER 2001, 223.

[272] Vgl. WEBER 2001, 225: „weisheitliches Lehrgedicht“. Textimmanenter Hinweis auf weisheitliche Prägung sind – neben anderen – die חָכְמוֹת (*Weisheiten*) in V. 4.

In erzählenden Texten kommen Wehen kaum vor. Eventuell lassen sich die Schmerzen (עצב) in Gen 3,16 in diese Richtung deuten, sie sind aber wohl umfassender gemeint. Dieser Text, der für das Gesamtbild von Schwangerschaft und Geburt im Alten Testament prägend war, wo Schwangerschaft mit Schmerzen verbunden wird (עצב, עצבון),[273] wird in den Psalmen so nicht rezipiert. Das einzige Mal, wo in einem erzählenden Text Wehen in Bezug auf eine Frau erwähnt werden, ist I Sam 4,19:

| | |
|---|---|
| *Denn ihre Wehen wandten sich gegen sie / kamen über sie / überfielen sie.* | כִּי־נֶהֶפְכוּ עָלֶיהָ צִרֶיהָ׃ |

Die Wehen sind hier etwas Plötzliches, ausgelöst durch ein äußeres Ereignis. Sie kommen über die schwangere Frau des Pinhas, die Schwiegertochter Elis, und wenden sich gegen sie, so dass sie während der Geburt stirbt. „Die extreme Notsituation führt zur (vorzeitigen?) Geburt und letztlich zum Tod der Gebärenden."[274] Die Wehen kommen über die Frau, sie überfallen sie, als sie vom Verlust der Lade und vom Tod ihres Mannes und ihres Schwiegervaters hört. Dass aber die Zeit der Geburt kurz bevorstand (הָרָה לָלַת; *sie war schwanger und sollte gebären*; I Sam 4,19) und das Kind überlebt, deutet darauf hin, dass es sich nicht um eine vorzeitige Geburt handelt. Sie gebiert zur rechten Zeit, aber die Geburt wird wohl durch die Unglücksnachrichten ausgelöst. Das Kind lebt, die Mutter gibt ihm noch seinen Namen und stirbt nach der Geburt. Das hier für Wehen verwendete Nomen ist allerdings nicht חיל, sondern צִיר*: es ist sonst noch in Jes 13,8; 21,3 belegt, kommt aber in der Psalmensprache nicht vor. Sehr wohl belegt ist in den Psalmen allerdings die Verbalwurzel ציר, eine Nebenform zu צרר. In der Wurzel צור bzw. צרר klingt das Einschnüren, Einengen und Bedrängen an.[275] Die Tendenz, dass Wehen mit Unglücksereignissen verbunden werden, ist in prophetischen Texten verstärkt.[276]

Wehen sind also nur selten ein Begriff narrativer Texte. Weitaus häufiger begegnen sie in prophetischen und poetischen Texten. „Zudem werden sie nur selten Frauen zugeschrieben, sondern häufig Männern oder Personengruppen: Es sind meistens Personifikationen – wie z.B. Ägypten (Jes 19,16-17), Kusch (Ez 30,4); Damaskus (Jer 49,24); Tochter Zion (Jer 4,31; Mi 4,10), Jerusalem (Jer 4,19; 13,21; 22,23), Ephraim (Hos 13,13) – oder Menschengruppen – wie z.B. die Bewohnerinnen und Bewohner Philistäas (Ex 15,14), Ninives (Nah 2,11), Kuschs (Ez 30,9) oder die Völker (Joel 2,6), die Wehen haben.[277]

---

273 Vgl. MEYERS 1988, 95–121.
274 HÄUSL 2003, 100.
275 Vgl. HALAT 3, 1983, 951–952.990–991.
276 Vgl. SALS 2003, 64.
277 Vgl. SALS 2003, 65.

### *3.3.3. Ausblick auf prophetische Wehen-Metaphorik*

Gesprächspartnerin für diese Psalmentexte ist v.a. die prophetische Literatur. „So zurückhaltend im Alten Testament im allgemeinen Geburten dargestellt werden, so sprachgewaltig wird das Gebären geschildert, wenn es in der prophetischen Literatur als Metapher gebraucht wird.“[278]

Ps 48,6-7 hat Parallelen zu prophetischer Wehen-Metaphorik, wie sie etwa in Jes 42,14b sichtbar ist:

| | |
|---|---|
| *14a Ich habe geschwiegen seit ewigen Zeiten,* | 14a הֶחֱשֵׁיתִי מֵעוֹלָם |
| *war still und habe mich zurückgehalten* | אַחֲרִישׁ אֶתְאַפָּק |
| *14b Wie eine Gebärende werde ich stöhnen,* | 14b כַּיּוֹלֵדָה אֶפְעֶה |
| *zusammen atmen und Luft schöpfen.* | אֶשֹּׁם וְאֶשְׁאַף יָחַד |

V. 14a kann allgemein als Schweigen Gottes verstanden werden, kann sich aber auch auf die Schwangerschaft als ruhige Phase vor der Geburt beziehen.[279] פעה (*stöhnen / blöken*) ist ein Hapaxlegomenon und נשם als Verbalform zum öfter vorkommenden נְשָׁמָה (*Atem*) ebenfalls.[280] In diesem Text ist der Vergleich mit einer Gebärenden eine Selbstaussage JHWHs in 1.P.Sg. In V. 13 wird JHWH in 3. Person mit einem Krieger (כַּגִּבּוֹר) verglichen. Jes 42,14 leitet dann die JHWH-Rede in den Versen 15-16 ein, in der JHWH sein zukünftiges Heilshandeln beschreibt. Wird Jes 42,10-17 als Einheit gelesen,[281] so stehen die Vergleiche mit dem Krieger und mit der Gebärenden parallel. Was beiden Vergleichspersonen gemeinsam ist, ist die starke Intensität und eine markante akustische Äußerung: Der Krieger schreit (יָרִיעַ אַף־יַצְרִיחַ; *er erhebt den Kriegsruf und schreit*[282]; V. 13), die Gebärende stöhnt und atmet deutlich hörbar. Gleichzeitig ist der Situation des Kriegers und der gebärenden Frau gemeinsam, dass sie sich an der Grenze von Leben und Tod bewegen. Die Nähe der Situation einer Gebärenden und der eines Kriegers hat HÄUSL v.a. für prophetische Texte herausgearbeitet: „Es steht zu vermuten, dass an der Situation des Kriegers und an der Situation des [sic!] gebärenden Frau eine Vielzahl gemeinsamer Aspekte wahrgenommen wurden: Kampf, Stärke, äußerste Anstrengung und Arbeit, Schmerz, Bedrohung, tödliche Gefahr.“[283] Beide Bilder dienen dazu, JHWHs Macht und Stärke zu unter-

278 SCHMIDT 2004, 89.

279 Vgl. PHILIP 2006, 102: „Pregnancy holds the potential of life, and birth realizes it.“

280 Vgl. HALAT 3, 1983, 689.895. Die Konsonanten פעה sind auch im Namen פּוּעָה, einer der hebräischen Hebammen in Ägypten (Ex 1,15), enthalten.

281 So z.B. DARR 1987; anders z.B. ELLIGER 1989, 241–268, der V. 10–13 („ein neues Lied“) von V. 14–17 („Das sind die Dinge, die ich tue!“) abgrenzt.

282 יריע ist am ehesten von רוע *hi.* abzuleiten: vgl. HALAT 4, 1990, 1125–1126. צרח kommt nur hier im *hi.* vor und in Zef 1,14 im *q*.

283 HÄUSL 2005, 11.

streichen.[284] Die aktive Tätigkeit einer gebärenden Frau ist hier im Blick: „Der Gebärvorgang, der durch spezifische Atemtechnik (Schnauben, Schnaufen, Schreien als pressendes Ausatmen) erleichtert wird, ist kein Bild der Not, sondern ein befreiender Kraftakt, der das Ziel im Blick hat, neues Leben zur Welt zu bringen."[285] Das Moment des Vergleichs liegt im intensiven, akustisch hörbaren Atmen. Die göttliche Geburtsarbeit ist hier ein Bild von Macht und Stärke.[286]

„Mit dieser Kundgabe in Jes 42,14 schafft sich Jahwe, der Gott Israels, Luft. Jetzt mündet seine Schwangerschaft des Schweigens ein in die Schwerarbeit einer nicht ganz einfachen Geburt. Der Gott, von dem wir uns kein Bild machen sollen, der selbst weder Herrgott noch Frau Göttin ist, er kann sich uns dennoch nicht anders als in sprachlichen Bildern und Gleichnissen mitteilen – so auch hier im Vergleich mit den Presswehen einer werdenden Mutter. Dieses Bild ist jedoch nicht ‚nur' ein Bild. Es knüpft an Elementarerfahrungen von Frauen an, die sich Männer nur vom Hörensagen oder vom Beistehen bei einer Geburt her vorstellen können."[287]

Was in Jes 42,15 folgt, ist allerdings keine erfolgreiche Geburt, sondern das Gegenteil, die Umkehrung von Fruchtbarkeit: JHWH kündigt an, die Landschaft auszudörren und vertrocknen zu lassen (חרב *hi.* // יבשׁ *hi.*). Im weiteren Kontext, in Jes 43,1ff., folgt dann aber eine hoffnungsvolle Vision für das Schicksal Israels.

Die Parallelisierung einer Frau in Wehen mit einem Krieger auf dem Schlachtfeld findet sich nicht nur im AT, sondern auch in der altorientalischen Umwelt. So wird z.B. in einem mittelassyrischen medizinischen Text Marduk angerufen, einer Frau beizustehen, die Probleme bei der Geburt hat:

> „The mother is enveloped in the dust of death.
> Like a chariot she is enveloped in the dust of battle,
> Like a plough she is enveloped in the dust of the woods,
> Like a warrior in the fray, she is cast down in her blood."[288]

Vergleichspunkte zwischen Krieger und gebärender Frau sind hier nicht die Stärke, sondern Staub und Blut.

---

[284] Vgl. DARR 1987, 564; vgl. HÄUSL 2003, 102: „Sowohl die männliche als auch die weibliche Vorstellung von JHWH will die macht- und heilvolle Initiative JHWHs verdeutlichen."

[285] FISCHER 1999, 248–249.

[286] Vgl. DARR 1987, 570: „[...] the poet has perceived within the exaggerated breaths which are characteristic of women in labor a striking image by which to convey a sense of the force of the breath of God."

[287] HARDMEIER 1989, 155; vgl. EBD., 156: „[...] dieses starke Bild von Jahwes Gebärarbeit als Fanfare am Anfang der Teilkomposition [...]".

[288] Zitiert nach MARSMAN 2003, 200.

Der Vergleich כַּיּוֹלֵדָה (*wie eine Gebärende*) kommt zwar an mehreren Stellen in der Hebräischen Bibel vor. Er kann unterschiedlichen Personen – Frauen und Männern – zugeschrieben werden, aber er wird nur hier in Jes 42,14 mit JHWH in Verbindung gebracht. „[...] the simile 'like a travailing woman' functions stereotypically within Hebrew Scripture to describe the behavior of persons who are not actually giving birth, but whose desperate circumstances lead to responses that resemble those of a woman in labor."[289] כַּיּוֹלֵדָה (*wie eine Gebärende*) lässt sich also als formelhafte Wendung beurteilen. In prophetischen Texten steht dieser Vergleich häufig für körperliche Panikreaktionen.[290] Während sonst häufig Angst und Schrecken mit dem Vergleich כַּיּוֹלֵדָה (*wie eine Gebärende*) verbunden sind, ist dies in Jes 42,14 nicht der Fall. Indem Gott mit einer Gebärenden verglichen wird, wird die Anstrengung, aber auch die Kraft der Wehen betont. Allerdings folgt auch auf diese Wehen keine Geburt.

Der Vergleich von Männern mit einer Gebärenden findet sich auch in Jer 30,6: Aus diesem Vers lässt sich ableiten, dass die Gebärende während der Wehen die Hände an die Hüften legt. Dieses Faktum wird als selbstverständlich abgerufen. Der Vergleich von Kriegshelden mit gebärenden Frauen funktioniert nur, wenn das Bild präsent ist.

Dass Geburtswehen als Zeichen von Not und Todesangst interpretiert werden, aber nicht mit Stärke oder dem Beginn neuen Lebens assoziiert werden, lässt sich mit dem begrenzten Wissen der Männer um den Geburtsverlauf erklären. Aus dem Wenigen, das wir zur konkreten Geburt in der Hebräischen Bibel (vgl. Jer 20,15) und im Alten Orient wissen, geht hervor, dass Männer keinen Zutritt zum Raum der Gebärenden hatten. Geburt war Frauensache. Männer nahmen vielleicht nur den Beginn der Wehen als krampfartige Schmerzen und Schreie wahr. Die Todesfurcht lässt sich mit der hohen Sterblichkeit von Mutter und Kind bei der Geburt erklären.[291]

Die genannten Vergleiche mit Frauen in Wehen finden sich ausführlicher bei den Propheten, v.a. Jesaja und Jeremia (z.B. Jes 13,7-8; 26,17-19;[292] Jer 6,24). Der Vergleich mit diesen Stellen zeigt, dass es sich um formelhafte Wendungen zur Veranschaulichung von Bedrängnis- und Notsituationen handelt. Weitere wichtige Texte, an denen Wehen- und Geburtsmetaphorik bei den Propheten sichtbar ist, sind z.B. Mi 4,9-10; Jer 4,19-21.31; 13,21; 20,14-18; 22,23; 50,43; 49,24. Subjekte können dort personalisierte Städte, Bewohner einer Stadt, fremde Könige, die gesamte Menschheit oder ein

---

[289] DARR 1987, 566.

[290] Vgl. HÄUSL 2003, 111.

[291] Vgl. PHILIP 2006, 97–98.

[292] Zu Jes 26,17–18 vgl. JANOWSKI 2006, 337–338. DOYLE 2004, 53, versteht das Gebären von Wind in Jes 26,18 als Bemühung, mit Hilfe anderer Götter fruchtbar zu sein. Aber ohne JHWH ist das erfolglos.

einzelner Prophet sein. Die Geschlechtszugehörigkeit spielt dabei keine Rolle. „Durch das Gepackt-Werden von den Wehen wird die Unabwendbarkeit, die Ausweglosigkeit und die tödliche Gefahr einer Notsituation veranschaulicht. Der Vergleich greift am Geburtsvorgang nur den Aspekt der Wehen auf, während andere Aspekte, die aktive Arbeit der gebärenden Frau und der Blick auf das neue Leben ausgeblendet sind.“[293]

Jes 66,7-9[294] enthält eine Fülle von Geburts- und Wehenbildern. Die Stadt Jerusalem wird als Gebärende ihrer Bevölkerung gezeichnet. Zion bringt als personifizierte Stadt seine Bewohnerinnen und Bewohner hervor. Mehrdeutig ist in Jes 66,7-9, ob Zion Wehen hat oder nicht: Zunächst heißt es, dass die Geburt noch vor den Wehen geschieht.[295] Gleichzeitig suggeriert V. 8d, dass Zion bei der Geburt sehr wohl Wehen hat. Die Formulierung כִּי־חָלָה גַּם־יָלְדָה צִיּוֹן אֶת־בָּנֶיהָ (*Denn Zion hatte Wehen und gebar auch schon seine Kinder*) deutet darauf, dass an einen raschen Geburtsverlauf gedacht sein könnte: Die Kinder werden kurz nach Einsetzen der Wehen geboren. Kontext der Aussagen in Jes 66 ist die Vision eines neuen Himmels und einer neuen Erde, wo als ein Element von vielen auch die Mühen von Empfängnis und Schwangerschaft beendet sind.[296] Jes 66,7-9 ist Teil einer als דְּבַר־יְהוָה (*Wort JHWHs*; Jes 66,5) bezeichneten Rede. Es geht um Zeichen für die große Macht des קוֹל יְהוָה (*der Stimme JHWHs*; Jes 66,6). Eine rasche Geburt – ohne Wehen oder nur mit kurz andauernden Wehen – dient in Jes 66,7-9 als Hoffnungsbild. Das Ungewöhnliche, Überraschende, Wunderbare dieser Geburt illustriert die Neuheit der kommenden Ereignisse.[297]

Im Buch Jeremia dienen die Geburtsmetaphern bzw. die Vergleiche mit Frauen in Wehen als Bild für das Leiden des Volkes. Die Wehen bringen kein neues Leben, sondern erinnern an den Tod. Das Bild ist auf Schmerz und Todesnähe beschränkt und führt nicht zur Freude über neues Leben. Die Geburtsmetaphorik wird vorwiegend polarisierend und negativ verwendet.[298]

---

[293] HÄUSL 2003, 111.

[294] Einzelne Verse dieses Textes sind uns schon in unterschiedlichen Kontexten begegnet: im Zusammenhang mit Ps 22,10–11 (2.2.2.3.3.), Ps 90,2 (2.3.2.4.2.) und Ps 7,15 (3.2.3.1.).

[295] Vgl. HÄUSL 2003, 103: „Die Geburt als solche dient als Bild für die Zukunft, die von JHWH auf wunderbare Weise zum Positiven gewendet wird.“

[296] Vgl. FISCHER 2002, 77: „All die Last, Kinder zu haben, die vom Ringen um Zeugung und Empfängnis über Beschwerden bei der Schwangerschaft und Schmerz bei der Geburt bis hin zur Sorge um die Gesundheit, um das Überleben der Kinder und ihre rechte Lebensführung als Erwachsene reicht, weicht in der neu zu schaffenden Welt der Lust, Kinder zu haben.“

[297] Vgl. BRUEGGEMANN 1998, 255: „The newness will be as a sudden, miraculous birth that will happen so immediately that it violates all normal sequence and procedures for birth.“

[298] Vgl. BAUER 1999, 162.

### *3.3.4. Rezeptionen*

Vielfältige Varianten von Wehen finden sich in 1QH 11(=3), 6-18. Sprachlich nimmt dieser „Psalm" aus Qumran eine Reihe von alttestamentlichen Formulierungen auf und variiert sie. Mit den Wehenbildern wird die Not der betenden Person plastisch beschrieben. Eine Auslegung dieses Textes auf die Geburt des Messias ist eine immer wieder vorgeschlagene Möglichkeit, die sich weder eindeutig verifizieren noch falsifizieren lässt.[299] Ein Anknüpfungspunkt wird bei Ps 87 gesehen. Allerdings lässt sich für diesen schwierigen Psalm die Geburt eines eschatologischen Gottesvolkes nicht eindeutig als Hintergrund bestimmen.

Die Vorstellung der Wehen des Messias, wie sie sich in der jüdischen Tradition entwickelt hat,[300] knüpft an die prophetische Wehenmetaphorik von Angst und Schrecken an.

### *3.3.5. Zusammenfassung*

Wehen sind in sich ein ambivalentes Geschehen zwischen der Kraftanstrengung, neues Leben hervorzubringen, und Schmerzen, Angst, Todesnähe. Subjekte von Wehen sind in den Psalmen fremde Könige, Tiere, die Erde, das Wasser. Nach Ps 90,2 hat Gott selbst Wehen. Wehen dienen zur Illustration von Beben und Erschütterung. In Ps 48,6-7 werden die Wehen mit einer Gebärenden verglichen, aber es folgt keine Geburt. Nur in Ps 90,2 bringt Gott unter Wehen Berge, Erde und Festland hervor. Es ist der einzige Psalmtext, in dem auch das „Kind", das Ergebnis der Wehen, in den Blick genommen wird. Dass sich Wehen meistens ohne Geburt ereignen, passt zur prophetischen Wehen-Metaphorik. Wird z.B. die Erschütterung der Erde, ev. ein Erdbeben, mit Wehen beschrieben, so entstehen in der metaphorischen Interaktion vielfältige wechselseitige Assoziationen: Das Beben der Erde wird durch das Wehenbild anschaulicher und ausdrucksstärker. Wehen in einer konkreten Geburt werden durch den Hinweis auf die Erschütterung der Erde zu einem universal-kosmischen Vorgang. Gemeinsam ist Geburt und Erdbeben die heftige Erschütterung und das Unkontrollierbare.

In der Wurzel חיל, mit der in den Psalmen Wehen meistens ausgedrückt werden, klingen nicht nur Angst, Zittern und Schrecken an, sondern auch Kraft. חיל mit der Bedeutung *Stärke, Kraft* wird in Wörterbüchern von חיל im Sinne von *Wehen, Erschütterung, Beben* getrennt. Auch wenn die Mehrdeutigkeit hebräischer Wurzeln ein weit verbreitetes Phänomen ist und dieselben Wurzeln durchaus auch Gegensätzliches ausdrücken können, ist es in

[299] Vgl. ZIMMERMANN 1998, 420–426.

[300] חבלי משיח (*die Wehen des Messias*) bezeichnen eine Zeit der Not und der Katastrophen vor dem Kommen des Messias: vgl. BEN-SASSON 1971, 1418.

diesem Fall auch möglich, zumindest lautliche Wechselwirkungen zwischen den beiden Bedeutungsaspekten festzustellen: In der Erschütterung der Wehen können Kraft und Stärke liegen, sie müssen nicht nur ein Bild für Zittern, Angst und Schrecken sein. Ein Beispiel, das in diese Richtung geht, könnte der schwierige Text Ps 110,3 sein.

Die Stellen, an denen die Wurzel חיל in den Psalmen vorkommt, zeigen, dass das *Beben* ganz konkret mit Wehen und Geburt verbunden sein kann, aber auch in einem sehr allgemeinen Sinn verstanden werden kann. Es ist davon auszugehen, dass Erst-Leserinnen und -Hörer die bildliche Vorstellung vom Beben durch Wehen präsent war. Es ist wichtig, auf diesen Hintergrund hinzuweisen, da er in der Übersetzung *Beben* nicht mehr sichtbar ist.

Der Eindruck aus der prophetischen Literatur, dass Wehen v.a. ein Bild für Angst und Panik sind,[301] setzt sich in den Psalmen nur teilweise fort. Die Beurteilung von Wehen als Zeichen von Schwäche[302] ist in jedem Fall eine von außen an die Psalmentexte herangetragene. Bilder von Wehen liegen an der Schnittstelle von positiven und negativen Konnotationen: Sie lassen sowohl Stärke als auch Angst assoziieren. Wehen drücken in den Psalmen sehr wohl Beben, Erschütterung aus, sind aber nicht automatisch mit Schrecken oder Schmerzen verbunden.

Über reale Geburten ist aus den Psalmenstellen wenig zu erfahren. Die unterschiedliche Versprachlichung in Psalmen und prophetischen Texten zeigt, dass die Rede von Wehen meistens eine poetisch-stilisierte ist. Wie in prophetischen Texten handelt es sich auch in den Psalmen um bildliche Redeweise: „Von Wehen ist häufiger bildhaft und im übertragenen Sinne die Rede, als dass von Wehen während einer konkreten Geburt berichtet wäre.“[303] Dennoch stehen hinter diesen Bildern reale Erfahrungen. Sie erwecken den Eindruck einer männlichen Außenperspektive[304] auf den Wehen- und Geburtsvorgang. Jer 20,15 gibt einen Hinweis darauf, dass Männer in der Regel bei Geburten nicht anwesend waren, auch nicht die Väter. Aus dieser Außenperspektive lässt sich vielleicht erklären, dass der Vergleich von Männern mit

[301] Vgl. SALS 2003, 65.

[302] Vgl. z.B. BAUMANN 1977, 900: „Weit verbreiteter als die direkte Anwendung auf Geburtsvorgänge ist die übertragene Verwendung bei Angstzuständen, die äußerlich an das Erscheinungsbild von Kreißenden erinnern. [...] Die Übertragung dieser Ausdrucksweise auf Männer ist für diese alles andere als schmeichelhaft; sie entspricht sachlich der Aussage, in der Panik seien die Männer ‚wie Weiber‘ geworden.“ Was an dieser Aussage „sachlich“ ist, sei dahingestellt.

[303] HÄUSL 2003, 99.

[304] Vgl. FISCHER 1999, 248, die die Darstellung von Wehen und Geburt im Buch Jesaja so beschreibt: „Vom Geburtsvorgang nimmt die männliche Außenwahrnehmung vor allem die unausweichliche Bedrängnis der Wehen, die krampfartigen Schmerzen und das Schreien der Gebärenden wahr (13,8; 21,3; 26,17).“

gebärenden Frauen (z.B. Jer 30,6) kein Bild für die kraftvolle Geburtsarbeit ist, sondern für Hilflosigkeit und Todesangst.[305]

Elemente konkreter Erfahrung realer Geburtswehen, die in der bildlichen Sprache erhalten sind, sind die Erschütterung, das Überkommen-Werden und die große Heftigkeit. Während in der prophetischen Wehenmetaphorik der Aspekt von Angst und Schrecken im Vordergrund steht, tritt dieser in den Psalmen in den Hintergrund. Dominant ist hier der Aspekt der Macht und Stärke: Wehen dienen dazu, die große Kraft JHWHs zu illustrieren.

## 3.4 Fehlgeburt

Fruchtbarkeit wird in den Psalmen nicht nur in ihrer gelingenden Form benannt, sondern das Moment der Gefahr rund um Empfängnis, Schwangerschaft und Geburt ist immer präsent. Die Schattenseiten sind sichtbar. An drei Stellen ist in den Psalmen ausdrücklich von Fehlgeburt die Rede. Jedes Mal wird sie mit einer anderen Wurzel ausgedrückt: שׁכל – נפל – יצא. Teilweise handelt es sich um textkritisch schwierige Passagen, an denen der Bezug zum Geburtskontext nicht eindeutig und nicht in allen Varianten sichtbar ist. Während der deutsche Terminus Fehlgeburt den Vorgang des Absterbens und eventuell einer vorzeitigen Geburt eines Fötus beinhaltet, sind die hebräischen Ausdrücke נפל und יצא Bezeichnungen für den abgehenden Fötus selbst und beleuchten unterschiedliche Aspekte dieses Vorgangs. שׁכל nimmt das Ergebnis einer Fehlgeburt, die Kinderlosigkeit und die Beraubung in den Blick. Die Facetten der Semantik dieser hebräischen Begriffe sollen im Folgenden untersucht werden.

### *3.4.1. Ps 35,12*

#### *3.4.1.1. Ps 35,12: Text, Textkritik und Übersetzung*

In Ps 35,12 findet sich folgende Aussage über die Feinde, zuletzt genannt als עֵדֵי חָמָס (*falsche Zeugen*; Ps 35,11):

| | |
|---|---|
| *12a Sie bezahlen mir Böses anstelle von Gutem,* | 12a יְשַׁלְּמוּנִי רָעָה תַּחַת טוֹבָה |
| *12b Kinderlosigkeit für mein Leben.* | 12b שְׁכוֹל לְנַפְשִׁי׃ |

[305] Vgl. OHLER 1992, 45: „Nicht die kraftvolle Anstrengung, mit der eine Frau ein Kind zur Welt bringt, fällt biblischen Autoren auf. Sie vergleichen Menschen in Todesangst, die schrecklichem Schmerz ausgeliefert, hilflos und betäubt sind, unfähig, noch selbst etwas zu tun, mit gebärenden Frauen (vgl. auch Jes 13,7; Mi 4,10 u.a.)."

Das Nomen שְׁכוֹל ist mehrdeutig: In der Grundbedeutung *Kinderlosigkeit / Beraubung der Kinder / Kindsverlust* berührt es ein Thema, das nur an dieser Stelle im Psalm begegnet. Die Schwierigkeiten mit שְׁכוֹל können auf unterschiedlichen Ebenen gelöst werden:

Obwohl vom Handschriftenbefund her nichts dagegen spricht,[306] gilt Ps 35,12 als textlich dunkel,[307] und es wird immer wieder versucht, den Konsonantenbestand zu ändern: Änderungsvorschläge sind z.B.: שָׁכוּ ל (*sie lauern / trachten nach / spähen nach*)[308] oder שָׁרוּ (*sie singen*).

Auf der Ebene der Übersetzung werden jeweils einzelne Aspekte des vielschichtigen Begriffs שְׁכוֹל realisiert: Die Septuaginta bleibt nahe bei MT, sie gibt שְׁכוֹל (*Kinderlosigkeit*) mit καὶ ἀτεκνίαν wieder, ergänzt also ein *und* und versteht das Nomen als Akkusativ, wohl in Fortsetzung von V. 12a. Die Vulgata übersetzt *sterilitatem.* Die syrische Peschitta übersetzt *w'wbdw*, was *et perdiderunt* (*und sie haben zugrunde gerichtet*) entspricht. Moderne Übersetzungen geben שְׁכוֹל oft in übertragenem Sinn wieder: *Verlassenheit*[309], *Vereinsamung*[310] oder *ravaging*[311]. Mit der Übersetzung *Verwaisung* (BUBER) bleibt der Bezug zu Kindern sichtbar. Insgesamt wird der Begriff meistens eher metaphorisch als wörtlich übersetzt. Keine Übersetzung kann alle Facetten von שכל wiedergeben.

### *3.4.1.2. Sprachliche Analyse*

Der asymmetrische Rhythmus von Ps 35,12 (3 + 2) ist auch sonst in Ps 35 häufig. Ps 35,12 ist ein Verbalsatz. Das Subjekt des Verbums יְשַׁלְּמוּנִי (*sie bezahlen / vergelten mir*) wird in diesem Vers nicht genannt. Aus dem vorangehenden V. 11 wird aber deutlich, dass es sich ebenfalls um עֵדֵי חָמָס (*falsche Zeugen*) handelt. Auf dieses Verbum folgen zwei parallele Objekte: רָעָה תַּחַת טוֹבָה (*Böses anstelle von Gutem*)[312] und שְׁכוֹל לְנַפְשִׁי (*Kinderlosigkeit für mein Leben*). Es handelt sich um einen asyndetisch aneinandergereihten synthetischen Parallelismus. רָעָה und לְנַפְשִׁי sind parallele Objekte, der zweite Begriff dient zur Illustration des ersten. Das Böse ist die Kinderlosigkeit.[313]

---

[306] Z.B. SEYBOLD 1996, 144, bleibt bei MT und übersetzt *Kinderlosigkeit.* BRIGGS 1952, 301.305, behält mit Verweis auf Jes 47,8.9 das ursprüngliche Bild des schmerzlichen Verlustes / der Beraubung (*bereavement*) bei und erklärt sie als Verlust von Kindern (*bereavement of children*).

[307] Vgl. WEBER 2001, 170.

[308] So z.B. KRAUS 1989, 424.426; SCHMOLDT 1993, 1327.

[309] So z.B. WEISER 1987a, 202.

[310] Die Elberfelder Übersetzung lautet z.B.: *vereinsamt ist meine Seele.*

[311] DAHOOD 1965, 208.

[312] Vgl. die ähnliche Formulierung in Ps 38,21.

[313] So z.B. Ibn Esra zu Ps 35,12, Mikra'ot Gedolot (COHEN 2003a), 107.

Die Kombination der Begriffe שכול und נפש im zweiten Teil des Verses ist ungewöhnlich. שְׁכוֹל ist eine von שכל *q*. abgeleitete Nominalbildung, die nur hier und in Jes 47,8-9 vorkommt. שְׁכוֹל לְנַפְשִׁי lässt sich sowohl wörtlich als auch metaphorisch verstehen. Wörtlich verstanden handelt es sich um eine reale Bedrohung durch die Feinde bzw. die Angst des betenden Ich vor der Beraubung. Gleichzeitig kann es metaphorisch verstanden werden: *Verwaisung / Vereinsamung für mein Leben / meine Seele*. Als Bildspender[314] lässt sich die Geburtsmetaphorik beschreiben, allerdings in ihrer Negation, als שְׁכוֹל (*Kinderlosigkeit*). Dieser Bereich kommt auch im unmittelbaren Psalmkontext (V. 13-14 s.u.) vor. Die zweite Komponente des bildspendenden Bereichs ist נַפְשִׁי (*meine Seele / mein Leben / Ich*): damit ist die gesamte Existenz des betenden Ich umschrieben. Die beiden Komponenten des bildspendenden Bereichs sind durch die Präposition ל einander zugeordnet. Aufgrund dieser zwei Komponenten lässt sich שְׁכוֹל לְנַפְשִׁי als Bildfeld definieren. Bildempfänger ist der erste Teil des Parallelismus: רָעָה (*das Böse*), das die עֵדֵי חָמָס (*falschen Zeugen*) aus V. 11 bewirken. שְׁכוֹל לְנַפְשִׁי (*Kinderlosigkeit für mein Leben*) ist ein Gegenbegriff zu יְשׁוּעָה (*Rettung / Heil*), die der Seele / dem betenden Ich widerfahren und über die sie sich freuen soll (V. 3.9).

V. 12 geht davon aus, dass die betende Person den Feinden Gutes in irgendeiner Form zugefügt hat, das aber umgekehrt von den Feinden als Böses vergolten wird. Zur Illustration oder als ein Beispiel von רָעָה (*dem Bösen*) dient שְׁכוֹל לְנַפְשִׁי (*Kinderlosigkeit für mein Leben*).

Die Frage, ob es sich bei שְׁכוֹל לְנַפְשִׁי um eine Metapher handelt, ist komplex. Als reale Bedrohung durch die Feinde kann es durchaus wörtlich gemeint sein. *Kinderlosigkeit für mein Leben* lässt sich ganz wörtlich verstehen. Hier ist wohl nicht von einem konkreten Schicksalsfall die Rede, aber es geht paradigmatisch um eine Bedrohung durch Feinde. Es ist eine Leerstelle, was nun unter dieser שְׁכוֹל לְנַפְשִׁי konkret vorzustellen ist. Handelt es sich um reale Kinderlosigkeit, bewirkt durch Fehlgeburt oder Beraubung / Verlust durch Tod? Oder ist der ganze Ausdruck metaphorisch zu verstehen? Die Frage der Metaphorik hängt zu einem hohen Grad von der Übersetzung ab: *Kinderlosigkeit* kann zu *Vereinsamung* werden, und *Kinderlosigkeit für meine Seele* ist schon in dieser Kombination eine Metapher.

*Kinderlosigkeit für mein Leben* ist ein drastisches, wesentliches Bild, mit dem die Vergeltung von Gutem mit Bösem veranschaulicht wird. Sie ist ein רָעָה, ein *Übel*, das dem Beter bzw. der Beterin widerfährt. רָעָה steht an drei markanten Stellen in Ps 35: V. 4.12.26. Im Parallelismus ist שְׁכוֹל (*Kinderlosigkeit*) dem רָעָה (*Bösen / Übel*) zugeordnet, לְנַפְשִׁי (*für meine Seele / für mein Leben / für mich*) dem טוֹבָה (*Guten*). In Parallele zur realen Bedrohung,

---

[314] Zum hermeneutischen Hintergrund dieser Terminologie vgl. Kapitel 1.2.4. und 1.5. und ZIMMERMANN 2000.

die im gesamten Psalm auf vielfältige Weise geschildert wird, ist davon auszugehen, dass die betende Person den Feinden durchaus zutraut, sie der Kinder zu berauben.

Von der einzigen Parallele mit identischer Form שְׁכוֹל in Jes 47,8-9 her legt sich die Bedeutung *Kinderlosigkeit* nahe. Gegen eine metaphorische Verwendung spricht, dass die Wurzel שכל sonst immer in Zusammenhang mit Kindern (oder bei Tieren: Jungen) – geborenen oder ungeborenen – vorkommt: Im *q.* (und ähnlich auch im *hi.*) bedeutet שכל *Kinder verlieren / kinderlos sein / der Kinder beraubt werden* (Gen 27,45b; 43,14a; I Sam 15,33a). Ursache dieses Verlustes ist ihr Weggehen, ihr Weggenommen-Werden oder ihr plötzlicher Tod. Es wird nicht unterschieden, ob die Kinder weiterleben oder nicht. Diese Kinderlosigkeit durch einen plötzlichen Verlust kann sowohl von Frauen als auch von Männern ausgesagt werden (z.B. Rebekka, Jakob). Die Wurzel שכל begegnet im gesamten AT insgesamt 34mal, allerdings immer in „besprechender", direkter Rede im weitesten Sinn, nie im Erzählduktus.[315] Das Verbum lenkt den Blick auf den betroffenen Erwachsenen, nicht auf die Kinder.

Die Kombination שְׁכוֹל לְנַפְשִׁי (*Kinderlosigkeit für meine Seele*) findet sich nur hier in Ps 35,12. Es ist also eine ungewöhnliche Formulierung und kann nicht als geprägt gelten. Damit wird die umfassende Dramatik der Kinderlosigkeit angesprochen, die die ganze Person, die Seele, das Leben des Beters bzw. der Beterin umfasst. Es besteht also kein Grund, dieses Bild hier z.B. durch eine Übersetzung im übertragenen Sinn mit *Vereinsamung* zu verdecken.

### *3.4.1.3. Ps 35,12 im Kontext von Ps 35*

Ps 35 gilt seit GUNKEL als Klagelied eines einzelnen.[316] Der Sitz im Leben, die konkrete Notsituation, lässt sich, wie bei den meisten Psalmen, nicht eindeutig festlegen: Ps 35 lässt sich als „Gebet eines Angeklagten" klassifizieren, das „auch Merkmale des Krankenpsalms" trägt.[317] „Die forensische Terminologie und die wiederholt angesprochene Verleumdung weisen als Entstehungshintergrund auf eine Rechtsproblematik hin."[318] Ps 35 enthält Bittappelle an JHWH, Elemente der Klage und Feindschilderungen. Unmittelbarer Kontext von V. 12 ist die Klage V. 11-16, in der das Verhalten der Feinde geschildert wird.

---

[315] Vgl. SCHMOLDT 1993, 1324.

[316] Vgl. GUNKEL / BEGRICH 1985, 172; „Klagegebet": SEYBOLD 1996, 145; vgl. OEMING 2000, 199: „Klagelied"; vgl. WEISER 1987a, 203: „Klagepsalm eines Verfolgten".

[317] SEYBOLD 1996, 145.

[318] WEBER 2001, 170.

Im Folgenden sollen nun die beiden Begriffe שׁכול und נפשׁ auf Wiederholungen, Wiederaufnahmen, Stichwortverbindungen oder Synonyme in Ps 35 hin befragt werden:

שׁכול (*Kinderlosigkeit*) kommt in Ps 35 nur in V. 12 vor. Es gibt auch kein Synonym im Psalm dazu. Andere Formulierungen für das Böse von Seiten der Feinde sind: רָעָה (*Böses*; V. 12); רָעָתִי (*Böses für mich*; V. 4.26); שֹׁאֵיהֶם (*ihr Verderben / das von ihnen verursachte Verderben*; V. 17)[319].

נפשׁ ist ein Leitwort im gesamten Ps 35 (V. 3.4.7.9.12.13.17.25). In V. 25 klingt die körperliche Verankerung in der *Kehle* durch, sonst wird es in Ps 35 wohl am besten mit *Seele / Leben / Vitalität / ich* wiedergegeben. Nur in V. 25 handelt es sich um die נפשׁ der Feinde, sonst ist es immer die נפשׁ der betenden Person. Sie begegnet in Ps 35 in ganz unterschiedlichen Sätzen und Funktionen, ihre Vielfältigkeit wird in diesem Psalm sichtbar. Nur in V. 7 kommt dieselbe Formulierung wie in V. 12 – לְנַפְשִׁי (*für mein Leben*) – vor: Allerdings folgt die Präposition + Nomen hier auf ein Verb:

| | |
|---|---|
| *7a Denn grundlos haben sie mir eine Grube, ihr Netz versteckt.*[320] | 7a כִּי־חִנָּם טָמְנוּ־לִי שַׁחַת רִשְׁתָּם |
| *7b Grundlos*[321] *haben sie nach meinem Leben gegraben*[322]. | 7b חִנָּם חָפְרוּ לְנַפְשִׁי |

לְנַפְשִׁי in V. 7 und in V. 12 ist gemeinsam, dass damit die feindliche Aktivität der Gegner geschildert wird: Das ל kann nicht nur die Bedeutung *für* haben, sondern auch *nach* oder *gegen*. Wird die Wortstellung von MT beibehalten und damit שַׁחַת (*Grube*) im ersten Versteil belassen, ist es plausibler, das *Graben* in V. 7b metaphorisch zu verstehen. חפר kann genauso wie das deutsche *Graben* sowohl wörtlich als auch metaphorisch gemeint sein.

Dass die נפשׁ der betenden Person etwas ist, wonach die Feinde in negativer Absicht suchen, wird auch in der Formulierung מְבַקְשֵׁי נַפְשִׁי (*die nach meinem Leben suchen / mir nach dem Leben trachten*) in Ps 35,4 deutlich.

Räumlich bewegt sich die נפשׁ der betenden Person in Ps 35 zwischen dem Bereich der Feinde, sie ist schon in deren Verderben verwickelt (V. 17) und der Nähe zu JHWH (V. 3.9).

---

[319] Die Form מִשֹּׁאֵיהֶם ist so nur hier belegt. Sie lässt sich von einer rekonstruierten Wurzel שׁוֹא ableiten (so HALAT 4, 1990, 1325). Die im Apparat der BHS vorgeschlagene Konjektur zu מִשֹּׁאֲגִים (*von ihrem Brüllen*) ist handschriftlich nicht belegt.

[320] Der gesamte Vers ist etwas sperrig und wird immer wieder umgestellt: Im Apparat der BHS wird vorgeschlagen, im Anschluss an die Peschitta שַׁחַת (*[Fang-]Grube / Grab*) nach רִשְׁתָּם (*ihr Netz*) zu setzen und damit zum Objekt von חָפְרוּ zu machen; vgl. HALAT 1, 1967, 327; KRAUS 1989a, 424.426: „Denn grundlos legten sie mir ihr Netz, ‚eine Falle' gruben sie mir." Es ist aber durchaus möglich, die Wortstellung des MT beizubehalten.

[321] Die Peschitta lässt beide Male חִנָּם weg.

[322] Zwei Handschriften und die Septuaginta lesen חֵרְפוּ (*sie verschmähten*) statt חָפְרוּ, glätten also den nicht ganz einfachen Text.

Im unmittelbaren Kontext von Ps 35,12, der Feindklage in V. 11-16, ist das Bildfeld Kinderlosigkeit zwar nicht unbedingt auf den ersten Blick sichtbar, aber durchaus verankert:

| | |
|---|---|
| *13a Ich aber, als sie krank waren,* | 13a וַאֲנִי בַּחֲלוֹתָם |
| *war meine Kleidung ein Sack;* | לְבוּשִׁי שָׂק |
| *13b ich quälte*[323] *mit Fasten meine Seele.* | 13b עִנֵּיתִי בַצּוֹם נַפְשִׁי |
| *13c Mein Gebet möge in meinen Schoß zurückkehren!* | 13c וּתְפִלָּתִי עַל־חֵיקִי תָשׁוּב׃ |
| *14a Als wäre es mir*[324] *ein Freund, ein Bruder,* | 14a כְּרֵעַ־כְּאָח לִי |
| *bin ich umhergegangen,* | הִתְהַלָּכְתִּי |
| *14b wie das Leid einer Mutter,* | 14b כַּאֲבֶל־אֵם |
| *trauernd habe ich mich niedergebeugt.* | קֹדֵר שַׁחוֹתִי׃ |

Der Wunsch, dass das Gebet in den חֵיק (*Schoß/Gewandbausch*) des Beters oder der Beterin zurückkehren möge (V. 13), stellt eine Verbindung zur Kinderlosigkeit her: חֵיק bezeichnet die „untere, äussere Vorderseite d. Leibes, wo man Geliebte, Kinder, Tiere hegt."[325] חֵיק (*Schoß*) ist ein Körperteil, den sowohl Frauen als auch Männer haben können. Auf einen Mann bezogen ist er z.B. in Ps 89,51.

V. 13 ist geschlechtsneutral formuliert. Mehrdeutig ist, was mit dieser Rückkehr oder Rücknahme des Gebetes in den Schoß gemeint ist. Eine Möglichkeit ist, diese Wendung im Parallelismus zu V. 14 als Bild für die gebeugte Haltung der betenden Person zu verstehen.[326] Es ist auch möglich, dass hier das Flehen eines oder einer Kinderlosen bzw. der Kinder Beraubten anklingt.[327] Die Rücknahme oder Rückkehr des Gebets in den חֵיק (*Schoß*) der betenden Person als an einen Ort der Geborgenheit stellt gewissermaßen einen Kontrast zur Grausamkeit der שְׁכוֹל (*Kinderlosigkeit / Beraubung*) dar.

כַּאֲבֶל־אֵם in V. 14 wird meistens als Genetivus objectivus mit *Trauer um die Mutter*[328] übersetzt. Grammatikalisch naheliegender ist aber die einfache Übersetzung einer gewöhnlichen Constructus-Verbindung als Genetivus subjectivus: *wie die Trauer / das Leid einer Mutter*. Diese Bedeutung ist von der Kinderlosigkeit in V. 12 her passend. In der mittelalterlichen jüdischen Bibelauslegung werden beide Varianten als möglich angesehen. So erklärt Raschi כַּאֲבֶל־אֵם: „כבן המתאבל על אמו, או: כאם המתאבלת על בנה"[329] (*Wie*

[323] Septuaginta und Peschitta schicken die Copula *und* (καὶ) voraus.
[324] Die Septuaginta liest ἡμέτερον (*uns*), setzt also לָנוּ statt לִי voraus.
[325] HALAT 1, 1967, 300.
[326] Vgl. GESENIUS 2, 1995, 347; in HALAT 1, 1967, 300, wird folgende Deutung vorgeschlagen: „m. Gebet treffe mich selber, d.h. es war echt [...]."
[327] So z.B. BRIGGS 1952, 305.
[328] So z.B. KRAUS 1989a, 425; SEYBOLD 1996, 144; WEBER 2001, 169; BAUKS 2004, 81.
[329] Raschi zu Ps 35,14, Mikra'ot Gedolot (COHEN 2003a), 108.

*ein Sohn, der um seine Mutter trauert, oder: wie eine Mutter, die um ihren Sohn trauert*).

Die Septuaginta liest ὡς πενθῶν καὶ (*wie auch trauernd / wie trauernd und*), was כְּאָבֵל אִם entsprechen würde. Die Peschitta lässt אִם ganz weg. Die einzelnen Satzteile in V. 14 lassen sich auf unterschiedliche Weise zusammen ziehen und enthalten so eine Reihe von Leerstellen.

Meistens wird das Gebet in Ps 35,13 als Fürbitte für die früher kranken Feinde interpretiert.[330] Nach dieser Deutung ist V. 13-14 Rückblick auf eine Krankheit der Feinde, während der sich der Beter anders verhalten hat als sie jetzt: mitleidend und trauernd.[331] V. 13-14 weisen insofern auf V. 12 zurück, als sie vielleicht טוֹבָה (*das Gute*) illustrieren, das von der betenden Person an den Feinden bewirkt wurde.

Der Bezug von בַּחֲלוֹתָם (*während ihrer Krankheit*) ist nicht eindeutig, es könnte sich um eine Krankheit der Feinde handeln. Aber die Schilderung der Trauer könnte die Trauer über die Kinderlosigkeit in V. 12 fortsetzen. Das Suffix wäre dann auf – allerdings vorher nicht explizit genannte – Kinder bezogen, die von Krankheit befallen worden sind. Die Erwähnung des Schoßes und der Hinweis auf die Trauer einer Mutter weisen darauf hin.

Ein weiterer möglicher indirekter Bezug zum Thema der Kinderlosigkeit findet sich in Ps 35,17b:

| | |
|---|---|
| *Führe doch mein Leben aus ihrem Verderben zurück,* | הָשִׁיבָה נַפְשִׁי מִשֹּׁאֵיהֶם |
| *von den Junglöwen mein Einziges.* | מִכְּפִירִים יְחִידָתִי׃ |

Wie in Ps 22,21 steht auch in Ps 35,17 יחידה in Parallelismus zu נפש. An beiden Stellen wird die Bedrohung durch Feinde in Tiermetaphorik geschildert: כֶּלֶב (*Hund*; Ps 22,21) und כְּפִירִים (*[Jung-]Löwen*; Ps 35,17). Meistens wird יחידה auf נפש bezogen und an diesen Psalmenstellen mit *mein einziges Gut* oder *meine Einzige*[332] übersetzt. Für die Psalmen (vgl. Ps 25,16; 68,7) wird als Grundbedeutung von יחיד *einsam / verlassen*[333] angenommen. In Ps 25,16 bezeichnet sich die betende Person selbst als einsam und elend: יָחִיד וְעָנִי אָנִי (*einsam und elend bin ich*). Und nach Ps 68,7 lässt Gott vereinzelte Menschen (יְחִידִים) im Haus wohnen. Auch hier werden also Menschen in ihrer Gesamtheit als Vereinzelte bezeichnet. In erzählenden Texten bedeutet es *einzig* und bezieht sich auf *den einzigen Sohn* (Gen 22,2.12.16) oder *die einzige Tochter* (Jdc 11,34). אֵבֶל יָחִיד (*Trauer um das einzige Kind*) ist geradezu ein stehender Begriff in prophetischen Texten (Jer 6,26; Am 8,10; vgl. in

---

330 So z.B. KRAUS 1989a, 429; SEYBOLD 1996, 147.

331 Vgl. KRAUS 1989, 429: „Er forschte, als seine jetzigen Feinde einst krank waren, nicht nach ihren Vergehen, erhob keine Anklage, sondern trat fürbittend für die Leidenden ein."

332 Vgl. z.B. KRAUS 1989a, 425; RIEDE 2000, 184.

333 Vgl. HALAT 2, 1974, 389.

etwas anderer Wortwahl מִסְפֵּד עַל־הַיָּחִיד, Sach 12,10). Es ist durchaus möglich, diese andere Bedeutung von יחיד als *einziges Kind* auch in Ps 35,17 mitzulesen. V. 17 wäre dann eine Wiederaufnahme der Angst vor Verlust von Kindern oder auch nur eines Kindes von V. 12 (שׁכול) und der in V. 13-14 geschilderten Trauer. Ungewöhnlich ist in V. 17 die Feminin-Singular-Form יחידה, sie lässt sich vielleicht als inklusiv verstehen.

Während die Psalmenforschung im Anschluss an GUNKEL die Überschriften weitgehend ignoriert hat und sein prinzipielles Urteil von ihrem sekundären Charakter[334] nach wie vor Gültigkeit hat, werden die Überschriften in kanonischer Psalmenauslegung wieder stärker berücksichtigt.[335] Von der Überschrift V. 1 her ist David ein Identifikationsangebot in Ps 35. Ps 35,1 schreibt den Psalm David zu: לְדָוִד (*von David*)[336] – entweder als ל-auctoris oder, was wohl plausibler ist, im Sinne einer Zugehörigkeit zu den David-Psalmen.[337] Während 13 Psalmenüberschriften der Angabe לְדָוִד eine konkrete Situationsangabe folgen lassen, fehlt eine solche explizite Einordnung in die David-Erzählungen in Ps 35. Implizit lässt sich aber gerade von unserer Stelle Ps 35,12 her ein Bezug herstellen:

Wird die Überschrift einbezogen, lässt sich eine Brücke zum Leben Davids schlagen: שׁכול im Sinne von *Kinderlosigkeit durch Verlust* ist im Leben des David verankert: Der Psalm lässt sich mit Davids Trauer um das erste Kind, das Batseba ihm geboren hat, in Verbindung bringen (II Sam 11,27; 12,13-25). Davids Ringen um das Leben dieses einen Kindes wird in der Erzählung dramatisch geschildert. Der Verlust eines einzigen Kindes lässt sich nicht mit der sonst großen Kinderschar Davids (II Sam 3,1-5 et al.) aufwiegen. Über das Alter dieses Kindes wird nichts gesagt. Die Klage in Ps 35,13-14 kann intertextuell mit der David-Erzählung verknüpft werden: Es findet sich zwar keine wörtliche Übereinstimmung zwischen II Sam 11,16-17 (und V. 21-22 im Rückblick) und Ps 35,13-14, aber die geschilderten Trauerriten Davids klingen in Ps 35,13-14 an. Wird dieser Aspekt aus dem Leben Davids in Ps 35 mitgelesen, so ist die Übersetzung von שׁכול mit *Kinderlosigkeit* durch *Beraubung / Verlust* plausibel. *Fehlgeburt* wird dann eher unwahrscheinlich.

Auch die Deutung von יְחִידָתִי (*mein Einziges*) in Ps 35,17 als *einziges Kind* gewinnt von der Kombination mit Davids Leben her Plausibilität. שׁוב

---

[334] Vgl. GUNKEL 1985, 12.

[335] Vgl. ERBELE-KÜSTER 2001, 54: „Die Psalmenüberschriften geben Zeugnis von einem sekundären Sitz im Leben der Psalmen, der innerhalb des Kanons normative Geltung erhielt. Für den Leser und die Leserin stellen sie im aktuellen Rezeptionsvorgang eine erste Leseanweisung dar und eröffnen das Verstehen eines Psalms in immer neuen Kontexten."

[336] Zwei Varianten der Septuaginta (Codex Alexandrinus und die Rezension des Lucian) sowie eine der Vetus Latina (Codex Parisinus) ergänzen ψαλμός (*ein Psalm / Lied*), was מִזְמוֹר entsprechen würde. MT ist als lectio brevior aber vorzuziehen.

[337] Vgl. ERBELE-KÜSTER 2001, 52: „Auch wenn die Zuschreibung der Psalmen zu David sekundär ist, im Lesevorgang stellt sie eine erste Leserfiktion dar."

*hi.* (*zurückführen / zurückbringen*) findet sich sowohl in I Sam 2,23 als auch in Ps 35,17: David fragt in einer rhetorischen Frage seine Diener, ob er etwa das gestorbene Kind noch zurückholen kann: הַאוּכַל לַהֲשִׁיבוֹ עוֹד (*Kann ich ihn / es noch zurückholen?*). Die Frage spiegelt noch den Wunsch, dass JHWH das Kind ins Leben zurück holt. Aber der folgende Aussagesatz – mit derselben Wurzel שׁוב *q.* – bestätigt, dass er die Hoffnung schon aufgegeben hat: אֲנִי הֹלֵךְ אֵלָיו וְהוּא לֹא־יָשׁוּב אֵלָי (*Ich gehe zu ihm, aber es wird nicht zu mir zurückkehren.*) Dieser verbitterten, resignativen Haltung zum Tod des Kindes steht in Ps 35,17 der hoffende Appell an JHWH, das eigene Leben, aber vielleicht auch das des einzigen Kindes aus dem Bereich des Verderbens und des Todes zurück zu führen (הָשִׁיבָה). An beiden Stellen geht es um Leben und Tod. Ps 35 kann mit unterschiedlichen Notsituationen gefüllt werden. Die plötzliche Kinderlosigkeit durch Verlust, Beraubung durch Feinde oder Krankheit oder beides ist eine mögliche Interpretation, die m.E. in der Auslegungsgeschichte kaum erwogen wurde.

### *3.4.1.4. Wirksignale des Textes*

Dass שׁכל ein Begriff ist, der nicht in Erzählungen vorkommt, sondern immer in Rede, ist ein Hinweis darauf, dass die pragmatische Ebene bei dieser Wurzel stark präsent ist. Es ist ein Begriff, der die Perspektive der Betroffenen in den Blick nimmt. שׁכל ist kein Wort, mit dem sachlich Kinderlosigkeit an einer bestimmten Person festgestellt wird – eine solche Formulierung wäre z.B. וּלְחַנָּה אֵין יְלָדִים (*Hanna hatte keine Kinder*; I Sam 1,2) –; sondern es ist ein Begriff, mit dem die Dramatik sowohl einer Fehlgeburt als auch des Verlustes eines geborenen Kindes aus der Perspektive von Betroffenen ausgedrückt wird. Sie wird im Gespräch zur Sprache gebracht. Auch in Ps 35,12 steht das Wort in einem kommunikativen Zusammenhang. Es ist unmittelbare, betroffene, direkte Anrede an Gott.

שְׁכוֹל לְנַפְשִׁי (*Kinderlosigkeit für meine Seele*) ist eine produktive Unbestimmtheitsstelle: Wie die Situation konkret vorzustellen ist, bleibt offen. Ob die Feinde tatsächlich die Macht haben, Eltern ihrer Kinder zu berauben oder Fehlgeburten zu bewirken, sei dahingestellt. Es ist jedenfalls eine Vorstellung, mit der das Böse ausgemalt wird. Die Erfahrung, die hier in verdichteter Form benannt wird,[338] ist die Erfahrung von Bedrängnis, sowohl durch Feinde als auch durch eine Fehlgeburt.

---

[338] Vgl. ZENGER 2003d, 148: „Was von den Psalmen insgesamt gilt, muß bei den Feindpsalmen in besonderer Weise bedacht und geschmeckt werden: Sie sind Poesie und als solche leben sie von und in ihrer vielgestaltigen Bildsprache, mit der sie Erfahrungen verdichten sowie in ihrer Tiefe und bleibenden Lebendigkeit weitergeben wollen und in der sie die dramatischen Ängste und aufwühlenden Schmerzen, aber auch die Brutalität der feindlichen Gewalt und ihre Hoffnungen auf die Interventionen des den Teufelskreis der Gewalt beendenden Gottes zeichnen und beschwören."

In Ps 35,12-14 MT klingen zeitlose, menschliche Erfahrungen an: die Not der Kinderlosigkeit und die Trauer einer Mutter um verlorene Kinder. Aus der Tatsache, dass שׁכל in Erzähltexten in direkter Rede sowohl mit Bezug auf Männer als auch in Bezug auf Frauen ausgesagt wird, lässt sich ableiten, dass Kinderlosigkeit, Fehlgeburt und der plötzliche Verlust von Kindern eine Leiderfahrung von Männern und Frauen ist. Wird in Ps 35,12 diese Erfahrung in Gebetssprache gebracht und durch den Bezug auf die Trauer einer Mutter noch verstärkt, so ist hier eine Beterin genauso vorstellbar wie ein Beter. Beterinnen, die ihre Erfahrungen mit Schwangerschaft, Geburt und Tod zur Sprache bringen, können zumindest mitgedacht sein.

#### *3.4.1.5.* שׁכל*: Alttestamentliche Kontexte, Motive und Traditionen*

Die einzige Parallele, an der שְׁכוֹל als Nomen in identischer Form wie in Ps 35,12 verwendet wird, ist Jes 47,8-9: Hier steht es in Kombination mit אַלְמֹן (*Witwenschaft*). Beides sind große Leiden, die Babel vorausgesagt werden. Kontext ist eine Gerichtsansage bzw. Leichenklage[339] oder eine Rede über die Absetzung der Königin Babylon Jes 47.[340]

Die Wurzel שׁכל (*kinderlos machen / Fehlgeburten verursachen*) kommt in den Psalmen einmal in Ps 35,12 MT vor (und noch einmal, wenn man in Ps 58,9 eine Konjektur vornimmt, s.u.), häufiger im Pentateuch und in prophetischer Literatur, je einmal in Hi 21,10 und Thr 1,20. Interessant ist, dass im Bedeutungsspektrum von שׁכל nicht zwischen geborenem und ungeborenem Leben unterschieden wird. Die ständige Gefährdung von beidem, ein drohender Verlust ist immer präsent. Diese doppelte Verwendung der identischen Wurzel שׁכל weist ebenso wie die Rede von abgehenden „Kindern" (Ex 21,22) darauf hin, dass ungeborenes Leben in der Hebräischen Bibel genauso wertvoll ist wie geborenes. Diese Beobachtung trifft auch für Ägypten zu: „Funde aus neolithischer bis in griechisch-römische Zeit von in Töpfen bestatteten oder balsamierten Foeten zeigen deutlich, dass das ungeborene Kind bereits als menschliches Wesen angesehen wurde."[341]

In Gen 27,45b steht שׁכל *q.* mit dem Akkusativ. Rebekka fragt:

| | |
|---|---|
| *Warum soll ich an einem einzigen Tag auch von euch beiden kinderlos / verwaist werden / euch beide verlieren?* | לָמָה אֶשְׁכַּל גַּם־שְׁנֵיכֶם יוֹם אֶחָד׃ |

---

[339] Vgl. BAUMANN 2000, 189.

[340] Vgl. SALS 2004, 292–315; zu feministisch-theologischer Kritik am Gottesbild eines Vergewaltigers von Jes 47 vgl. BAUMANN 2000, 203–204.

[341] FEUCHT 1995, 128.

Welche Art des Verlustes Rebekka hier im Blick hat, wird in der Wurzel שׁכל nicht explizit gesagt, lässt sich aber aus dem Kontext der Erzählung erschließen: Ihre Befürchtung ist, dass Esau Jakob tötet (הרג; Gen 27,41-42).

Meistens wird das Verbum שׁכל allerdings im *pi.* verwendet und bezeichnet sowohl, geborener Kinder beraubt und dadurch kinderlos zu werden (z.B. Gen 42,36), als auch Fehlgeburten zu bewirken (II Reg 2,19.21) oder eine Fehlgeburt zu haben (z.B. Ex 23,25-26). Fehlgeburten können Frauen (Ex 23,26a), Tiere (Gen 31,38; Cant 4,2) und Pflanzen (Mal 3,6-12) haben.[342] Dasselbe Wort gilt sowohl für geborene als auch für ungeborene Kinder. Der Verlust wird in beiden Fällen als gravierend angesehen. Die Grausamkeit des Verlustes eines Kindes ist in diesem Wortfeld präsent. In II Reg 2,19.21 ist das Land fehlgebärend (מְשַׁכָּלֶת), was wohl pars pro toto sowohl Felder, Tiere als auch Menschen umfasst. Ursache für Fehlgeburten und als Konsequenz davon Unfruchtbarkeit ist hier schlechtes Wasser (הַמַּיִם רָעִים).

Eine Stelle, an der sich die Dialektik und Ambivalenz der Kinderlosigkeit ausdrückt, ist Jes 49,20-21:

| | |
|---|---|
| *20a Sagen werden noch in deine Ohren* | 20a עוֹד יֹאמְרוּ בְאָזְנַיִךְ |
| *die Kinder deiner Kinderlosigkeit:* | בְּנֵי שִׁכֻּלָיִךְ |
| *20b Der Platz ist mir zu eng.* | 20b צַר־לִי הַמָּקוֹם |
| *20c Mach mir Platz, damit ich wohnen kann!* | 20c גְּשָׁה־לִּי וְאֵשֵׁבָה׃ |
| *21a Da wirst du in deinem Herzen sagen:* | 21a וְאָמַרְתְּ בִּלְבָבֵךְ |
| *21b Wer hat mir diese geboren?* | 21b מִי יָלַד־לִי אֶת־אֵלֶּה |
| *21c Ich war doch der Kinder beraubt und unfruchtbar,* | 21c וַאֲנִי שְׁכוּלָה וְגַלְמוּדָה |
| *in der Verbannung und abtrünnig*[343]. | גֹּלָה וְסוּרָה |
| *21d Und diese*[344]*, wer hat sie großgezogen?* | 21d וְאֵלֶּה מִי גִדֵּל |
| *21e Siehe, ich war ja allein übriggeblieben;* | 21e הֵן אֲנִי נִשְׁאַרְתִּי לְבַדִּי |
| *diese also, wo waren sie?* | אֵלֶּה אֵיפֹה הֵם׃ |

In Jes 49,20-21 wird Kinderlosigkeit ebenfalls mit der Wurzel שׁכל beschrieben, allerdings einmal als Nomen und einmal als Adjektiv. שִׁכֻּלִים* bezeich-

---

[342] Vgl. HALAT 4, 1990, 1382–1383.

[343] Die Septuaginta lässt – vielleicht aus Gründen des Versmaßes und der unterschiedlichen Semantik, die diese Begriffe einbringen, – גֹּלָה וְסוּרָה weg. 1 Q Is$^{a}$ liest statt des Adjektivs וְסוּרָה das Partizip וסרה. An der Bedeutung *abtrünnig* ändert diese Variante nichts. Symmachus, die Syrische Übersetzung der Hexapla des Origenes und die Vulgata übersetzen αἰχμάλωτος (*kriegsgefangen*); dies würde וַאֲסוּרָה entsprechen und als Parallele zu גֹּלָה passen (so auch HALAT 3, 1983, 707). MT ist als lectio difficilior jedoch beizubehalten. In jedem Fall zeigen die textkritischen Varianten, dass גֹּלָה וְסוּרָה zur umliegenden Kinder- bzw. Kinderlosigkeits-Metaphorik neue Aspekte hinzufügt.

[344] WINTON (BHS) schlägt vor, mit vielen Handschriften, der Septuaginta, dem Targum (nach dem Codex Reuchlinianus) und der Vulgata, ein וְ (*und*) einzufügen und וְאֵלֶּה zu lesen. Dies ist als Glättung in Analogie zum ersten וְאֵלֶּה zu verstehen. Es würde aus der asyndetischen eine syndetische Satzverbindung machen, ist aber nicht notwendig.

net den Zustand einer Mutter, die durch Gewalt, Tod oder Fehlgeburt ihre Kinder verloren hat. In Jes 49,20 findet sich die nur hier vorkommende vom *pi.* abgeleitete Nominalbildung בְּנֵי שִׁכֻּלָיִךְ (*die Kinder deiner Kinderlosigkeit*). Es ist ein Oxymoron, in dem sich die Spannung zwischen Unfruchtbarkeit und dann doch geschehender Geburt ausdrückt. Hier sind die Kinder Jerusalems gemeint, die nach dem Exil in die Stadt zurückkehren. „Sie finden keinen Platz mehr zum Wohnen, weil sie so viele sind. Zion ist als Frau gedacht, die in ihrem Haus sitzt und deren Kinder sich um sie herum auf den Boden setzen und Mühe haben, Platz zu finden."[345] Gleichzeitig ist in dem Begriff בְּנֵי שִׁכֻּלָיִךְ eine Erfahrung aufbewahrt: Hoffnung auf Kinder, die aus oder nach einer Phase der Kinderlosigkeit entstehen, die Ambivalenz zwischen Kinderlosigkeit und Geburt.

Das Adjektiv שְׁכוּלָה ist גַּלְמוּדָה parallel gesetzt: Der Begriff גַּלְמוּדָה wird insgesamt selten (außer hier noch in Hi 3,7; 15,34; 30,3) gebraucht und bedeutet *unfruchtbar / hart / versteinert sein.*[346] Beide Begriffe beleuchten verschiedene Facetten der Kinderlosigkeit: שְׁכוּלָה ist *kinderlos* durch Gewalt, Krieg, Unfall oder Krankheit, aber auch aufgrund von Fehlgeburt(en), גַּלְמוּדָה *kinderlos* im Sinne von *unfruchtbar*, gar nicht fähig zu gebären, stellt also gewissermaßen eine Steigerung dar.[347]

Häufig begegnet שכל *pi.* in negierten Aussagen, es beschreibt einen Vorgang oder Zustand, der nicht sein soll: So gibt in Ex 23,26 JHWH Israel die Verheißung:

| | |
|---|---|
| *26a Es möge keine Fehlgebärende* | 26a לֹא תִהְיֶה מְשַׁכֵּלָה |
| *und keine Unfruchtbare in deinem Land sein.* | וַעֲקָרָה בְּאַרְצֶךָ |
| *26b Die Zahl deiner Tage werde ich voll machen.* | 26b אֶת־מִסְפַּר יָמֶיךָ אֲמַלֵּא׃ |

Die Imperfekt-Form in V. 26a lässt sich sowohl als Wunsch als auch als Zusage verstehen. Die Zahl der Tage, die nach V. 26b voll werden soll, kann sich auf die Tage der Schwangerschaft beziehen.[348] Dies passt im Parallelismus zu V. 26a. Ungewöhnlich ist dann allerdings, dass Aussagen zur Schwangerschaft an eine 2.P.Sg.m. gerichtet werden. Als Inklusiv-Form ist das aber möglich.

In Cant 4,2; 6,6 werden die Zähne der Geliebten (שִׁנַּיִךְ; *deine Zähne*) mit Tieren verglichen. An beiden Stellen ist der Vergleich ausdrücklich mit כְּ

---

[345] SCHMIDTGEN 2003, 73.

[346] Vgl. HALAT 1, 1967, 186–187.

[347] Vgl. SCHMIDTGEN 2003, 74: „Als zeitliche Folge verstanden, ergibt sich jedoch aus der Verknüpfung der beiden Begriffe eine Steigerung: Frau Zion ist kinderlos und sie wird es bleiben, weil sie jetzt, als zerstörte Stadt, unfruchtbar ist und keine Chance mehr auf neue Kinder, eine neue Bevölkerung hat. Sie ist eine verwaiste Mutter."

[348] Vgl. PHILIP 2006, 83.

(*wie*) gekennzeichnet. In Cant 4,2 heißt es in Bezug auf עֵדֶר הַקְּצוּבוֹת (*die Herde der geschorenen Schafe*)[349] und in Cant 6,6 in Bezug auf עֵדֶר הָרְחֵלִים (*die Herde der Mutterschafe*), jeweils in einem – an beiden Stellen identischen – Relativsatz:

| | |
|---|---|
| *6a Sie alle gebären Zwillinge / passen / sind ebenmäßig,* | שֶׁכֻּלָּם מַתְאִימוֹת 6a |
| *6b und eine Fehlgebärende gibt es nicht unter ihnen.* | וְשַׁכֻּלָה אֵין בָּהֶם 6b |

Die Alliteration שֶׁכֻּלָּם und שַׁכֻּלָה lässt sich im Deutschen nicht wiedergeben. Sie umschreibt mit diesen nahezu gleich klingenden Worten den Gegensatz: Fülle statt Fehlgeburt. Auch hier ist sichtbar, wie in der Wurzel שכל Unfruchtbarkeit und Fehlgeburt miteinander verbunden sind. שכל kann sowohl *Fehlgebären* meinen als auch *der Kinder bzw. der Jungen beraubt sein*, wobei ersteres – in Gegenüberstellung zu תאם[350] – plausibler ist. Eine Übersetzung wie „keine ist da, der es an Jungen fehlt"[351] ist zwar möglich, wird aber der Dramatik, die in dem Begriff שכל anklingt, nicht gerecht.

שכל ist in Cant 6,6 auf Schafherden bezogen. Das bildliche Element liegt darin, dass Eigenschaften von Schafherden auf die Zähne der Geliebten übertragen werden. Vergleichspunkte könnten die weiße Farbe und die Ordnung sein. Mit שַׁכֻּלָה אֵין בָּהֶם (*eine Fehlgebärende gibt es nicht unter ihnen*) ist das Gemeinsame von Schafherde und Zähnen die Makellosigkeit und Lückenlosigkeit. Auf der Ebene des Bildes ist שכל nur auf die Tiere bezogen. Wird die metaphorische Interaktion berücksichtigt, so kann hier indirekt auch eine Aussage über die Gebärfähigkeit der Geliebten intendiert sein. Bemerkenswert ist, dass dieser Relativsatz zweimal in identischer Form vorkommt. Er ist Bestandteil von Cant 4,1-7 und Cant 6,4-10, zwei parallel gestalteten Abschnitten, in denen es um das Lobpreis der Frau geht.

In Hos 9,14 kommt die Wurzel שכל im *hi.* vor: רֶחֶם מַשְׁכִּיל (*ein fehlgebärender / unfruchtbarer Mutterleib*). Der ganze Abschnitt Hos 9,(10)11-16(17) ist sowohl für Fehlgeburt als auch für Unfruchtbarkeit interessant. Kontext ist eine Bitte an JHWH, dem Stamm Ephraim, der abgewertet wird, Unfruchtbarkeit zu geben.

In Hos 13,8 wird שכל mit Gott in Verbindung gebracht: JHWH wird mit einer Bärin verglichen, die ihrer Jungen beraubt ist: כְּדֹב שַׁכּוּל Im Hebräi-

---

[349] Vgl. GERLEMAN 1981a, 144.147; HALAT 3, 1983, 1045. קצב kommt nur hier und in II Reg 6,6 vor.

[350] Das Verbum תאם *hi.* kommt im biblischen Hebräisch nur hier und in Cant 6,6 vor. Es kann auch allgemeiner mit „entsprechen" wiedergegeben werden; vgl. HALAT 4, 1990, 1544.

[351] GERLEMAN 1981a, 144.

schen steht die maskuline Form, z.B. Elberfelder Bibel übersetzt „Bärin“, da דוב typischerweise für Mütter verwendet wird.[352]

### *3.4.1.6. Rezeptionen*

Im Midrasch Tehillim zu Ps 35,10 findet sich ein Midrasch, der כָּל עַצְמוֹתַי (*alle meine Knochen*) auf Davids Gotteslob mit allen Teilen seines Körpers auslegt: In der langen Liste von Körperteilen findet sich noch ein weiterer Beleg aus Ps 35: Ps 35,28: וּלְשׁוֹנִי תֶּהְגֶּה צִדְקֶךָ (*und meine Zunge möge [murmelnd] deine Gerechtigkeit verkünden*). Körperteile, die mit Fortpflanzung zu tun haben und als Orte von Gotteslob genannt sind, sind מעה (Ps 40,9) und קרב (Ps 103,1).

David Qimchi (Radak, 1160-1235) erklärt שְׁכוֹל לְנַפְשִׁי so: „Diese Sache ist wie der Tod für meine Seele. Oder seine Bedeutung ist: Sie nehmen von mir mit Gewalt Geld und suchen, meine Seele zu nehmen und umgeben sie mit Beraubung – wenn sie könnten.“[353]

Im Modernhebräischen bedeutet שכל „Beraubung“ und bezeichnet den plötzlichen Verlust von Kindern.[354]

### *3.4.1.7. Schlussfolgerungen: שכל in Ps 35*

An der einen Stelle, an der שכל in den Psalmen vorkommt, hat es Kinderlosigkeit durch Beraubung im Blick. Neben einer metaphorischen Interpretation, die שְׁכוֹל לְנַפְשִׁי als *Vereinsamung für meine Seele* deutet, soll hier auch der Bedeutungsaspekt *Kinderlosigkeit für mein Leben* bestärkt werden. Die Wurzel שכל verbindet Kinderlosigkeit durch Verlust mit Fehlgeburt. Im Blick auf die Feinde ist in Ps 35 wohl eher die Kinderlosigkeit durch Beraubung, Tod oder Krankheit genannt als durch Fehlgeburt. Betroffen können sowohl Tiere als auch Menschen, Männer und Frauen, sein. Es wird nicht zwischen geborenem und ungeborenem Leben unterschieden. שכל ist ein Begriff mit einer ausgeprägten pragmatischen Dimension. Er begegnet oft in verneinten Aussagen. Es ist ein Zustand, der nicht sein soll.

## *3.4.2. Ps 58,4.9*

Auch in Ps 58 ist der Kontext Fruchtbarkeit und Geburt nicht auf den ersten Blick sichtbar, aber im hebräischen Text angelegt.

---

352 Vgl. STRAWN 2005, 5.

353 Mikra'ot Gedolot (COHEN 2003a), 107.

354 So heißt eine Vereinigung von Menschen, die durch den palästinensisch-israelischen Konflikt einen nahen Familienangehörigen verloren haben und die sich gemeinsam für ein friedliches Zusammenleben im Nahen Osten einsetzen – the Parent's Circle / Families Forum – im Hebräischen משפחות שכולות (*beraubte Familien*): http://www.theparentscircle.com.

### *3.4.2.1. Textkritik*

Der Text von Ps 58 ist an mehreren Stellen schwierig. Es gibt daher eine Reihe von ganz unterschiedlichen antiken Textvarianten und neuzeitlichen Konjekturen.[355] Eine textliche Crux interpretum, die weitreichende Konsequenzen für die Interpretation des gesamten Psalms hat, ist אֵלֶם in V. 2:

הַאֻמְנָם אֵלֶם צֶדֶק תְּדַבֵּרוּן 2a
מֵישָׁרִים תִּשְׁפְּטוּ בְּנֵי אָדָם׃ 2b

אֵלֶם ist in dieser Vokalisation ein Hapaxlegomenon. Vom Verbum אלם *ni.* (*stumm sein*) lässt sich die Bedeutung *Stillschweigen* ableiten.[356] Für Ps 58,2 MT ergibt sich so eine semantisch nicht ganz einfache, aber mögliche Übersetzung:

*2a Redet ihr denn wirklich Stillschweigen des Gerechten,*
*2b richtet ihr in Geradheit die Menschenkinder?*

Neben zahlreichen anderen Änderungsvorschlägen[357] ist einer mit besonders weitreichenden Konsequenzen die Lesart אֵלִים (*Götter / Götzen*) statt אֵלֶם. Diese Konjektur kann mit unterschiedlichen Entstehungsphasen des Psalms erklärt werden: In einer Grundschicht des Psalms V. 2-3.5-6.8-10.12 gehe es um ein Tribunal gegen falsche Götter; erst in einer Bearbeitungsschicht V. 4.7.11 kommt die Feindthematik ins Spiel.[358] Mit einer solchen Zuordnung wäre V. 9 als Teil des Grundtextes eine Aussage über die falschen Götter und V. 4 eine Aussage über die Frevler. Da sich diese Überlegungen aber weniger vom Textbefund her rechtfertigen lassen, sondern eher von der Rahmung mit אֱלֹהִים (*Gott*) in V. 12 und von Ps 82 her gedacht sind, erscheint mir eine solche diachrone Erklärung nicht zwingend notwendig.

Hier wird versucht, trotz aller Schwierigkeiten insgesamt an MT festzuhalten. Somit bringt V. 4 die Frevler als Subjekt neu ein, und auch V. 9 bezieht sich auf diese. Nach MT sind Ps 58,4.9 Geburtsbilder. In der Übersetzung der Septuaginta hat der Text dagegen keinen Zusammenhang mit

---

[355] KRAWCZACK 2001 gibt einen detaillierten Überblick über die verschiedenen Lesarten. Hier soll nur eine kleine Auswahl, die für unsere Fragestellung relevanten Passagen, untersucht werden.

[356] Vgl. HALAT 1, 1967, 55–56, wo aber die Änderung zu אֵלִים (*Götter*) vorgeschlagen wird.

[357] Eine ausführliche Diskussion findet sich bei KRAWCZACK 2001, 64–82, der allerdings für eine Beibehaltung von MT plädiert.

[358] So z.B. SEYBOLD 1980, 53; ZENGER 2003d, 88–94; RIEDE 2000, 236–247.

Geburtsbildern.[359] Es ist sicher problematisch, aus diesem schwierigen Psalm nur zwei Verse gesondert zu betrachten und auf Geburtsbilder hin zu befragen. Der Kontext soll im folgenden mitberücksichtigt werden, aber es ist nicht möglich, in diesem Rahmen auf den gesamten Psalm näher einzugehen.

In Ps 58,4 heißt es:

| | |
|---|---|
| *4a Abgewendet haben sich*[360] *die Frevler vom Mutterleib an,* | 4a זֹרוּ רְשָׁעִים מֵרָחֶם |
| *4b geirrt haben seit dem Bauch die Lügenredner* | 4b תָּעוּ מִבֶּטֶן דֹּבְרֵי כָזָב׃ |

Der Vers ist ein typisches Beispiel für einen chiastischen Parallelismus: רְשָׁעִים (*Frevler*) und דֹּבְרֵי כָזָב (*Lügenredner*) werden als Synonyme parallel gesetzt, ebenso מֵרָחֶם (*vom Mutterleib an*) und מִבֶּטֶן (*seit dem Bauch*). „Vom Mutterleib an" ist eine Ausdrucksweise für von Anfang an, ihr ganzes Leben lang. Frevler und Lügner werden als solche geboren. Dieser Vers lebt von der Spannung zwischen dem konstruktiven Bild von Geborgenheit im Mutterleib und dem destruktiven der Frevler.[361]

Diese Spannung setzt sich in V. 9 fort, wo Geburt in ihrer nicht gelingenden Form, als Fehlgeburt benannt und auf die Frevler bezogen ist:

| | |
|---|---|
| *9a Wie eine Schnecke zerfließend dahinzieht,* | 9a כְּמוֹ שַׁבְּלוּל תֶּמֶס יַהֲלֹךְ |
| *9b so ist die Fehlgeburt*[362] *einer Frau,* | 9b נֵפֶל אֵשֶׁת |
| *die die Sonne nicht sieht.* | בַּל־חָזוּ שָׁמֶשׁ׃ |

Die Vieldeutigkeit liegt hier nicht nur in unterschiedlichen Textzeugen, sondern auch in MT selbst. Textkritik lässt sich nicht von semantischen Fragen trennen. שַׁבְּלוּל ist ein Hapaxlegomenon in der Hebräischen Bibel, dessen Ableitung unsicher ist: Eine Möglichkeit ist die Herleitung von der Wurzel בלל (*anfeuchten*) und die Übersetzung mit *Schnecke*.[363] Diese Erklärung passt durchaus zur Tiermetaphorik dieses Psalms: Andere erwähnte

---

[359] ὡσεὶ κηρὸς ὁ τακεὶς ἀνταναιρεθήσονται ἐπέπεσε πῦρ καὶ οὐκ εἶδον τὸν ἥλιον (*Wie Wachs, das sich schmelzend auflöst, wenn es von Feuer umschlossen wird und die Sonne nicht sieht*).

[360] Die Form זֹרוּ (*sie haben sich abgewendet*) ist ungewöhnlich. Eine Konjektur zum *ni.* נָזֹרוּ (in der selben Bedeutung), wie in BHS vorgeschlagen, ist nicht notwendig, da auch זור im *q.* reflexive Bedeutung haben kann; vgl. KRAWCZACK 2001, 85; SEYBOLD 1996, 232.

[361] Vgl. ZENGER 2003d, 149: „Die Feindpsalmen leben vor allem von der Spannung der in ihnen gestalteten destruktiven und konstruktiven Bilder. In ihnen sind Bilder der Angst und Bilder der Hoffnung so intensiv miteinander verwoben, dass das Hineintauchen in diese Bildwelt geradezu therapeutische Kräfte in uns freisetzen kann."

[362] Theodotion und manche Lesarten von Hieronymus und dem Targum setzen hier כְּנֵפֶל (*wie eine Fehlgeburt*) voraus. Dies würde eine Fortsetzung des Vergleichs bedeuten.

[363] Vgl. HALAT 4, 1990, 1296; eine andere Möglichkeit wäre die Ableitung von der Wurzel *שׁבל (*sich hinziehen*; vgl. EBD.). Die Übersetzung mit *Schnecke* ist durch תבללא in den Targumim gestützt.

Tiere sind *Schlange* (נָחָשׁ, V. 5a), *Kobra / Hornviper* (פֶּתֶן, V. 5b) und *junge Löwen* (כְּפִירִים, V. 7).[364] Manche Handschriften, Symmachus und einige Exegeten verändern שַׁבְּלוּל (*Schnecke*) zu שַׁכְלוּל: Diese Form ließe sich als Verschreibung von כ/ב erklären und versteht das Wort von שׁכל (*q. kinderlos werden; pi. der Kinder berauben, zu Fehlgeburten führen, eine Fehlgeburt haben, fehltragen; hi. fehlgebärend*)[365] her und kommt so zur Übersetzung *wie eine Fehlgeburt.*[366] תֶּמֶס ist ebenso eine schwer zu identifizierende Form: Am plausibelsten ist die Bestimmung als adverbielle Näherbestimmung zu יַהֲלֹךְ, abgeleitet von der Wurzel מסס (*zerfließen*).[367] Zerfließen können im AT nicht nur Dinge, von denen es zu erwarten ist, wie Manna (Ex 16,21) oder Wachs (Ps 68,3), sondern auch sonst als fest und beständig geltende Dinge wie die Berge (Jes 34,3; Mi 1,4; Ps 97,4).

Unklar ist der Bezug der constructus-Form אֵשֶׁת[368]: Handelt es sich um einen constructus von אשה, ist בַּל־חָזוּ davon abhängig und ergibt eine eigenwillige Konstruktion. Dies würde bedeuten, dass die Frau das Subjekt ist und die Sonne nicht sieht, wobei dann allerdings das Verbum im Plural nicht passt. Es ist aber möglich, אֵשֶׁת als zwar ungewöhnliche, aber doch als absolutus-Form zu verstehen.[369] Ebenso ungewöhnlich ist in jedem Fall der Plural חָזוּ, dessen Bezug nicht klar ist. Diese Pluralform müsste sich auf die רְשָׁעִים (*Frevler*) und דֹּבְרֵי כָזָב (*Lügenredner*) aus V. 4 beziehen. Es wäre auch denkbar, dass mit diesem Plural gleichzeitig an נֵפֶל (*Fehlgeburt*) und an אֵשֶׁת (*Frau*) gedacht ist. Stilistisch ist dieser Plural zwar ungewöhnlich, MT rechtfertigt aber keine textkritischen Konjekturen.[370]

### *3.4.2.2. Syntaktische Analyse*

Sowohl V. 4 als auch V. 9 sind Aussagesätze. V. 4 bringt im Parallelismus zwei neue Subjekte – רְשָׁעִים (*Frevler*) und דֹּבְרֵי כָזָב (*Lügenredner*) –, und die Verben wechseln zur 3.P.Pl. im Perfekt. Dieser Vers steht wie eine Über-

---

[364] Zu Tieren im alten Israel allgemein vgl. JANOWSKI u.a. 1993; zu Tierbildern in der Feindklage am Beispiel von Ps 58 vgl. RIEDE 2000, 236–247.

[365] Vgl. HALAT 4, 1990, 1382–1383; SCHMOLDT 1993.

[366] So z.B. HOSSFELD 2000a, 131.133: „*Wie eine Fehlgeburt, die du vergehen lässt, möge er vergehen*"; vgl. KRAWCZACK 2001, 95.106.261–262. HOSSFELD / ZENGER 2002, 360, übersetzen mit *Schnecke.*

[367] Vgl. HALAT 4, 1990, 1616; vgl. SEYBOLD 1980, 59: „wie die Schnecke, die im Schleim dahingeht". Andere Exegeten erklären die Form aufgrund des ת als 2. Person Singular: „wie eine Schnecke, die du vergehen lässt" – so z.B. HOSSFELD / ZENGER 2002, 360.

[368] LXX liest hier אֵשׁ (*Feuer*) und kommt so zur Übersetzung πῦρ. Eine andere vorgeschlagene Variante ist die Vokalisierung אֵשֶׁת (*Maulwurf*) – so z.B. RIEDE 2000, 237–238. Diese Lesart referiert auch schon Raschi (GRUBER 2004, 831), stellt sie allerdings gleichwertig neben נפל של אשה (*Fehlgeburt einer Frau*).

[369] Vgl. DAHOOD 1968, 62; KRAWCZACK 2001, 265.

[370] Vgl. KRAWCZACK 2001, 97.

schrift über den folgenden Versen V. 5-10, in denen metaphorisch die Handlungsweisen dieser Personen beschrieben werden. Die *Frevler* sind der bildempfangende Bereich, auf den sich die folgenden Aussagen beziehen.

V. 9 ist ein Element in der Reihe von Vergleichen in V. 5-10, mit denen in teilweise semantisch mehrdeutigen Bildern die Übeltäter und Lügenredner und ihre Taten näher beschrieben werden. Durch die Einleitung mit כְּמוֹ (*wie*) ist in V. 9a eindeutig markiert, dass es sich um einen Vergleich handelt. Die Konjunktion כְּמוֹ (*wie*) kommt in Ps 58 auffallend häufig vor: V. 5b.8ab.9a und zweimal in V. 10b. Die Partikel weist auf „in dem altorientalisch vertrauten Bild- und Gleichnisstil der von *k$^{e}$mô* (= *kima*) beherrschten beschwörenden Fluchwünsche"[371] hin. Eine Fehlgeburt wird mit שַׁבְּלוּל תֶּמֶס (*einer zerfließenden Schnecke*) verglichen. Auf der Satzebene ist die zerfließende Schnecke der klar markierte bildspendende Teil, während V. 9b, die Fehlgeburt, der bildempfangende Teil ist. Die Beschreibung dieser Fehlgeburt ist aber gleichzeitig auf der Textebene selbst eine Metapher. Der Fehlgeburt ist im status constructus אֵשֶׁת (*Frau*) zugeordnet, und dem ganzen Vorgang ist ein hypotaktischer Nebensatz untergeordnet: בַּל־חָזוּ שָׁמֶשׁ (*die die Sonne nicht sieht*).

### *3.4.2.3. Semantische Analyse*

Die Frevler und ihre Handlungsweisen sind wohl der Bereich, auf den sich die Bilder von V. 4.9 beziehen. Sie werden in V. 4 benannt und v.a. mit Tierbildern näher beschrieben. In die Tiermetaphorik mischen sich Anklänge an das Geburtsthema. Der Mutterleib ist hier kein positiv besetzter Ort der Geborgenheit, sondern Geburtsort von Frevlern und Lügnern. Die beiden parallelen Begriffe מֵרָחֶם (*vom Mutterleib an*) und מִבֶּטֶן (*seit dem Bauch*) lassen sich gleichzeitig wörtlich und metaphorisch verstehen: als Erinnerung an die tatsächliche Geburt der Frevler aus dem Mutterleib heraus und als Umschreibung ihrer gesamten Existenz. Die Präposition מן enthält sowohl temporale als auch lokale Aspekte. Die beiden Begriffe markieren temporal den Anfang der menschlichen Existenz, reichen aber auch in den pränatalen Bereich hinein.[372]

רֶחֶם (*Mutterleib*) und בֶּטֶן (*Bauch*) reihen sich in eine große Zahl von Körperteilen bzw. -funktionen ein, die in Ps 58 genannt werden: in V. 3 לב (*Herz*) und יד (*Hand*), V. 5 אזן (*Ohr*), V. 6 קול (*Stimme*), V. 7 שנים (*Zähne*) und מלתעות (*Gebiss*); V. 11 חזה (*Sehen*; auch in V. 9) und פעם (*Fuß*).[373] Körper – allerdings ganz unterschiedlicher Subjekte – sind hier präsent.

---

[371] SEYBOLD 1980, 55. Den starken Textveränderungen, die SEYBOLD vornimmt, ist allerdings nicht zuzustimmen.

[372] Zur Diskussion vgl. KRAWCZACK 2001, 222–226.

[373] Vgl. RIEDE 2000, 241.

Neben Körpersymbolik sind Tierbilder ein wichtiger Bereich, der diesen Psalm durchzieht. Der Vergleich mit einer zerfließenden Schnecke in V. 9 ist sicher keine medizinisch-biologische Beschreibung einer Fehlgeburt. Obwohl immer wieder Bedenken gegen die zoologische Erklärung des Vorganges des Zerfließens einer Schnecke geäußert werden, erscheint es den meisten Exegetinnen und Exegeten dennoch als die plausibelste Übersetzung.[374] Als Sprachbild ist es durchaus vorstellbar, auch wenn eine Schnecke nicht tatsächlich zerfließt. Wahrscheinlich ist an die Spur zu denken, die Schnecken durch Schleimabsonderung hinterlassen und auf der sie sich fortbewegen.[375] So wird in bildlicher Sprache eine mögliche Frauenerfahrung beschrieben: Wie eine zerfließende Schnecke kann eine Fehlgeburt im Frühstadium einer Schwangerschaft schleimig zerfließen, langsam dahinziehen. Auf der Ebene des Psalms ist V. 9a eindeutig als Vergleich gekennzeichnet, während V. 9b sozusagen eine wörtliche Aussage über die Fehlgeburt einer Frau ist: Als Charakteristikum einer Fehlgeburt wird genannt, dass sie die Sonne nicht sieht, also im Dunkeln bleibt.

In נֵפֶל klingt die Wurzel נפל (*q.: fallen*) an: Eine Fehlgeburt kann als נפל bezeichnet werden, „weil der Mutterschoß sie nicht halten konnte und ‚fallen' ließ."[376] נפל deutet wohl auf einen plötzlichen, raschen Abgang im späteren Stadium einer Schwangerschaft hin. Ursache kann äußere Gewalteinwirkung sein.[377] Die Unklarheit des Bezuges des Nebensatzes in Ps 58,9 ist eine Leerstelle: Der Fötus bleibt im Dunkeln, erblickt das Licht der Welt nicht. Aber auch die davon betroffene Frau sieht sich vielleicht mit einem Tabu konfrontiert, spricht selten über solche Erfahrungen.

V. 9 steht in antonymer Parallele zu V. 4:[378] Parallel ist das Bildfeld Geburt und seine negative Konnotation: In V. 4 sind רחם (*Gebärmutter*) und בטן (*Mutterleib*) Geburtsort von Frevlern und Lügenrednern, in V. 9 geht es um eine Fehlgeburt, die im Dunkeln bleibt. Ein Gegensatz liegt aber darin, dass in

---

[374] Vgl. KRAWCZACK 2001, 94.

[375] Vgl. RIEDE 2002, 180.

[376] OHLER 1992, 40. Anders SEEBASS 1986, 530–531, der bei נפל nicht an das „Fallen des Abortus" denkt, sondern an die Hauptbedeutung im *q.*: *zufallen, zu Fall kommen*. Es könnten aber m.E. alle genannten Aspekte gemeinsam mitklingen, sie müssen nicht als einander ausschließende Alternativen gesehen werden.

[377] STOL 2001, 27, nennt die Wurzel נפל *hi.* mit der Bedeutung *fallen lassen* nur für das talmudische Hebräisch und unterscheidet in der Bedeutung nicht von שׁכל bzw. im Talmud חכל. Wie wir an dieser Stelle sehen, ist נפל im Zusammenhang einer Fehlgeburt aber auch schon biblisch belegt; vgl. die Parallelen: sumerisch *šub*, babylonisch *nadû* und assyrisch *ṣalā'u* (STOL ebd.).

[378] Vgl. KRAWCZACK 2001, 140–141.

V. 9 an die Geburt als Lebensanfang erinnert wird, während es in V. 9 um eine Totgeburt geht.[379]

Bildspendende Bereiche sind insgesamt: in V. 4 מֵרֶחֶם (*vom Mutterleib an*) und מִבֶּטֶן (*seit dem Bauch*); in V. 9: נֵפֶל אֵשֶׁת (*Fehlgeburt einer Frau*) und das *Nicht-Sehen der Sonne* (בַּל־חָזוּ שָׁמֶשׁ). Die Sonne nicht zu sehen, ist eine Umschreibung für Nicht-Leben, Tot-Sein.[380] Diese Bilder lassen sich nicht nur als Bilder, sondern auch wörtlich verstehen. Sie dienen dazu, das schädliche Verhalten der Frevler, ihr Abweichen (זור) und Irren (תעה) näher zu qualifizieren.

Der Begriff נֵפֶל (*Fehlgeburt*) als Substantiv findet sich im AT nur noch an zwei weiteren Stellen: Hi 3,11.16 und Koh 6,3-5. Hier begegnen auch andere Elemente der Bildersprache aus Ps 58,4.9.

In Hiobs Klage Hi 3,11 wünscht sich Hiob mit denselben Worten wie in Ps 58,4 – מֵרֶחֶם (*vom Mutterleib an*) und מִבֶּטֶן (*seit dem Bauch*) –, seinen Tod bei der Geburt, die Rücknahme seines Lebens:

| | |
|---|---|
| *11a Warum bin ich nicht vom Mutterleib an gestorben,*[381] | לָמָּה לֹּא מֵרֶחֶם אָמוּת 11a |
| *11b verschied ich nicht, als ich aus dem Bauch herauskam?* | מִבֶּטֶן יָצָאתִי וְאֶגְוָע 11b |

In ähnlicher Weise wird auch in Jer 20,14-18 der Tag der eigenen Geburt verflucht: לָמָּה זֶּה מֵרֶחֶם יָצָאתִי (*Warum kam ich aus dem Mutterleib heraus?*). In Jer 20,17 ist ewige Schwangerschaft ein Schreckensbild, der Mutterleib wird zum Grab. רחם (*Gebärmutter / Mutterleib*), sonst Ursprungsort des Lebens, wird verwendet, um Tod zu evozieren.[382]

In Hi 3,16 wünscht sich Hiob selbst, eine verscharrte Fehlgeburt (נֵפֶל טָמוּן) zu sein; hier begegnet auch das Nichtsehen des Lichtes, allerdings mit anderen Worten als in Ps 58,9:

| | |
|---|---|
| *16a Oder wie eine verborgene Fehlgeburt* | אוֹ כְנֵפֶל טָמוּן 16a |
| *würde ich nicht sein,* | לֹא אֶהְיֶה |
| *16b wie Kinder, die das Licht nie gesehen haben.* | כְּעֹלְלִים לֹא־רָאוּ אוֹר 16b |

טָמוּן (*verborgen*) beinhaltet zwei Aspekte: einerseits die Verborgenheit, das Tabu rund um eine Fehlgeburt, andererseits das Verscharren oder Vergraben: Die Wurzel טמן wird im AT sowohl für das schamhafte Verscharren (z.B. Ex

[379] Die Überlegung von RIEDE 2000, 242, die Assoziation Mutterleib – Fehlgeburt mit Überlegungen zu einem literarischen Wachstumsprozess zu verbinden, wonach „[...] die Erwähnung der Fehlgeburt in V. 9 nicht auch durch die Einfügung von V. 4 ausgelöst worden sein könnte [...]", bleibt insgesamt etwas vage.

[380] Vgl. KRAWCZACK 2001, 267.

[381] CLINES 1989, 68.72, versteht מרחם als sofort nach der Geburt: „*Why did I not die newborn?*"

[382] Vgl. BAUER 1999, 119.

2,12) als auch für das Begraben (z.B. Hi 40,13) verwendet.[383] Der Text kann als ein Hinweis darauf gelesen werden, dass Fehlgeburten verscharrt wurden.[384] Im Parallelismus findet sich eine narrative Umschreibung für Fehlgeburten: עֹלְלִים לֹא־רָאוּ אוֹר (*Kinder, die [das] Licht nie gesehen haben / Kinder, die kein Licht gesehen haben*). Diese Beschreibung ist durch כ eindeutig als Vergleich markiert. Bemerkenswert ist, dass wie in Ex 21,22 Fehlgeburten mit Kindern verglichen werden. עֹלְלִים ist sonst eine Bezeichnung für *Kinder*[385] */ Kleinkinder / Säuglinge*. Von lebenden Kindern trennt sie das Nichtsehen des Lichts. Kontext ist in diesem Hiob-Text die weisheitliche Frage nach dem Sinn von vergeudetem Leben. Auch die Verbindung zu den רְשָׁעִים (*Feinden*) findet sich im unmittelbaren Textzusammenhang, in Hi 3,17.

Ps 58,4.9 und Hi 3,11.16-17 sind also vier Elemente gemeinsam: die Betrachtung des Lebens vom Mutterleib an, Fehlgeburt, das Nichtsehen der Sonne bzw. des Lichts und die Feindthematik. Der gravierendste Unterschied ist, dass im Psalm die Feinde mit einer Fehlgeburt verglichen werden, während Hiob sich selbst wünscht, eine Fehlgeburt zu sein. In beiden Texten ist der Übergang zwischen wörtlichem und metaphorischem Sprachgebrauch fließend. Der Wunsch des Hiob, selbst eine Fehl- oder Totgeburt zu sein, ist in der Klage in Hi 3 eng mit dem Wunsch nach Unfruchtbarkeit der eigenen Eltern verknüpft. Die Redeweise von Unfruchtbarkeit in Hi 3 soll daher noch gesondert untersucht werden.[386]

In Koh 6,3-5 wird die Existenz einer Fehlgeburt (נֵפֶל) als besser angesehen als das lange Leben eines fruchtbaren Mannes, der sich nicht an seinem Gut sättigen kann, der seine Fülle nicht genießen kann. Über die Fehlgeburt heißt es V. 3-5:

| | |
|---|---|
| *3d Besser als er hat es die Fehlgeburt.* | 3d טוֹב מִמֶּנּוּ הַנָּפֶל׃ |
| *4a Denn in Nichtigkeit ist sie gekommen,* | 4a כִּי־בַהֶבֶל בָּא |
| *und in Dunkelheit geht sie,* | וּבַחֹשֶׁךְ יֵלֵךְ |
| *4b und mit Dunkelheit wird ihr Name bedeckt.* | 4b וּבַחֹשֶׁךְ שְׁמוֹ יְכֻסֶּה׃ |
| *5a Auch die Sonne hat sie nicht gesehen* | 5a גַּם־שֶׁמֶשׁ לֹא־רָאָה |
| *und nicht erkannt.* | וְלֹא יָדָע |
| *5b Sie hat mehr Ruhe als dieser.* | 5b נַחַת לָזֶה מִזֶּה׃ |

In diesem Text werden besonders die Aspekte der Verborgenheit und des Lebens einer Fehlgeburt in der Dunkelheit betont. Wie in Hi 3 ist auch hier

---

383 Vgl. KELLERMANN 1982.

384 Anders OHLER 1992, 37, die in dieser Formulierung nur Ausdruck „poetischer Übertreibung" sieht.

385 Vgl. HALAT 3, 1983, 754.

386 Siehe Kapitel 3.5.3.

die Fehlgeburt Inbegriff eines ungelebten, sinnlosen Lebens. Das Nicht-Sehen wird mit demselben Wort ראה wie in Hi 3,16 beschrieben, die Sonne (שֶׁמֶשׁ) wie in Ps 58,9. Wie in Hi 3,16 ist auch hier das Verborgene, das Bedecktsein (כסה) Charakteristikum einer Fehlgeburt. Sie hat einen Namen, der den Menschen verborgen, aber vielleicht Gott bekannt ist.[387] Das Nicht-Sehen der Sonne wird mit Nicht-Erkennen (לֹא ידע) parallel gesetzt. Die Verbindung von Geburt und Erkenntnis, die schon an mehreren Stellen deutlich wurde (vgl. z.B. Ps 139,13-16), ist bei einer Fehlgeburt durchbrochen. Ein weiterer Aspekt, der einer Fehlgeburt hier zugeschrieben wird, ist die Ruhe. Damit wird ihr ein „Vorteil" gegenüber einem sinnlosen Leben zugewiesen.

Hi 3,16 und Koh 6,3-5 ist der weisheitliche Kontext gemeinsam: Anlässlich von Fehlgeburten werden in diesen beiden Texten schwierige „Fragen nach dem Wert vergeudeten Lebens"[388] gestellt. Diese Fragen werden nicht verdrängt, aber auch nicht beantwortet, sondern letztlich offen gehalten.

Das Nicht-Sehen des Lichts ist nicht nur ein Charakteristikum von Fehlgeburten, sondern von Toten insgesamt (vgl. Ps 49,20). Aufgrund der Parallelen im Nicht-Sehen der Sonne bzw. des Lichts ist von einem zwar nicht sehr weit verbreiteten, aber doch einem Bildfeld zu sprechen: Fehlgeburt wird mit Dunkelheit, Verborgenheit assoziiert. „Wer die Sonne nicht sieht, gehört schon zur Totenwelt."[389] Die Frevler in Ps 58 sollen also so werden, als ob sie gar nicht gelebt hätten.

Mit נֵפֶל wird hier das „Produkt" der Fehlgeburt, der zu früh oder missgebildet geborene Fötus, bezeichnet. In der altorientalischen Umwelt des AT gibt es eine Reihe weiterer Bezeichnungen für das Produkt einer Fehlgeburt: z.B. die babylonischen Wörter *nīd libbi*, *kūbu* oder *edamukku*.[390]

### *3.4.2.4. Pragmatische Analyse*

Ps 58,4.9 sind Aussagesätze, die keine unmittelbare Appellfunktion haben. Im ganzen Psalm wird Gott als Adressat des Gebets nicht explizit genannt. Implizit haben die berichtenden Sätze über die Frevler abschreckende Funktion. Wie in Ps 35 wird ihr Verhalten אֱלֹהִים (*Gott*; V. 7.12) und צדק (*der Gerechtigkeit*; V. 2 bzw. *dem Gerechten*; V. 12) gegenüber gestellt.

Wie in Ps 35 stehen in Ps 58 die Aussagen über Fehlgeburt im Kontext von Aussagen über Feinde. In Ps 35 wird Kinderlosigkeit in ihrer Grausamkeit der Bedrohung durch Feinde parallel gesetzt. Und in Ps 58 werden die Frevler und Lügenredner direkt mit einer Fehlgeburt verglichen. Die Angst vor einer

---

[387] Vgl. OHLER 1992, 37.
[388] OHLER 1992, 44; vgl. EBD., 39.
[389] RIEDE 2000, 247.
[390] Vgl. STOL 2000, 28.

realen Bedrohung wird konkret benannt.[391] Das betende Ich wünscht den Feinden, dass sie wie eine Fehlgeburt zerfließen, vergehen. Die Funktion dieser Aussagen sind also Feindverwünschungen.

Sowohl Ps 35 als auch Ps 58 sind keine Gebete um Fruchtbarkeit oder um das Ende von Kinderlosigkeit und Fehlgeburten. Aber indem sie diese Erfahrungsbereiche ansprechen, in Gebetssprache formulieren und als Negativbilder den Feinden zuordnen, werden sie indirekt vor Gott gebracht.

### *3.4.2.5. Kontexte*

Zwischen den beiden hier näher besprochenen Versen liegen Schilderungen der Feinde in Tiermetaphorik. V. 7-8 tragen appellativen Charakter: Der Beter fordert JHWH auf, die Feinde zu vernichten. Die Grausamkeit der geschilderten Bedrohung aber auch der Wünsche der betenden Person ist auffallend.[392] Das Bild der Fehlgeburt in V. 9 steht parallel zum Zerfließen des Wassers in V. 8. Einen Gegenpol zur scheiternden Geburt bei den Frevlern bildet der den Psalm abschließende V. 12:

| | |
|---|---|
| *12a Und ein Mensch soll sagen:* | 12a וְיֹאמַר אָדָם |
| *Es gibt doch eine Frucht für den Gerechten,* | אַךְ־פְּרִי לַצַּדִּיק |
| *12b es gibt einen Gott,* | 12b אַךְ יֵשׁ־אֱלֹהִים |
| *der auf der Erde richtet.* | שֹׁפְטִים בָּאָרֶץ׃ |

פְּרִי (*Frucht*) kann zweifelsohne in ganz verschiedene Richtungen ausgelegt werden: als Lohn, Ertrag, Erfolg etc. Aber alle diese Auslegungen haben ihren Ausgangspunkt in der wörtlichen Bedeutung Frucht im Sinne von Nachkommenschaft. Während die Nachkommenschaft der Frevler von Anfang an verdorben ist oder gar nicht geboren wird, wird im Gegensatz dazu – als Auswirkung des göttlichen Richtens – dem Gerechten reiche Fruchtbarkeit und Nachkommenschaft vorausgesagt.

Ps 58 wird meistens zu den Feindpsalmen oder „Fluch- und Rachepsalmen"[393] gezählt. Die grausamen Bilder sind von V. 12 her zu lesen, wonach der Beter an der Gerechtigkeit Gottes festhält. „Wie der Kontext vieler ‚Rachewünsche' oder ‚Vergeltungsbitten' zeigt, geht es nicht um das *Ausleben von Rachephantasien*, sondern um die *Wiederherstellung des Rechts*

---

[391] Vgl. ZENGER 2003d, 146: „Diese Psalmen wollen und können das Netz der Gewalt bewusst machen, das eine feindliche oder als feindlich empfundene Umgebung insbesondere für Schwache, Kranke, Leidende und Angefochtene bedeutet. Mit ihren konkreten Äußerungen der Ängste und der Leiden holen sie diese Leiden mitten in den kultischen und gesellschaftlichen Alltag hinein. Sie sind Ausdruck jener Leidempfindlichkeit, die für biblische Frömmigkeit, ja für eine biblisch geprägte Lebensweise überhaupt konstitutiv ist."

[392] Vgl. JANOWSKI 2006, 99–100.

[393] JANOWSKI 2006, 129, zählt zu dieser Gruppe Ps 58; 59; 69; 70; 109; 137 u.a.

durch Gottes rettende Gerechtigkeit. Die Klage ist deshalb ein Schrei nach Gerechtigkeit in einer Welt voller Ungerechtigkeit."[394] Die Rache oder Vergeltung wird nicht konkret ausgelebt, sondern an Gott delegiert.[395]

„Die Feindpsalmen [...] setzen den Beter in ihrer schroffen und direkten Bildsprache instand, das Feindproblem zu bearbeiten, d.h. das Unbegreifliche der Feindschaft in seiner Abgründigkeit begreifbar und bearbeitbar zu machen. Zugleich setzen sie voraus, dass Gott sich mit der SACHE DES LEIDENDEN, der sein Geschöpf ist, identifiziert und gegen alle Infragestellung durch die Feinde sein Anwalt wird."[396]

### *3.4.2.6. Rezeptionen*

Der Midrasch GenR 63 zu Gen 25,22 verknüpft Gen 25,22, Jer 1,5 und Ps 58,4 miteinander: Ps 58,4 ist hier Beispiel für das frevelhafte Wesen Esaus von Mutterleib an: „Immer wenn sie (Rebekka) bei Versammlungshäusern (Synagogen) und Lehrhäusern stand, wollte Jakob herauskommen, wie geschrieben steht: „Bevor ich dich im Mutterleib gebildet habe, habe ich dich erkannt" (Jer 1,5) Immer wenn sie an Häusern für den Götzendienst vorbeiging, wollte Jakob herauskommen, wie geschrieben steht: „Abgewendet haben sich die Frevler vom Mutterleib an" (Ps 58,4)".[397] Die Wendung מֵרָחֶם (*von Mutterleib an*) wird sowohl in GenR 63 als auch in MTeh zu Ps 58,4 als Hinweis auf die pränatale Bestimmung der Frevler verstanden. Der Anfangspunkt ihrer Existenz liegt also nicht in der Geburt, sondern bereits davor im Mutterleib.

Die Rabbinen kennen verschiedene Formen von Fehlgeburt: mit lebendem Kopf, nicht menschenähnlich oder nur als Hautkomplex. Erörtert wird bei Fehlgeburten die Frage der Unreinheit der Mutter und das Erstgeborenenrecht des nächstgeborenen Sohnes.[398]

## *3.4.3. Ps 144,14*

### *3.4.3.1. Ps 144*

Einen anderen Kontext als diese Feindthematik betreten wir mit Ps 144. Für unsere Fragestellung ist nur der Schlussteil V. 12-14 interessant, der eine eigene Einheit bildet. Die Überschrift לְדָוִד (*für / von David*) ordnet Ps 144

[394] JANOWSKI 2006, 130–131.
[395] Vgl. JANOWSKI 2006, 131.
[396] JANOWSKI 2006, 132.
[397] GenR 63 zu Gen 25,22 in eigener Übersetzung; vgl. ähnlich MTeh (BUBER) zu Ps 58,4 (in englischer Übersetzung BRAUDE 1959a, 505)
[398] Vgl. bNid 3ab.

insgesamt den Davidpsalmen zu. Nach einer inhaltlichen Zuschreibung gilt Ps 144 aufgrund von V. 10 als Königspsalm.[399]

V. 12-14 hebt sich durch den Sprecherwechsel von der 1.P.Sg. zur 1.P.Pl. eindeutig von V. 1-11 ab. V. 12-14 sind Aussagesätze, die sich sowohl als Situationsbeschreibung als auch als Wünsche lesen lassen. Der ideale Zustand, der hier beschrieben wird, und die Kombination mit dem Bittgebet V. 1-11 machen es plausibler, dass es sich um Wünsche handelt. Der Wechsel vom Singular zum Plural weist auf Wünsche der Gemeinde, des Volkes hin.[400] Ps 144,14 steht im Zusammenhang einer „hymnischen Beschreibung im Munde der gesamten Kultgemeinde“[401], einer „Wohlstandsbeschreibung“[402] oder eines Segenswunsches nach Reichtum V. 12-14. Anschließend wechselt in V. 15 wieder das Subjekt: Die einleitende Seligpreisung (אַשְׁרֵי הָעָם; *wohl dem Volk*) markiert einen Neuanfang; hier ist nun in 3.P.Sg.m. vom Volk die Rede. V. 15 schließt gleichzeitig den Schlussteil und den gesamten Psalm ab. Der Vers bringt den Bezug zu JHWH in den Psalm. „Der Gegensatz ‚konkrete Inhalte – hochtheologische Aussagen‘ bildet wohl das wichtigste Charakteristikum dieses Psalmes.“[403]

Die Thematisierung der Fruchtbarkeit in V. 12-14 steht innerhalb von Ps 144 an einer Schlüsselstelle. Sie hat gewissermaßen Scharnierfunktion: Sie leitet über von der Bitte eines Königs in V. 1-11 zum abschließenden Makarismus in V. 15.

Ps 144 insgesamt ist wohl eine Komposition aus nachexilischer Zeit.[404] Der erste Teil, V. 1-11, arbeitet ältere Stoffe, v.a. aus Ps 8 und 18, um[405], ist also eine „Anthologie“[406], ein „Patchwork“[407] aus ganz unterschiedlichen Formelementen. Der für uns relevante zweite Teil, V. 12-15, lässt sich plausibel als nachexilisches Hoffnungsbild erklären.[408]

---

[399] Vgl. SAUR 2004.

[400] Vgl. SAUR 2004, 251.

[401] WEISER 1987b, 570.

[402] SEYBOLD 1996, 531. Er sieht in V. 12–14 den einzigen originellen Abschnitt dieses Psalms, der sonst eine Reihe von Elementen anderer Psalmen (v.a. Ps 18) enthält.

[403] MATHYS 1994, 266, dessen Gesamturteil über Ps 144 (EBD.) lautet: „Ps 144 ist und bleibt – wenigstens für mich – dunkel!“

[404] Vgl. KRAUS 1989b 1120, 1122; anders WEISER 1987b, 569, der Ps 144 als „Kultliturgie des Königsfestes“ versteht und seine Wurzeln in die judäische Königszeit zurückführt.

[405] Eine Übersicht darüber, welche Elemente aus Ps 18 und 8 in Ps 144,1–11 aufgenommen werden, gibt SAUR 2004, 250–251.

[406] SAUR 2004, 252.

[407] Vgl. GERSTENBERGER 2001, 427: „Psalm 144 is a curious mixture of form elements ranging from praise and blessing to urgent petition, complaint, and vow. Many exegetes therefore want to divide the text into two or three independent psalms.“

[408] Vgl. schon GUNKEL 1968, 604; MATHYS 1994, 262–263.

### *3.4.3.2. Text*

Textlich bietet Ps 144,14 keine größeren Schwierigkeiten:

| | |
|---|---|
| *14a Unsere Rinder seien trächtig.* | 14a אַלּוּפֵינוּ מְסֻבָּלִים |
| *14b Kein Riss und keine Fehlgeburt* | 14b אֵין־פֶּרֶץ וְאֵין יוֹצֵאת |
| *und kein Klagegeschrei seien in unseren Gassen.* | וְאֵין צְוָחָה בִּרְחֹבֹתֵינוּ׃ |

Die Septuaginta verändert im gesamten Abschnitt V. 12-14 die Pluralsuffixe von der 1. zur 3. Person und erhält so einen ganz anderen Schlussteil des Psalms. Hier soll MT diskutiert werden, der zwar nicht textlich, aber semantisch vieldeutig ist.

### *3.4.3.3. Syntaktische Analyse*

Ps 144,14 lässt sich nicht losgelöst von seinem Kontext V. 12-14 analysieren: Von der Schwierigkeit des Beginns von V. 12 hängt die Beurteilung des gesamten Abschnitts ab. V. 12 setzt mit אֲשֶׁר neu ein, das Relativpronomen hat aber keinen Bezugspunkt: Das letztgenannte Subjekt ist בְּנֵי־נֵכָר (*Fremde*; V. 7.11). Aufgrund der mit V. 12 beginnenden neuen Themen und der folgenden Subjekte mit Suffixen der 1.P.Pl. eignet es sich aber nicht als Bezugssubjekt. Der Neueinsatz wird auch darin sichtbar, dass die Rede in der 1. Person in den vorangehenden Versen im Singular, hier aber im Plural steht. Da אֲשֶׁר als Relativpronomen also an dieser Stelle ungeeignet ist, wird versucht, es anders zu vokalisieren oder auch den Konsonantenbestand zu ändern, wie im Apparat der BHS vorgeschlagen: אַשְׁרֵי (*selig / glücklich*) oder אַשֵּׁר (*gib Heil!*): Die erste Variante macht V. 12-14 zu einer Preisung, einem Segenswunsch und würde mit V. 15 eine Rahmung des Schlussteils von Ps 144 bilden. Der zweite Änderungsvorschlag vokalisiert אשר anders, als Imperativ Sg.m. im *pi.*[409] Damit wird V. 12-14 zu einer Bitte. Eine andere Möglichkeit besteht darin, אֲשֶׁר im Sinne von כִּי zu verstehen und als bestätigende Partikel zu übersetzen: *ja!* Dadurch würde es eine Verbindung zwischen V. 1-11 und V. 12-14 herstellen.[410] Hier soll אֲשֶׁר zwar als Relativpronomen verstanden werden, aber unübersetzt bleiben.

Ps 144,14 ist ein Aussagesatz, der zunächst – mit Nomen und *pu.*-Partizip – eine positive Aussage enthält und dann in drei parallel mit אין eingeleiteten Nominalsätzen beschreibt, was nicht sein soll. Nicht ganz eindeutig ist der Bezug von V. 14b: אֵין־פֶּרֶץ וְאֵין יוֹצֵאת וְאֵין צְוָחָה בִּרְחֹבֹתֵינוּ wird meistens auf das letztgenannte Subjekt אַלּוּפֵינוּ (*unsere Rinder*) bezogen, bei denen es keinen Verlust und keine Fehlgeburt geben soll.[411] Da V. 14 aber in seiner

---

[409] So KRAUS 1989b, 12; WEISER 1987b, 569.

[410] Vgl. SEYBOLD 1996, 530; SAUR 2004, 249–250.

[411] Vgl. SAUR 2004, 251–252.

Länge insgesamt aus dem Rahmen fällt, ist es auch denkbar, V. 14b zusammenfassend auf den gesamten Abschnitt V. 12-14 zu beziehen. Dann meint dieser Wunsch die Fruchtbarkeit insgesamt, von Mensch, Feldern und Tieren, wo es weder Verlust noch Fehlgeburt noch Klagegeschrei geben soll. Es ist auch möglich, nur die ersten beiden mit אין eingeleiteten Satzteile auf die Rinder zu beziehen und den dritten auf den gesamten Abschnitt V. 12-14.[412]

Auffallend ist, dass V. 12-14 nur aus Nominal- bzw. Partizipialsätzen besteht. Alle Sätze in V. 12-14 sind Aussagesätze. Sie können sowohl Situationsbeschreibung, „eine Schilderung des gegenwärtigen Wohlstandes des Volkes aus Israels Munde“[413] sein als auch Segenswunsch, Bitte um Fruchtbarkeit auf allen Ebenen: Genannt sind in V. 12: בָּנֵינוּ (*unsere Söhne*) und בְּנוֹתֵינוּ (*unsere Töchter*), in V. 13 מְזָוֵינוּ (*unsere Speicher*) und צֹאונֵנוּ (*unser Vieh*), in V. 14 אַלּוּפֵינוּ (*unsere Rinder*). V. 14 ist mit V. 13 verzahnt: Die Wurzel אלף (*hi. sich tausendfach vermehren*) begegnet schon in V. 13 als *hi.*-Partizip in Zusammenhang mit *unserem Vieh* (צֹאונֵנוּ). Und בִּרְחֹבֹתֵינוּ (*in unseren Straßen*; V. 14) steht in Parallelismus zu בְּחוּצוֹתֵינוּ (*in unseren Gassen*; V. 13). In V. 13 ist das, was Söhnen und Töchtern zugeordnet wird, durch כ (*wie*) eindeutig als Vergleich gekennzeichnet. In V. 13-14 ist eher davon auszugehen, dass es sich um wörtlich gemeinte Bitten oder Segenswünsche handelt. Die Beurteilung der beschriebenen Offenheiten dieses Textes hängt in großem Maße von der semantischen Analyse ab.

### *3.4.3.4. Semantische Analyse*

אַלּוּפֵינוּ מְסֻבָּלִים kommt in diesen Formen und in dieser Kombination nur hier vor und ist semantisch mehrdeutig: *Unsere Rinder seien trächtig* oder *unsere Sippen / Familien / Vertrauten seien getragen / ertragreich / tragend.* Eine Grundfrage in Ps 144,14 ist, wer Subjekt ist. סבל (*q. tragen / unterhalten*) kommt nur hier in Ps 144,14 im *pu.* vor und lässt sich mit *trächtig sein* übersetzen.[414] Der Kontext legt nahe, dass es um Fruchtbarkeit geht. Dass מְסֻבָּלִים in der maskulinen Form, kombiniert mit einem maskulinen Subjekt vorkommt, ist vielleicht ungewöhnlich. Es wird daher versucht, diese *pu.*-Partizip-Form anders zu erklären: z.B. *unsere Rinder seien beladen*[415] oder *fettschwer.*[416] Es ist aber durchaus möglich, מְסֻבָּלִים auf eine Zusammenfassung von männlichen und weiblichen Rindern zu beziehen und mit „trächtig“ zu übersetzen. Trächtigkeit kann nicht nur weiblichen, sondern auch männlichen Rindern zugeschrieben werden.

---

412 So KRAUS 1989b, 1121, 1125.
413 GUNKEL 1968, 607.
414 Vgl. HALAT 3, 1983, 699–700.
415 SAUR 2004, 250.254.
416 KRAUS 1989b, 1120.

יוֹצֵאת (*Fehlgeburt / Abgang*) wird den Begriffen פֶּרֶץ (*Riss / Lücke*) und צְוָחָה (*Klagegeschrei*) parallel gesetzt. Fehlgeburt wird also als ein dramatisches Geschehen mit schwerwiegenden Konsequenzen angesehen. Sie wird ex negativo erwähnt, als etwas, das nicht vorkommen soll. Der Wunsch nach Fruchtbarkeit ist sehr konkret formuliert und wohl wörtlich gemeint. Von metaphorischer Rede ist hier wenig zu merken.

Nur bei פֶּרֶץ (*Riss / Lücke*) lässt sich an ein Nebeneinander von wörtlichem und metaphorischem Sprachgebrauch denken: פֶּרֶץ hat unterschiedliche Bedeutungsaspekte: Es kann einen Riss in einer Mauer bezeichnen (z.B. I Reg 11,27; Jes 58,12), eine Lücke, in die jemand tritt, im Sinne von *in die Bresche treten* – so in der einzigen Psalmen-Parallelstelle Ps 106,23: עָמַד בַּפֶּרֶץ; und es kann z.B. in Gen 38,29 den *Dammriss* bezeichnen, den Riss, der bei einer Geburt entstehen kann und der dem Perez seinen Namen gibt.[417]

Als Nomen kommt יוֹצֵאת im gesamten AT nur hier, in Ps 144,14, vor. Die Wurzel יצא als Verbum begegnet sonst häufig im Zusammenhang mit einer gelingenden Geburt: יצא מרחם (*Heraus-/ Hervorkommen aus dem Mutterleib / der Gebärmutter*) ist eine Beschreibung der Geburt (Jer 1,5; 20,18; Hi 38,8). Es kann auch das Herauskommen der Nachgeburt bezeichnen (Dtn 28,57).[418] Das Nicht-Vorkommen von Fehlgeburten ist in Ps 144,14 Inbegriff des den Psalm abschließenden Segens V. 12-15.

Die Intention von V. 12-14 ist, dass Fehlgeburt ein Zustand ist, der nicht sein soll. Die Aussagen passen zum Gesamtbild von Fruchtbarkeit als Inbegriff von Segen.

### *3.4.3.5. Pragmatische Analyse*

Ps 144,12-14 ist ein Gebet um Fruchtbarkeit. Der Wunsch nach Fruchtbarkeit wird von einer Gruppe formuliert und damit in die Öffentlichkeit getragen. V. 12-14a enthält positiv formulierte Wünsche; in V. 14b wird ex negativo beschrieben, was nicht sein soll. Wird der Abschnitt V. 12-14 für sich gelesen, so ist kein Adressat genannt. Wird der Kontext des gesamten Psalms einbezogen, so ist אֱלֹהִים (*Gott*; V. 9) auch Adressat von V. 12-14. In V. 15 wird der Gottesbezug abschließend besonders hervorgehoben. Die Aussagesätze haben starken Appellcharakter. Sie formulieren Wünsche. Offen bleibt, wer spricht: Rezeptionssignal des Textes ist die Beschreibung bzw. der Segenswunsch in der 1.P.Pl.: Dieser Plural verweist auf eine Gruppe, die nicht näher genannt wird. Vermuten lässt sich das Volk. Die Wünsche laden dazu ein, dieses Wir immer wieder neu zu füllen.

---

[417] Vgl. HALAT 3, 1983, 915.

[418] Vgl. PHILIP 2006, 87.

### *3.4.3.6. Kontexte*

Parallelen zu einem Vorkommen von יצא im Kontext einer nicht gelingenden Geburt sind Ex 21,22, Num 12,12 und Hi 3,11. Allerdings handelt es sich an allen diesen drei Stellen um ganz andere Gattungen und Kontexte als die bisher besprochenen Psalmen. יצא wird an diesen Parallelstellen nicht als Nomen, sondern als Verbum verwendet und bezeichnet unterschiedliche Vorgänge. Ex 21,22f. ist ein kasuistischer Rechtstext aus dem Bundesbuch.[419]

| | |
|---|---|
| *22 Wenn Männer miteinander streiten* | 22 וְכִי־יִנָּצוּ אֲנָשִׁים |
| *und dabei eine schwangere Frau stoßen,* | וְנָגְפוּ אִשָּׁה הָרָה |
| *so dass ihre Kinder abgehen,* | וְיָצְאוּ יְלָדֶיהָ |
| *aber kein Schaden entsteht,* | וְלֹא יִהְיֶה אָסוֹן |
| *so soll er bestraft werden,* | עָנוֹשׁ יֵעָנֵשׁ |
| *wie der Mann der Frau ihm auferlegt,* | כַּאֲשֶׁר יָשִׁית עָלָיו בַּעַל הָאִשָּׁה |
| *und er soll's geben durch Richter.* | וְנָתַן בִּפְלִלִים׃ |
| *23 Wenn aber ein Schaden entsteht,* | 23 וְאִם־אָסוֹן יִהְיֶה |
| *dann sollst du Leben um Leben geben.* | וְנָתַתָּה נֶפֶשׁ תַּחַת נָפֶשׁ׃ |

יצא ist hier ein Verbum im *q*. Es geht wohl um eine durch äußere Gewalteinwirkung ausgelöste Fehl- oder Frühgeburt. Interessant ist, dass das, was abgeht oder herauskommt (יצא), als יְלָדֶיהָ (*ihre Kinder*) bezeichnet wird.[420] Der Plural ist ungewöhnlich und wird in manchen Lesarten in einen Singular verwandelt.[421] Der Plural lässt sich entweder als Hinweis auf eine Mehrlingsgeburt[422] deuten oder als kollektiver Plural[423]: Dieser umschreibt „die Unbestimmtheit dessen, was das in den Plural gesetzte Wort meint, also etwas ‚Kindartiges', die noch nicht lebensfähige Leibesfrucht, die wir Fötus nennen."[424] In jedem Fall ist es bemerkenswert, dass dieselbe Wurzel ילד nicht nur geborenes, sondern auch ungeborenes Leben bezeichnet. Dies deutet darauf hin, dass – anders als in der rabbinischen Interpretation, die sehr wohl zwischen der Tötung geborenen oder ungeborenen Lebens unterscheidet – ungeborenes Leben den gleichen Stellenwert hat wie geborenes.[425] Der Fötus

---

[419] Zur ausführlicheren Diskussion von Ex 21,22–25 vgl. neben den Kommentaren KÖCKERT 2004.

[420] OHLER 1992, 37, leitet daraus ab: „Die Fehlgeburt galt als ein toter Mensch, um den man trauerte, als ein Kind, das man im Tod noch zu schützen suchte."

[421] Der samaritanische Pentateuch und die Septuaginta lesen hier Singular statt Plural.

[422] So CRÜSEMANN 1992, 189.

[423] GesK § 124ao.

[424] KÖCKERT 2004, 53.

[425] Anders SCHMIDT 2004, 81, die sich der „klassischen Interpretation" anschließt, wonach der Fötus noch nicht als vollwertiges Leben gilt, „da sein Tod mit Geld ausgeglichen werden konnte." Gestützt sieht sie diese Interpretation z.B. durch die Parallele im Codex Hammurabi § 209–210.

gilt im Alten Vorderen Orient als schützenswert, ihm können sogar gewisse emotionale Regungen zugeschrieben werden. Über die genaue physiologische Entwicklung des Embryos gibt es allerdings nur ungenaue Vorstellungen.[426]

Mehrdeutig ist, auf wen sich אָסוֹן bezieht und was damit konkret gemeint ist: Geht es um eine Verletzung des Embryos oder um eine Schädigung der Mutter bis hin zu ihrem Tod? Vorkommen dieses seltenen Wortes an anderen Stellen (Gen 42,4.38; 44,29) legen nahe, dass es um einen schweren Unfall mit tödlichem Ausgang geht. Bei einer Fehlgeburt ist Schadenersatz in Form einer Geldbuße zu leisten.[427] Die auferlegte Zahlung und der Vergleich mit Num 12,12, wo dieselbe Wurzel יצא im Zusammenhang mit einer Totgeburt verwendet wird, weist darauf hin, dass es um eine tödliche Verletzung des entstehenden Kindes, also um eine Fehlgeburt geht.[428]

Das Verbum נגף (*stoßen*) weist auf einen Unfall, einen unvorsätzlichen Stoß gegen eine Schwangere hin: „Eine unbeteiligte Schwangere gerät in eine Rauferei von Männern, wobei sie gestoßen wird und ihr(e) Kind(er) verliert."[429] Auch wenn es in Ex 21,22-23 um einen konkreten Fall, eine unvorsätzlich begangene Körperverletzung oder Tötung geht,[430] wird die Stelle darüber hinaus für Diskussionen über den Wert des Embryos und die Abtreibungsfrage herangezogen.[431]

Die Septuaginta liest in V. 22 nicht nur den Singular τὸ παιδίον αὐτῆς (*ihr Kind*), sondern führt zusätzlich eine andere Unterscheidung ein: Ist das Kind μὴ ἐξεικονισμένον (*nicht ausgebildet / noch nicht voll gebildet / geformt*), soll es mit Geld bezahlt werden (V. 22). Ist es aber ἐξεικονισμένον (*ausgebildet*), so soll Leben um Leben gegeben werden (V. 23). In dieser Übersetzung wird also nur das Schicksal des Fötus thematisiert, nicht das der Mutter.[432] Der Status des Embryos wird – je nach Entwicklungsgrad in der Schwangerschaft – unterschiedlich bewertet.

In der jüdischen Tradition wird Ex 21,22-23 als Belegstelle dafür zitiert, dass ungeborenes Leben als Teil der Mutter gilt: אָסוֹן (*Schaden / Unfall / Tragödie*) wird als Tod der Mutter interpretiert. Die Hauptsorge gilt also der Mutter. Die Heiligkeit des Lebens ist im Judentum oberstes Gebot; aber falls das Leben einer schwangeren Frau in Gefahr ist, hat es Priorität vor dem Leben eines ungeborenen Kindes. Sowohl in der rabbinischen Tradition als auch in mittelalterlichen Kommentaren gilt, dass der Embryo ganz vom

---

426 Vgl. FEUCHT 2004, 44–45; VOLK 2004, 81–82.

427 Vgl. CRÜSEMANN 1992, 190, der auch auf andere altorientalische Gesetze verweist, wo nirgends von einer überlebenden Frühgeburt die Rede ist, sondern vom Tod entweder des Fötus oder der Mutter; vgl. OHLER 1992, 37.

428 Vgl. KÖCKERT 2004, 53.

429 KÖCKERT 2004, 51.

430 Vgl. KUNZ 1999, 577–581.

431 So TÅNGBERG 1987, 52.

432 Vgl. SCHMIDT 2004, 82.

Körper der Mutter abhängig ist und erst nach und nach seinen Personstatus entwickelt.[433]

Auch in Num 12,12 steht יצא im Kontext einer misslingenden Geburt. Num 12,12 ist schon auf der Ebene der Textüberlieferung ein schwieriger Text mit einigen syntaktischen und semantischen Unklarheiten:

| | |
|---|---|
| *Nicht doch soll sie sein wie einer,* | אַל־נָא תְהִי כַּמֵּת |
| *der, wenn er aus dem Leib seiner Mutter herauskommt,* | אֲשֶׁר בְּצֵאתוֹ מֵרֶחֶם אִמּוֹ |
| *stirbt und dessen Fleisch zur Hälfte verzehrt ist.* | וַיֵּאָכֵל חֲצִי בְשָׂרוֹ׃ |

Im Erzählduktus ist dieser Satz direkte Rede von Aaron zu Mose über Mirjam, die von Aussatz befallen ist. Die Formulierung כַּמֵּת (*wie der Tote*) findet sich nur hier und in Ps 31,13. Durch כ ist eindeutig markiert, dass es sich um einen Vergleich handelt. Die Suffixe im Singular maskulin weisen darauf hin, dass sich die Beschreibung auf das Partizip מת zurück bezieht. Die Syntax ist schwierig: Das Relativpronomen אֲשֶׁר weckt die Erwartung eines finiten Verbums, das allerdings fehlt. Stattdessen folgt יצא im Infinitiv constructus + Suffix Sg.m. Die Präposition ב suggeriert, dass es hier um Tod während der Geburt geht.[434]

יצא als Verb für das Herauskommen aus dem Mutterleib – ebenfalls in Todesnähe – findet sich in Hi 3,11:

| | |
|---|---|
| *11a Warum bin ich nicht von Mutterleib an gestorben,* | 11a לָמָּה לֹּא מֵרֶחֶם אָמוּת |
| *11b aus dem Bauch herausgekommen und verschieden?* | 11b מִבֶּטֶן יָצָאתִי וְאֶגְוָע׃ |

In einer klagenden Frage drückt Hiob hier auf zweifache Weise im Parallelismus seine Todessehnsucht aus. So wie der Vorgang in der zweiten Hälfte des Parallelismus geschildert wird, wird mit יצא an die tatsächlich stattfindende Geburt erinnert, nach der aber sofort der Tod eintritt: Hier ist es also eine Lebendgeburt mit sofort danach eintretendem Tod.

Die Parallelstellen zeigen, dass mit יצא unterschiedliche Vorgänge beschrieben werden können: In Ps 144,14 ist es die allgemeinste Schilderung: Es kann sowohl Fehlgeburt als auch Totgeburt oder Tod sofort nach der Geburt meinen. Es wird nichts über die Ursache gesagt. Ex 21,22 ist die einzige Stelle, wo eine Ursache für eine Fehlgeburt genannt ist: Sie wird durch äußere Gewalteinwirkung herbeigeführt. In Num 12,12 geht es um eine Totgeburt und in Hi 3,11 um Tod sofort nach der Geburt.

---

[433] Vgl. bArachin 7a; bChulin 58a; bGittin 23b; bNasir 51a u.a.; vgl. die mittelalterlichen Kommentare von Raschi, Ramban, Malbim zu Ex 21,22–23. Einen Überblick über diese Diskussion gibt NORDMANN 2000, 37–48.

[434] RAPP 2002, 207, interpretiert diesen Tod nicht als physischen, sondern als sozialen Tod, als soziale Ausgeschlossenheit.

Ein weiterer Intertext ist Gen 35,16-19: Hier gelingt zwar die Geburt Benjamins, aber seine Mutter Rahel stirbt bei der Geburt. Ihr Tod wird ebenfalls mit der Wurzel יצא augedrückt וַיְהִי בְּצֵאת נַפְשָׁהּ כִּי מֵתָה (*Und es geschah beim Ausgehen ihrer Seele / ihres Lebens, dass sie starb*; V. 18).

Der Wunsch, dass Fehlgeburten ausbleiben mögen, findet sich – in anderen Worten – auch in Ex 23,25-26: Hier werden Fehlgebärende und Unfruchtbare zu den Krankheiten in V. 25 parallel gesetzt, die nicht sein sollen:

| | |
|---|---|
| *26a Es möge keine Fehlgebärende* | 26a לֹא תִהְיֶה מְשַׁכֵּלָה |
| *und keine Unfruchtbare in deinem Land geben.* | וַעֲקָרָה בְּאַרְצֶךָ |

Ein Text, der sowohl zu Ps 144,14 als auch zu Ps 35,12 Bezüge aufweist, ist Hi 21, v.a. V. 8.10. In V. 8 heißt es:

| | |
|---|---|
| *Ihre Nachkommenschaft hat vor ihnen* | זַרְעָם נָכוֹן לִפְנֵיהֶם עִמָּם |
| *mit ihnen*[435] *Bestand* | |
| *und ihre Sprösslinge vor ihren Augen.* | וְצֶאֱצָאֵיהֶם לְעֵינֵיהֶם׃ |

צֶאֱצָאִים sind die *Nachfahren, Sprösslinge*, wörtlich „*Herauskömmlinge*“ (יצא), von Pflanzen oder von menschlichem Nachwuchs. Diese reduplikative Nominalbildung kommt nur in Jes und Hi vor. Hier wird also dieselbe Wurzel יצא verwendet wie in Ps 144,14, allerdings nicht für Fehlgeburt, sondern im Kontext gelingender Geburten. Die Etymologie und die Gegenüberstellung der beiden Begriffe in Hi 21,8 und Ps 144,14 zeigt, dass die Wurzel יצא – genauso wie עקר, das sowohl Unfruchtbarkeit als auch Nachkommenschaft bezeichnen kann – ein Gegensatzpaar umschreibt: sowohl *Fehlgeburt / Abgang* als auch *Nachkommenschaft / Sprösslinge*. Inhaltlich näher zu Ps 144,14 ist Hi 21,10:

| | |
|---|---|
| *Sein Stier bespringt und verfehlt nicht.* | שׁוֹרוֹ עִבַּר וְלֹא יַגְעִל |
| *Seine Kuh kommt durch*[436] *und hat keine Fehlgeburt.* | תְּפַלֵּט פָּרָתוֹ וְלֹא תְשַׁכֵּל׃ |

Wie in Ps 144,14 sind es auch hier die Rinder, deren Fruchtbarkeit als Inbegriff von Segen gilt. Der beschreibende Aussageduktus lässt sich mit Ps 144,14 vergleichen. Hier wird allerdings für Fehlgeburt nicht die Wurzel יצא verwendet, sondern שׁכל. Dieser Text stellt also eine intertextuelle Verbin-

---

[435] Immer wieder wird hier vorgeschlagen, zumindest עִמָּם als Glosse anzusehen und wegzulassen (so z.B. STRAUSS 1995, 36, 38; vgl. den Apparat der BHS). Für eine solche glättende Vereinfachung der Doppelung liegen aber keine handschriftlichen Belege vor.

[436] So STRAUSS 1995, 37; vgl. ebd. 38: „MT – s. auch T und S – kann in (vor-) geprägten Erfahrungssätzen mit dem Sing. auch jeden einzelnen (der Frevler) als solchen herausstellen (vgl. Ges-K § 1451), während weiterhin der Plur. – s. auch G und V – gemeint ist.“

dung zu Ps 35,12 her: Rinder, die keine Fehlgeburt haben, sind Inbegriff von Segen. Auch der Kontext ist ähnlich wie in Ps 35: die Beschreibung der Frevler (רְשָׁעִים; Hi 21,7). Beide Texte sind an Gott gewandte Rede. In der Textpragmatik wird dasselbe Bild aber unterschiedlich verwendet: Während es in Ps 144 ein Wunsch für ein fruchtbares Leben in Wohlstand ist, ist in Hi 21 die Klage des Hiob über das fruchtbare Leben der Gottlosen der Kontext.

In ähnlicher Weise verbindet Cant 4,2 Ps 35,12 mit Ps 144,14: Wie in Ps 35,12 wird auch hier *fehlgebärend* mit שׁכל ausgedrückt. Inhaltlich besteht eine große Nähe zwischen Cant 4,2 und Ps 144,14: Der Wunsch, dass Fehlgeburten ausbleiben, umfasst Mensch und Tier.

### *3.4.4. Ps 22,30-32*

Im Schlussteil von Ps 22, von dem bisher V. 10-11 unter dem Gesichtspunkt „Gott als Hebamme" untersucht wurden,[437] finden sich Bezüge zum Motiv der Geburt, die nicht auf den ersten Blick sichtbar sind. Dies ist zum einen eine Interpretation des schwierigen וְנַפְשׁוֹ לֹא חִיָּה (*und wer seine Seele / sein Leben nicht leben lässt / am Leben erhält / zum Leben bringt*) in Ps 22,30,[438] das sich nicht nur, aber auch in die Richtung von Fehlgeburt oder Totgeburt interpretieren lässt. Zum anderen finden sich in diesem Schlussteil viele Begriffe für Nachkommenschaft, Geborenwerden, Generationen, Familien etc. Der Psalm, der mit äußerster Gottverlassenheit begonnen hat, endet mit einer Aufforderung zum Gotteslob kommender Generationen. Geburt wird noch einmal erwähnt als Eingebundensein in eine Generationenfolge.

„Der letzte Abschnitt von Psalm 22 hat den Exegeten seit je Mühe bereitet."[439] Die Verse 28-32 sind ein „Aufruf zur universalen Anbetung JHWHs"[440]. Aber wer die einzelnen Gruppierungen sind, die JHWH anbeten sollen, darüber gibt es eine Reihe von unterschiedlichen Interpretationen. Der Schluss von V. 30 wird im Allgemeinen eher im Zusammenhang der Thematik einer beginnenden Auferstehungshoffnung im AT diskutiert. Dass dieser schwierige Text hier im Zusammenhang mit Geburt besprochen werden soll, mag vielleicht erstaunen, wird aber hoffentlich in der folgenden Interpretation verständlich. V. 30c soll nun in seinem unmittelbaren Kontext näher untersucht werden.

---

[437] Vgl. Kapitel 2.2.

[438] Für den Hinweis auf diese Stelle im Zusammenhang mit dem Thema Fehlgeburt danke ich Walter Dietrich.

[439] KEEL-LEU 1970, 405.

[440] SEYBOLD 1996, 99. Seiner Klassifizierung als „Anhang" ist m.E. nicht zuzustimmen.

Ps 22,30-32 wird gerne als eschatologische Neuinterpretation von Ps 22 beurteilt.[441] Gerade von einer Berücksichtigung der Geburtsbezüge her lässt sich aber für eine Einheitlichkeit des gesamten Psalms argumentieren.

### *3.4.4.1. Textkritik und Übersetzung*

| | |
|---|---|
| *30a Es aßen und fielen anbetend nieder* | אָכְלוּ וַיִּשְׁתַּחֲווּ 30a |
| *alle Fetten der Erde.* | כָּל־דִּשְׁנֵי־אֶרֶץ |
| *30b Vor ihm verbeugen sollen sich* | לְפָנָיו יִכְרְעוּ 30b |
| *alle, die in den Staub hinabsteigen,* | כָּל־יוֹרְדֵי עָפָר |
| *30c und dessen Seele er nicht zum Leben bringt.* | וְנַפְשׁוֹ לֹא חִיָּה׃ 30c |
| *31a Der Same soll ihm dienen;* | זֶרַע יַעַבְדֶנּוּ 31a |
| *31b von[442] Adonaj soll erzählt werden der Generation.* | יְסֻפַּר לַאדֹנָי לַדּוֹר׃ 31b |
| *32a Sie sollen kommen* | יָבֹאוּ 32a |
| *32b und seine Gerechtigkeit verkünden dem Volk,* | וְיַגִּידוּ צִדְקָתוֹ לְעַם 32b |
| *das geboren wird,* | נוֹלָד |
| *32c denn er hat es getan.* | כִּי עָשָׂה׃ 32c |

„Der Text in 30-32 ist stark verderbt."[443] Diesem Urteil schließen sich die meisten Exegetinnen und Exegeten an. Dass bereits die hebräische Textbasis schwierig ist, darüber herrscht wohl Konsens. Dennoch soll hier versucht werden, möglichst MT zu folgen und ohne Konjekturen auszukommen.

Statt אָכְלוּ (*sie aßen*) in V. 30 werden verschiedene Änderungen vorgeschlagen: im App. BHS (Bardtke) אַךְ לוֹ י` (*ja, ihm sollen sich beugen*)[444] oder אֵיךְ לוֹ י` (*wie ihm*). Das Essen ist aber durchaus im unmittelbaren Kontext verankert: So wird in V. 27 der Wunsch vorgetragen, dass die Armen essen und satt werden sollen.[445] Der Codex Petropolitanus vokalisiert וַיִּשְׁתַּחֲווּ (*sie fielen anbetend nieder*). Viele Handschriften und Druckausgaben vokalisieren dagegen: וַיִּשְׁתַּחֲווּ. Dies wäre korrekter und würde auch der Vokalisation in V. 28 entsprechen.

Ein besonderes Problem in V. 30 sind כָּל־דִּשְׁנֵי־אֶרֶץ (*alle Fetten der Erde*).[446] Eleganter ist vielleicht die Übersetzung „alle Gelabten"[447]. Allein von der Textkritik her spricht allerdings nichts gegen diesen Text, da keine abwei-

---

441 Vgl. z.B. Preuss 1977, 682.

442 Vgl. Gesenius 3, 2005, 584.

443 Kraus 1989a, 323.

444 Vgl. Irsigler 1988, 198.232; so auch Kraus 1989a, 322–323: „nur ihm"; Bauks 2004, 15: „Allein vor ihm"; Dahood 1965, 138.143: „Indeed to him"; Fabry 1988, 284.

445 Allein aus diesem Vers auf eine „Opfermahlzeit" als Sitz im Leben zu schließen, „zu der die ‚Armen' eingeladen und versammelt wurden" (Kraus 1989a, 325), hat aber keine Grundlage im Text.

446 So auch Janowski 2006, 352.

447 Seybold 1996, 96.

chenden Textzeugen vorliegen. Eine Konjektur zu יְשֵׁנֵי (*die Schlafenden*)[448] hat keinen textlichen Anhaltspunkt und ist nicht nötig. „Mit den ‚Fetten der Erde' sind die Lebenskräftigen [...] gemeint, die in vollem Lebenssaft stehen."[449]

Der Schluss von V. 30 – וְנַפְשׁוֹ לֹא חִיָּה (*und wer seine Seele nicht leben lässt / und dessen Seele er nicht zum Leben bringt*) – ist besonders schwer verständlich und soll im Folgenden noch ausführlicher untersucht werden. Textlich liegt hier eine Variante vor: Die Septuaginta übersetzt καὶ ἡ ψυχή μου αὐτῷ ζῇ (*und meine Seele lebt für ihn*), setzt also veränderten Konsonantenbestand und Vokalisation voraus: נַפְשִׁי לוֹ חַיָּה. Sie verändert das Suffix von der 3. zur 1. Person, macht aus der Negation die Präposition ל + Suffix und verändert das *pi.* zum *q.* Damit wird der Text aber nicht besser verständlich, da im unmittelbaren Kontext keine 1.P. vorkommt. Bei der LXX-Fassung könnte die spätalttestamentliche Auferstehungshoffnung im Hintergrund stehen.[450]

Die Exegese ist im Allgemeinen zu Recht vorsichtig, genau festzulegen, um wen es sich in diesem Abschnitt handelt. Eine Möglichkeit, mit diesem Problem umzugehen ist, den Schluss von V. 30 mit dem Beginn von V. 31 als Hendiadyoin und somit Bezeichnung für eine Gruppe, die Toten, zusammen zu ziehen und als spätere Glosse zu erklären.[451] MT soll hier aber beibehalten und nach anderen Interpretationsmöglichkeiten gesucht werden.

In V. 31 vokalisieren eine hebräische Handschrift und die Septuaginta זַרְעִי (*mein Same / meine Nachkommenschaft*).[452] Am Schluss von V. 31 lässt die LXX ל von לְדוֹר weg, zieht das Ende von V. 31 mit dem ersten Wort von V. 32 (יָבֹאוּ) zusammen und übersetzt: γενεὰ ἡ ἐρχομένη (*das kommende Geschlecht*).[453]

### *3.4.4.2. Syntax*

Die einzelnen Satzteile in V. 30 lassen sich auf unterschiedliche Weise abtrennen: Der erste Versteil besteht aus einer Perfekt- und einer Imperfekt-consecutiv-Form Pl. mit den *Fetten / Gesättigten der Erde* als Subjekt. Darauf

---

[448] Diese Änderung des Konsonantentextes wird z.B. in BHS App. (BARDTKE) oder von WEISER 1987a, 147; DAHOOD 1965, 138.143; IRSIGLER 1988, 198.232; KRAUS 1989a, 322–323 vorgeschlagen.

[449] JANOWSKI 2006, 353.

[450] Vgl. FABRY 1988, 285–286.

[451] Vgl. App. BHS (BARDTKE); WEISER 1987a, 147, der diesen Versteil als späteren dogmatischen Zusatz in der Übersetzung ganz weglässt. IRSIGLER 1988, 197.232, übersetzt in diesem Sinne: „Und ist einer selbst nicht mehr am Leben, wird Nachkommenschaft ihm dienen."

[452] So auch z.B. KRAUS 1989a, 322–323.

[453] So auch App. BHS; VANONI 1988, 165.

folgt eine Imperfekt-Form Pl. mit כָּל־יוֹרְדֵי עָפָר (*allen zum Staub Hinabsteigenden / Hinabgestiegenen*) als Subjekt. Mit dem folgenden וְנַפְשׁוֹ לֹא חִיָּה (*und wer seine Seele nicht leben lässt / am Leben erhält / zum Leben bringt / und dessen Seele er nicht zum Leben bringt*) wechselt der Numerus vom Plural zum Singular. Semantisch mehrdeutig ist nun, wie dieser Versteil dem vorangehenden Satz zuzuordnen ist: Es kann sich um eine Näherbeschreibung der יוֹרְדֵי עָפָר (*der in den Staub Hinabsteigenden / Hinabgestiegenen*) handeln[454] oder – wie hier vorgeschlagen – um eine eigene Gruppe, sozusagen eine Untergruppe der יוֹרְדֵי עָפָר.

Zudem ist die Frage des Subjekts von V. 30c unklar: Ist es ein einzelner aus dieser Untergruppe von Toten pars pro toto? Oder ist der zuletzt in V. 29 genannte JHWH, vor dem (לְפָנָיו; V. 30b) sich die Toten verneigen sollen, Subjekt von V. 30c?[455] Die hier vorgeschlagene Übersetzung *und dessen Seele er nicht zum Leben bringt* macht JHWH zum Subjekt dieses Vorgangs und versteht darunter eine eigene Gruppe.[456]

V. 30 enthält ganz unterschiedliche Verbalformen: Mit den beiden Imperfekt-Formen ist wohl insgesamt an ein zukünftiges Geschehen gedacht. Die beiden ersten Gruppen, die zum Gotteslob aufgefordert werden, sind in Präsens-Partizip-Formen beschrieben. V. 30c unterscheidet sich nicht nur durch den Numerus-Wechsel von den ersten beiden Teilen des Verses, sondern auch darin, dass es mit חִיָּה nur eine Verbform enthält, und diese ist ein *pi.*-Perfekt. Dies kann darauf hindeuten, dass es sich um eine andere Zeitstufe handelt.

### *3.4.4.3. Semantik*

Ps 22,30 ist ein schwieriger und mehrdeutiger Text. Exemplarisch für die Ratlosigkeit und Vorsicht der Exegese mit konkreten Festlegungen sei hier SEYBOLD zitiert: „30b bleibt dann undeutlich. Bezieht sich der M-Text auf die

---

[454] So z.B. WEBER 2001, 121:
„30 [...]c Vor seinem Angesicht sollen sich beugen
d alle, die in den Staub hinabfahren.
e Ja, deren (‚seine') Seele hat er nicht am Leben erhalten!"

[455] So WEBER 2001, 121, in der zitierten Übersetzung.

[456] SPIECKERMANN 1989, 242.245, macht ebenfalls JHWH zum Subjekt und übersetzt V. 30c: „Aber er macht seine Seele nicht (wieder) lebendig." Er versteht das Perfekt also als andauernden oder in die Zukunft weisenden Vorgang und geht insgesamt mit der Identifikation aller drei genannten Gruppen – die יוֹרְדֵי עָפָר (*in den Staub Hinabgestiegenen*), כָּל־דִּשְׁנֵי־אֶרֶץ (*alle Fetten der Erde*) und וְנַפְשׁוֹ לֹא חִיָּה (*dessen Seele er nicht zum Leben bringt*) – in eine ganz andere Richtung: „Von den in den Staub hinabgefahrenen Reichen, die durch den Gestus des Kniebeugens um Jahwes Erbarmen bitten, gilt im Gegensatz zu den elenden Jahwefürchtigen (V.27), dass Jahwe sie nicht ins Leben zurückkehren lassen wird."

Erwartung eines Wieder-lebendig-Machens (pi) und einer Auferweckung der Toten?“[457]

Auf jeden Fall geht es hier um Aussagen an den Grenzen von Leben und Tod. Es ist möglich, dass es sich um den Lebensbeginn handelt: Die Rede ist von einem Wesen, das eine נפש hat, aber kein חיים. Die *pi.*-Form von חיה kann sowohl mit *am Leben erhalten* als auch mit *zum Leben (zurück)bringen* übersetzt werden (vgl. z.B. Gen 19,19; Ez 18,27).[458] נפש und חיים können fast synonym in der Bedeutung *Leben* gebraucht sein (z.B. Ps 88,4 im Parallelismus). Die enge Zusammengehörigkeit von נפש und חיים, die sich durch die gesamte Hebräische Bibel zieht (z.B. נֶפֶשׁ חַיָּה in Gen 2,7), ist hier durch das לא durchbrochen. נפש ist „[...] im biblischen Menschenbild das Zentrum der Vitalität, Lebenskraft und Lebensgier. Sie kann schmerzen, frohlocken, hingerafft oder aus Todeszuständen errettet werden, sie lechzt nach der Nähe Gottes und wird am Ende nur bei Gott ganz ruhig.“[459] Gerade diese in der נפש angelegte Vitalität wird hier nicht am Leben gelassen. Auch der Bedeutungsaspekt von נפש als Umschreibung für die *Person*, für den Menschen in seiner Gesamtheit, passt in unserem Zusammenhang.

Manche Exegetinnen und Exegeten denken in Ps 22,30 an eine vorsichtige Aussage in Richtung einer Auferweckung der Toten.[460] Gesagt wird im Text aber nur, dass die in den Staub Hinabgestiegenen[461] und die, deren Seele nicht zum Leben gebracht wird, zum Gotteslob aufgefordert werden. Als eine Gruppe der Toten können mit diesen Wesen, die schon eine Art Existenz haben, deren נפש (*Vitalität / Lebendigkeit*) aber nicht bleibt bzw. nicht zum Leben gebracht wird, Fehlgeburten oder Totgeburten gemeint sein, auch wenn sie nicht explizit als solche benannt werden. Die Grundbedeutungen von חיה *pi.* sind *am Leben erhalten* und *zum Leben bringen*.[462] In der Perfekt-Form drückt sich aus, dass diese Wesen gar nicht zum Leben gekommen sind. Die Perfekt-Form weist also auch auf eine andere Zeitspanne hin: Während mit den יוֹרְדֵי עָפָר (*die in den Staub Hinabsteigenden*) im Präsens-Partizip Menschen im Blick sind, die nach dem Leben sterben, kann in V. 30c an einen Tod noch vor dem Leben gedacht sein. Nach dieser Interpretation ist es

---

457 SEYBOLD 1996, 99.

458 Vgl. HALAT 1, 1967, 297.

459 SCHROER / STAUBLI 2005, 49.

460 Vgl. z.B. JANOWSKI 2006, 337. KEEL-LEU 1970, 409, argumentiert gegen die These, dass es hier um Gotteslob der Toten geht, indem er כרע von Jdc 5,27; II Reg 9,24 her mit „zusammenbrechen“ übersetzt und vom anbetenden Niederfallen (וַיִּשְׁתַּחֲווּ) unterscheidet: EBD., 413: „Ja, vor Ihm werfen sich nieder alle, die im Saft stehn,
vor Ihm brechen zusammen alle, die zum Staub hinabsteigen.“

461 Das Partizip kann hier sowohl präsentisch als auch perfektisch – *die in den Staub hinabgestiegenen / die Toten* – übersetzt werden: vgl. HALAT 2, 1974, 415; GESENIUS 2, 1995, 492–493.

462 Vgl. HALAT 1, 1967, 297.

JHWH, der die נפשׁ (*Vitalität*) dieser Wesen nicht zum Leben bringt. Diese Interpretation in Richtung Fehl- oder Totgeburten fügt der schillernden Formulierung וְנַפְשׁוֹ לֹא חִיָּה eine weitere Facette hinzu, die bisher kaum berücksichtigt wurde. Dies würde darauf hinweisen, dass der Lebensbeginn wie das Lebensende als schrittweiser Prozess vorgestellt wird.[463] Es gibt eine Existenz und Identität des Menschen vor und nach dem Leben, nur das Mittelstück heißt Leben im eigentlichen Sinn. Ps 22,30 ist damit ein Beispiel dafür, dass die Grenze zwischen Leben und Tod nicht eindeutig zu markieren ist. Die Todesgrenze kann weit in den Bereich des Lebens hineinreichen,[464] hier sogar an den Lebensbeginn, die Entstehung von neuem Leben. Bleiben wir bei der These, dass es hier um Fehlgeburten geht, dann ist es doch eine bemerkenswerte Aussage, dass Fehlgeburten wie andere Tote zum Gotteslob aufgefordert werden.

Auch זֶרַע (*Same / Nachkommenschaft*) am Beginn von V. 31 ist mehrdeutig: So kann es – wie meistens übersetzt – ein Vorausblick auf das zukünftige Gotteslob kommender Generationen sein. Es ist aber auch möglich, זֶרַע hier ganz wörtlich als *Same* zu verstehen und damit stärker mit dem Schluss von V. 30 zu verbinden: als Same, der zwar schon נפשׁ hat, sich aber nicht zu weiterem Leben entwickelt.[465] Damit würde V. 31a noch zu V. 30 gehören und das Gotteslob künftiger Generationen erst in V. 31b beginnen. Oder der Schluss von V. 30 wird mit dem Anfang von V. 31 als asyndetisch aneinander gereihte Überleitung zum Folgenden zusammen gezogen.[466]

In Ps 22,30 kann also an einen schrittweisen Übergang ins Leben und dann in den Tod gedacht sein. Dies hat eine Parallele im schrittweisen Tod des Nabal (I Sam 25,37-38): Zunächst stirbt sein Herz in seinem Inneren (וַיָּמָת לִבּוֹ בְּקִרְבּוֹ), und er wird zu Stein (וְהוּא הָיָה לְאָבֶן). Erst nach ungefähr zehn Tagen stirbt er (V. 38). So wie es Stufen des Sterbens[467] gibt, gibt es also einen schrittweisen Übergang ins Leben.

In jedem Fall handelt es sich bei וְנַפְשׁוֹ לֹא חִיָּה um Tote. Dass nach diesen – wohl späten – Aussagen die Toten JHWH sehr wohl loben,[468] widerspricht

---

[463] Auch die Erschaffung des Menschen wird in einem solchen schrittweisen Prozess dargestellt: Gen 2,7.

[464] Vgl. JANOWSKI 2006, 253; vgl. BARTH $^{3}$1997, 141: „[…] nicht alles ‚Lebendige' lebt wirklich, nicht alles ‚Tote' ist wirklich tot."

[465] Vgl. SEYBOLD 1996, 96, Anm. 31[a].

[466] So KEEL-LEU 1970, 413:
„Und wo einer selbst nicht (mehr) lebt,
31 wird Nachkommenschaft Ihm dienen."

[467] Vgl. WOLFF 2002, 166–170.

[468] Anders BAUKS 2004, 15.19–20.151–152, die die Auslegung der Gottesanbetung durch die Toten als in den Text hineingelegte ansieht und selbst übersetzt: „Und (wenn) ihre Seele nicht (mehr) am Leben bleibt, wird die Nachkommenschaft ihm dienen." Diese Übersetzung ist allerdings nur durch Veränderungen von MT möglich und nicht überzeugend.

der im AT weiter verbreiteten Tradition, wonach das Gotteslob im Tod endet (vgl. allein innerhalb des Psalters Ps 6,6; 30,10; 88,11; 115,17).[469] Ein Merkmal der Toten ist, dass sie Gott nicht sehen (vgl. Jes 38,11). Ps 22,30 zeigt aber, dass das Bild nicht so eindeutig ist, sondern durchaus Platz für unterschiedliche Stimmen hat. Es gibt Texte, die eine Präsenz Gottes auch im Jenseits zumindest andeuten. So geht Ps 139,8 in eine ähnliche Richtung wie Ps 22,30:

| | |
|---|---|
| *Wenn ich mich in der Unterwelt hinlege, siehe, bist du da.* | וְאַצִּיעָה שְּׁאוֹל הִנֶּךָּ׃ |

Die Omnipräsenz JHWHs erstreckt sich bis in den Scheol. In Kombination mit V. 14-16, wo an die Geburt zurückerinnert wird, findet sich also auch in Ps 139, genauso wie in Ps 22, die enge Verklammerung von Leben und Tod. Die Macht JHWHs geht über die Grenzen des irdischen Lebens hinaus.

Die große Nähe zwischen Leben und Tod, zwischen Gebären bzw. Geboren-Werden und Sterben ist auch am Ende des Gebets um das Endgericht Jes 26,7-21 sichtbar: Übergangslos ist der Wechsel von der Schilderung von kollektiver Schwangerschaft, Wehen und Geburt in V. 17-18 zum Gotteslob der Toten in V. 19. Geburt und Tod stehen hier an der Grenze zwischen Klage V. 17-18 und Heilsorakel V. 19-21.[470] In Jes 26,19e heißt es:

| | |
|---|---|
| *Und die Erde wird Schatten gebären.* | וָאָרֶץ רְפָאִים תַּפִּיל׃ |

Das Verb, mit dem das Gebären der Erde ausgedrückt wird, ist נפל *hi.*: Abgeleitet von der Grundbedeutung *fallen lassen* ergibt sich in diesem Kontext *gebären.*[471] Dass hier רְפָאִים (*Schatten / Totengeister*[472]) geboren werden, deutet auf eine nicht gelingende Geburt hin: „Sie [i.e. die Erde] gebiert nicht Lebende, sondern Totenschatten, vom Tod noch schlimmer entstellt als die toten Fehlgeburten einer menschlichen Mutter."[473] Damit entsteht eine Verbindung zu Ps 58,9, wo נפל die Bezeichnung für eine *Fehlgeburt* ist. Auch dieser Text lässt sich nicht auf eine einzige Interpretation festlegen.

Neben dem Schluss von Ps 22,30 ist für unsere Fragestellung der Geburtsmotive auffallend, dass die Verse 30-32 – im Gegensatz zu den beiden Bezeichnungen für Gruppen von Toten – zahlreiche Begriffe für Nachkommenschaft, zukünftige Generationen enthalten: זֶרַע (*Same / Nachkommen-*

---

[469] Vgl. JANOWSKI 2006, 226–263, 353–354. Auch um diesen Widerspruch zu glätten, kann V. 30b–31a zu einer später eingefügten Glosse gemacht werden: so z.B. IRSIGLER 1988, 197; HOSSFELD 1993b, 151.

[470] Vgl. JANOWSKI 2006, 337–338.

[471] Vgl. HALAT 3, 1983, 671. STOL 2000, 32, weist auf eine Parallele zu diesem Fallen aus dem Mutterleib in einem altbabylonischen Brief hin.

[472] Vgl. HALAT 4, 1990, 1188–1189.

[473] OHLER 1992, 43.

*schaft*), דּוֹר (*Generation*) und עַם נוֹלָד (*das Volk, das geboren [werden] wird*).

Dieses Wortfeld ist gut im gesamten Ps 22 verankert: Als Gegenpol zur erfahrenen Bedrängnis vermitteln die Menschen in der näheren Umgebung Unterstützung und Vertrauen. Dies beginnt mit der eigenen Herkunft: אֲבֹתֵינוּ (*unsere Väter*; V. 5) und אִמִּי (*meine Mutter*; V. 10.11). Die Verwandtschaftsbezeichnungen weiten sich von אֶחָי (*meine Geschwister*; V. 23) zu קָהָל (*Gemeinde / Versammlung*) in V. 23.26 aus. זֶרַע in V. 31 nimmt כָּל־זֶרַע יַעֲקֹב (*jeder Same Jakobs*) und כָּל־זֶרַע יִשְׂרָאֵל (*jeder Same Israels*) aus V. 24 auf. In V. 28 erweitert sich der Blick bis hin zu כָּל־אַפְסֵי־אָרֶץ (*allen Enden der Erde*) und כָּל־מִשְׁפְּחוֹת גּוֹיִם (*allen Großfamilien der Völker*). Die individuelle Dimension weitet sich so zur gemeinschaftlichen und darüber hinaus zu einer universalen Perspektive. Der Psalm, der in der Gottverlassenheit begonnen hat, endet mit einem Ausblick auf künftige Generationen (דּוֹר; V. 31), deren Geborenwerden (ילד *ni.*) hervorgehoben wird (עַם נוֹלָד; V. 32). Damit wird das Thema der eigenen Geburt von V. 10-11 wieder aufgenommen und in den größeren Zusammenhang kommender Generationen gestellt. Dieses unterstützende „Netzwerk“ bildet ein Gegengewicht gegen die Selbsterfahrung des betenden Ich als חֶרְפַּת אָדָם וּבְזוּי עָם (*ein Spott der Menschen und verachtet vom Volk*; V. 7) und die צָרָה קְרוֹבָה (*nahe Bedrängnis*; V. 12).

### *3.4.4.4. Pragmatik*

V. 28-32 ist ein Hymnus. Der Appellcharakter dieser Verse ist groß. In Jussiv-Formen unterschiedlicher Verben werden verschiedene Personengruppen, Kollektive zum Gotteslob aufgefordert: כָּל־אַפְסֵי־אָרֶץ (*alle Enden der Erde*) sollen sich erinnern und zu JHWH umkehren, כָּל־מִשְׁפְּחוֹת גּוֹיִם (*alle Familien der Völker*) sich vor ihm niederwerfen (V. 28). In V. 28 MT liegt hier ein Bruch zwischen אֶל־יְהוָה (*zu JHWH*) und לְפָנֶיךָ (*zu Dir*) vor. Ein solcher Wechsel innerhalb des Parallelismus ist möglich und muss nicht textkritisch korrigiert werden.[474] Die nächste Gruppe, die – wohl eher im Rückblick mit Verben in Vergangenheit – genannt wird, sind כָּל־דִּשְׁנֵי־אֶרֶץ (*alle Fetten / Gesättigten der Erde*). Darauf folgen כָּל־יוֹרְדֵי עָפָר (*alle zum Staub Hinabsteigenden / Hinabgestiegenen*) und וְנַפְשׁוֹ לֹא חִיָּה (*dessen Seele er nicht zum Leben bringt*) in V. 30. Hier wechselt die Nennung von Kollektiven vom Plural zum Singular. In V. 31 sind ebenfalls Kollektive im Singular genannt: זֶרַע (*Same / Nachkommenschaft*) und דּוֹר (*Generation*).

In V. 32 findet wieder ein Übergang zum Plural statt, wobei keine Gruppe einzeln genannt wird. Der Vers ist ein zusammenfassender Abschluss. Im gesamten Abschnitt geht es um einen Appell zur Verehrung JHWHs in uni-

[474] Eine Handschrift, die Peschitta, Hieronymus, die Vulgata und die Versio Arabica lesen לְפָנָיו (*zu ihm*) statt לְפָנֶיךָ (*zu Dir*). So auch KRAUS 1989a, 322–323.

versaler Perspektive, die sogar bis in den Tod hineinreicht. Angesprochen sind nicht einzelne, sondern ganze Gruppen, Kollektive.

Die Fehlgeburten sind eine Untergruppe der Toten. Sie haben eine Zwischenstellung zwischen Leben und Tod. Der Aufruf, dass sich Fehlgeburten vor JHWH verneigen sollen und damit in das Gotteslob einstimmen, kann eine tröstliche Funktion haben. Sie haben noch eine Aufgabe. Im Gotteslob haben sie Anteil am Leben. Dass JHWH gleichzeitig Verursacher von Fehlgeburten und Adressat der Verehrung ist, fügt dem ambivalenten Gottesbild rund um die Geburt eine weitere Facette hinzu.

Innerhalb von Ps 22 unterstützt die These von der Fehlgeburt die Zusammengehörigkeit des gesamten Psalms im Gegensatz zur immer wieder geäußerten Vermutung von zwei unabhängigen Psalmen.[475] Wird in V.10–11 an den Ursprung des Lebens in einer gelingenden Geburt und göttliche Bewahrung von Anfang an erinnert, so wird in V.30–32 im Blick auf die Toten mit den Worten נפשׁ (*Seele / Person / Vitalität / Lebendigkeit*), חיה (*zum Leben bringen*) in V.30, זרע (*Same / Nachkommenschaft*) in V.31 und נולד (*geboren werden*) in V.32 auch auf das Leben angespielt. Lebensanfang und -ende sind in Ps 22 verklammert. Ps 22 lässt sich nicht in einen Teil der Gottverlassenheit und einen Teil des Gottvertrauens aufteilen. Vielmehr gehen beide Aspekte ineinander über. JHWHs Macht geht über das Leben auf der Welt hinaus.

Sowohl V. 10-11 als auch V. 30c erfüllen jeweils unterschiedliche Funktionen: Innerhalb des Klageteils ist V. 10-11 eine Vertrauensäußerung. Umgekehrt erinnert V. 30c im hymnischen Abschnitt V. 28-32, im Kontext der Aufforderung zum universalen Gotteslob bis hin zu künftigen Generationen an die Ambivalenz von Geburt, an ein mögliches Nicht-Gelingen. Beide Aussagen zu Geburt stellen also gewissermaßen jeweils einen Gegenpol zur Funktion der umliegenden Verse dar.

Die Erinnerung an die eigene Geburt in Ps 22,10-11 wird in V. 30-32 ausgeweitet zur gemeinschaftlichen Perspektive. Geburt ist nicht nur ein individueller Vorgang, sondern bedeutet immer auch ein Hineingeborenwerden in eine Generationenfolge, einen Sozialverband, ein soziales Gefüge. V. 30-32 führt den engen Zusammenhang von Leben und Tod in der Geburt vor Augen. Die Aufforderung zum Gotteslob gilt auch für die Toten. Unter diesen werden Fehlgeburten oder Totgeburten genannt. Klage und Lob sind anthropologische Grundkonstanten. Das Gotteslob ruft das Hinein-Geborensein in die Abfolge der Generationen in Erinnerung. Das Fortbestehen von Nachkommenschaft dient als Hoffnungsbild.

Gott ist Adressat sowohl der Klage über die Verlassenheit als auch des Lobes. Gotteslob findet auch an den Grenzen von Leben und Tod statt. Folgt man der hier vorgestellten Interpretation, so wird Gott zum Verursacher von

---

[475] Zur Diskussion vgl. S. 50-52.

Fehlgeburten. Dies passt wieder in das Bild der Ambivalenz, dass einerseits Fruchtbarkeit positiv bewertet wird, immer wieder aber auch Gott Verursacher von Unfruchtbarkeit sein kann.

Die Geburtsaussagen sind in dieser Verschränkung Beispiele für die Korrelation zwischen Gott und Mensch[476] und für die enge Beziehung und Gemeinschaft zwischen beiden.

### *3.4.4.5. Rezeptionen von Ps 22,30-32*

Die Ausweitung von der individuellen zur universalen Perspektive, die sich in V. 28-32 andeutet, setzt sich in der umfangreichen Rezeptionsgeschichte fort. Messianische Interpretationen von Ps 22 knüpfen an den David-Bezug der Überschrift an.[477] Hier sollen einige Beispiele von jüdischen Rezeptionen der untersuchten Verse 30-32 gegeben werden.

Im Midrasch Tehillim (BUBER) findet sich eine Auslegung zu Ps 22,31, in der die Verbindung zu Fehlgeburten hergestellt wird, ohne dass dies explizit auf V. 30c zurückgeführt würde: „R. Elazar sagte: Jeder, der zur Kategorie Same, der lebt, kommt (כל מי שבא לכלל זרע שהוא חי). Ausgenommen sind Fehlgeburten, die in der zukünftigen Welt nicht leben (יצאו נפלים שאינם חיים לעתיד לבא), denn es heißt: *Sie sollen kommen und seine Gerechtigkeit verkünden dem Volk, das geboren wird, denn er hat es getan* [Ps 22,32]: der, der zur Kategorie geboren kommt (זה שבא לכלל יולד).“[478]

Aus dem Gegensatz, dass für V. 31.32 betont wird, dass es um eine Lebend-Geburt („Same, der lebt“) geht, lässt sich indirekt ableiten, dass mit וְנַפְשׁוֹ לֹא חִיָּה (*dessen Seele er nicht zum Leben bringt*) in V. 30 vielleicht Fehlgeburten gemeint sind. Als t.t. für Fehlgeburten wird hier נפלים verwendet, das im biblischen Hebräisch nur dreimal vorkommt (Ps 58,9; Hi 3,16; Koh 6,3). Inhaltlich besteht jedoch ein Widerspruch zur biblischen Aussage in Ps 22,30: Fehlgeburten sind in der rabbinischen Interpretation nicht nur nicht zum Gotteslob fähig, sondern leben auch gar nicht in der zukünftigen Welt. Zu Lebend-Geburten werden mit dem Begriff כלל zwei Kategorien gebildet: „Same, der lebt (זרע שהוא חי)“ und „wer zur Kategorie geboren kommt (זה שבא לכלל יולד)“. Auch wenn aus diesen Kategorien keine Embryologie im heutigen Sinn entwickelt werden kann, sind es doch einfache Begriffe, die das pränatale Stadium umschreiben. Voraussetzungen für gelingende Geburt und damit die Fähigkeit, Gott zu loben, ist lebendiger Same und das Geborenwerden.

---

[476] Vgl. FOHRER 1972, 156, der allerdings andere Beispiele für diese Korrelation nennt als die hier diskutierten Geburtstexte.

[477] Zur Entstehung des messianischen Verständnisses von Ps 22 vgl. BAUKS 2004, 100–103.

[478] MTeh (BUBER) 158 ad loc. in eigener Übersetzung.

In eine andere Richtung geht Raschi in seinem Kommentar zu Ps 22,30: „,*Und seine Seele*' (ונפשׁו) – jedes einzelnen – ,*hat er nicht leben lassen*' (לא חיה) – wird er nicht leben lassen. Unsere Rabbinen (שׁו"ט כב, לב) legten diese Bibelstelle so aus, dass die Toten vor ihrem Tod, wenn ihre Seele aufgehoben wird (נטילת נפשׁם), das Angesicht der Schechina (פני שׁכינה) sehen."[479] Hier ist also der Übergang vom Leben zum Tod im Blick, der Seele wird eine Eigenständigkeit zugewiesen.

### 3.4.5. *Fehlgeburt in der altorientalischen Umwelt der Hebräischen Bibel*

Im Ägyptischen gibt es unterschiedliche Begriffe für eine glückliche Geburt und eine schwierige Geburt oder Fehlgeburt.[480] Aus Ägypten sind apotropäische Mittel zur Abwendung von Fehlgeburten bekannt: Zauber, pflanzliche Mischungen etc.[481] Der Fötus galt bereits im Mutterleib als lebendes Wesen. Belege dafür sind Fötenbestattungen und Berichte über seelische Empfindungen des Fötus, der etwa von Aton getröstet wird.[482]

Auch in Mesopotamien war die Möglichkeit einer Fehlgeburt während der gesamten Schwangerschaft präsent. V.a. durch diverse Rezepturen und magisch-rituelle Praktiken versuchte man Fehlgeburten zu verhindern. Föten, die im Mutterleib starben, wurden in Tontöpfen unter dem Haus begraben.[483]

Der Wunsch, dass Fehlgeburten ausbleiben, findet sich auch in einem babylonischen Ritual aus Assur, mit dem die Gefahr einer Fehlgeburt abgewendet werden soll: „that sorcery does not come near to a pregnant woman (and) she not looses her foetus."[484] Ein vergleichbarer Hinweis auf Zauberei als Ursache von Fehlgeburten findet sich im AT nicht. Der Wunsch wird an JHWH gerichtet.

Ugaritische Geburtsomina zählen eine lange Liste von Fehlbildungen am Fötus auf und interpretieren sie für die Zukunft des Herrscherhauses:

> „[1] Und (wenn) ... [an ihm (: dem Fötus) ist/er (: der Fötus) kein ... hat], (dann) wird sein ... des (Gewicht-)Steins, (dann wird eine Vielzahl (der Bewohner) im Lande fallen. [2] (Wenn) über/auf ihm (: dem Fötus) ..[..] folgt, (dann) werden die Jungen seines (: des Hauses/Landes) Vieh stark sein. [3] Und (wenn) ein ...[an ihm (: dem Fötus ist], (dann) wird Hunger(snot) im Lande herrschen."[485]

---

479 Hebräischer Text nach Mikra'ot Gedolot (COHEN 2003a), 72, mit eigener Übersetzung.
480 Vgl. WESTENDORF 1977a, 459.
481 Vgl. FEUCHT 2004, 44; SCHMIDT 2004, 80.
482 Vgl. FEUCHT 2004, 44–45.
483 Vgl. VOLK 2004, 79–80.
484 LKA 9 rev. I (= III), 7–15; zitiert nach STOL 2000, 27.
485 TUAT II, 96.

Die Reihe setzt sich fort, wobei Fehlbildungen, Anomalien an einzelnen Körperteilen konkret beschreiben werden. Bemerkenswert ist die gleichbleibende Abfolge von Konditionalsätzen. Dass so konkret einzelne Körperteile benannt sind, an denen Fehlbildungen sichtbar sein können, weist auf ein späteres Stadium von Schwangerschaften hin. Fehlgeburten werden hier offensichtlich als etwas Öffentliches betrachtet und zur Deutung zukünftiger Ereignisse herangezogen.

Im sumerischen Mythos Enki und Ninmach ist *Umu'ul* („*meine Tage sind fern*“) die Bezeichnung für eine Fehlgeburt: Mit dieser narrativen Umschreibung wird die vorzeitige Geburt benannt. Auch dieses Wesen, das Ergebnis eines göttlichen „Gebärwettstreites“ zwischen Enki und Ninmach, hat eine ganze Reihe von Fehlbildungen, die genau aufgezählt werden.[486] Funktion des *Umu'ul* ist es, Ninmach daran zu erinnern, dass ihre Arbeit während der Schwangerschaft notwendig ist, um Fehlgeburten zu vermeiden.

Es ist nicht möglich, Zahlen zu nennen, aber insgesamt ist von einem hohen Anteil von Fehlgeburten und Sterblichkeit von Mutter und Kind im gesamten Alten Vorderen Orient während der Geburt auszugehen. Amulette sollten vor Fehlgeburten bewahren.[487]

### *3.4.6. Schlussfolgerungen*

Dass Fehlgeburt allein in den Psalmen mit drei – שׁכל – נפל – יצא – und darüber hinaus in der Hebräischen Bibel mit mehreren unterschiedlichen Termini bezeichnet wird, weist darauf hin, dass das Phänomen im Alten Vorderen Orient häufig war und in unterschiedlichen Facetten wahrgenommen wurde: In der Wurzel שׁכל (Ps 35,12) steckt das Moment des Wegreißens, Beraubens, der schmerzliche Verlust. נפל (Ps 58,9) führt das Fallen eines toten Embryo oder Fötus, das Herausfallen aus dem Mutterleib vor Augen, und יצא (Ps 144,14) das Herausgehen, den Abgang. Dazu kommt der Vergleich mit dem Zerfließen einer Schnecke: In der bildlichen Redeweise von שַׁבְּלוּל תֶּמֶס (Ps 58,9) werden Hinweise auf die Substanzen des abgehenden Fötus gegeben: er wird als schleimig und zerfließend beschrieben. Die Bezeichnung וְנַפְשׁוֹ לֹא חִיָּה (*wer seine Seele nicht zum Leben bringt*) in Ps 22,30 rückt eine andere Dimension von Fehlgeburt in den Blick: den Zustand an der Grenze von Leben und Tod.

Alle diese Begriffe sind keine medizinischen Termini oder biologischen Beschreibungen von Fehlgeburten, sondern sie bewahren in ihrem Bildgehalt allgemeine Erfahrungen auf. Sie schillern darin, dass sie sowohl den toten Embryo oder Fötus als auch den Vorgang des Abgehens, die Fehlgeburt, bezeichnen. Sie beleuchten unterschiedliche Aspekte in der Wahrnehmung

---

[486] Vgl. TUAT III, 396–397, Z. 87–91.

[487] Vgl. STOL 2000, 27–33.49–52; MARSMAN 2003, 199.

von Fehlgeburten. Fehlgeburt begegnet entweder in Zusammenhang mit den Feinden oder in verneinter Form: als ein Zustand, der nicht sein soll. Das mögliche Scheitern von Schwangerschaften wird nicht verschwiegen oder tabuisiert. In allen diesen Begriffen ist das Plötzliche, Dramatische einer Fehlgeburt impliziert. Fehlgeburt wird sowohl in ihrer körperlichen, als auch in ihrer sozialen und transzendentalen Dimension gesehen.

Die behandelten Textstellen vermitteln den Eindruck, dass Fehlgeburt zum Leben gehört und ein Element des Alltags ist, das im Allgemeinen nicht bewertet wird. Es wird nicht nach Ursachen gefragt. Diese lassen sich nur indirekt aus den Texten erschließen: Die Wurzel שׁכל gibt einen Hinweis auf äußere Gewalteinwirkung als mögliche Ursache von Fehlgeburten. Eine Interpretationsmöglichkeit von Ps 29,9 ist, dass Tiere in einer Situation von Gefahr und Bedrohung vorzeitig gebären. Nach II Reg 2,19-22 ist schlechtes Wasser ein Grund für Fehlgeburten bei Mensch und Tier. In der altorientalischen Umwelt des AT wird Zauberei als mögliche Ursache genannt.[488] Aus der Hebräischen Bibel ist – im Gegensatz zur altorientalischen Umwelt – wenig zu Vorkehrungsmaßnahmen gegen Fehlgeburten zu erfahren.

Bemerkenswert ist, dass in den besprochenen Psalmtexten Fehlgeburten – zunächst rein sprachlich-grammatikalisch – Subjektstatus haben. Die Texte suggerieren ein gewisses Eigenleben des Fötus. Es wird kaum etwas über den Bezug zur Mutter, z.B. etwaige Schwangerschaftsprobleme gesagt. Eine besondere Pointe in Ps 22,30 könnte sein, dass sogar nicht lebensfähige Föten in das Gotteslob einbezogen sind. Damit ist Fehlgeburt ein Bereich an der Grenze von Leben und Tod, der nicht aus dem Machtbereich Gottes herausfällt.

## 3.5 Unfruchtbarkeit

In einer Gesellschaft, in der Fruchtbarkeit ein so hoher Wert ist, gilt Unfruchtbarkeit als Zustand, der beendet werden soll. Der Gott Israels ist sowohl für Fruchtbarkeit als auch für Unfruchtbarkeit verantwortlich. Gleichzeitig steht er auf der Seite der Unfruchtbaren und damit sozial Ausgegrenzten. Neben der allgemeinen Bewertung von Unfruchtbarkeit als Unglück und Leiden und damit der Haltung einer Gesellschaft, in der Unfruchtbarkeit keinen Platz hat, gibt es doch auch vielleicht Tendenzen, ein kinderloses Leben zu akzeptieren. Sprachlich kommt Unfruchtbarkeit in den Psalmen nur an einer Stelle explizit vor: עקר (*unfruchtbar*) in Ps 113 (vgl. außerhalb des Psalters z.B. Gen 11,30; Ex 23,26; Lev 26,3-9; Dtn 7,12-14; 28,4.11; I Sam

[488] Vgl. STOL 2001, 27.

2,5; Jes 54,1). Daneben kann sie als eine von vielen möglichen Notsituationen in einigen Klagepsalmen mitenthalten sein (z.B. Ps 6; 17).

### *3.5.1. Ps 113,9*

#### *3.5.1.1. Ps 113*

Ps 113 ist ein Hymnus, eine תהלה (*Preisung*),[489] in dem imperativischer Hymnus und hymnische Partizipien miteinander vermischt sind.[490] Ps 113 ist als Teil des Ägyptischen Hallel (Ps 113-118) in der Pessach-Liturgie verankert.[491]

Die Beurteilung der Datierung von Ps 113 hängt v.a. davon ab, wie der Psalm im Verhältnis zu I Sam 2,1-10, dem Lied der Hanna, datiert wird. Hier gibt es – mindestens – drei Varianten:[492]

1. Mehrheitlich – und wohl insgesamt am überzeugendsten – gilt Ps 113 als jünger als das Lied der Hanna. Ps 113 wird meistens in exilische oder nachexilische Zeit datiert.[493] I Sam 2,1-10 stammt frühestens aus der Königszeit, existierte zunächst unabhängig von der Erzählung und wurde im Zuge der Rahmung der Samuelbücher eingefügt.[494] Ps 113 ist von I Sam 2,1-10 abhängig: Ps 113,7-8a lässt sich als fast wörtliches Zitat von I Sam 2,8a erklären. Ein Argument für die Abhängigkeit des Ps 113 vom Lied der Hanna ist z.B. der Bezug auf König und Gesalbten in I Sam 2,10: וְיִתֶּן־עֹז לְמַלְכּוֹ וְיָרֵם קֶרֶן מְשִׁיחוֹ (*Er [JHWH] gebe seinem König*[495] *Stärke und erhöhe das Horn seines Gesalbten*). Das häufige Vorkommen von chireq- compaginis-Formen in Ps 113 (V. 5: הַמַּגְבִּיהִי *der in der Höhe ist / erhöht*, V. 6: הַמַּשְׁפִּילִי *der in der Tiefe ist / erniedrigt*, V. 7: מְקִימִי *der aufrichtet*, V. 8: לְהוֹשִׁיבִי *um zu setzen*, V.9: מוֹשִׁיבִי *der setzt / wohnen lässt*) wird dann als bewusst archaisierend interpretiert, es dient „zu einem künstlichen Aufputz der dichterischen Rede" und wird dem „sichtlichen Streben nach voller tönenden Formen"[496] zugeschrieben. Diese Partizipformen lassen sich einordnen als „[...] pseudo-

---

[489] Vgl. SEYBOLD 1996, 445; WEBER 2003, 234: „ein (kollektiver) Hymnus auf die Grösse JHWHs."

[490] Vgl. CRÜSEMANN 1969, 134–135; ALLEN 1983, 99.

[491] Vgl. SEYBOLD 1996, 446.

[492] „Was die Priorität betrifft, streiten sich die Gelehrten. Verlässliche philologische Anhaltspunkte gibt es nicht." Dieses Urteil von MATHYS 1994, 144, hat wohl nach wie vor Gültigkeit.

[493] Vgl. z.B. WHITE 1984, 171; WEBER 2003, 235.

[494] Vgl. Z.B. DIETRICH 2003, 5.

[495] Anders als MT liest die Septuaginta hier Plural: τοῖς βασιλεῦσιν ἡμῶν (*unseren Königen*).

[496] GesK § 90m; zu unterschiedlichen Theorien zu diesen Formen vgl. HURVITZ 1985, 116–117.

classicisms indicative of a relatively late linguistic phase in the historical development of BH"[497].

2. Es gibt aber auch die umgekehrte Theorie, dass Ps 113 ein alter Text ist: Die chireq-compaginis-Formen in V. 5-9 werden dann als tatsächlich archaisch klassifiziert. Aufgrund dieser Formen und des Gottesnamens JHWH wird der Text ins 12. Jh. v.Chr., in vormonarchische Zeit, datiert, während I Sam 2,1-10 frühestens aus der Königszeit stammt.[498]

3. Oder beide Gebete haben aufgrund der auffallenden Parallelen einen gemeinsamen historischen und theologischen Hintergrund: Dies kann vorsichtig allgemein formuliert sein: „Man wird diese Berührungen aus konventionierter Formulierungsweise erklären können, wie sie in bestimmten Formularen der Gebetsliteratur Israels vorlag und aufgenommen wurde."[499] Oder der gemeinsame Hintergrund wird einem konkreten Kontext zugeordnet. Diese Zuordnung kann durchaus unterschiedlich ausfallen: Beide Texte können in vormonarchische Zeit datiert und mit Nord-Israel und dem Heiligtum von Schilo in Zusammenhang gebracht werden. Die Hinweise auf König und Gesalbten in I Sam 2,10 müssen dann als spätere Zusätze bewertet werden.[500] Sie können aber auch in nachexilische Zeit eingeordnet werden.[501]

Die Unfruchtbarkeit wird zwar nur an einer Stelle (V. 9) genannt, aber sie ist fest in der Gesamtstruktur des Psalms mit seinen Polaritäten zwischen Oben und Unten, zwischen Gott und Mensch, zwischen Erhöhung und Erniedrigung verankert. Die Größe Gottes liegt gerade darin, dass er sich in die menschlichen Tiefen begibt und die sozialen Verhältnisse umkehrt. Die Beendigung der Unfruchtbarkeit stellt die Klimax des Psalms dar. Daher soll hier der gesamte Ps 113 zitiert werden:

---

[497] HURVITZ 1985, 121.

[498] Vgl. FREEDMAN 1980.

[499] KRAUS 1989b, 951.

[500] So WILLIS 1973, 139–154, der beide Texte als frühe hebräische „Siegeslieder" interpretiert. Gegen die Klassifizierung von I Sam 2,10 als späterem Zusatz argumentiert LEWIS, dass der Vers durchaus Bezüge zum Rest des Psalms hat: z.B. קרן (*Horn*) in I Sam 2,1.10: vgl. LEWIS 1994, 43–44.

[501] Vgl. MATHYS 1994, 128–129, der zumindest für das Lied der Hanna sicher ist: „Isam 2,1–10, ein spätnachexilisches Kunstprodukt, ist – unter Aufnahme vorhandener älterer Elemente – eigens für den Einsatz nach Isam 1 verfaßt worden. Das Lied, das in Hannas Mund nicht unpassend wirkt, enthält eine prophetische und weisheitliche Deutung des in den Samuelbüchern berichteten Geschehens; aus ihr sollen die Leser für sich selber Konsequenzen ableiten."

| | |
|---|---|
| *1 Halleluja!* | 1 הַלְלוּ יָהּ |
| *I* | |
| *Preist, ihr Knechte JHWHs*[502], | הַלְלוּ עַבְדֵי יְהוָה |
| *preist den Namen JHWHs!* | הַלְלוּ אֶת־שֵׁם יְהוָה׃ |
| *2 Gesegnet sei der Name JHWHs* | 2 יְהִי שֵׁם יְהוָה מְבֹרָךְ |
| *von nun an bis in Ewigkeit!* | מֵעַתָּה וְעַד־עוֹלָם׃ |
| *3 Vom Aufgang der Sonne bis zu ihrem Untergang*[503] | 3 מִמִּזְרַח־שֶׁמֶשׁ עַד־מְבוֹאוֹ |
| *sei gepriesen der Name JHWHs.* | מְהֻלָּל שֵׁם יְהוָה׃ |
| *II* | |
| *4 Erhaben über allen Völkern ist JHWH,* | רָם עַל־כָּל־גּוֹיִם יְהוָה |
| *über dem Himmel ist seine Ehre.* | 4 עַל הַשָּׁמַיִם כְּבוֹדוֹ׃ |
| *5 Wer ist wie JHWH, unser Gott,* | 5 מִי כַּיהוָה אֱלֹהֵינוּ |
| *der in der Höhe thront,* | הַמַּגְבִּיהִי לָשָׁבֶת׃ |
| *6 der in die Tiefe schaut,* | 6 הַמַּשְׁפִּילִי לִרְאוֹת |
| *im Himmel und auf der Erde?* | בַּשָּׁמַיִם וּבָאָרֶץ׃ |
| *III* | |
| *7 Der den Geringen aus dem Staub aufrichtet,*[504] | 7 מְקִימִי מֵעָפָר דָּל |
| *aus dem Schmutz wird er den Armen erhöhen,* | מֵאַשְׁפֹּת יָרִים אֶבְיוֹן׃ |
| *8 um ihn*[505] *mit den Vornehmen zu setzen,* | 8 לְהוֹשִׁיבִי עִם־נְדִיבִים |
| *mit den Vornehmen seines Volkes;*[506] | עִם נְדִיבֵי עַמּוֹ׃ |
| *9 der die Unfruchtbare des Hauses wohnen lässt* | 9 מוֹשִׁיבִי עֲקֶרֶת הַבַּיִת |
| *als eine fröhliche Mutter von Kindern.* | אֵם־הַבָּנִים שְׂמֵחָה |
| *Halleluja!*[507] | הַלְלוּ־יָהּ׃ |

Die Textbasis von Ps 113 ist – abgesehen von ein paar kleineren Varianten – eindeutig. Der Aufbau des Psalms ist klar und symmetrisch: Er ist durch die

---

[502] Die Septuaginta, Aquila, Symmachus, Theodotion und Hieronymus setzen hier (wie LXX auch in Ps 135,1) den absoluten Vokativ עֲבָדִים voraus, so dass JHWH zum Objekt wird: *Preist, ihr Knechte, JHWH.*

[503] Diese Wendung begegnet z.B. auch in Ps 50,1.

[504] In den Versen 5–9 stehen eine Reihe von Partizipien mit Chireq compaginis: vgl. GesK § 90k–m. In der sonst wörtlichen Parallele zu V. 7–8a in I Sam 2,8 fehlen diese Endungen. An der Übersetzung ändert sich in jedem Fall nichts.

[505] Die Septuaginta, die Peschitta und Hieronymus setzen hier ein Suffix 3.P.Sg.m. voraus. Das ִי־ an לְהוֹשִׁיבִי lässt sich vielleicht als archaisierendes Suffix 3.P.Sg.m. erklären: so DAHOOD 1970, 132.

[506] Die Doppelung in Ps 113,8 MT lässt sich vielleicht so erklären, dass MT beide Varianten des Liedes der Hanna kannte: MT (עִם־נְדִיבִים) und den Seputaginta-Text oder seine hebräische Vorlage (μετὰ δυναστῶν λαῶν). Ps 113 praktiziert also Intertextualität, indem er beide Versionen zitiert und nebeneinander stellt.

[507] Die Septuaginta zieht dieses *Halleluja!* wie in Ps 115/16, 116/117 und 117/118 als Überschrift zum folgenden Psalm. Eine Unterschrift als Rahmung mit der Überschrift ist aber denkbar, MT wird daher beibehalten.

Über- und Unterschrift „Halleluja!“ gerahmt. Er besteht aus drei Strophen, in denen jeweils der erste Vers von den beiden folgenden näher qualifiziert und vertieft wird.[508] Die erste Strophe ist ein Aufruf zum Lobpreis JHWHs.

Die einzige Schwierigkeit ist V. 5-6. Der Einschub V. 5b-6a wirkt etwas sperrig, V. 6b ist eindeutig Fortsetzung von V. 5a. Die Sperrigkeit der Verse 5-6, der rhetorischen Frage, regt zu Spekulationen an: Wie genau hat man sich das vorzustellen? Das Hin und Her zwischen Oben und Unten, zwischen Himmel und Erde v.a. in V 6 wirkt verwirrend. Daher wurde häufig eine Umstellung vorgeschlagen:

> *„5a Wer ist wie Jahwe, unser Gott,*
> *6b im Himmel und auf Erden,*
> *5b der in der Höhe thront*
> *6a und in die Tiefe schaut.“*[509]

Gegen diese vereinfachende Umstellung spricht aber nicht nur die fehlende Textgrundlage, sondern auch die Struktur dieser beiden Verse: Sie lassen sich als interner Chiasmus erklären, dessen Mittelteil syntaktisch parallel gebaut ist und dessen beide äußeren Teile einen Rahmen ergeben.[510]

Der Psalm ist durchzogen von der Dynamik zwischen Oben und Unten, Himmel und Erde, Gott und Mensch. Ein Leitwort ist ישׁב: Gott *sitzt / wohnt* in der Höhe und *setzt* den Armen mit den Vornehmen, lässt die Unfruchtbare wohnen. In Psalm 113 wird ein Gott gepriesen, der sich der Marginalisierten, Erniedrigten annimmt und so die gängigen gesellschaftlichen Verhältnisse umkehrt. In diesem Zusammenhang wird auch die Unfruchtbare genannt.

Hier soll v.a. ein Vers dieses Psalms näher untersucht werden, der für unsere Fragestellung relevant ist: Ps 113,9 und die Wurzel עקר (*unfruchtbar*).

### *3.5.1.2. Syntaktische und semantische Analyse von Ps 113,9*

Ps 113,9 besteht aus zwei oder drei Teilsätzen: Ein eindeutig eigenständiges Element ist der Imperativsatz הַֽלְלוּ־יָהּ, der den Psalm abschließt und als Unterschrift mit der Überschrift in V. 1 einen Rahmen um den gesamten Psalm bildet. Am Beginn des Verses steht ein Partizip, das die Reihe der auf JHWH als Subjekt bezogenen Partizipia ab V. 5 fortsetzt. Mehrdeutig ist, ob אֵם־הַבָּנִים שְׂמֵחָה (*eine frohe Mutter von Kindern*) Attribut zu עֲקֶרֶת הַבַּיִת (*die Unfruchtbare des Hauses*) ist,[511] oder ob es sich um einen eigenständigen Nominalsatz mit einem neuen Subjekt handelt: *die Mutter von Kindern ist*

---

[508] Vgl. LOADER 1976, 2; ALLEN 1983, 98.

[509] KRAUS 1989b, 949; ebenso bereits LOADER 1976, 1, und viele andere.

[510] So argumentiert z.B. PRINSLOO, 1996, 465, Anm. 3, 471.

[511] Die Septuaginta macht eindeutig auch aus dem zweiten Teil des Verses ein Akkusativ-Objekt: ὁ κατοικίζων στεῖραν ἐν οἴκῳ μητέρα τέκνων εὐφραινομένην (*der die Unfruchtbare als eine frohe Mutter von Kindern im Haus wohnen lässt*).

*froh.* Die Beantwortung dieser Frage wird von der Semantik und von der Berücksichtigung des Kontextes abhängen. Die einzelnen Bestandteile des Verses sind asyndetisch, parataktisch aneinander gereiht. Auf Aussagen folgt zuletzt ein Appell.

JHWH gibt עֲקֶרֶת הַבַּיִת (*der Unfruchtbaren des Hauses*) einen Platz als fröhliche Mutter von Kindern. Die constructus-Verbindung kann sowohl als Genetiv aufgelöst werden als auch mit Präposition: *im Haus*.[512] Der hebräische Text in seiner Knappheit lässt auch eine andere Übersetzungsmöglichkeit zu: *Er lässt die Unfruchtbare im Haus wohnen, die Mutter von Kindern ist froh.*[513] Damit wäre hier von zwei Frauen die Rede: die Unfruchtbare erhält einen Platz im Haus, die fruchtbare Mutter von Kindern ist sowieso froh. Die Kinderlose als eine gesellschaftlich wenig Geachtete hat genauso einen Platz im Haus wie die Kinderreiche. Der Text lässt offen, wie und ob die Kinderlosigkeit tatsächlich beendet wird. Diese Interpretation ist zwar vom Kontext her wenig wahrscheinlich, aber grammatikalisch möglich. Wird der Kontext des gesamten Ps 113 einbezogen, ist es naheliegender, dass die Unfruchtbarkeit wie andere Formen sozialer Benachteiligung beendet wird.

Das Adjektiv עקר (*unfruchtbar*) beinhaltet semantische Aspekte des Verbums: עקר *q. mit der Wurzel ausreißen / jäten* und *pi. (Tiere) durch Zerschneiden der Hinterfesseln lähmen / unfruchtbar machen.*[514] Mit Unfruchtbarkeit werden Bilder von Ausreißen und Lähmen verbunden. Mit dem Sg. עקרה können unfruchtbare Frauen insgesamt gemeint sein. Ebenso ist die Erwähnung von דל und אביון (V. 7) prototypisch zu verstehen. Auch wenn vielleicht nicht an einen konkreten Einzelfall gedacht ist, stehen konkrete Alltagserfahrungen von realer Armut im Hintergrund.[515] Die Erhöhung des Geringen und Armen ist ein feststehendes Motiv in den Psalmen.[516]

Ps 113 ist ein überschwängliches Lob Gottes und lebt von der Dialektik zwischen Höhe und Tiefe: Die Größe, Erhabenheit und Stärke Gottes liegt gerade darin, dass er in die Tiefe schaut und sich der Armen und Ausgegrenzten annimmt. Darin, dass דל, אביון und עקרה so allgemein gehalten sind und nicht auf konkrete Personen oder Namen verwiesen wird, ermögli-

---

[512] So auch LXX: ἐν οἴκῳ; vgl. CRÜSEMANN 1969, 147: „der Wohnung gibt der Unfruchtbaren im Haus."

[513] Vgl. FREEDMAN 1980, 248, der wörtlich so übersetzt: „A literal rendering would be: 'Who makes the barren one of the house sit, the mother of sons rejoices.'" Er selbst kommt allerdings zu anderen Schlussfolgerungen. Eine weitere Übersetzungsmöglichkeit in dieser Richtung wäre: *Er lässt die Unfruchtbare des Hauses wie eine fröhliche Mutter von Kindern wohnen.*

[514] Vgl. HALAT 3, 1983, 827–828.

[515] Vgl. ALLEN 1983, 101: „Yahweh cares for the poverty-stricken wretch scavenging in the rubbish dump outside the city and for the suffering outcast for whom the community had no room (cf. Job 2:8)."

[516] Vgl. FABRY 1977a, 241.

chen sie immer wieder neue Identifikation. Eindeutig ist in diesem Psalm, dass Gott sich um Elende, Arme, Unfruchtbare kümmert. Diese Erfahrung ist Anlass zum Lobpreis Gottes.

### *3.5.1.3. Wirksignale des Textes*

Ps 113 ist Aufforderung zum Lobpreis. Angesprochen ist mit הללו ein Plural, eine Gruppe. Mit hymnischen Partizipien wird das Wirken JHWHs beschrieben. Die unfruchtbare Frau, der JHWH einen Platz zuweist, hat die Funktion eines den Psalm abschließenden Hoffnungsbildes.

Als ein konkretes Beispiel der Anwendung von theoretischen rezeptionsästhetischen Überlegungen sollen die von JAUSS genannten fünf Ebenen der Identifikation[517] zur Interpretation von Ps 113 verwendet werden. Im Folgenden möchte ich Textsignalen in Ps 113 nachgehen, die zu unterschiedlichen Arten von Identifikation einladen. Im Gegensatz zu einer Erzählung, in der JAUSS die Identifikation mit dem Helden in den Blick nimmt, lässt sich bei Psalmen nicht so eindeutig sagen, mit wem die Identifikation stattfinden soll. In Ps 113 kommt kein betendes Ich vor. Als Subjekt tritt einzig JHWH auf. Den Psalm durchzieht ein Wechselspiel von Singular und Plural, das offen lässt, ob ein Kollektiv oder eine einzelne Person angesprochen wird.

Der erste Teil des Psalms (V 1-3) ist eine Aufforderung zum Lobpreis. Dreimal – einmal durch den Imperativ Plural הַלְלוּ עַבְדֵי יְהוָה (*Preist, ihr Knechte JHWHs!*), dann durch Jussiv + Partizip יְהִי [...] מְבֹרָךְ (*gesegnet sei*) und zuletzt durch ein hymnisches Partizip מְהֻלָּל (*gepriesen sei*) – werden die Leserinnen und Leser aufgefordert, diesen Psalm nicht nur zu lesen, sondern auch mitzubeten, in den Lobpreis Gottes, des Namens JHWHs, mit einzustimmen. Diese Leseanweisung wird durch die Über- und Unterschrift „Halleluja!“ noch verstärkt. Man könnte hier von admirativer Identifikation sprechen: Ps 113,1-3 lädt zur Identifikation mit einer Gruppe oder Person ein, die zum Gebet aufruft. Die Bewunderung soll aber nicht dieser nicht namentlich genannten Gruppe gelten, sondern vielmehr Gott, dem Namen JHWHs.

Durch den Vokativ עַבְדֵי יְהוָה (*Knechte JHWHs*) in V. 1 wird eher eine Identifikation mit den benachteiligten Personengruppen – דָּל (*dem Geringen*), אֶבְיוֹן (*dem Armen*), עֲקֶרֶת הַבַּיִת (*der Unfruchtbaren des Hauses*) – intendiert als mit נְדִיבִים / נְדִיבֵי עַמּוֹ (*den Vornehmen / den Vornehmen seines Volkes*) oder אֵם־הַבָּנִים שְׂמֵחָה (*der fröhlichen Mutter von Kindern*). Vielleicht ist hier an eine sympathetische Identifikation mit diesen einzelnen Personen oder Gruppen gedacht. Zu bedenken ist allerdings, dass sich wohl wenige Menschen in ihrem Selbstverständnis mit gesellschaftlich Benachteiligten identifizieren, sich selbst als gering oder arm bezeichnen. Der Text lässt jedenfalls

---

[517] Vgl. JAUSS 1997, 244–293.

offen, ob es sich um tatsächliche, materielle Armut und um reale Unfruchtbarkeit handelt, oder ob dies in übertragenem, geistigem Sinn gemeint ist.

Eine kathartische Identifikation ist in der Gesamtintention des Psalms angelegt: Die Größe Gottes zeigt sich gerade darin, dass er die Benachteiligten in die Mitte rückt, dass die Armen und Geringen mit den Vornehmen sitzen und dass die Unfruchtbare zur Mutter wird. Gott kennt Erhöhung und Erniedrigung. Die Verhältnisse von Unten und Oben kehren sich um. Dieses gesamtbiblisch zentrale Thema lädt ein zur Identifikation, sich in diese Bewegung mit hineinnehmen zu lassen – vielleicht lässt es sich als Katharsis, als „Läuterung", als Befreiung beschreiben. Neben diesen angesprochenen Möglichkeiten der Identifikation besteht auch die Variante nicht nur ironischer Distanz, sondern überhaupt einer Nicht-Identifikation.

Für einen Psalm, der so explizit appellativen Charakter hat wie Ps 113, kann es also durchaus anregend sein, die von JAUSS vorgeschlagenen Ebenen der Identifikation anzuwenden. Sie erweitern die Auslegungsmöglichkeiten um weitere Aspekte.

Eine Leerstelle in Ps 113,9 ist, was konkret passiert, wie es gelingt, dass der Geringe und Arme mit den Vornehmen sitzt. In besonderer Weise gilt dies für V. 9: Wie wird die Unfruchtbare zur fröhlichen Mutter? Wird sie von Gott erhört, und wird sie doch noch schwanger? Kommt sie auf andere Weise zu Kindern, z.B. durch Adoption? Wird ihre Unfruchtbarkeit in übertragenem Sinn beendet? Oder ist der Vers – entgegen der üblichen Auslegungspraxis – überhaupt anders zu übersetzen: *Der die Unfruchtbare im Haus wohnen lässt, wie eine fröhliche Mutter von Kindern.* Das würde bedeuten, dass der Zustand der Kinderlosigkeit gar nicht beendet wird, sondern sich nur der Status der Unfruchtbaren ändert. Sie hat einen Platz im Haus, genauso wie die Mutter von Kindern. In dieser Lesart wird Ps 113,9 zu einem der wenigen Texte im AT, die – neben der allgemein hohen Bewertung von Fruchtbarkeit – Signale anbieten, ein Leben in Kinderlosigkeit zu akzeptieren. Der hebräische Text in seiner Knappheit lässt jedenfalls auch diese Übersetzung zu. Wie der Text verstanden wird, hängt nicht zuletzt davon ab, welche Intertexte eingespielt werden, mit welchen anderen Bibeltexten Ps 113,9 in Verbindung gebracht wird.

#### *3.5.1.4. Kontexte*

##### *3.5.1.4.1. Ps 113,9 im Psalterkontext*

Ein Blick von Ps 113,9 nicht nur auf den unmittelbaren Kontext in Ps 113, sondern auch auf die Nachbarpsalmen[518] zeigt in diesen eine Reihe von Bildern der Fruchtbarkeit und Fülle:

[518] Ps 111, 112, 114 und 115.

In Ps 112,2 wird der Segen der Nachkommenschaft der Frommen hervorgehoben:

| | |
|---|---|
| *Held*[519] *im Land wird seine Nachkommenschaft,* | גִּבּוֹר בָּאָרֶץ יִהְיֶה זַרְעוֹ |
| *eine Generation*[520] *von Frommen wird gesegnet.* | דּוֹר יְשָׁרִים יְבֹרָךְ׃ |

Die Terminologie ist eng mit Agrarmetaphorik verbunden: זרע und ארץ. Ps 112 nimmt das Motiv von Nachkommenschaft als Segen auf. Eine direkte Stichwortverbindung liegt zwischen Ps 113,9 und Ps 112,3a vor: הוֹן־וָעֹשֶׁר בְּבֵיתוֹ (*Vermögen und Reichtum sind in seinem Haus*). Das Haus ist also sowohl ein Ort, in dem Unfruchtbarkeit einen Platz hat, als auch ein Ort von Reichtum und Glück: הוֹן bezeichnet *Vermögen / Besitz* und kommt sonst v.a. in den Psalmen und Sprüchen vor (z.B. Ps 119,14; Prov 3,9).[521] Bei עֹשֶׁר (*Reichtum*) kann Kinderreichtum mitgemeint sein. Auch in Ps 112,4b klingt in רחם entfernt Geburtsterminologie an:

| | |
|---|---|
| *In der Finsternis leuchtet den Frommen ein Licht,* | זָרַח בַּחֹשֶׁךְ אוֹר לַיְשָׁרִים |
| *gnädig, barmherzig und gerecht.* | חַנּוּן וְרַחוּם וְצַדִּיק׃ |

Es ist an dieser Stelle nicht eindeutig, wer das Subjekt von Gnade, Barmherzigkeit und Gerechtigkeit ist.[522] Die Anspielung auf die Gnadenformel macht aber JHWH am plausibelsten. Es ist vielleicht kein Zufall, dass das Erbarmen Gottes in Ps 111,4 und Ps 112,4 mit der Gnadenformel חנון ורחום ausgedrückt wird – einer Wendung, in der die „Mutterschößigkeit Gottes"[523] anklingt.

In Ps 114,7 (MT) begegnet ein Wehen-Bild:

| | |
|---|---|
| *Vor dem Herrn kreiße, Erde,* | מִלִּפְנֵי אָדוֹן חוּלִי אָרֶץ |
| *vor dem Gott Jakobs.* | מִלִּפְנֵי אֱלוֹהַּ יַעֲקֹב׃ |

---

[519] Die im Apparat der BHS und z.B. auch von KRAUS 1989b, 944–945, vorgeschlagene Korrektur zu גְּבִיר (*Gebieter*) in Anlehnung an Gen 27,29.37 ist eine nicht notwendige Glättung von MT.

[520] In der syrischen Peschitta und im aramäischen Targum wird בְּדוֹר (*in einer Generation*) übersetzt. Diese Variante würde das Subjekt von V. 2a – seine Nachkommenschaft – fortsetzen. MT ist aber beizubehalten.

[521] Vgl. HALAT 1, 1967, 232.

[522] In einigen, wenigen Handschriften wird die Kopula ו vor צדיק weggelassen. Damit wird V. 4b zum Nominalsatz: *Gnädig und barmherzig ist der Gerechte* (so auch KRAUS 1989b, 944–945). Eine Handschrift und die Versio Arabica ergänzen יהוה: So wird – wie an der Mehrheit der Stellen, wo von רחם die Rede ist (im unmittelbaren Kontext: Ps 111,4b) – Gott zum Subjekt der Barmherzigkeit. In dieselbe Richtung weisen auch Varianten der Septuaginta und der Peschitta, die hier Gott zum Subjekt machen.

[523] SCHROER / STAUBLI 2005, 63.

חוּלִי ist Imperativ der Wurzel חיל im *q*., mit der Bedeutung *kreissen, sich winden, beben.*[524] Angesprochen ist einmal die Erde, dann Jakob. Beide werden als Kreißende, sich Windende angesprochen. Auch wenn sich die Erschütterung von Erde und Jakob allgemein als Beben interpretieren lässt, sind in der Wurzel חיל auch die Wehen enthalten. In Ps 114,8 wird Gott in hymnischen Partizipien als jemand gepriesen, der fruchtbar macht. Dies ist in Bildersprache formuliert und auf Naturphänomene bezogen:

| | |
|---|---|
| *8a Der den Felsen in einen Wasserteich verwandelt,* | 8a הַהֹפְכִי הַצּוּר אֲגַם־מָיִם |
| *8b den Kiesel in eine Wasserquelle.* | 8b חַלָּמִישׁ לְמַעְיְנוֹ־מָיִם׃ |

Wird dieses Fruchtbarmachen (vgl. auch Ps 107) bildlich auf den Menschen übertragen, so ergibt sich darin durchaus eine Parallele zu Ps 113,9. Formal sind beiden Versen die Partizipialformen mit Chireq compaginis gemeinsam. Außer diesen entfernten Anklängen spricht Ps 114 aber eine ganz andere Sprache als Ps 113. Ps 114 stellt in V. 1-2 einen ausdrücklichen Bezug zum Exodus-Geschehen her.

In Ps 115, 14 folgt eine Mehrungsverheißung, die בנים (*Söhne / Kinder*) aus Ps 113,9 aufnimmt. יֹסֵף יְהוָה עֲלֵיכֶם עֲלֵיכֶם וְעַל־בְּנֵיכֶם (*Es mehre euch JHWH, euch und eure Kinder*). Der Wunsch nach Vermehrung wird hier nicht mit רבה, sondern mit יסף beschrieben.

Im Kontext des großen Hallel (Ps 111-118) finden sich also einige Texte, in denen Fruchtbarkeit als Inbegriff von Segen gilt. Unfruchtbarkeit ist ein Zustand, der beendet werden soll. Diese Psalmenkontexte, in denen es um den Segen von Fruchtbarkeit geht, legen nahe, dass auch in Ps 113,9 die Unfruchtbarkeit beendet wird.

Im weiteren Kontext des Psalters wird die Unfruchtbarkeit nicht ausdrücklich thematisiert. Ps 68,7 ist aber ein Vers, der ähnliche Bilder enthält wie Ps 113, um die Umkehrung der Verhältnisse auszudrücken. Stichwortbezüge sind מוֹשִׁיב (*er lässt wohnen*) und בית (*Haus*) in Ps 68,7 und Ps 113,9. Gemeinsam ist beiden Psalmen die „Armentheologie“[525]. Die Stärkung der Schwachen wirkt sich darin aus, dass Vereinzelte familiär eingebunden werden. In dem mehrdeutigen Begriff כושרות in Ps 68,7 könnte *Fruchtbarkeit* ein möglicher Bedeutungsaspekt sein. Der aufgrund seiner Textbeschaffenheit, zahlreichen Hapaxlegomena, semantischer und struktureller Schwierigkeiten komplexe Ps 68 wird in ganz unterschiedliche Richtungen – zwischen einheitlich und zusammengesetzt – interpretiert.[526] In der Mischung

[524] Vgl. HALAT 1, 1967, 298.
[525] HOSSFELD 2000b, 251.
[526] Vgl. KRAUS 1989b, 628; HOSSFELD 2000b, 246. HOSSFELD 2000b, 249–250, schlägt eine dreistufige Entstehungsgeschichte vor: vorexilischer, nordisraelitischer Grundpsalm (V.

verschiedener Formelemente, aus denen Ps 68 besteht, ist V. 5-7 – ähnlich wie Ps 113 – hymnischer Lobpreis.[527] Für uns ist nur das Motiv der Beendigung der Unfruchtbarkeit in Ps 68,6-7 als ein Element des Psalms interessant.

| | |
|---|---|
| *6a Vater der Waisen und Anwalt der Witwen* | אֲבִי יְתוֹמִים וְדַיַּן אַלְמָנוֹת 6a |
| *6b ist Gott in[528] seiner heiligen Wohnung.* | אֱלֹהִים בִּמְעוֹן קָדְשׁוֹ׃ 6b |
| *7a Gott lässt Alleinstehende im Haus wohnen,* | אֱלֹהִים מוֹשִׁיב יְחִידִים בַּיְתָה 7a |
| *7b führt Gefangene hinaus ins Fruchtbare,* | מוֹצִיא אֲסִירִים בַּכּוֹשָׁרוֹת 7b |
| *7c aber[529] Widerspenstige wohnen im Dürren.* | אַךְ סוֹרְרִים שָׁכְנוּ צְחִיחָה׃ 7c |

יְחִידִים (*Alleinstehende*) werden neben den Armen noch in Ps 25,16 erwähnt. Ein Element des Alleinseins kann Kinderlosigkeit sein. יחיד erinnert an Abrahams einzigen Sohn (Gen 22,2). Der Begriff wird aber nicht näher spezifiziert, sondern bezeichnet allgemein Menschen ohne Familie. JHWH gibt ihnen ein Zuhause.[530]

כּוֹשָׁרוֹת ist ein Hapaxlegomenon in der Hebräischen Bibel. Bedeutung der Wurzel כשר *q.* ist *gelingen / glücken*, davon lässt sich für כּוֹשָׁרוֹת *Wohlstand / Glück*[531] Ableiten. Ug. *ktrt* bedeutet *geschickt / erfahren* und steht häufig im Kontext von Göttinnen der Geburtshilfe und Fruchtbarkeit oder Sängerinnen.[532] Von daher ergibt sich *ins Fruchtbare*[533] als eine mögliche Übersetzung. Die Septuaginta liest dagegen ἐν ἀνδρείᾳ (*in Tapferkeit / Tüchtigkeit*).

JHWH als Verursacher von Fruchtbarkeit setzt sich in V. 8-11 fort. Dass Gott die bestehenden Verhältnisse umkehren und Unfruchtbare fruchtbar machen kann, ist also ein wichtiges Hoffnungsbild der Psalmensprache.

---

8–32) – äußerer Ring durch asafitische Bearbeitung (V. 5–7.33–36) aus exilischer Zeit – Präludium aus nachexlischer Zeit (V. 2–4).

527 Vgl. GERSTENBERGER 2001, 35–37.

528 Wenige hebräische Handschriften lesen מִמְּעוֹן קָדְשׁוֹ (*von seiner heiligen Wohnung aus*) statt בִּמְעוֹן קָדְשׁוֹ (*in seiner heiligen Wohnung*).

529 Zur Konjunktion אַךְ (*aber*) gibt es folgende Varianten: Wenige Handschriften lesen אף (*auch / sogar*), die Septuaginta ὁμοίως (*gleichwie*), die syrische Peschitta die Copula *und*, Hieronymus dagegen *autem* (*aber*).

530 WEBER 2001, 300, verstärkt den Bezug zu Ps 113,9, indem er übersetzt: „Elohim lässt Einsame einen Hausstand gründen." Neben dieser Deutung von Haus im Sinne von Familie können auch der Tempel oder die himmlische Wohnung gemeint sein: vgl. HOSSFELD 2000b, 252.

531 Vgl. HALAT 2, 1974, 446; SEYBOLD 1996, 260.262; WEBER 2001, 300. HOSSFELD 2000b, 242, übersetzt „ins Freie."

532 TATE 1990, 160.163, kommt so zur Übersetzung „who brings out prisoners with music." Verstärkt wird diese Übersetzung durch שִׁירוּ (*singt*) und זמרו (*spielt*) in V. 5.

533 Vgl. KRAUS 1989b, 624.627.

### *3.5.1.4.2. Ps 113 und das Lied der Hanna (I Sam 2,1-10)*

Ps 113 eröffnet einen Dialog mit anderen Schriftstellen. In der Lektüre werden unterschiedliche Texte assoziiert, eingespielt, mitgelesen und aktualisiert. Eine besonders enge Beziehung besteht zwischen Ps 113 und einem Psalm außerhalb des Psalters, dem Lied der Hanna I Sam 2,1-10.[534] Nachdem Datierungsfragen bereits in der Einleitung zu Ps 113 besprochen wurden, soll es hier nun vor allem um einen Vergleich der sprachlichen Besonderheiten und eine Analyse der intertextuellen Beziehungen zwischen Ps 113 und I Sam 2,1-10 gehen. Es gibt eine Reihe von Bezügen und Anspielungen, die sich in beide Richtungen erklären lassen. Diese Intertextualitätssignale bewirken im jeweiligen Kontext unterschiedliche Assoziationen. Ps 113 kann als Anspielung auf das Lied der Hanna gelesen werden. Auch wenn beide Texte unterschiedlichen Entstehungskontexten entstammen, werden sie in der Lektüre gleichzeitig. Nicht nur das Lied der Hanna, sondern auch die Erzählung (I Sam 1-2) werden als Kontexte von Ps 113 intertextuell eingespielt.

Gemeinsam ist I Sam 2 und Ps 113 die Dialektik von Oben und Unten, von Himmel und Erde, das Heraufführen / Erhöhen der Benachteiligten, z.B. der Unfruchtbaren, die Unvergleichlichkeit Gottes und der hymnische Grundton. Wörtliche Übereinstimmung besteht zwischen Ps 113, 7-8a und I Sam 2,8a:

| | |
|---|---|
| *Der den Geringen aus dem Staub aufrichtet,* | מֵקִים מֵעָפָר דָּל |
| *aus dem Schmutz wird er den Armen erhöhen,* | מֵאַשְׁפֹּת יָרִים אֶבְיוֹן |
| *um ihn mit den Vornehmen zu setzen.* | לְהוֹשִׁיב עִם־נְדִיבִים |

Der einzige Unterschied ist, dass in Ps 113,7-8a das Partizip und der Infinitiv jeweils ein chireq compaginis tragen. Für die Übersetzung macht diese formale Differenz jedoch keinen Unterschied.

Hier soll nun Ps 113,9 im Gegenüber zu I Sam 2,5b gelesen werden:

| | |
|---|---|
| *Die Unfruchtbare gebärt sieben,* | עֲקָרָה יָלְדָה שִׁבְעָה |
| *und die Kinderreiche welkt dahin.* | וְרַבַּת בָּנִים אֻמְלָלָה |

Das Verhältnis zwischen Ps 113,9 und I Sam 2,5b lässt sich als Anspielung oder Echo bezeichnen. Es ist kein wörtliches Zitat. Stichwortverbindungen zwischen diesen beiden Versen sind עקר (*unfruchbar*) und בנים (*Kinder*), aber sie setzen unterschiedliche Akzente: In I Sam 2,5 ist עֲקָרָה (*die Unfruchtbare*) Subjekt. Sie gebärt sieben. Die Siebenzahl kann hier sprichwörtlich für Fülle verstanden werden (vgl. Ruth 4,15). Im zweiten Teil des Verses folgt die Kehrseite der Medaille, die in Ps 113,9 ausgeblendet ist:

---

[534] Zu den intertextuellen Bezügen zwischen diesen beiden Texten vgl. ausführlicher GROHMANN 2005a.

וְרַבַּת בָּנִים אֻמְלָלָה (*die Kinderreiche welkt dahin*). Die seltene Wurzel אמל bedeutet *welken, vertrocknen* (vgl. z.B. Ps 6,3; Jes 16,8; 19,8). Ein kinderloses Leben ist also ein *verwelktes / vertrocknetes / verkümmertes* Dasein. Dem Bild entsprechend heißt es wohl, dass eine zunächst kinderreiche Frau keine weiteren Kinder bekommt.[535] I Sam 2,5 ist in eine Reihe von dialektischen Bewegungen eingebunden, den sozialen Auswirkungen des göttlichen Handelns. Die Umkehrung der Verhältnisse von Oben und Unten wird hier in beide Richtungen geschildert. In Ps 113,9 dagegen ist der zuletzt in V. 5 genannte JHWH Subjekt: *Er lässt die Unfruchtbare des Hauses* oder *im Haus wohnen als eine fröhliche Mutter von Kindern*. Ps 113,9 schließt den Psalm ab, ist sozusagen der krönende Abschluss und mündet in ein הַלְלוּ־יָהּ, mit dem der Psalm auch begonnen hat.

Neben den beiden wörtlichen Übereinstimmungen עקר (*unfruchbar*) und בנים (*Kinder*) gibt es aber auch weitere Anspielungen von Ps 113,9 auf das Lied der Hanna: In מוֹשִׁיבִי (*er lässt sitzen / wohnen*), das das Sitzen Gottes aus Ps 113,4 aufnimmt, liegt eine inhaltliche Anspielung auf I Sam 2,8b vor: וְכִסֵּא כָבוֹד יַנְחִלֵם (*und einen Ehrenthron lässt er sie erben*). Eine Assoziation liegt hier in Thron und Sitzen bzw. Wohnen: In I Sam 2,8 lässt JHWH den Geringen und den Armen auf einem Ehrenthron sitzen, in Ps 113,9 lässt er die Unfruchtbare wohnen. Die Umkehrung der Verhältnisse und das Thema Unfruchtbarkeit oder Geburt sind Fragen von Leben und Tod. So klingt auch I Sam 2,6 entfernt an:

| | |
|---|---|
| *JHWH tötet und macht lebendig,* | יְהוָה מֵמִית וּמְחַיֶּה |
| *führt in die Unterwelt und wieder hinauf.* | מוֹרִיד שְׁאוֹל וַיָּעַל׃ |

Mit der Souveränitätsformel (vgl. z.B. auch Dtn 32,39) wird JHWHs Macht über Leben und Tod beschrieben.[536]

Ps 113,9 spielt nicht in wörtlicher, aber in inhaltlicher Parallele auf ein Element in I Sam 2,1 an: שְׂמֵחָה (*froh*), die Freude der Mutter von Kindern, kann als Replik auf die Freude der Hanna gelesen werden: עָלַץ לִבִּי בַּיהוָה (*Es jauchzt*[537] *mein Herz in JHWH*).

Wird die Hanna-Erzählung mitgelesen, so lässt sich die Unbestimmtheitsstelle in Ps 113,9, wie die Unfruchtbare des Hauses zu einer frohen Mutter von Kindern wird, füllen: es kann auch im Psalm 113 eine Kombination aus intensivem Gebet der Frau und göttlichem Eingreifen sein. Zur Beschreibung

---

[535] Anders FREEDMAN 1980, 248.258, der sie als „bereaved" interpretiert: d.h. sie würde ihrer Kinder beraubt, würde ihre Kinder verlieren.

[536] Vgl. KEEL / SCHROER 2002, 155.

[537] Die Wurzel עלץ kann auch die Form עלז haben. Sie kommt nur in poetischen Zusammenhängen vor. „Hebr. *ʿlz/ʿlṣ* hat einen invarianten Bedeutungskern ‚Freudenkundgebung'." (VANONI 1989, 128); vgl. HALAT 3, 1983, 786–787.791.

der Unfruchtbarkeit kommen in der Hanna-Erzählung weitere Formulierungen vor, die genauso den Hintergrund für Ps 113,9 bilden: die prosaische Feststellung: וּלְחַנָּה אֵין יְלָדִים (*und Hanna hatte keine Kinder*) mit der Begründung: וַיהוָה סָגַר רַחְמָהּ (*JHWH hatte ihren Mutterleib verschlossen*; I Sam 1,2.5). Durch Einspielung dieser Kontexte wird Ps 113,9 konkret gefüllt. Die Offenheit der Formulierung erlaubt über die Situation der Hanna hinaus vielfältige Aktualisierungen.

### *3.5.1.5. Rezeptionen von Ps 113*

#### *3.5.1.5.1. Zur jüdischen Rezeptionsgeschichte von Ps 113*

Ps 113 ist als Teil des Hallel – Ps 113-118 – fest in der jüdischen Tradition verankert: Das Hallel wurde schon früh Teil des Synagogengottesdienstes und wird zu allen großen biblischen Festen – Sukkot, Chanukka, Pessach, Shawuot, mit Ausnahme von Rosh ha-Shanah und Jom-Kippur – gebetet. Im Pessach-Seder zu Hause wird es in zwei Teilen gebetet: Ps 113-114 vor dem Pessach-Mahl und Ps 115-118 danach: In diesem Kontext wird es wegen seiner durch Ps 114 hergestellten Beziehung zum Exodus als „Ägyptisches Hallel“ bezeichnet.[538]

Ps 113 ist also in der jüdischen Tradition sehr präsent: Das Loben / Preisen / Segnen eines Gottes, der den Ausgegrenzten zu ihrem Recht verhilft, ist zentraler Bestandteil jüdischer Religion. Der Psalm wird mit dem Exodus aktualisiert: Anknüpfungspunkt sind עַבְדֵי יְהוָה (*die Knechte JHWHs*). Die Leerstelle, wer konkret die Armen sind, wird mit dem Volk Israel in Ägypten gefüllt. Dass Gott den דל und אביון mit den Vornehmen sitzen lässt (Ps 113,7.8), hat darin seine Fortsetzung, dass beim Pessachmahl jede und jeder einzelne wie ein Vornehmer oder wie eine Königin thronen soll.

Auch die Erlösung vom Leid der Unfruchtbarkeit (Ps 113,9) wird nicht nur individuell gelesen, sondern auf das Volk Israel bezogen. So heißt es z.B. im Targum zu Ps 113,9: „Er lässt die Versammlung Israels / das Volk Israel (כְּנִישְׁתָּא דְיִשְׂרָאֵל) wohnen wie eine Unfruchtbare (דִמְתִילָא לְעַקְרָא), die als Vertrocknete (הֵיךְ כַּרְכוּשְׁתָּא) bei den Menschen / inmitten (בְּעִיקָרֵי) ihres Hauses wohnt, und sie wird voll mit Bevölkerung, wie eine Mutter, die sich über ihre Kinder freut. Halleluja!“[539] Unfruchtbarkeit gilt als Vertrocknet-Sein. Die Targum-Paraphrase spielt mit den unterschiedlichen Vokalisierungsmöglichkeiten der Konsonanten עקר: entweder im Sinne von *unfruchtbar* (עָקָר) oder als *Wurzel/Hauptsache/Mitte* (עִקָּר).

[538] Vgl. ED., Art. Hallel, in: EJ 7, Jerusalem 1971, 1197–1199.

[539] Die hebräischen Texte sind nach Mikra’ot Gedolot (COHEN 2003b), 146, zitiert und mit einer eigenen deutschen Übersetzung versehen.

Diese Tradition der Ausweitung der beendeten Unfruchtbarkeit auf Zion setzt sich im Talmud, z.B. in bBer 8a, fort: „Möge die, die unfruchtbar war, äußerst glücklich sein und preisen, wenn ihre Söhne in Freude um sie versammelt sind. Gesegnet bist Du, Gott, der Zion durch ihre Söhne froh macht.“

Das Thema der Unfruchtbarkeit ist im jüdischen Festkalender präsent. Es ist bemerkenswert, dass Ps 113 gerade am Neujahrstag, an dem nach jüdischer Tradition die Erzmütter von ihrer Unfruchtbarkeit befreit wurden, nicht gebetet wird. Begründung dafür ist, dass an den Gerichts- und Entscheidungstagen Rosh ha-Shanah und Jom-Kippur Freudenpsalmen unpassend sind (bAr 10b).

Neben dieser intensiven liturgischen Aktualisierung gibt es eine Reihe von Auslegungen von einzelnen Versen aus Ps 113 in Talmud und Midrasch. Im Midrasch werden sowohl I Sam 2,5 als auch Ps 113,9 auf die zeitweilige Unfruchtbarkeit der Erzmütter und anderer Frauen in der Hebräischen Bibel ausgelegt: Z.B. in MShem 6,5 (BUBER) wird die Auslegung von I Sam 2,21 – כִּי־פָקַד יְהוָה אֶת־חַנָּה וַתַּהַר וַתֵּלֶד שְׁלֹשָׁה־בָנִים וּשְׁתֵּי בָנוֹת (*Denn JHWH suchte Hanna heim, sie wurde schwanger und gebar drei Söhne und zwei Töchter*) – mit Ps 113,9 verbunden. Daran anknüpfend folgt eine Reihe von ursprünglich unfruchtbaren Frauen, die mit Ps 113,9 verknüpft werden: Es wird jeweils der erste Teil des Verses Ps 113,9a – מוֹשִׁיבִי עֲקֶרֶת הַבַּיִת (*der die Unfruchtbare des Hauses wohnen lässt*) – mit einem Zitat erklärt, wo die jeweilige Frau als unfruchtbar beschrieben wird. Der zweite Teil Ps 113,9b – אֵם־הַבָּנִים שְׂמֵחָה (*die Mutter von Kindern ist froh*) – wird wohl als eigenständiger Hauptsatz verstanden und mit der Beendigung der Unfruchtbarkeit in Zusammenhang gebracht. So heißt es z.B. von Hanna: „*Er lässt die Unfruchtbare des Hauses wohnen* (Ps 113,9a). Das ist Hanna: *Hanna hatte keine Kinder* (I Sam 1,2). *Die Mutter von Kindern ist froh* (Ps 113,9b). ‚*Denn JHWH suchte Hanna heim, sie wurde schwanger und gebar drei Söhne und zwei Töchter*‘ (I Sam 2,21).“[540] Weitere Frauen in der Liste, die verschiedene schon früher tradierte Interpretationen sammelt und nach demselben Schema von jeweils zwei Belegen für Ps 113,9a.b zusammenstellt, sind: Sara (Gen 11,30 und Gen 21,7), Rebekka (Gen 25,21 und Gen 25,22), Lea (Gen 29,31 und Gen 29,34), Rahel (Gen 29,31 und Gen 30,22), die Frau des Manoach (Jdc 13,3 und Jdc 13,5) und Zion (Jes 54,1 und Jes 49,21).

Es gibt auch Auslegungen, die I Sam 2,5 in unterschiedlicher Weise auf zwei Frauen aufteilen: GenR 72,5 und MShem 5,5 interpretieren I Sam 2,5a (*Satte dienen um Brot, und Hungrige hören für immer auf*) auf Lea und Rahel hin: Satt und hungrig werden hier auf die Sehnsucht nach Kindern gedeutet. PesR 4,5 deutet I Sam 2,5b (*die Unfruchtbare gebärt sieben* und *die Kinderreiche welkt dahin*) auf Hanna und Peninna.

---

[540] Vgl. auch PesR 43,5.

Diese Auslegungen zeigen, dass I Sam 2,5, das Hanna-Lied und die Erzählung insgesamt mit Ps 113,9 intertextuell verknüpft werden. Die Texte erklären einander gegenseitig. Unfruchtbarkeit und Kinderreichtum werden als zwei Seiten einer Medaille gesehen. Sie können entweder an ein und derselben Frau beschrieben werden oder auf zwei Frauen aufgeteilt werden.

### *3.5.1.5.2. Zur christlichen Rezeptionsgeschichte von Ps 113*

Im NT wird Ps 113 – in Kontinuität mit dem jüdischen Passa-Fest – mit dem Letzten Abendmahl in Zusammenhang gebracht: Das ὑμνήσαντες in Mk 14,26 (und Mt 26,30) wird auf das Beten des Hallel bezogen. Eine weitere Anspielung ist Hebr 1,3.

Darüber hinaus ist die Rezeptionsgeschichte von Ps 113 in der christlichen Tradition alber vor allem eine indirekte: Das Magnifikat der Maria (Lk 1,46-55), das meist mit dem Lied der Hanna in Verbindung gebracht wird, spielt indirekt auf Ps 113 an. Auch wenn direkte Zitate fehlen, ist es doch ein Echo von Ps 113: Anspielungen liegen in den Bezeichnungen παῖδες / δούλη (*Knechte*; Ps 113,1 LXX / *Magd*; Lk 1,48) und in der Umkehrung der Verhältnisse von Oben und Unten, die sich darin konkretisieren, dass sich Gott einer unglücklichen kinderlosen Frau zuwendet. Das Magnifikat nimmt eine individuelle Interpretationslinie von Ps 113 und I Sam 2,1-10 auf. Gleichzeitig sind im Schicksal der Maria wie in dem der Hanna viele Menschen repräsentiert. Das Motiv der göttlichen Beendigung der Unfruchtbarkeit wird bei Maria zur Jungfrauengeburt ausgeweitet. Die auf wunderbare Weise geborenen Kinder von Hanna und Maria dienen dazu, die Unvergleichlichkeit Gottes aufzuzeigen, dem nichts unmöglich ist.[541]

Die Anspielungen auf das Lied der Hanna im Magnifikat (Lk 1,46-55) sind umfassend erforscht. Auch die Kombination von Motiven aus den Psalmen ist erkannt. Aber Ps 113 spielt in der Diskussion im Allgemeinen eine eher marginale Rolle. Während die Bezüge zu Erzählung und Lied der Hanna allgemein bekannt sind, wird Ps 113 meistens nicht als konkreter Bezugstext genannt.[542]

Werden die intertextuellen Bezüge zwischen dem Lied der Hanna und Ps 113 (MT und LXX) berücksichtigt, so zeigt sich, dass im neutestamentlichen

---

[541] Vgl. FISCHER 2002, 75: „Wenn im Neuen Testament durch die späte Schwangerschaft der alten Elisabeth das Motiv wieder aufgegriffen und bei Maria umgekehrt wird, so wird einerseits die Kontinuität mit den alttestamentlichen Erzählungen hergestellt und gleichzeitig der Beginn von etwas Neuem, das mit der Geburt von Jesus von Nazareth anbricht, angezeigt.“

[542] Z.B. MITTMANN-RICHERT 1996, 21, nennt zwar das Lied der Hanna und I Sam 2,1.2.7.8 im besonderen als konkrete Texte, auf die das Magnifikat Bezug nimmt. Ps 113 scheint in dieser Liste aber nicht auf. Es findet sich nur ein Verweis auf die Parallele zwischen Ps 113,2 und Lk 1,48b (EBD., 56).

Magnifikat Ps 113 anklingt. Auch wenn direkte Zitate fehlen, ist es doch ein Echo nicht nur von I Sam 2,1-10, sondern auch von Ps 113. Anspielungen liegen in den Bezeichnungen Knechte / Magd und in der Umkehrung der Verhältnisse von Oben und Unten, die sich darin konkretisieren, dass sich Gott einer kinderlosen Frau zuwendet.[543] Mit der Aufnahme von Elementen aus dem Lied der Hanna und aus Ps 113 im NT wird die Kontinuität von AT und NT betont. Das Besondere, Unerwartete im Wirken Gottes liegt darin, dass er die irdischen sozialen Verhältnisse umkehrt. Ein Beispiel für diese Umkehrung von Oben und Unten ist die Beendigung der Unfruchtbarkeit.

Im NT findet sich eine zur hohen Bewertung von Fruchtbarkeit gegenläufige Tendenz, die prophetische und weisheitliche Traditionen der Hebräischen Bibel aufgreift: Im Kontext jüdisch-apokalyptischer Endzeiterwartung segnet Jesus gerade die Unfruchtbare (Lk 23,29) und warnt Schwangere und stillende Mütter (Mk 13,17-19). Jesu Segnungen der unfruchtbaren Frauen haben Parallelen in späten Texten des AT (Jes 56,3-5) und in den Apokryphen (Weish 3,13-14) im Kontext jüdischer Apokalyptik. Ein wesentlicher Unterschied der Segenssprüche Jesu zu den alttestamentlichen Texten ist aber, dass Jesus keine zukünftige Fruchtbarkeit verheißt, sondern Kinderlosigkeit als solche ein Segen ist.[544]

In den jeweiligen Interpretationsgemeinschaften, in unterschiedlichen Richtungen jüdischer und christlicher Tradition werden verschiedene Aspekte von Ps 113 aktualisiert. So ist z.B. auch eine ganz konkrete Anwendung auf die Situation der Schwarzen in Südafrika möglich.[545] Vorsichtig lässt sich vielleicht sagen, dass im Judentum eher eine kollektive, gemeinschaftliche Auslegung von Ps 113 vorherrscht, während das Christentum eher zur individuellen Aktualisierung neigt.

### *3.5.2. Die Not der Kinderlosigkeit in Klagepsalmen*

Es gibt keinen Psalm, in dem explizit die Not der Kinderlosigkeit beklagt wird. Aber in individuellen Klageliedern finden sich immer wieder Formulierungen, die sich – neben vielen andern möglichen Notsituationen – auch von der Not der Kinderlosigkeit her lesen lassen. Ein Text, in dem dieser Aspekt bereits begegnet ist, ist Ps 77,10.[546] Während für diese Psalmen meistens Krankheit und Feindbedrohung als Sitz im Leben angegeben werden, soll hier die Kinderlosigkeit als eine weitere mögliche Facette vorgeschlagen werden.

---

[543] Vgl. dazu ausführlicher GROHMANN 2005a.
[544] Vgl. PITRE 2001.
[545] Vgl. PRINSLOO 1996.
[546] Siehe Kapitel 2.4.2.

### *3.5.2.1. Ps 6*

Ps 6 gehört zu den Bittgebeten Ps 3-7 innerhalb der Psalmengruppe 3-14. Die Überschrift (V. 1) gibt zwei Rezeptionshinweise: die Zuordnung zu David und musikalische Anweisungen. Ps 6 wird zu den Klageliedern eines Einzelnen gezählt.[547] Eine genaue Datierung ist schwierig.[548] Ein möglicher Anlass für die Klage und Bitte ist die Bedrängnis durch Feinde.[549] Meistens wird in Ps 6 an Krankheit[550] oder allgemein an Hinfälligkeit[551] gedacht.

V. 3 gehört zu einem Teil von Bitten, V. 3-6, innerhalb des Gebets.[552] In Ps 6,3 schildert der Beter oder die Beterin seine oder ihre Situation:

| | |
|---|---|
| *3a Sei mir gnädig, JHWH,*[553] | חָנֵּנִי יְהוָה 3a |
| *denn verwelkt bin ich.* | כִּי אֻמְלַל אָנִי |
| *3b Heile mich, JHWH,* | רְפָאֵנִי יְהוָה 3b |
| *denn erschrocken sind meine Knochen.* | כִּי נִבְהֲלוּ עֲצָמָי׃ |

אמלל (*verwelkt*) lässt sich von אמל (*pul. welken / vertrocknen / dahinschwinden*) ableiten.[554] Das Adjektiv אמלל (*verwelkt*) ist dasselbe wie in I Sam 2,5, wo es – im Parallelismus zu עקר (*unfruchtbar*) – eindeutig die Situation der Unfruchtbarkeit beschreibt. Als eine Form der Krankheit kann also auch in Ps 6,3 Unfruchtbarkeit mitgemeint sein. Bemerkenswert ist, dass das Wort, anders als in I Sam 2,5, hier in maskuliner Form vorkommt, mit dem betenden Ich als Subjekt. Im Parallelismus stehen das Verwelktsein (אמלל) und das Erschrecken (בהל *ni.*)[555] der Knochen nebeneinander. Dieses Erschrecken wird im folgenden V. 4a noch verstärkt und erstreckt sich auf das ganze Leben der betenden Person:

---

[547] Vgl. GUNKEL / BEGRICH 1985, 172.

[548] Vgl. KRAUS 1989a, 184, der vorsichtig vorexilische Abfassungszeit im Zusammenhang mit dem Jerusalemer Tempelkult vorschlägt. SEYBOLD 1996, 43, lehnt eine genaue Datierung überhaupt ab.

[549] Vgl. WEBER 2001, 67.

[550] Vgl. CRAIGIE 1983, 91; KRAUS 1989a, 183; JANOWSKI 2006, 176–177; SEYBOLD 1996, 43, bezeichnet Ps 6 als „Klagegebet eines Schwerkranken, insofern ein echter ‚Bußpsalm' im ao Sinn."

[551] HALAT 1, 1967, 61, geht für אֻמְלַל in Ps 6,3 von einer eigenständigen Form mit der Bedeutung „hinfällig" aus, was allerdings nicht überzeugt.

[552] JANOWSKI 2006, 37, spezifiziert diesen Abschnitt näher als „Gottklage".

[553] Eine hebräische Handschrift lässt das erste יהוה weg, wenige Handschriften und die Septuaginta nach dem Codex Vaticanus das zweite: so auch KRAUS 1989a, 182–183. Die doppelte Anrufung JHWHs (MT) passt durchaus zum Charakter der eindringlichen Bitten in V. 3: vgl. CRAIGIE 1983, 90.

[554] Vgl. HALAT 1, 1967, 61; SEYBOLD 1996, 42. KRAUS 1989a, 182, übersetzt: „ich verschmachtete," JANOWSKI 2006, 17: „**ich (אָנִי)** verdorre."

[555] Anders KRAUS 1989a, 182–183, der von Ps 32,3 her zu בָּלוּ עצמי korrigiert: „meine Gebeine sind ‚zerfallen'."

*Und meine Seele / mein Leben ist / ich bin sehr erschrocken.* וְנַפְשִׁי נִבְהֲלָה מְאֹד

Die Kinderlosigkeit ist etwas, was das gesamte Leben, die ganze Person erfasst. In Ps 6,3 richtet das betende Ich den Appell an Gott, von Krankheit und eventuell auch von Kinderlosigkeit zu heilen. Der starke Appellcharakter und die große Dringlichkeit der Bitte werden durch die doppelte Anrufung JHWHs verstärkt. Die Unfruchtbarkeit wird als etwas angesehen, das von JHWH geheilt (רפא) werden kann. In dieser Heilung erweist er seine Gnade (חנן). Auch die detaillierte Schilderung der eigenen Situation der betenden Person in V. 7-8 deutet darauf hin, dass sie die Situation als Krankheit wahrnimmt. Wie in jedem Psalm lässt sich auch in diesem Klage- und Krankheitspsalm die Notsituation nicht eindeutig festlegen. Sie kann immer wieder neu gefüllt werden. Die Not der Unfruchtbarkeit und daraus resultierende Kinderlosigkeit ist eine von vielen möglichen Notsituationen, die den Hintergrund von Ps 6 bilden. Seit der frühen Kirche zählt Ps 6 – neben Ps 32; 38; 51; 102; 130 und 143 – zu den 7 Bußpsalmen und wird am Aschermittwoch gebetet.[556]

### *3.5.2.2. Ps 17*

Ps 17,1 enthält konkrete Gattungsbezeichnungen: תְּפִלָּה לְדָוִד (*Gebet Davids*) bzw. תְּפִלָּתִי (*mein Gebet / Gebetslied*)[557] und רִנָּתִי (*meine Klage*). Eine Klassifizierung als individuelles Klagelied legt sich also psalmintern nahe. Ps 17 gilt allgemein als Bittgebet und spezifischer als „Hilferuf eines unschuldig Verfolgten“[558]. Es liegt in der Natur der Psalmen, dass die Notsituationen so offen formuliert sind, dass sie zu unterschiedlichen Situationen passen. V. 7-14b enthält Bitten um Hilfe und Geborgenheit, V. 14c-e entfaltet Aspekte eines erfüllten Lebens.[559]

---

[556] Vgl. CRAIGIE 1983, 91.

[557] Die Bezeichnung תפלה in der Überschrift findet sich neben Ps 17 nur noch in Ps 86; 90; 102 und 142. Daneben kommt es insgesamt 26mal, so wie hier auch, im Text vor. Die Bedeutung lässt sich wohl am besten mit Klage oder Bitte umschreiben; vgl. GERSTENBERGER 1988, 93; KRAUS 1989a, 273.

[558] KRAUS 1989a, 271: Er hält die Klassifizierung als indivieduelles Klagelied für nicht zutrieffend; vgl. GERSTENBERGER 1988, 94: „PROTESTATION OF INNOCENCE, which may be considered a division of the COMPLAINT OF THE INDIVIDUAL.“ Nach JANOWSKI 2006, 137, steht das Motiv der „‚Rechtfertigung des Gerechten‘ (*iustificatio iusti*)“ im Hintergrund von Ps 17.

[559] Vgl. HÄUSL 2000, 218.

Ps 17,14 ist ein textlich schwieriger Vers, der viele Deutungsmöglichkeiten eröffnet, z.B. als Bitte im Gericht JHWHs über die Feinde des Beters.[560] Der Vers kann als Aussage über den Reichtum der JHWH-Schutzbefohlenen interpretiert werden.[561] HÄUSL hat überzeugend herausgearbeitet, dass sich diese Stelle auch auf die Not einer kinderlosen Frau beziehen kann. Ob das für den gesamten Ps 17 gilt,[562] ist m.E. nicht so eindeutig. Aber für V. 14c-e ist diese Interpretation zumindest als eine Möglichkeit neben anderen eine plausible Alternative:

| | |
|---|---|
| *14c Du füllst ihren Bauch.* | 14c תְּמַלֵּא בִטְנָם |
| *14d Sie werden satt an Kindern* | 14d יִשְׂבְּעוּ בָנִים |
| *14e und hinterlassen ihren Überfluss ihren Kindern.* | 14e וְהִנִּיחוּ יִתְרָם לְעוֹלְלֵיהֶם׃ |

Auf die großen Textprobleme von V. 14a-b kann in diesem Rahmen nicht eingegangen werden. יהוה (V. 14) ist wohl auch als Addressat von V. 14c-e anzusehen. Eine interessante Variante zu תְּמַלֵּא (*du füllst / wirst füllen*) in V. 14c bieten die Septuaginta und manche Versionen von Peschitta und Targum: Statt des *pi.* lesen sie das *ni.* תִּמָּלֵא, was von den Konsonanten her genauso möglich ist. Die Septuaginta kommt so zur Übersetzung: ἐπλήσθη ἡ γαστὴρ αὐτῶν (*gefüllt wird ihr Bauch*). בטן steht in Ps 17,14c im Kontext von Geburt mit maskulinem Plural-Suffix. מלא בטן (*das Füllen des Bauches*) kann sich sowohl auf Nahrungsaufnahme (Ps 107,9; Ez 7,19) als auch auf Schwangerschaft (Koh 11,5) beziehen. In V. 14d ist mehrdeutig, ob die Kinder Subjekt des Sättigens sind[563] oder – wie hier vorgeschlagen – Objekt.[564] Die Kinder werden mit zwei unterschiedlichen Substantiven bezeichnet: בנים und עוללים. Das Motiv der Sättigung setzt sich in V. 15, dem Schlussvers und gleichzeitig der Klimax des Psalms, fort: אֶשְׂבְּעָה בְהָקִיץ תְּמוּנָתֶךָ (*ich werde mich beim Erwachen an deiner Gestalt sättigen*). Sowohl die Sättigung durch Nahrung als auch durch Kinder hat ihre Steigerung in der Sättigung an der Gestalt JHWHs. Das betende Ich weiß, dass jede Form der Sättigung von Gott her kommt.[565]

---

[560] Vgl. KRAUS 1989a, 278. Dies ist aber nicht als Rachsucht zu interpretieren, sondern (EBD.): „Die Verfolgten und Hilflosen bitten darum, dass Gott ein Zeichen seines rettenden Tuns und zugleich eine Schranke gegenüber aller Freveltat sichtbar werden lässt."

[561] Vgl. z.B. HOSSFELD 1993b, 117–118.

[562] Vgl. HÄUSL 2002.

[563] Vgl. z.B. KRAUS 1989a, 271–272: „Fülle ihren Leib, dass ihr [sic!] Söhne (noch) satt werden und einen Rest ihren Kindern hinterlassen."

[564] So z.B. die Übersetzung der Septuaginta: ἐχορτάσθησαν υἱῶν (*sie werden an Kindern gesättigt*); vgl. auch HÄUSL 2002, 213.217.

[565] JANOWSKI 2006, 96, interpretiert diese Sättigung als Rettung: „Die ‚Sättigung', die dem Beter beim Sehen der ‚Gestalt' JHWHs zuteil wird, meint demnach die *Manifestation seiner Rettung*, d.h. der Rechtfertigung des Beters gegenüber seinen Feinden."

Selbst wenn man das Füllen des Bauches und Sattwerden an Kindern im Sinne von Kindersegen interpretiert, ergeben sich unterschiedliche Möglichkeiten der Interpretation: V. 14c-e kann Fortsetzung der Feindbeschreibungen in V. 13-14 sein.[566] Ein Charakteristikum der Feinde, das von der betenden Person als Schmach empfunden wird, ist ihr Kinderreichtum. Von daher gibt es Berührungspunkte zur Thematisierung von Fruchtbarkeit im Zusammenhang mit Feindpolemik in Ps 109,13, die bis zum Wunsch nach Ausrottung der Nachkommen der Feinde gehen kann.[567] V. 14c-e können aber auch Hoffnungsbilder auf ein erfülltes Leben in der Situation der Kinderlosigkeit sein.[568] Der in seiner Textbasis und Semantik schwierige V. 14 ermöglicht eine große Zahl an Deutungen.

Dass שׂבע (*satt werden*) nicht nur auf Nahrungsaufnahme, sondern auch auf die Sehnsucht nach Kindern bezogen werden kann, findet sich auch in rabbinischen und späteren jüdischen Auslegungen von I Sam 2,5a.[569]

### *3.5.2.3. Ps 31*

Auch Ps 31 ist ein individueller Klagepsalm,[570] der unterschiedliche Elemente enthält: Auf die Überschrift (V. 1) folgt V. 2-9 ein Bittgebet mit eingeflochtenen Vertrauensbekenntnissen, in V. 10-19 ein Klagegebet und in V. 20-25 ein Danklied.[571] Wie weit hier einzelne Stücke zusammengestellt und zu einem neuen Psalm verwoben wurden, lässt sich nicht eindeutig bestimmen.[572] Auch wenn sich die Exegese prinzipiell darin einig ist, dass sich die ursprüngliche Notsituation nicht eruieren und der Psalm nicht auf einen Sitz im Leben festlegen lässt, werden doch immer wieder Vorschläge gemacht, diese zu bestimmen: Es geht hier um „das Schicksal eines Schwerkranken“[573], „Formular für einen unschuldig Verfolgten [...], der sich im Bereich des Tempels geborgen und Jahwes Rechtshilfe erfleht hatte“[574] oder die Situation der „Feindbedrängnis“[575]. Diesen Vorschlägen soll nun eine weitere Facette hinzugefügt werden. Die Not der Kinderlosigkeit ist eine von vielen möglichen Situationen, die in diesem Psalm beklagt werden. In der Notschilderung in V. 10-14 sind einige Stichworte enthalten, die sich im Kontext der Kinderlosigkeit lesen lassen.

---

566 Vgl. GERSTENBERGER 1988, 92.
567 Vgl. Ps 37, 25-28; GERSTENBERGER 1988, 94.
568 Vgl. HÄUSL 2002, 219.
569 Vgl. GenR 72,5; MShem 5,5.
570 Vgl. GUNKEL 1968, 131.
571 Vgl. WEBER 2001, 155.
572 Vgl. KRAUS 1989a, 399.
573 GUNKEL 1968, 131.
574 KRAUS 1989a, 395.
575 WEBER 2001, 155.

Ps 31,10 lässt sich in die Richtung von Unfruchtbarkeit lesen. Gerade weil בטן in den Psalmen fast ausschließlich nicht einfach neutral den *Bauch* oder *Leib* meint, sondern häufig im Zusammenhang mit Schwangerschaft und Fruchtbarkeit steht, ist es naheliegend, diese Semantik auch für Ps 31,10 zumindest als eine Möglichkeit wahrzunehmen.

| | |
|---|---|
| *10a Sei mir gnädig, JHWH,* | 10a חָנֵּנִי יְהוָה |
| *denn eng ist mir / bedrängt bin ich.* | כִּי צַר־לִי |
| *10b Schwach geworden vor Kummer ist mein Auge,* | 10b עָשְׁשָׁה בְכַעַס עֵינִי |
| *meine Kehle und mein Bauch.* | נַפְשִׁי וּבִטְנִי׃ |

Zwei Textvarianten verraten Schwierigkeiten mit diesem Text, wohl v.a. aufgrund der Länge des Verses: Eine geringfügige Änderung ist die in wenigen hebräischen Handschriften, Septuaginta-Rezensionen und im Targum belegte Lesart מכעס (*aus Kummer*) statt בְּכַעַס (*in / vor Kummer*). Die für uns interessanten letzten beiden Worte des Verses lässt eine hebräische Handschrift ganz weg, was App. BHS bestärkt.

Die Suffixe in der 1.P.Sg.com. verweisen auf den Beter oder die Beterin, sind also geschlechtsneutral. Sprecher dieser Worte kann ein Mann oder eine Frau sein. In Ps 31,17 bezeichnet sich der Beter selbst als עַבְדֶּךָ (*dein Knecht*). צַר (*eng / bedrängend*) ist geradezu ein Leitwort in diesem Psalmabschnitt: In V. 8 vergewissert sich die betende Person der Erkenntnis Gottes: יָדַעְתָּ בְּצָרוֹת נַפְשִׁי (*du hast die Nöte / Enge / Bedrängnisse meiner Seele / meines Lebens erkannt*). Und in V. 12 werden die Feinde mit derselben Wurzel צרר beschrieben: צֹרְרַי (*meine Bedrängerinnen / Feinde*). Von hier ergibt sich ein Bezug zu Hanna, die Peninna mit demselben Wort als ihre Bedrängerin (צָרָתָהּ) bezeichnet (I Sam 1,6).

Die Bedeutung der seltenen Verbalwurzel עשש ist unklar: *dunkel / schwach werden*[576] */ erlöschen*[577]. Das Verb kommt nur hier – in Bezug auf *Auge, Seele / Kehle / Leben* und *Bauch / Leib* –, in Ps 32,11 – in Bezug auf כֹּחִי וַעֲצָמַי (*meine Kraft und meine Knochen*) – und in Ps 6,8 – auch dort in Bezug auf das Auge – vor.

Von בטח (*vertrauen / sich sicher bergen*) in Ps 31,7 ergibt sich eine Verbindung zu Ps 22,10. Der Vers stellt in beiden Psalmkontexten gewissermaßen einen Gegenpol zur Situation der Not und Bedrängnis her. עני (*Not / Elend*) in V. 8 ist eine umfassende Beschreibung des Elends, die viele verschiedene Situationen umfassen kann. Das Einschließen (סגר) in die Hand des Feindes in V. 9 lässt das Verschließen des Mutterleibes durch Gott anklingen (I Sam 1,6).

---

[576] Vgl. HALAT 3, 1983, 850.
[577] Vgl. BAUKS 2004, 79.

Weitere Hinweise auf die Situation der Kinderlosigkeit könnten in V. 13 liegen:

| | |
|---|---|
| *13a Ich bin vergessen wie ein Toter, weg aus dem Herzen.* | נִשְׁכַּחְתִּי כְּמֵת מִלֵּב 13a |
| *13b Ich bin wie ein verlorenes Gefäss geworden.* | הָיִיתִי כִּכְלִי אֹבֵד׃ 13b |

Dass sich die betende Person selbst mit einem Toten vergleicht, deutet darauf hin, dass der Bereich des Todes mitten im Leben mächtig wird.[578] Die Formulierung כמת (*wie ein Toter*) findet sich so nur hier und in Num 12,12 (כַּמֵּת; *wie der Tote*). Dort wird Mirjam als Totgeburt bezeichnet. Werden diese beiden Stellen intertextuell verknüpft, so kann eine Totgeburt auch einen Hintergrund für die Klage in Ps 31 sein. Gemeinsam ist beiden Texten, dass ein erwachsener, lebender Mensch mit einem Toten verglichen wird. In Ps 31,13 ist es eine Selbstaussage der betenden Person, die sich selbst mit einem vergessenen Toten vergleicht. in Num 12,12 dagegen ein Vergleich, der Mirjam in der Anrede zugeschrieben wird. Erst durch die Fortsetzung des Verses legt sich hier die Deutung als Totgeburt nahe. Der Vergleich mit einem *verlorenen* oder *zugrunde gehenden / zerbrechenden Gefäss* in V. 13b lässt sich als Gegensatz zur Schwangeren lesen, die als הַמְּלֵאָה (*die Volle*) bezeichnet werden kann (Koh 11,5).

Diese Interpretation stellt keine vollständige Exegese von Ps 31 dar, sondern will dazu einladen, bei der Lektüre dieses Psalms Unfruchtbarkeit und daraus folgende Kinderlosigkeit als eine mögliche Form der Not mitzubedenken.

### *3.5.2.4. Zusammenfassung*

In den drei besprochenen Klagepsalmen wird Unfruchtbarkeit als eine mögliche Notsituation jeweils mit grammatikalisch maskulinen Subjekten verbunden. So ist אמלל (*verwelkt*) in Ps 6,3 Sg.m., und der Beter von Ps 31,17 bezeichnet sich selbst als Knecht. Die Kinderlosigkeit ist eine Not, die zwar häufig als *die* Not der Frauen beschrieben wird. Diese Hinweise auf einen männlichen Sprecher wären aber gerade Indiz dafür, dass die Kinderlosigkeit auch eine bedrängende Situation für Männer sein kann. Gleichzeitig eröffnet die inklusive Psalmensprache die Möglichkeit, diese Texte sowohl von einem Beter als auch von einer Beterin her zu lesen. Das Gebet bei Unfruchtbarkeit kann sowohl eine Aufgabe von Frauen (vgl. z.B. I Sam 1,10-11) als auch von Männern sein. Letzteres ist in Bezug auf einen Erzähltext, Gen 25,21, plausibel, in dem vom Gebet eines Mannes wegen der Unfruchtbarkeit seiner Frau berichtet wird:

---

[578] Vgl. JANOWSKI 2006, 252–255.

*Isaak betete zu JHWH in Gegenwart seiner Frau, denn sie war unfruchtbar.* וַיֶּעְתַּר יִצְחָק לַיהוָה לְנֹכַח אִשְׁתּוֹ כִּי עֲקָרָה הִוא

Mit den beiden lautlich sehr nahen Wurzeln עתר und עקר wird die enge Verknüpfung von Gebet und Unfruchtbarkeit ausgedrückt. Das häufig vorgebrachte Argument, dass Isaak für Rebekka beten muss, weil sie als Frau nicht beten kann,[579] wird aus dem unmittelbaren Kontext widerlegt: In Gen 25,22 heißt es aufgrund von Rebekkas Schwangerschaftsproblemen ausdrücklich: וַתֵּלֶךְ לִדְרֹשׁ אֶת־יְהוָה (*Sie ging, um JHWH zu befragen*). Was Isaak und Rebekka genau beten, ist allerdings eine Leerstelle in der Hebräischen Bibel. Gen 25,21-22 deutet darauf hin, dass das Gebet zu Gott als effizienter Ausweg für unfruchtbare Frauen angesehen wired. Aus I Sam 1,10-11 geht hervor, dass Hanna intensiv zu Gott um Beendigung ihrer Unfruchtbarkeit gebetet hat. Das Lied der Hanna (I Sam 2,1-10) ist als Danklied für die Beendigung der Unfruchtbarkeit stilisiert. Aber wie Gebete um Fruchtbarkeit konkret ausgesehen haben, bleibt eine Unbestimmtheitsstelle in der Hebräischen Bibel.

Die Unfruchtbarkeit wird nur an einer Stelle im Psalter explizit genannt (Ps 113,9), kann aber als eine mögliche Notsituation im Hintergrund mancher Klagelieder stehen. Die Klagelieder des Einzelnen beschreiben Situationen von Not und Bedrängnis auf vielfältige Weise. Sie drücken menschliche Grunderfahrungen – von Männern und Frauen – aus. Sie lassen sich jeweils neu von spezifischen Notsituationen verschiedener Beter und Beterinnen her lesen. Wie Unfruchtbarkeit und daraus resultierende Kinderlosigkeit in weiteren Texten der Hebräischen Bibel und ihrer Umwelt zur Sprache gebracht wird, soll nun im Folgenden untersucht werden.

### *3.5.3. Unfruchtbarkeit im Alten Testament und seiner Umwelt*

Fruchtbarkeit ist im Alten Israel ein wichtiger Aspekt des Lebens, weil sie den Fortbestand des Stammes, des Volkes sichert. Frauen und Männer können ihre Identität zum Teil von ihrer Fruchtbarkeit beziehen. Aufgrund der hohen Bewertung von Fruchtbarkeit gilt Unfruchtbarkeit von Frauen und auch von Männern in der Hebräischen Bibel als großes Leid. Die unfruchtbare Frau, die durch ein Wechselspiel aus eigener Initiative und göttlicher Intervention fruchtbar wird, ist ein geprägtes Motiv[580] in den Erzelternerzählungen (Sara: Gen 11,30; 18,1-15; 21,1-7; Rebekka: Gen 25,19-28; Rahel: Gen 30,1-8.22-24). Auch bei Deuterojesaja begegnet das Motiv (z.B. Jes 49,14-50,3; 51,2-3).

[579] Vgl. z.B. WESTERMANN 1989, 504, für den nur Isaak als intercessor in Frage kommt.

[580] COOK, 1999, 10 et al., spricht vom „Barren Mother Type“. Ihre Einteilung in drei Modelle – Konkurrenz, Verheißung, Bitte um einen Sohn – erscheint mir allerdings zu vereinfachend.

Im Mittelpunkt steht hier das Wunderbare der Geburt. Nach dem Vorbild Saras wird das Bild Zions als Mutter nachgebildet. Sie wird nicht Mutter einzelner Kinder, sondern eines ganzen Volkes.[581] Kinderlosigkeit ist ein erzählerisches Motiv, das die Besonderheit der lange ersehnten Nachkommen betonen soll. Frauen, die in hohem Alter noch ein Kind bekommen, sind ein biblisches Hoffnungsbild.

Unfruchtbarkeit ist ein persönliches Unglück und eine familiäre Katastrophe, nicht nur, aber auch aus materiellen Gründen. Kinderlos zu bleiben, bedeutet, den Mehrungsauftrag der Schöpfungsgeschichte (Gen 1,28) nicht zu erfüllen. Es bedeutet Jahre des vergeblichen Wartens und der Enttäuschung, aber auch öffentliche Demütigung und Schmach. Das große Leiden unfruchtbarer Frauen wird in der Hebräischen Bibel in seiner ganzen Dramatik gesehen: So wirft z.B. die lange Jahre unfruchtbare Erzmutter Rahel ihrem Mann Jakob den verzweifelten Ruf ins Gesicht: הָבָה־לִּי בָנִים וְאִם־אַיִן מֵתָה אָנֹכִי (*Schaffe mir Kinder! Wenn nicht, dann sterbe ich!*; Gen 30,1). Sie richtet diesen Verzweiflungsruf nicht als Gebet an JHWH, sondern als Forderung an ihren Mann Jakob.

Ein Text der Hebräischen Bibel, in dem die Leiden und Nöte einer lange Zeit unfruchtbaren Frau in aller Dramatik geschildert werden, ist die Erzählung von Hanna (I Sam 1-2). Während Peninna, die zweite Frau ihres Mannes Elkana, Kinder hat, hat Hanna keine: וּלְחַנָּה אֵין יְלָדִים (*Hanna hatte keine Kinder*; I Sam 1,2). Gott hat ihren Mutterleib verschlossen. In der Erzählung von Hanna wird Unfruchtbarkeit mit ihren sozialen und gesellschaftlichen Konsequenzen gesehen. Sie erzählt von der Verachtung, die einer kinderlosen Frau entgegen schlägt. Mit Mutterschaft versus Kinderlosigkeit ist häufig Rivalität unter Frauen verknüpft. Der Alltag polygyner Ehen, wie sie im Alten Vorderen Orient vorkamen, wird in der Hebräischen Bibel ganz realistisch mit allen seinen Konflikten geschildert. Zu den Nöten der Kinderlosigkeit kann auch die Kränkung durch fruchtbare Frauen gehören. So bedrängt z.B. die kinderreiche Peninna die lange Zeit unfruchtbare Hanna, reizt sie zum Zorn, kränkt sie (I Sam 1,6-7). Die Bezeichnung צָרָתָהּ (*Bedrängerin*)[582] für Peninna enthält das ganze Bedeutungsspektrum des Wortes צרר: Die Kinderreiche macht der Kinderlosen das Leben eng, zur Not, zur Qual, zur Bedrängnis. Diese Bedrängnis wird mit derselben Wurzel ausgedrückt wie die Bedrängnis durch Feinde (vgl. z.B. Ps 7,7). Hannas Situation wird ausführlich geschildert: Sie isst nichts, ihr Herz ist verdrossen / unzufrieden, und ihre נפש (*Seele / Lebenskraft / bedürftige Kehle*) ist bitter. Hanna betet zu Gott und weint laut, sie beschreibt sich selbst als eine Frau, die schweren Sinnes ist. Ihre Lage ist

---

[581] Zu dieser Parallelisierung vgl. SCHMIDTGEN 2003.

[582] Die Übersetzung mit Mitfrau, Nebenfrau (vgl. HALAT 3, 1983, 986) ist unsicher und verharmlost die Bedrängnis.

durch große Unruhe, Zorn, Not und Elend gekennzeichnet (I Sam 1,7-8.10-11.15-16).

Rahel und Hanna haben gemeinsam, dass sie als die Unfruchtbaren die besonders geliebten Frauen ihrer Männer sind (Gen 29,20; I Sam 1,5.6). In den Erzählungen von Rahel und Hanna wird die Not der Kinderlosigkeit verhältnismäßig ausführlich geschildert. Sonst sind es meistens lapidare Notizen: So heißt es von Sara in Gen 11,30: וַתְּהִי שָׂרַי עֲקָרָה אֵין לָהּ וָלָד (*Und Sarai war unfruchtbar, sie hatte kein Kind*). Und die Frau des Manoach, die Mutter des Simson, wird in Jdc 13,2 so eingeführt: עֲקָרָה וְלֹא יָלָדָה (*sie war unfruchtbar und gebar nicht*). Ähnlich wird die große Frau von Schunem beschrieben: בֵּן אֵין־לָהּ וְאִישָׁהּ זָקֵן (*einen Sohn hatte sie nicht, und ihr Mann war alt*; II Reg 4,14). Hier wird die Unfruchtbarkeit der Frau mit dem hohen Alter des Mannes in Zusammenhang gebracht. Unfruchtbarkeit wird also in der Hebräischen Bibel thematisiert. Die biblische Sichtweise gibt der Kinderlosigkeit und dem Leiden an ihr gesellschaftliche und religiöse Bedeutung. Das Danklied der Hanna (I Sam 2,1-10) für ihre lang ersehnte Schwangerschaft ist ein Beispiel dafür, dass Mutterschaft in der Hebräischen Bibel nicht individualisiert gesehen wird, sondern in ihrer ganzen sozialen Dimension. Hannas unerwartete Schwangerschaft wird zu gesellschaftlichen und religiösen Befreiungserfahrungen parallel gesetzt.[583]

Der biblisch-hebräische Sprachgebrauch beschreibt Unfruchtbarkeit nicht mit der Negation eines sonst positiv besetzten Begriffes – wie z.B. פרה und רבה (*fruchtbar* und *zahlreich sein*), – sondern mit eigenen Worten und Bildern:

Die Bezeichnung für Unfruchtbarkeit, die in Ps 113,9 und damit als einzige in den Psalmen vorkommt, ist עקר: Das Verbum עקר bedeutet *mit der Wurzel ausreißen*, die עקרה ist also *die Entwurzelte*. Diese Vorstellung geht davon aus, dass ein Kind Verwurzelung schafft, Kinderlosigkeit dagegen Entwurzelung und Ausgerissensein bedeutet. In der hebräischen Sprache gibt es die Eigentümlichkeit, dass eine Wurzel ein Gegensatzpaar beschreiben kann: Das (seltene) Nomen עֵקֶר (Lev 25,47) bedeutet *Nachkommenschaft*, עקר dagegen *unfruchtbar sein*. Auch das als Frau personifizierte Zion wird zwar nicht in Jes 49,14ff., aber in Jes 54,1 als עקרה bezeichnet.[584] Die Kontexte dieser Erzählungen sind jedenfalls mit dem Stichwort עקרה präsent. Die Vorkommen von עקרה in der Hebräischen Bibel insgesamt sind überschaubar: Gen 11,30; 25,21: Sara; Gen 29,31: Rahel; Jdc 13,2.3; Jes 54,1; Ex 23,26; Dtn 7,14; I Sam 2,5; Ps 113,9; Hi 24,21. Das Verb עקר begegnet z.B. in Zeph 2,4

---

583 Vgl. MÜLLNER 1999, 115–116.

584 Es ist nicht notwendig, hier eine Abgrenzung zwischen Zion als verwaister Mutter und den unfruchtbaren Frauen der Geschichte Israels vorzunehmen, wie es SCHMIDTGEN 2003,74, tut. Auch wenn Jes 54,1 „eine spätere Interpretation und Entfaltung von Jes 49,14ff." [ebd.] ist, so wird der Begriff עקרה hier doch eindeutig auf Zion angewendet.

und Koh 3,2. In Koh 3,2 steht עקר *q.* (*herausreißen / öd machen*) im Gegensatz zu נטע *q.* (*pflanzen*):

| | |
|---|---|
| *2a Es gibt eine Zeit zu gebären* | עֵת לָלֶדֶת 2a |
| *und eine Zeit zu sterben,* | וְעֵת לָמוּת |
| *2b eine Zeit zu pflanzen* | עֵת לָטַעַת 2b |
| *und eine Zeit, das Gepflanzte auszureißen.* | וְעֵת לַעֲקוֹר נָטוּעַ׃ |

Im Parallelismus steht das *Pflanzen* (נטע *q.*) parallel zum *Gebären* (ילד *q.*) und das *Ausreißen* (עקר *q.*) parallel zum *Sterben* (מות *q.*).

Im Lied der Hanna wird עֲקָרָה (*die Unfruchtbare*) als אֻמְלָלָה (*verwelkt / vertrocknet*) bezeichnet (I Sam 2,5). Ein kinderloses Leben ist also ein *verwelktes / vertrocknetes / verkümmertes* Dasein. Ein anderes Bildfeld – die Wurzel שׁכל (*kinderlos machen, Fehlgeburten verursachen*) – hält die ständige Gefährdung von geborenem und ungeborenem Leben im Bewusstsein: Dasselbe Wort bezeichnet sowohl den Sachverhalt, auf grausame Weise seiner Kinder beraubt zu werden (Gen 42,36), als auch eine Fehlgeburt zu haben (Ex 23,26). Ein weiterer Begriff für Unfruchtbarkeit ist das nur an vier Stellen vorkommende גלמוד (Jes 49,21; Hi 3,7; 15,34; 30,3) mit der Bedeutung *unfruchtbar / hart / versteinert sein*.[585] Subjekt ist in Jes 49,21 eine Frau, das personifizierte Zion, in Hi 3,7 die Nacht, in der Hiob empfangen oder geboren wurde, in Hi 15,34 die (lügengebärende) Schar des Gottlosen. An allen diesen drei Stellen ist גלמוד in die Geburtsthematik eingebettet.

Interessant ist an diesen vier Stellen, dass גלמוד (*Unfruchtbarkeit / Versteinerung*) – genauso wie שׁכל und עקר – sowohl von Frauen als auch von Männern bzw. einer Gruppe oder auch bildlich z.B. von der Nacht ausgesagt werden kann. Unfruchtbarkeit, Kinderlosigkeit hat also genauso geschlechtsübergreifende Aspekte wie Fruchtbarkeit.

Ein weiterer Begriff ist בלה *q.* (*sich abnützen / verbraucht sein / zerfallen*), mit dem sich Sara selbst in ihrem hohen Alter charakterisiert (Gen 18,12).[586] Dieses Verbum ist häufig mit Kleidern kombiniert (z.B. Dtn 8,4; Jes 50,9). Unfruchtbarkeit im Alter wird also in Gen 18,12 mit dem Abnutzen von Kleidern verglichen. In der Psalmensprache kommt בלה *q.* zweimal vor: Ps 32,3 und Ps 102,27: In Ps 32,3 sind es die Knochen, in Ps 102,27 Kleider, die zerfallen.

Im Buch Ruth ist רֵיקָם (*leer*; Ruth 1,21; 3,17) eine weitere narrative Umschreibung nicht nur, aber auch des Fehlens von Nachkommenschaft. Diese Leere bezieht sich auf Noomi und ihre verstorbenen Söhne und damit die Unmöglichkeit, durch ihre Schwiegertochter Ruth zu weiterer Nachkom-

---

[585] Vgl. HALAT 1, 1967, 186–187.

[586] Buber-Rosenzweig übersetzen אַחֲרֵי בְלֹתִי in Gen 18,12: „nachdem ich zermorscht bin."

menschaft zu gelangen. Im Hintergrund dieses Ausdrucks könnte das Bild von einem leeren Gefäß – im Gegensatz zur Schwangeren als der Vollen (Koh 11,5) – stehen. Am Schluss des Buches wird diese Leere gefüllt, indem der Sohn, der Ruth und Boas geboren wird, der Noomi zugeordnet wird: יֻלַּד־בֵּן לְנָעֳמִי (*Noomi wurde ein Sohn geboren*; Ruth 4,17).[587]

In den Erzählungen ist v.a vom Unglück unfruchtbarer Frauen die Rede. Es gibt aber auch einige wenige Belege dafür, dass Unfruchtbarkeit nicht nur Frauen, sondern auch Männern zugeschrieben werden kann, z.B. Dtn 7,14: *Gesegnet wirst du sein vor allen Völkern, nicht wird bei dir ein Unfruchtbarer* (עָקָר) *noch eine Unfruchtbare* (עֲקָרָה) *sein, auch nicht bei deinem Vieh.* In Gen 15,2 bezeichnet sich Abram als עֲרִירִי (*einsam / kinderlos*). Dieser Terminus kommt außerdem nur noch in Lev 20,20-21 und Jer 22,30 vor. Von der Verbalwurzel ערר (*entblößen*) her verbindet er mit Kinderlosigkeit Entblößtsein. Nach Lev 20,20-21 ist Kinderlosigkeit die Strafe für unerlaubten Geschlechtsverkehr eines Mannes mit seiner Tante oder seiner Schwägerin. Als Konsequenz heißt es im ersten Fall: עֲרִירִים יָמֻתוּ (*kinderlos werden sie sterben*), im zweiten: עֲרִירִים יִהְיוּ (*kinderlos werden sie sein*). In Jer 22,30 wird Konja, dem Sohn Jojakims, Kinderlosigkeit vorausgesagt: Er soll eingetragen werden als עֲרִירִי גֶּבֶר לֹא-יִצְלַח (*kinderlos, ein erfolgloser Mann*). Begründung dafür ist, dass keiner seiner Nachkommen (זַרְעוֹ) als Herrscher über Juda auf dem Thron Davids sitzen wird. עֲרִירִי (*einsam / kinderlos / entblößt*) ist ein Begriff, der nicht nach den Ursachen fragt, sondern die sozialen Konsequenzen der Kinderlosigkeit im Blick hat: Entblößung und Vereinsamung.

Diese beiden Texte sind bereits Beispiele dafür, dass Unfruchtbarkeit nicht nur Frauen zugeschrieben wird, sondern auch Männern.[588] In Gen 20,17 heilt (וַיִּרְפָּא) JHWH Abimelech, seine Frau und seine Mägde, so dass sie (wieder) gebären (וַיֵּלֵדוּ). Die Unfruchtbarkeit ist eine zeitweilig verhängte Strafe aus einem konkreten Anlass. Aus manchen Erzählungen erfahren wir indirekt von männlicher Unfruchtbarkeit, wenn eine Frau als kinderlose Witwe später von einem anderen Mann schwanger wird (Gen 38; Ruth 1,5.11.21) oder explizit auf das Alter des Mannes hingewiesen wird (II Reg 4,14).[589]

Die Fülle von Begriffen sowie narrativen und bildlichen Umschreibungen für das Phänomen Unfruchtbarkeit weist darauf hin, dass es sich um ein

---

[587] Vgl. MARSMAN 2003, 223.

[588] Indirekt ausgesagte männliche Sterilität könnte in Ps 89,46 vorliegen, so eine Erklärung von DAHOOD 1970, 224: „'You cut short the days of his youth, / robed his young manhood with sterility.' This theme is central to the Ugaritic Legend of Aqht." Allerdings ist im hebräischen Text von Ps 89,46 nur von בּוּשָׁה (*Beschämung / Scham*) die Rede. Um welche Art von Beschämung es sich handelt, dies ist Sache der Interpretation. Aus dem vorangehenden maskulinen Suffix ־יו ist eindeutig, dass sich die Beschämung auf einen Mann bezieht, und DAHOOD deutet diese als Sterilität.

[589] Vgl. FISCHER 1988, 118; MARSMAN 2003, 223.

durchaus verbreitetes Phänomen handelt. Die hebräischen Worte für Unfruchtbarkeit sind keine rein medizinischen Feststellungen, sondern sie umschreiben das ganze Leben. Sie enthalten metaphorische Elemente, die Alltagserfahrungen aufbewahren. Sie sind lebensnahe und zeigen den komplexen Prozess rund um Fruchtbarkeit und ihre Schattenseiten in seiner ganzen Dynamik und Dramatik auf.

Als Verursacher der Unfruchtbarkeit gilt im Allgemeinen Gott: וַיהוָה סָגַר רַחְמָהּ (*JHWH hat ihren Mutterleib verschlossen*; I Sam 1,5), עֲצָרַנִי יְהוָה מִלֶּדֶת (*JHWH hat mich aufgehalten zu gebären*; Gen 16,2). Das letztgenannte Verb, עצר *q.* (*aufhalten / zurückhalten*), kann – im Fall der Sara in Gen 16,2 – bedeuten, dass eine Frau noch gar kein Kind hat. In Gen 20,17.18 wird explizit erzählt, dass die von JHWH verhängte Unfruchtbarkeit geheilt wird. Da ein ganzes Haus von diesem *Zurückhalten der Gebärmutter* (עצר רחם) betroffen ist, ist davon auszugehen, dass es vor der Zeit der Unfruchtbarkeit bereits Kinder gegeben hat. Es handelt sich also hier um eine nach vorne und nach hinten begrenzte Phase der Unfruchtbarkeit aus einem konkreten Anlass. Im Begriff עצר ist die Zeitdimension enthalten: Unfruchtbarkeit kann ein vorübergehendes Phänomen sein. Es kann davor oder danach schon Nachkommenschaft gegeben haben. Fruchtbarkeit und zahlreiche Nachkommenschaft sind Zeichen von Gottes Gnade: Dies drückt sich in Fruchtbarkeitszusagen an Israel im Land aus (Ex 23,26; Lev 26,3-9; Dtn 7,12-14; 28,4.11). Eine mögliche Ursache für Fehlgeburten ist nach II Reg 2,19 schlechtes Wasser (הַמַּיִם רָעִים).

Manche theophoren Personennamen, die Wörter der Wahrnehmung wie z.B. שמע, ידע, חזה oder ראה enthalten, spiegeln die Not der Kinderlosigkeit wider. „Die Namen sprechen davon, dass sich die Familie, die betroffene Frau in dieser Not an die Gottheit wandte, und dass die Geburt des erhofften und erbetenen Kindes als Akt der Rettung und Hilfe durch die Gottheit erfahren wurde."[590]

Nach biblischer Vorstellung ist also Unfruchtbarkeit nicht menschliche Schuld, sondern Gott wird dafür verantwortlich gemacht; er ist es, der den Mutterleib öffnet (Gen 21,1; 25,21; 30,22) oder schließt (Gen 16,2; 20,17; 29,31), nicht der Mensch. Damit wird die patriarchale Gesellschaftsordnung relativiert: Nicht die Väter sind Geber des Lebens, sondern Gott.[591] Auch wenn die Angst vor einem Zusammenhang zwischen Schuld und Unfruchtbarkeit im Alten Orient verbreitet gewesen sein dürfte,[592] sind die Texte der Hebräischen Bibel an diesem Punkt sehr vorsichtig: In dem gesetzlichen Text Num 5,11-31 folgt Kinderlosigkeit auf einen konkreten Fall von Ehebruch. Im narrativen Text Gen 20 folgt zeitweilige Unfruchtbarkeit des Abimelech und

---

[590] HÄUSL 2002, 208.

[591] Vgl. MARSMAN 2003, 223.

[592] Vgl. VAN DER TOORN 1994, 77–79; MARSMAN 2003, 196–197.

seines Hauses darauf, dass er Sara zu sich holt. In II Sam 6,16.20-23 wird nach der Erzählung über Michal, die den vor der Lade tanzenden David verachtet, konstatiert, dass sie ihr Leben lang unfruchtbar blieb. Die Erzählung ist hier offener als die meistens vertretene Deutung, dass dies die Strafe für ihr Lachen über David war. An keiner dieser drei Stellen erfolgt eine Bewertung des Verhaltens einer beteiligten Person als Schuld oder Sünde. Unfruchtbarkeit wird als Konsequenz mit der vieldeutigen Kopula ו (*und*) im Anschluss an die Erzählung eines jeweils konkreten, ganz unterschiedlichen Einzelfalles erwähnt. Es ist wichtig, die einzelnen Bibeltexte je nach ihren konkreten Anlässen differenziert zu betrachten. Ein pauschaler Zusammenhang von Unfruchtbarkeit und Sünde lässt sich – entgegen einer langen, verhängnisvollen Wirkungsgeschichte – aus den biblischen Texten nicht ableiten.

Ein wichtiger poetischer Vergleichstext für die Bereiche Unfruchtbarkeit und Fehlgeburt ist die Klage des Hiob in Hi 3. Die erste Rede Hiobs hat eine klare Struktur: In der Überschrift (V. 1) wird das Thema der Rede genannt: Hiob verwünscht (קלל *pi.*) den Tag seiner Geburt (wörtlich: יוֹמוֹ *seinen Tag*). Darauf folgt eine kurze Redeeinleitung (V. 2) und dann drei Strophen: In V. 3-10 verflucht Hiob die Tage seiner Empfängnis und Geburt. In V. 11-19 wünscht er, gleich nach der Geburt gestorben zu sein, und in V. 20-26 sehnt er sich schließlich, da das nicht geschehen ist, danach, jetzt zu sterben.[593] Hi 3 ist eine Mischung aus Verwünschungen und Klagen. Es wird kein expliziter Addressat genannt. Hiobs Klage ist eher Monolog als Dialog.[594]

Der Text enthält eine Reihe von Geburtsmotiven, die uns bereits an unterschiedlichen Stellen der Studie im Vergleich zu Psalmenversen begegnet sind: In Hi 3,3 verwünscht Hiob den Tag seiner Geburt. Er wünscht, dass diese Nacht unfruchtbar bzw. versteinert (גלמוד) wäre (Hi 3,7). Wenn Hiob in Hi 3,7 der Nacht seiner Empfängnis oder Geburt wünscht, dass sie unfruchtbar gewesen wäre, so ist das bildliche Sprache. Dahinter steht der Wunsch nach Unfruchtbarkeit seiner Eltern bzw. selbst eine Fehlgeburt zu sein. Damit sind also ganz konkrete Vorstellungen verknüpft. Gleichzeitig wird mit der Erwähnung der Nacht das Dunkle, Verborgene von Fehlgeburt und Tod gebündelt, das in Hi 3 mit einer Fülle von Begriffen ausgemalt wird: z.B. חשך (V. 4.5), צלמות (V. 5), עננה (V. 5) und מרירי יום (V. 5). In Hi 3,10 ist vom Verschließen des Mutterleibes (סגר) die Rede:

| | |
|---|---|
| *10a Denn nicht verschlossen hat er* | 10a כִּי לֹא סָגַר |
| *die Tore meines Leibes.* | דַּלְתֵי בִטְנִי |
| *10b und die Mühsal nicht vor meinen Augen verborgen.* | 10b וַיַּסְתֵּר עָמָל מֵעֵינָי׃ |

[593] Vgl. CLINES 1989, 75.
[594] Vgl. CLINES 1989, 77.

Auch wenn mit בִּטְנִי elliptisch wohl an den *Leib meiner Mutter* gedacht ist,[595] ist es doch bemerkenswert, dass בטן eindeutig in der Bedeutung *Mutterleib* mit Suffix 1.P.Sg. einem Mann, Hiob, zugeordnet ist. Der Mutterleib ist hier metaphorisch mit Toren versehen. Interessant ist zudem die Stichwortverbindung zu Ps 7,15 über עמל: Damit wird wohl allgemein die Mühsal des Lebens gemeint sein. An beiden Stellen steht der Begriff in Zusammenhang mit der Geburt, in Ps 7,15 wird עמל geboren, hier ist es das, worauf Hiob nach seiner Geburt schaut. Nicht ganz klar ist, wer Subjekt dieses Verses ist. Es könnte noch die Nacht aus V. 7 sein.[596] Die andere Möglichkeit ist, dass Gott gemeint ist, der für das Öffnen oder Verschließen des Mutterleibes zuständig ist.

Die parallele Verwendung von רחם und בטן in Hi 3,11 begegnet auch in den Psalmen häufig. Eine Fehlgeburt wird in Hi 3,16 als נפל bezeichnet. Wie in Ps 58,9 ist es für sie charakteristisch, das Licht bzw. die Sonne nicht zu sehen. Einzelne Motive aus den Psalmen laufen also in Hi 3 zusammen, ohne dass sich Abhängigkeiten in die eine oder andere Richtung eindeutig feststellen ließen.

Über Hi 3 hinaus finden sich noch weitere Bezüge zur Unfruchtbarkeit im Hiobbuch: Hi 15,34-35 ist gewissermaßen ein Verbindungstext, ein „Intertext" zwischen den beiden Psalmen Ps 7,15 und Ps 113,9: Mit Ps 7,15 hat er Geburt als Negativbild, die *Unheilschwangerschaft* gemeinsam, mit Ps 113,9 – allerdings mit einer anderen Wurzel ausgedrückt – die Unfruchtbarkeit. In Hi 30,3 heißt es am Ende der zweiten Rede des Elifas über die שָׂחֲקוּ עָלַי צְעִירִים מִמֶּנִּי לְיָמִים (*die an Tagen jünger sind als ich, die über mich spotten;* Hi 30,1): בְּחֶסֶר וּבְכָפָן גַּלְמוּד (*aus Mangel und Hunger unfruchtbar*). Damit werden hier – was in der Hebräischen Bibel selten vorkommt – Ursachen für Unfruchtbarkeit angegeben: Mangel und Hunger. Die Themen Fruchtbarkeit und Geburt sind also ein Beispiel für die zahlreichen Bezüge zwischen dem Psalter und dem Buch Hiob.

Die biblischen Texte kennen die Dialektik zwischen unveränderlichen Gegebenheiten und menschlicher Initiative: Einerseits sehen Menschen die Ursachen von Unfruchtbarkeit im Bereich göttlicher Verantwortung, andererseits versuchen sie selbst, ihre Unfruchtbarkeit zu beenden. Viele biblische Geschichten kreisen „um *ein* Thema: den unerfüllten Kinderwunsch. Ihn doch noch zu erfüllen, werden alle Register gezogen, listige und schmerzhafte, natürliche und übernatürliche."[597] So werden vielfältige Strategien im Umgang mit Unfruchtbarkeit entwickelt.

Der naheliegende erste Schritt ist das Gebet. Ein solches Gebet zu JHWH um Beendigung der Unfruchtbarkeit ist das Gebet des Isaak in Gen 25,21.

---

[595] Vgl. BAUKS 2004, 57.

[596] So BAUKS 2004, 56–57.

[597] UTZSCHNEIDER 2002, 136.

Auffallend ist, dass es in den Psalmen kein explizites Gebet um Fruchtbarkeit gibt. Ein weitergehender Schritt ist das Gelübde, das Kind Gott zu weihen (vgl. Hanna in I Sam 1,11; Lemuëls Mutter in Prov 3,21).

Ein Versuch, mit menschlichen Mitteln zu Nachkommenschaft zu gelangen, ist eine Art Leihmutterschaft, wie sie schon in der Frühzeit Israels bekannt ist und im Alten Vorderen Orient gängige Praxis gewesen sein dürfte: Eine kinderlose Frau schickt ihren Mann zu ihrer eigenen Magd. Diese gebärt auf den Knien der Hauptfrau. Die Kinder gelten als legitime Nachkommen des Paares.[598] Die biblischen Erzählungen (vgl. z.B. Gen 16 und 21)[599] zeigen allerdings, dass dieser Ausweg aus der Unfruchtbarkeit in der Praxis nicht ohne Probleme funktionierte. Wirkungsvoll ist letztendlich nur das göttliche Eingreifen. Der „Gebärwettstreit" zwischen Rahel und Lea (Gen 29,31-30,25), durch den das Volk Israel entsteht, macht deutlich, dass Nachwuchs ein essentielles Interesse von Frauen, aber genauso auch von Männern ist. Diese Form der Leihmutterschaft dürfte nur für verhältnismäßig wohlhabende Frauen gegolten haben, die sich eine Magd leisten konnten.[600] In den biblischen Texten schlagen sich allgemein-menschliche Erfahrungen nieder: Eifersucht und Neid, Spannungen zwischen der theoretischen Möglichkeit einer Leihmutterschaft und den damit verbundenen emotionalen Problemen. Die דּוּדָאִים (*Alraunen*) in Gen 30,14-18 deuten darauf hin, dass auch Methoden der Pflanzenheilkunde probiert wurden, um Unfruchtbarkeit zu heilen.[601]

Eine weitere Möglichkeit war die Adoption. Im AT ist allerdings in Gesetzestexten nichts darüber zu erfahren. In narrativen Texten ist – neben einigen potentiellen Andeutungen – nur Ester (אומן; Est 2,7) ein eindeutiges Beispiel für diese in der altorientalischen Umwelt durchaus übliche Praxis.[602] Allerdings geht aus Est 2,8 nur hervor, dass Ester keine Eltern hat und deshalb von ihrem Onkel oder Cousin Mordechai adoptiert wird. Ob er dies aus der Not eigener Kinderlosigkeit tut oder darüber hinaus noch eigene Kinder hat, die für die Erzählung irrelevant sind, wird nicht erwähnt.

Trotz der allgemein hohen Bewertung von Fruchtbarkeit in der Hebräischen Bibel gibt es auch Konzepte von Frauenleben unabhängig von Kindern: Nur von Michal, der Tochter Sauls, wird ausdrücklich erwähnt, dass sie *bis zum Tag ihres Todes kein Kind hatte* (לֹא־הָיָה לָהּ יָלֶד עַד יוֹם מוֹתָהּ; II Sam 6,23). Bei Frauen mit wichtigen gesellschaftlichen und religiösen Aufgaben wie z.B. Mirjam (Ex 15,20), der Richterin Debora und der Retterin Jaël (Jdc 4-5) oder der Prophetin Hulda (II Reg 22,14-20) wird nicht berichtet, ob sie

---

598 Ausführlicher zum stellvertretenden Gebären der Sklavin für die Ehefrau vgl. FISCHER 1994, 97–101.106–107.

599 Zur innerbiblischen Rezeption dieser Erzählung vgl. GROHMANN 1999.

600 Vgl. MARSMAN 2003, 207.228–229.

601 Vgl. FISCHER 2000, 113–114.

602 Vgl. MARSMAN 2003, 207.229–230.

Kinder haben oder nicht. Es ist irrelevant, sie werden wegen ihres Amtes genannt und nicht wegen ihres etwaigen -- entweder selbstverständlich zugrundegelegten oder nicht vorhandenen – Mutterseins.

In – exilisch-nachexilischen – prophetischen Texten begegnet die Tendenz, dass angesichts von bevorstehendem Unheil Kinderlosigkeit das erstrebenswertere Schicksal sein kann. Z.B. nach Jes 56,3-5 gibt Gott den „Eunuchen", die sich an seine Gebote halten, Raum in seinem Haus. Kinderlose erhalten trotz ihrer bleibenden Kinderlosigkeit göttlichen Segen. Der Prophet Jeremia vermeidet während seiner prophetischen Wirksamkeit Ehe und Fortpflanzung, weil er um den kommenden Untergang weiß. Der Zustand seiner Kinderlosigkeit ist gesegnet, ist geradezu Auftrag Gottes (Jer 16,1-4.9).

Es gibt auch Texte, die die Akzeptanz eines kinderlosen Lebens andeuten. Als ein solcher Text lässt sich Ps 113,9 interpretieren. Der hebräische Text in seiner Knappheit lässt auch eine andere Übersetzungsmöglichkeit zu: *„Er lässt die Unfruchtbare des Hauses wie eine fröhliche Mutter von Kindern wohnen.*" Der Text lässt offen, wie und ob die Kinderlosigkeit tatsächlich beendet wird. Vielleicht ist es ja gerade auch ein biblisches Hoffnungszeichen, dass dieser Gott Platz für verschiedene Lebensformen hat: Die Kinderlose als eine gesellschaftlich wenig Geachtete hat genauso einen Platz im Haus wie die Kinderreiche.

Auch in späten, weisheitlichen – sog. apokryphen – Texten des Alten Testaments zeigen sich Tendenzen, den hohen Stellenwert von Fruchtbarkeit abzuschwächen: „Die späte Weisheit schließlich relativiert den Wert von Kindern und den eines langen Lebens radikal: Tugend und Sündlosigkeit der Unfruchtbaren wird einer großen Kinderschar, die aus illegitimer Beziehung stammt, vorgezogen (Weish 3,13-4,6), und ein vorzeitiger Tod wird, wenn er gerechte Menschen trifft, weniger mit Schrecken behaftet angesehen als ein in Unrecht und Gottlosigkeit gelebtes, langes Leben (Weish 4,7ff)."[603]

Die Texte der Hebräischen Bibel sind somit ambivalent: Sie spiegeln einerseits eine patriarchale Gesellschaft wider, in der Frauen ihre Anerkennung durch die Geburt von Kindern, v.a. Söhnen, bekommen. Andererseits erzählen sie aber auch von Gegenbewegungen. Sie zeigen ein mehrdeutiges Gottesbild: Einerseits ist es Gott, der nicht nur für Fruchtbarkeit, sondern auch für Unfruchtbarkeit verantwortlich ist, und andererseits steht er auf der Seite der Ausgegrenzten und kehrt die herrschenden Verhältnisse um.

Im gesamten Alten Vorderen Orient wird – genauso wie im AT – sowohl Fruchtbarkeit als auch Unfruchtbarkeit göttlichem Wirken zugeschrieben.[604]

In Ägypten belegen Namen wie „Den ich erbeten habe", „Den (die) Gott NN gegeben hat" oder Erhörungsgebete von Eltern in Volkserzählungen, dass

---

[603] FISCHER 2002, 70.

[604] Vgl. FEUCHT 1995, 47; SCHMIDT 2004, 67, 72.

Empfängnis von den Göttern erbeten wird.[605] Dem Gott Chnum wird nicht nur die Bewahrung in Schwangerschaft und Geburt zugeschrieben, sondern auch das Öffnen des Mutterleibes.[606] Sprachlich werden hier unterschiedliche Begriffe für die Unfruchtbarkeit von Männern und von Frauen verwendet.[607] Bei Unfruchtberkeit wird sowohl mit magischen Mitteln[608] als auch mit medizinischen Versuchen[609] nach Auswegen gesucht.

Auch Texte aus Ugarit deuten darauf hin, dass die Sehnsucht nach Nachkommenschaft nicht nur bei Frauen eine wichtiges Thema ist, sondern ebenso auch für Männer. So wird z.B. in der Legende von Kirtu von seinen missglückten Versuchen erzählt, mit sieben verschiedenen Frauen zu Nachkommenschaft zu gelangen.[610]

Kinderlosigkeit ist nicht nur ein Problem von Menschen, sondern auch von Gottheiten. Nach dem magischen Papyrus Harris ist der Gebärmuttermund von Antit und Astarte verschlossen:

> „wie der Mund der Gebärmutter der Antit und der Astarte verschlossen wurde,
> der beiden großen Göttinnen,
> die schwanger wurden, aber niet [sic! Corr.: nicht, MG] gebaren.
> Sie wurden verschlossen durch Horus,
> und sie wurden [geöffnet] von Seth.“[611]

Im babylonischen Mythos von Enki und Ninmah̲ wird in einer Aufzählung von Menschen mit Fehlbildungen u.a. eine Frau genannt, die nicht gebären kann. Wie auch anderen Menschen mit Fehlbildungen wird ihr eine Aufgabe zugewiesen, die sie trotzdem ausführen kann: die Arbeit im Frauenhaus (eventuell im Haushalt der Königin) – wobei die Interpretation dieses Textes sprachlich nicht ganz eindeutig ist:

> „Sechstens bildete sie [i.e. Ninmach; MG] die Frau, die nicht gebären (konnte).
> Nachdem Enki sich die Frau, die nicht gebären (konnte), angesehen hatte,
> entschied er (ihr) *dabei* das Schicksal, ließ sie zum Weber hinblicken, ließ sie im Frauenhaus *arbeiten*.“[612]

---

[605] Vgl. Brunner 1977, 340–341.

[606] Vgl. Feucht 2004, 43.

[607] Vgl. Brunner 1977, 337.

[608] Vgl. Brunner 1977, 340.

[609] Vgl. Schmidt 2004, 70.

[610] KTU 1.14:I.10–20; vgl. Marsman 2003, 208.222: Sie konstatiert darin einen Unterschied zur Hebräischen Bibel, weil dort anders als in Ugarit das Problem der Unfruchtbarkeit v.a. aus der Perspektive von Frauen wahrgenommen wird.

[611] Zitiert nach Marsman 2003, 210.

[612] TUAT III, 395, Z. 72–74. Marsman 2003, 197, interpretiert den der unfruchtbaren Frau zugewiesenen Platz als „the women’s quarter of the queen’s household.“

Darin, dass die unfruchtbare Frau durch göttlichen Einfluss einen Platz im Haus erhält, besteht eine Parallele zu Ps 113,9. Eine weitere – an derselben Stelle genannte – Fehlbildung sind Menschen ohne Penis oder Vulva. Sie werden beauftragt, beim König Dienst zu tun.[613] Dieser Text lässt sich als Hinweis darauf lesen, dass Unfruchtbarkeit nicht nur Frauen, sondern auch Männern zugeschrieben werden kann. In der Fortsetzung des Textes werden diese Menschen dennoch mit göttlicher Fürsorge bedacht: Enki berichtet, dass er die unfruchtbare Frau und den Menschen ohne Penis oder Vulva versorgt hat:

> „[de]r Frau, die nicht [gebären (konnte)], habe ich das Schicksal entschieden, habe ihr Br[ot gegeben],
> dem Menschen, [(dem) kein Penis vorhanden war, keine Vulva vorhanden war], habe ich das Schicksal entschieden, ihm Brot gegeben]".[614]

Nach dem Codex Hammurabi § 138 war es in Mesopotamien einem Mann erlaubt, wegen Unfruchtbarkeit seine Frau zu verstoßen.[615] Auch wenn die Ursache für Unfruchtbarkeit meistens bei der Frau gesehen wurde, gibt es – wie im AT – auch Beispiele für männliche Unfruchtbarkeit: So kann z.B. im mesopotamischen Bereich schlechte, d.h. zu trockene Samenbeschaffenheit Ursache für Unfruchtbarkeit sein.[616]

Die Vorstellung, dass Unfruchtbarkeit Ausreißen mit der Wurzel (עקר) bedeutet, findet sich auch in assyrischen Parallelen.[617] So wie heute Fruchtbarkeit erst dann thematisiert wird, wenn sie sich zum gewünschten Zeitpunkt nicht einstellt, so wird schon in babylonischen und assyrischen Texten weniger von gelingenden Geburten berichtet, sondern stärker von Problemen und Schwierigkeiten, wie z.B. Rezepten gegen Unfruchtbarkeit.[618] Die Praxis der Leihmutterschaft mit Sklavinnen, wie sie bei den Erzmüttern erzählt wird, ist auch in alt- und neuassyrischen Quellen belegt.[619]

Die Aussagen der Psalmen zu Unfruchtbarkeit reihen sich also in eine Fülle von Texten in der Hebräischen Bibel und ihrer altorientalischen Umwelt ein, die das Thema auf vielfältige Weise zur Sprache bringen.

---

[613] Vgl. TUAT III, 395, Z. 75–78.
[614] TUAT III, 399, Z. 107–108.
[615] Vgl. SCHMIDT 2004, 68.
[616] Vgl. STOL 2000, 6; SCHMIDT 2004, 71.
[617] Vgl. VOLK 2004, 73.
[618] Vgl. VOLK 2004, 74.
[619] Vgl. VOLK 2004, 775.

Kapitel 4

# Auswertung

## 4.1 Fruchtbarkeit und Geburt in den Psalmen – zwischen Anthropologie und Theologie

וְעִקְּבוֹתֶיךָ לֹא נֹדָעוּ׃ (*Deine Spuren wurden nicht erkannt*; Ps 77,20). Was der Beter oder die Beterin von Ps 77 an Gott gerichtet allgemein formuliert, gilt auch für das Thema Fruchtbarkeit und Geburt. Die Suche nach Bildern von Fruchtbarkeit und Geburt in den Psalmen ist eine Spurensuche. Sie begegnen in einzelnen Versen, verteilt über den gesamten Psalter. Zudem klingen sie in der Vieldeutigkeit einiger hebräischer Wurzeln mit. Die hebräische Sprache beinhaltet oft ein weiteres semantisches Potential, als in der Wirkungsgeschichte tatsächlich realisiert wurde. Bedeutungsaspekte rund um Fruchtbarkeit und Geburt werden in Übersetzungen und Erklärungen häufig verdeckt. Der Prozess des Unsichtbarmachens von Geburtsbildern im weitesten Sinn beginnt schon in den Anfängen, bei Textvarianten und antiken Übersetzungen, und setzt sich in Kommentaren durch die Jahrhunderte fort. Die Vermeidung von zu konkreter Geburtssprache hängt etwa in der Septuaginta damit zusammen, dass Körpersprache insgesamt, wo es möglich ist, vermieden wird. Von Gott soll nicht in Begriffen gesprochen werden, die zu nahe beim Menschen sind. Vor dem Hintergrund des hellenistischen Judentums werden Anspielungen auf Sexuelles und Konkret-Körperliches in der Septuaginta oft unterdrückt, abgeschwächt oder metaphorisch-bildlich gedeutet.[1] Gerade um die ganze Bandbreite an Interpretationen sichtbar zu machen, ist es aber notwendig, in Übersetzungen auf die unterschiedlichen semantischen Felder im Hebräischen hinzuweisen. Dazu ist die jüdische Bibelexegese hilfreich, weil sie den Facettenreichtum der hebräischen Sprache auslotet. Wird die Geburtssprache in den Psalmen sichtbar gemacht, so ist es dem Leser und der Leserin überlassen, sich zwischen unterschiedlichen Optionen zu entscheiden.

Die Psalmentexte zu Fruchtbarkeit und Geburt stehen in zahlreichen intertextuellen Beziehungen zu anderen Büchern der Hebräischen Bibel. Wichtige

---

[1] Vgl. SIEGERT 2004, 112–113. Ein Beispiel ist etwa die Übersetzung von Ps 77,10 in der Septuaginta.

Gesprächspartner sind die Schöpfungsgeschichte und die Erzelternerzählungen der Genesis sowie das Buch Hiob. In der Art und Weise, wie Geburtsbilder ins Gebet eingebracht werden, haben die Psalmen zum Buch Hiob die stärksten Bezüge. Dadurch dass die Psalmen Erzählungen und andere Gebete rezipieren, sind diese anderen Texte auch in den Psalmen präsent und werden indirekt aufgerufen. Das Vokabular[2] und die Knappheit der Darstellung über konkrete Umstände teilen die Geburtstexte in den Psalmen mit den alttestamentlichen Erzählungen zum Thema. Gemeinsam mit prophetischen und anderen poetischen Texten ist ihnen die bildliche Redeweise über Fruchtbarkeit und Geburt.

### *4.1.1. Fruchtbarkeit und Geburt zwischen Erfahrung und Bildersprache*

Der enge Zusammenhang von Konkretem und Abstraktem betrifft alttestamentliche Anthropologie und Theologie im Allgemeinen und die Bilder von Fruchtbarkeit und Geburt im Besonderen. Während wir meistens Konkretes von Abstraktem trennen, „[...] verwendet der AO mit Vorliebe Begriffe, die an sich konkret sind, aber oft etwas weit über ihre konkrete Bedeutung Hinausreichendes meinen."[3] Von daher ergibt sich an vielen Stellen eine Vielfalt von wörtlichen und bildlichen Interpretationsmöglichkeiten.

Fruchtbarkeit und Geburt sind Bereiche, in denen Erfahrungen von Frauen zur Sprache kommen. Ob sich diese aus den Psalmentexten rekonstruieren lassen, ist allerdings in der Exegese umstritten. Feministische Exegese sucht nach versteckten Stimmen von Frauen (female voices) in den Psalmen. Gerade weil die Gebetssituationen offen formuliert sind, lassen sich manche Psalmen durch intertextuelle Verknüpfungen mit Frauen-Erfahrungen aus narrativen und anderen Texten füllen.[4] Der wichtige Beitrag dieses Ansatzes liegt darin, die Inklusivität der Psalmensprache tatsächlich ernst zu nehmen. Frauen sind gewohnt, mit „zweifachem Blick" zu lesen, sich auch dort in die Texte hineinzulesen, wo sie nicht explizit genannt sind.[5] Ein Blick auf die im Psalter genannten Personengruppen ergibt, dass neben vielen Männern auch einige Frauen genannt werden.[6] Zudem ist das betende Ich als Personalprono-

---

[2] Vgl. PHILIP 2006, 82–88.

[3] KEEL 1996, 8; vgl. JANOWSKI 2006, 22–23.

[4] Vgl. z.B. BAIL 1998; HÄUSL 2002; TANNER 2001.

[5] Vgl. GROHMANN 2003, 23–24.

[6] Es sind dies v.a. Verwandtschaftsbezeichnungen: z.B. בת / בנות (*Tochter / Töchter*) in Ps 9,15; 17,8; 45,10.11.13.14; 48,12; 97,8; 106,37.38; 137,8; 144,12; אם (*Mutter*) wird an einigen wenigen Stellen in der Rückerinnerung des betenden Ich an den Lebensbeginn genannt (Ps 22,10.11; 51,7; 71,6; 139,13). Weitere weibliche Personengruppen über Verwandtschaftsbeziehungen hinaus kommen in Ps 68 vor: Bei den כוֹשָׁרוֹת in V. 7 kann es sich um Fruchtbarkeitsgöttinnen handeln; in V. 12 werden Freudenbotinnen genannt und in V. 13 die Schöne des Hauses.

men, in Verben der 1. Person und in Suffixen grammatikalisch „neutral" und nicht geschlechtsspezifisch festgelegt. Dies gilt auch für die Bildersprache der Psalmen. Während manche Bereiche, wie z.B. der Krieg, vorwiegend aus dem Bereich männlicher Erfahrungswelten stammen, gibt es Spuren von eher weiblich geprägten Lebensbereichen.[7] Wird auf Geburtsbilder angespielt, so sind in ihnen konkrete Erfahrungen verarbeitet. Gerade dort, wo Schwangerschaft und Geburt nicht gelingen – etwa bei Fehlgeburt und Unfruchtbarkeit –, ist ein Ort, an dem Psalmen ansetzen. Daneben finden sich in der Metaphorik der Psalmen neutrale Bildfelder, z.B. aus dem Bereich der Natur. Auch wenn ursprünglich männliche Autoren der Psalmen plausibler sind als weibliche, sind die Psalmen so offen und inklusiv formuliert, dass sie sich nicht auf ein Geschlecht festlegen lassen. Psalmen sind anonyme Texte, die Verfasserfrage wird sich nie klären lassen. Die Frage nach dem „ursprünglichen" Beter oder der Beterin muss also weitgehend offen bleiben. Die Psalmen thematisieren menschliche Grunderfahrungen, die sich nicht auf ein Geschlecht beschränken lassen. Nur so ist es möglich, dass sich der Psalter durch die Jahrhunderte als jüdisches und christliches Gebetsbuch von Männern und Frauen erhalten hat.

Es ist in der Exegese allgemeiner Konsens, dass Psalmen für unterschiedliche Situationen offen sind. Ihre Stärke liegt gerade darin, dass sie sich immer wieder neu mit unterschiedlichen Gebetsanliegen füllen lassen. Trotz dieser Offenheit versucht historisch-kritische Exegese, ursprüngliche Gebetssituationen festzulegen. Durch diese Festlegungen wird die Offenheit oft nicht nur auf bestimmte Kontexte, sondern auch geschlechtsspezifisch eingeschränkt: So bezeichnet z.B. KRAUS, um nur eines von zahllosen Beispielen zu nennen, Ps 17 als „Hilferuf eines unschuldig Verfolgten"[8]. Typisch ist der Zirkelschluss von GUNKEL, der sicher zahlreiche Kommentare geprägt hat: „Hinzuzufügen ist noch, daß die Sänger der Klagepsalmen nur M ä n n e r sind; Frauen singen solche Lieder nicht. Auch das führt darauf, daß nach altisraelitischer Anschauung das Klagelied in den Gottesdienst gehört, in dem das Weib keine Stelle hat."[9]

Dieses Urteil kann in dieser Pauschalität heute als überholt gelten. Es lässt sich nicht aus den Texten belegen. Es ist ein gutes Beispiel dafür, wie die Einschätzung der Ursprungssituation und die Rezeption immer ineinander fließen. Auch wenn versucht wird, rein historisch den „ursprünglichen" Entstehungskontext eines Psalms zu rekonstruieren, ist dies nicht ohne Projektion

---

[7] Das Urteil von GERSTENBERGER 1994, 360 – „Das Fehlen von spezifisch weiblichen Anliegen und Metaphern in den Psalmen kann durch die männliche Redaktion der Texte bedingt sein" – ist also zu relativieren.

[8] KRAUS 1989a, 271.

[9] GUNKEL / BEGRICH 1985, 179–180. GUNKEL selbst räumt in der Fußnote mit Berufung auf Hedwig JAHNOW ein, dass Frauen bei Leichenfeiern eine besondere Rolle hatten.

der eigenen Rezeptionssituation möglich. Die Frage von Frauen als Beterinnen wird heute differenzierter gesehen. Das Lied der Hanna in I Sam 1,1-2,11 etwa kann als Beispiel dafür interpretiert werden, dass Frauen – zumindest in der Frühzeit Israels – Zugang zum Kult hatten.[10]

Ziel der vorliegenden Studie ist es, die Offenheit der Psalmensprache tatsächlich ernst zu nehmen. Meistens spricht das Ich von sich in geschlechtsneutralen Formulierungen. „Die Notschilderungen sind nicht geschlechtlich differenziert;“[11] sie können sich sowohl in der ursprünglichen Entstehungssituation als auch in der Rezeption auf Beter oder Beterinnen beziehen. Beide Ebenen – sowohl die historische als auch die zeitgenössische – sind gleichzeitig zu bedenken. In die Sprache der Psalmen sind menschliche Erfahrungen eingegangen, und gleichzeitig lassen sie bei heutigen Leserinnen und Betern Erfahrungen anklingen. Da sich die Entstehungssituation von Psalmen nie eindeutig rekonstruieren lässt und ihre Bedeutung ja gerade in ihrer Rezeptionsoffenheit liegt, erscheint es mir sinnvoller, den Schwerpunkt auf die Rezeptionsseite zu legen.

Bei der Frage nach geschlechtsspezifischen Männer- und Frauenerfahrungen ist es wichtig, die gesellschaftliche Konstruiertheit von Geschlechtlichkeit jenseits ihrer biologischen Merkmale zu berücksichtigen. Die Unterscheidung von sex, dem biologischen Geschlecht, und gender, der kulturellen Konstruktion von Geschlecht,[12] kann auch für das AT hilfreich sein, um weibliche soziale Rollen nicht von körperlichen Gegebenheiten abzuleiten. Es ist wichtig, Weiblichkeit nicht auf Mütterlichkeit zu reduzieren. Auch das biologische Geschlecht lässt sich nicht ohne kulturelle Prägung beschreiben, die Zweigeschlechtlichkeit ist letztlich ein Konstrukt und der Dualismus der Geschlechtergrenzen insgesamt zu relativieren.[13] Nicht nur gemeinsame „Frauen-Erfahrungen“, sondern auch die Verschiedenheit innerhalb der Geschlechter sind zu berücksichtigen. Geburt ist ein Thema, an dem die Unterschiede von Frauenerfahrungen und Frauen-Lektüren deutlich werden. Über diese Texte von Frauen und von Männern soll so geredet werden, dass Erfahrungen mit Fruchtbarkeit und Geburt sichtbar werden, ohne Frauen auf die Rolle der Gebärerin festzulegen.[14]

Gerade bildliche Sprache ermöglicht es, Erfahrungen zu beschreiben, die schwer anders auszudrücken sind. Von den analysierten Psalmentexten her ist es also möglich, vorsichtig Rückschlüsse auf solche verdichteten Erfahrungen

---

[10] Vgl. GERSTENBERGER 1994, 351.

[11] GERSTENBERGER 1994, 354.

[12] Vgl. z.B. GEIGER / SCHÄFER-BOSSERT 2003, 14; BECKER-SCHMIDT / KNAPP 2000.

[13] Vgl. z.B. BUTLER 1991.

[14] Vgl. BAIL 1999, 190: „In der heutigen Zeit jedoch, in der Schwangerschaft technisch verfügbar und der Frauenleib gewissermaßen ein öffentlicher Ort ist, muß kritisch gefragt werden, inwiefern die Rede vom Gebären und vom Mutterleib, auch in der Rede von Gott, eine für Frauen befreiende Perspektive beinhaltet.“

mit Fruchtbarkeit und Geburt zu ziehen:[15] Aus Ps 22 wird deutlich, dass Geburt an der Grenze zwischen Leben und Tod erfahren wird. Im Kontext dieses Klagepsalms findet sich in V. 10-11 die Rückerinnerung an das Gottvertrauen rund um die eigene Geburt. Angesichts hoher Sterblichkeit von Mutter und Kind während der Geburt (Gen 35,17-20; I Sam 4,19-21)[16] ist der Wunsch nach Sicherheit (בטח) während und unmittelbar nach der Geburt (Ps 22,10-11) ein wichtiges, existenzielles Anliegen. Gleichzeitig zeigen die Verben גחה *q.* (*herausziehen*; V. 10) und שׁלך *ho.* (*geworfen sein*; V. 11), dass Geburt keineswegs als „sanft" wahrgenommen wird. Dass Gott die Aufgabe einer Geburtshelferin zugewiesen wird, deutet darauf hin, dass Hebammen im Alten Vorderen Orient eng mit Gottheiten zusammen arbeiten.[17] Je nachdem, in welchen Kontext Ps 22,10-11 von den Lesenden gestellt wird, findet ein anderer hermeneutischer Prozess der Sinnfindung statt: Aus dem unmittelbaren Psalm-Kontext wird das עזר (*Hilfe / Helfer*) – Motiv bestärkt: Gott als Geburts*helferin*. Der Vergleichstext Ps 71,5–6 verstärkt den Aspekt der *Unterstützung* (סמך) durch die Hebamme und die religiöse Einbindung des Geburtsgeschehens. Aus der Parallele in Jes 66,9 wird der Aspekt des Beschleunigens oder Aufhaltens eines Geburtsvorganges aufgerufen. Wichtig ist nicht so sehr das *Wie*, sondern das *Dass* des Geborenwerdens: Geburt schafft Identität und Zugehörigkeit. Der Mensch wird nicht individuell gesehen, sondern in seinen sozialen Bezügen, eingebunden in eine Generationenfolge (Ps 22,31-32; 78,6; 87,4-6). Unfruchtbarkeit wird als Leid erfahren und kann nur durch Gott beendet werden (Ps 113,9). Aus I Sam 1-2 geht hervor, dass eine Mischung aus Initiative der Frau und intensivem Gebet als Ausweg aus der Unfruchtbarkeit angesehen werden. Aus den Psalmen und verwandten biblischen Texten lassen sich also – mit aller Vorsicht – Rückschlüsse auf konkrete Erfahrungen mit Fruchtbarkeit und Geburt im Alten Israel ziehen.

### *4.1.2. Funktionen der Rede von Fruchtbarkeit und Geburt in den Psalmen*

In welchen Gattungen von Psalmen wird nun v.a. von Fruchtbarkeit und Geburt geredet? Welche Funktion haben diese Bilder in den einzelnen Psalmen – zwischen Lob und Klage und darüber hinaus? Werden diese Themen an markanten Stellen im Psalter angesprochen? Lässt sich insgesamt ein Cluster, ein Muster erkennen?

Die formkritische Zuordnung von Weltschöpfungstraditionen zu Hymnen, beschreibenden Lobpsalmen und von Menschenschöpfungstraditionen zu Klageliedern des Einzelnen[18] prägt die Diskussion um Schöpfungsvorstellun-

---

[15] Vgl. dazu ausführlicher Kapitel 2.5.
[16] Vgl. STOL 2000, 140–141.
[17] Vgl. STOL 2000, 171–176.
[18] Vgl. ALBERTZ 1974, 173 et al.

gen in den Psalmen.[19] Eine solche einlinige Zuordnung ist zu schematisch und wird der Komplexität der Texte nicht gerecht. Die Vorstellung, für die an ganz unterschiedlichen Orten in den Psalmen vorkommenden Geburtsaussagen, die sich teilweise mit Schöpfungsaussagen berühren, aber auch in ganz andere Richtungen gehen, konkrete Funktionen oder den jeweiligen Sitz im Leben anzugeben und sie Gattungen zuzuordnen, ist wohl für die Exegese verlockend. Die Vielfalt der Texte zeigt aber, dass eine solche Zuordnung nicht möglich ist. Es kann nur an einzelnen Orten in konkreten Psalmen jeweils versucht werden, die Funktion von Geburtsbildern anzugeben.

In Ps 22, der eine große Bandbreite menschlicher Existenz zwischen Klage und Lob, zwischen Gottesferne und Gottesnähe, zwischen Tod und Leben abschreitet, kommen an zwei Stellen Motive von Fruchtbarkeit und Geburt vor. Sie haben im unmittelbaren Kontext jeweils die Funktion, die Kehrseite der Medaille bewusst zu machen. Innerhalb des Klageteils, V. 2-22, erinnert V. 10-11 an das Gottvertrauen rund um die eigene Geburt. Im Rahmen des hymnischen Schlussteils V. 28-32 erinnert V. 30-32 in der hier vorgestellten Interpretation an Fehlgeburten und damit an die Grenzen von Leben und Tod. Fehlgeburten werden in die Hoffnung auf Fortbestand des Gotteslobes in kommenden Generationen eingebunden.

Ein Element der Klage ist Geburt in Ps 7,15: Hier wird – im Kontext der Feindklage – das Hervorbringen von Plänen und Taten der Frevler bildlich mit Geburtsverben beschrieben. In manchen individuellen Klageliedern (Ps 6; 17 und 31) kann die Not der Kinderlosigkeit als ein Element der Notschilderungen anklingen. In Ps 77, der sich formkritisch nicht eindeutig zuordnen lässt, aber auch Elemente der Klage – eines Einzelnen oder des Volkes – enthält, erinnert das Verschließen des Erbarmens Gottes (קפץ רחמים; V. 10) an das Verschließen des Mutterleibes und damit an eine Beschreibung von Unfruchtbarkeit. Fehlgeburt wird in ganz unterschiedlichen Psalmen zwischen Klage (Ps 35,12; 58,4.9) und Hymnus (Ps 144,14) thematisiert. In Ps 35,12 ist die Fähigkeit der Feinde, Kinderlosigkeit zu verursachen, ein Element der Feindbedrohung. In Ps 58,4.9 werden die Feinde selbst und ihr Wirken von Mutterleib an mit einer Fehlgeburt verglichen. Im Hymnus ist das Vorkommen von Fehlgeburten ein Zustand, der nicht sein soll: Ein Land ohne Fehlgeburten unter Tieren und Menschen ist ein Beispiel für einen segensreichen, verheißungsvollen Zustand (Ps 144,14).

Darüber hinaus sind Fruchtbarkeit und Geburt Elemente von weiteren Hymnen: Nach Ps 29,8-9 lässt die Stimme JHWHs die Wüste und verschiedene Tiere in Wehen beben. In diesem Hymnus ist das Kreißen ein Bild für

---

[19] Vgl. z.B. SPIECKERMANN 1989, 83–84, in kritischer Auseinandersetzung mit ALBERTZ: Er kritisiert v.a. ALBERTZ' frühe Datierung sowohl von Welt- als auch von Menschenschöpfungstraditionen und sieht Schöpfungsaussagen im Psalter insgesamt als spät und marginal an.

die große Erschütterung, die von der Macht JHWHs ausgelöst wird. In weiteren hymnischen Texten erbebt die Erde vor Gott in Wehen (Ps 96,6; 94,4; 114,7). In Ps 90, der ebenfalls ganz unterschiedliche Gattungselemente enthält, begegnet im hymnischen Rahmen V. 1b-2 ein Geburtsmotiv: Das Erschaffen von Bergen und Erde wird als göttliches Gebären unter Wehen dargestellt. Funktion dieses Bildes ist, das Beständige, Stabile und die Ewigkeit Gottes im Gegensatz zur menschlichen Existenz zu zeigen. Die Anrufung des von Ewigkeit her existierenden Schöpfergottes dient der Erinnerung und Vergewisserung. Im Hymnus Ps 103 ist das Erbarmen (רחמים) Gottes ein Leitwort. Es wird mit väterlichem Erbarmen verglichen (V. 13) und erinnert an die körperliche Verankerung dieser Verhaltensweise im Mutterleib (רחם). Der hymnische Geschichtspsalm 105 enthält in V. 24 Feindpolemik im Zusammenhang mit Fruchtbarkeit. Im Danklied Ps 107,33-38 wird der Segen der Fruchtbarkeit des Menschen mit der Fruchtbarkeit des Landes verbunden. In Ps 113,9 ist ein Element des Hymnus auf JHWH, der die Verhältnisse von Oben und Unten, von Stark und Schwach umkehrt, dass er die Unfruchtbare fruchtbar macht. Gerade in diesem Lobpreis ist auch die Schattenseite von Fruchtbarkeit, die Unfruchtbarkeit, präsent und wird von JHWH überwunden. Ps 139,13-16, der Text, der am ausführlichsten auf das vorgeburtliche Leben Bezug nimmt, steht ausdrücklich unter dem Vorzeichen des Dankes und Lobpreises.[20] Es ist ein hymnischer Teil innerhalb von Ps 139, der sonst auch noch andere Elemente – wie Klage und Feindschilderung – enthält. Der Mensch dankt Gott in diesem hymnischen Text für sein wunderbares Erschaffensein.

In einem weiteren hymnischen Text, in Ps 48, einem Zionspsalm, werden nach V.6-7 feindliche Könige im Angesicht des Zion von Wehen ergriffen. Geburtswehen dienen der Illustration des Erschreckens und der Erschütterung der Feinde. Ganz anders wird in dem schwer verständlichen Zionspsalm 87 Geburt zur Sprache gebracht: Sie konstituiert Zugehörigkeit zum Zion.

Auffallend ist, dass in den Königspsalmen häufig Fruchtbarkeit und Geburt thematisiert werden. Von den genannten Königspsalmen wurden Ps 2; 18; 21; 45; 72; 89; 110; 132 und 144 – in unterschiedlicher Ausführlichkeit – in der vorliegenden Studie bearbeitet. Fruchtbarkeit ist in keinem dieser Psalmen zentral, aber sie ist ein wichtiger Aspekt. V.a. zwei Zusammenhänge sind hier relevant: Einerseits gilt der König – in besonderer Nähe zu Gott, in Entsprechung zu altorientalischen Königsideologien – als Garant der Fruchtbarkeit des Landes, der Tiere und der Menschen (z.B. Ps 72,16). Andererseits kann zahlreiche Nachkommenschaft ein Element der Segenszusagen und der besonderen Nähe sein (Ps 2,7; 110,3; 132,11). In Ps 110,3 dienen mythische Bilder – Schoß der Morgenröte und Tau der Geburtlichkeit – als Hoffnungsbilder und Zusagen von Neuheit und Frische.

---

[20] ידה *hi.* in V. 14.

Darüber hinaus können Geburt und Fruchtbarkeit Themen weisheitlicher Reflexion sein (Ps 37; 127; 128). So ordnet etwa Ps 37 Fruchtbarkeit der Polarität zwischen Gerechtem und Frevler zu: Auf der eigenen Seite sind Fruchtbarkeit und reiche Nachkommenschaft ein Segen, auf der Seite der Frevler eine Bedrohung. Nach Ps 127 bleiben Kinder ein unverfügbares Geschenk. Kinder können Identität stiften, und Kinderreichtum ist ein Element eines gesegneten Lebens.

Aus diesen Beispielen, die Motive von Fruchtbarkeit und Geburt in den Psalmen einzelnen Gattungen und Funktionen zuordnen, lässt sich kein Muster erkennen. So wie sich die einzelnen Psalmen oft nicht eindeutig Gattungen zuweisen lassen, sondern häufig Mischformen aus unterschiedlichen Elementen sind, so lässt sich das Thema Fruchtbarkeit und Geburt weder auf bestimmte Gattungen beschränken noch in ein Schema einordnen. Das Thema ist im Psalter nicht dominant, aber es durchzieht ihn wie ein roter Faden und kommt an unterschiedlichen Stellen in vielfältigen Ausformungen vor.

### *4.1.3. Ambivalenzen der Fruchtbarkeit*

Obwohl an den einzelnen Stellen gezeigt wurde, wie die Bilder von Fruchtbarkeit und Geburt jeweils im einzelnen Psalm verankert sind, stellen sie in ihrer Funktion häufig einen Kontrapunkt zur Gesamtintention des Psalms dar. Gemeinsam ist den Texten, dass einerseits Fruchtbarkeit als Inbegriff von Segen gilt,[21] dass sie aber andererseits den Blick auf Schattenseiten und damit Ambivalenzen im Umgang mit dem Thema offen halten.

#### *4.1.3.1. Wehen zwischen Angst und Stärke*

Ein Beispiel für diese Ambivalenz ist das Beben in Wehen (חיל), ein Begriff der Psalmensprache, mit dem heftige Erschütterung ausgedrückt werden kann. Die Wehen tragen in ihrer Mischung aus Eigenaktivität und Überrollt-Werden, aus Kraftanstrengung, Geburtsarbeit (vgl. engl. labour), mit der neues Leben hervorgebracht wird, und Schmerzen, Angst und Todesnähe diese Ambivalenz in sich. Wird Erschütterung von Tieren (Ps 29,8-9), Königen (Ps 48,6-7), Wasser (Ps 77,17), Erde (Ps 96,6; 97,4; 114,7) oder Gott (Ps 90,2) mit der Wurzel חיל ausgedrückt, so klingen damit diese Konnotationen einer Geburtssituation an, ohne dass eine solche genau geschildert würde. Nur in Ps 90,2 bringt Gott unter Wehen Berge und Erde hervor, sonst wird kein „Kind" genannt. Es bleibt das Bild heftiger Anstrengung und Erschütterung. Die Art und Weise, wie Wehen in Psalmen anklingen, hat Verbindungen zu prophetischer Wehenmetaphorik. Allerdings ist das Element von Angst und Schrecken nicht so dominant wie in prophetischen Texten. Es überwiegt das

---

[21] Z.B. Ps 37,26.

Bild kraftvoller Erschütterung, meistens angesichts der großen Macht JHWHs.

### *4.1.3.2. Schattenseiten der Fruchtbarkeit: Fehlgeburt und Unfruchtbarkeit*

Schattenseiten der Fruchtbarkeit werden in den Psalmen v.a. in den Themenkreisen Fehlgeburt und Unfruchtbarkeit zur Sprache gebracht. Darin, dass JHWH nicht nur für Fruchtbarkeit und gelingende Geburt zuständig ist, sondern auch Unfruchtbarkeit verursachen kann, liegt eine gewisse Ambivalenz. JHWH kann eine Frau unfruchtbar machen, aber die Unfruchtbarkeit auch beenden. Diese Ambivalenz drückt sich z.B. in der rhetorischen Frage in Ps 77,10 aus, ob Gott sein Erbarmen (רחמים) verschlossen hat. In רחמים klingt die Gebärmutter (רחם) an und damit einerseits die göttliche Gebärfähigkeit und andererseits seine Möglichkeit, fruchtbar oder unfruchtbar zu machen. Nach Ps 113,9 ist die Beendigung der Unfruchtbarkeit ein Beispiel für das Wirken Gottes. Gleichzeitig deuten sich darin, dass Gott der Unfruchtbaren einen Platz im Haus gibt, auch Ansätze zur Akzeptanz eines kinderlosen Lebens an.

Bemerkenswert ist, dass die Psalmensprache erstaunlich viele Termini für Fehlgeburten kennt.[22] Nach Ps 22,30 sind Fehlgeburten Wesen, die schon נפש (*Vitalität*) haben, die JHWH aber nicht zu vollständigem Leben bringt. Gleichzeitig werden auch Fehlgeburten zum Gotteslob aufgefordert und damit ins Leben eingebunden.

### *4.1.3.3. Fruchtbarkeit und Feindpolemik*

Ein roter Faden, der an unterschiedlichen Stellen in den Psalmen sichtbar wird, ist, dass Fruchtbarkeit der Feindpolemik dient und geradezu als „Waffe" eingesetzt werden kann. Die vorliegende Studie zeigt, dass Fruchtbarkeit erstaunlich oft in Psalmen thematisiert wird, in denen es um Frevler und Feinde geht.

– Fruchtbarkeit und zahlreiche Nachkommenschaft stärkt die eigene Identität in Abgrenzung von anderen (Ps 127,3-5). Dies kann so weit gehen, dass Kleinkinder zur Beschwichtigung der Feinde verwendet werden (Ps 8,3). Die Psalmentexte spiegeln auf ihre Weise Gen 1,28: Der Auftrag zu Fruchtbarkeit und Vermehrung ist eng mit dem Herrschaftsauftrag über die Erde verbunden. Mit Fruchtbarkeit und reicher Nachkommenschaft sind Machtansprüche verbunden. Diese können – so die Psalmentexte – in Konflikt zu anderen geraten.

– Das zerstörerische Wirken der Feinde kann mit Geburtsbildern beschrieben werden: Sie gebären Unheil (Ps 7,15). Ambivalent ist, dass gerade zur Illustration des bedrohlichen Wirkens der Feinde das positiv besetzte Bild von Geburt als Hervorbringen von neuem Leben verwendet wird. Die Gedanken

---

[22] שׁכל, נפל, יצא.

und Taten der Feinde werden mit dem Geburtsbild als etwas Heftiges, Erschütterndes und Unkontrollierbares dargestellt.

– Den Feinden kann die Fähigkeit zugeschrieben werden, Kinderlosigkeit zu verursachen. Bedrohung des eigenen Nachwuchses kann ein Element der Feindbedrohung sein (Ps 35,12). Auf welche Weise die Feinde in der Lage sind, Kinderlosigkeit zu bewirken, wird nicht gesagt. Aber diese Möglichkeit wird als reale, konkrete Bedrohung wahrgenommen. Gleichzeitig dient diese Möglichkeit der „Beraubung“ (שׁכל) als Bild für Vereinsamung.

– Aus der Bedrohungssituation kann der Wunsch nach Ausrottung der Nachkommenschaft der Feinde resultieren (Ps 21,11; 137,9).

Insgesamt ergibt sich also ein facettenreiches Bild, das neben einer prinzipiell hohen Bewertung von Fruchtbarkeit auch Schattenseiten beleuchtet und Ambivalenzen aufzeigt.

### *4.1.4. Implikationen für alttestamentliche Anthropologie*

Von den Psalmentexten zu Fruchtbarkeit und Geburt gehen wichtige Impulse für alttestamentliche Anthropologie und Theologie aus. Der Zusammenhang, in dem Geburt sowohl in der Anthropologie als auch in der Theologie des Alten Testaments bisher am ehesten behandelt wurde, ist das Thema Schöpfung und Geburt, v.a. in Zusammenhang mit Ps 139,13-16.[23] In einigen Psalmen – Ps 22,10-11; 71,5-6; 119; 139,13-16 – begegnen uns Aussagen, in denen die Erschaffung des Menschen als Geburt beschrieben wird, in anderen – Ps 90,2 – wird die Erschaffung der Welt in Geburtsterminologie dargestellt. Während diese Texte bisher vorwiegend unter dem Gesichtspunkt einer Schöpfungstheologie untersucht wurden, liegt in der vorliegenden Untersuchung der Schwerpunkt auf den Geburtsaussagen. Die Bereiche Schöpfung und Geburt haben Überschneidungen, sind aber insgesamt verschiedene Motivkomplexe. Die Unterscheidung von Welt- und Menschenschöpfung[24] ist auch in Hinblick auf Geburt brauchbar. Eine formgeschichtliche Zuordnung zu Lob bzw. Klage[25] ist allerdings nicht so eindeutig möglich. Die hier analysierten Psalmentexte zeigen, dass das Thema des Lebensbeginns auch über den Kontext von Schöpfungsaussagen hinaus in den Psalmen vorkommt. Die Geburtsbilder in den Psalmen passen nur zum Teil in den Bereich der Schöpfungstheologie. Schöpfung durch Geburt ist ein wesentliches Geburtsbild, aber nur eines von vielen. Die Thematisierung von Fruchtbarkeit und Geburt ist ein Zwischenbereich zwischen Anthropologie und Theologie, der Gott und

---

[23] Vgl. z.B. WOLFF 2002, 141–149; SPIECKERMANN 1989, 75–78.
[24] Vgl. ALBERTZ 1974.
[25] Vgl. ALBERTZ 1974, 173 et al.

Mensch verbindet. Es ist ein Bereich, in dem sich die Korrelation[26] zwischen Gott und Mensch ausdrückt.

Die Aussagen der Psalmen zu Schwangerschaft, Wehen, Geburt und ihren Schattenseiten wie Fehlgeburt und Unfruchtbarkeit zeigen, dass in diesen Texten Aussagen über Mensch und Gott eng miteinander verknüpft sind. Es ist nicht so leicht, die Texte in ein Schema einzuordnen, an welchen Stellen Menschen Subjekte von Geburtsvorgängen sind, und an welchen Stellen Gott, da beide Bereiche ineinander übergehen. Dies liegt nicht zuletzt an der „Ganzheitlichkeit" des alttestamentlichen Menschenbildes. Auch wenn dieser Terminus so in den biblischen Texten nicht vorkommt, beschreibt er ein grundlegendes Kennzeichen alttestamentlicher Anthropologie: in den Bezeichnungen der menschlichen Körperteile sind die körperliche, die personale, die soziale und die transzendentale Ebene eng miteinander verknüpft. Dies gilt prinzipiell für alttestamentliches Reden vom Menschen, aber auch in besonderer Weise für Geburt und Fruchtbarkeit in den Psalmen. Es betrifft nicht nur das Leben vom Zeitpunkt der Geburt an, sondern auch das vorgeburtliche Leben. Die Entstehung des Lebens ist nach den beschriebenen Psalmen-Stellen ein mehrdimensionales Geschehen.

Das Geborenwerden in eine Generationenfolge ist ein zentrales Element alttestamentlichen Menschseins (Ps 78,5; 87,4-6). Geburt kann Zugehörigkeit und Identität konstituieren (Ps 127). Sie wird nicht individualisiert betrachtet, sondern in ihren sozialen Bezügen. Aus Ps 22,10-11 geht das Geworfensein des Menschen auf Gott, seine unbedingte Abhängigkeit von Gott vom Beginn seiner Existenz an, hervor und damit die transzendentale Dimension. Gottvertrauen wird mit der Geborgenheit an der Mutterbrust verglichen. Die Entstehung des Menschen im Mutterleib, die Geburt und die weitere Entwicklung sind ein von Gott begleiteter Vorgang. Nach Ps 139,13-16 „webt" Gott den Menschen im Mutterleib, im Verborgenen. Die Gottesbeziehung beginnt bereits im Mutterleib. Der Lebensbeginn ist kein eindeutig festzulegender Punkt, sondern ein Prozess der zunehmenden Strukturierung von etwas Ungeformtem, illustriert mit vielfältigen Sprachbildern.

Auffallend ist der Befund, dass an mehreren Stellen, an denen von Geburt und Fruchtbarkeit die Rede ist, im unmittelbaren oder im weiteren Kontext auch von Erkenntnis (ידע) gesprochen wird. Das betende Ich weiß um die Zusammenhänge zwischen seinem eigenen Geschaffensein im Mutterleib und dem Gotteslob (Ps 139,13-16). Während dem Menschen die Vorgänge rund um seine Entstehung verborgen sind, weiß er, dass Gott mehr weiß als er selbst und sehr wohl Einsicht in den Lebensbeginn hat. Ein Ort möglicher Gotteserkenntnis ist nach Ps 139,14 נפשׁ, die bedürftige Kehle, die Seele, die Vitalität, der Mensch, der über das Wunder seiner Erschaffung staunt und dafür dankbar ist. Gotteserkenntnis ist also im menschlichen Körper verankert

[26] Vgl. FOHRER 1972, 156.

und hat einen direkten Bezug zur Erinnerung des Menschen an seine eigene Geburt. Nach Ps 119,73 folgt auf das handwerkliche Geschaffensein (כון, עשה) des Menschen die Bitte an Gott, ihn verstehen zu lassen (בין *hi.*) und die Gebote zu lehren. Die Fähigkeit zur Gotteserkenntnis basiert also auf dem Wissen um die eigene Geschöpflichkeit. Bereits mit seiner Geburt ist der Mensch dazu befähigt, die Zusammenhänge zwischen Schöpfer und Geschöpfen zu erkennen (Hi 38,21). Auch wenn der Mensch die genauen pränatalen Vorgänge nie im Einzelnen durchschaut (Koh 11,5), erkennt Gott ihn bereits im Mutterleib (Jer 1,5; Jes 49,1). Merkmal einer Fehlgeburt ist, dass sie die Sonne bzw. das Licht nicht sieht und erkennt (Ps 58,9; Hi 3,16). Erkenntnis liegt nach alttestamentlichem Sprachgebrauch schon im Zeugungsakt (vgl. z.B. Gen 4,17) und setzt sich in der Geburt fort. Mit dem Stichwort ידע wird nicht nur rationale Erkenntnis beschrieben, sondern Wahrnehmung in einem sehr umfassenden Sinn und auf unterschiedlichen Ebenen: Der betende Mensch weiß um die Abhängigkeit seiner Existenz von Gott. Diese wird in der Erinnerung an die eigene Geburt besonders deutlich. Die Hebamme ist eine wissende Frau mit viel Lebenserfahrung und enger Gottesbeziehung. Die Mutter erkennt in der Geburt neue Dimensionen des Lebens: seinen Geschenkcharakter, die Grenzerfahrung zwischen Schmerz und Freude, zwischen Tod und Leben. Zwischen Geburt und Erkenntnis besteht also ein enger und gleichzeitig spannungsvoller Zusammenhang. Geburt kann eine Gelegenheit der Gotteserkenntnis sein. Auch wenn sich der Mensch zwischen Verstehen und Nicht-Erkennen bewegt, wird menschliches Leben von Anfang an von Gott „gewusst“.

### *4.1.5. Implikationen für alttestamentliche Theologie*

Bilder von Fruchtbarkeit und Geburt in den Psalmen sind ein wichtiges Thema, nicht nur alttestamentlicher *Anthropo*logie: Ein Gott, der fruchtbar macht – oder auch nicht, – ist darüber hinaus ein wesentliches Element alttestamentlicher *Theo*logie. Im gesamten Alten Vorderen Orient sind die Vorgänge rund um Fruchtbarkeit, Schwangerschaft und Geburt eng mit direkter oder indirekter göttlicher Mitwirkung verknüpft. Sie umschreiben einen Bereich, in dem Mensch und Gott intensiv aufeinander treffen.[27] Geburt ist damit ein Beispiel für die enge Beziehung zwischen Gott und Mensch. Ein möglicher religionsgeschichtlicher Hintergrund für diese enge Gegenseitigkeit ist die persönliche Frömmigkeit, wie sie sich in Ägypten zur Zeit des Neuen Reiches entwickelt hat.[28] Geburtsbilder können mit Naturphänomenen verknüpft sein (Ps 90,2; 110,3; Hi 38,8.28-29). Sie zeigen auf vielfältige

---

[27] Vgl. KEEL 1996, 181.
[28] Vgl. JANOWSKI 1989, 113–127.

Weise den Zusammenhang zwischen der Fruchtbarkeit von Pflanzen, Tieren und Menschen im gesamten Alten Orient.

Zeugung, Schwangerschaft und Geburt sind im Alten Israel genauso wie in seiner Umwelt keine rein-menschlichen Vorgänge ohne religiöse Bedeutung. Auch wenn uns in der Hebräischen Bibel keine speziellen Gebete oder Beschwörungstexte[29] für diese Lebensphase überliefert sind wie in der altorientalischen Umwelt sehr wohl, wird dieser Bereich durchaus mit religiösen Fragen in Verbindung gebracht, ist also auch ein theologisches Thema.[30] Die göttliche Verantwortlichkeit für Fruchtbarkeit und die Mitwirkung JHWHs bei der Geburt hat unterschiedliche Formen:

- Gott hat die Macht, menschlichen Nachwuchs zu gewähren oder zu versagen (Gen 18; 25,21; 29,31; 30,1f.). Diese z.B. aus der Genesis bekannte Aussage spiegelt sich in den Psalmen noch in der Wendung „das Erbarmen verschließen“ (Ps 77,10) wider. JHWH kann Unfruchtbarkeit beenden (Ps 113,9).
- Gott ist Adressat von Gebeten, in denen einzelne Aspekte von Fruchtbarkeit und Geburt – wie z.B. die Not der Kinderlosigkeit (Ps 17) – zur Sprache gebracht werden. Ein ausführliches Gebet findet sich außerhalb des Psalters im Lied der Hanna (I Sam 2). Als explizites Gebet bei Schwangerschaftsbeschwerden kann nur der kurze Ausruf der Rebekka in Gen 25,22 bezeichnet werden. Im Vergleich zur altorientalischen Umwelt, wo zahlreiche Gebete um gelingende Geburten überliefert sind, enthält der alttestamentliche Befund viele Leerstellen.
- Gott betätigt sich als Menschenschöpfer, indem er den Menschen im Mutterleib „webt“ (Ps 139,13-16).
- Gott wirkt wie eine Hebamme unterstützend bei der Geburt mit (Ps 22,10-11; Ps 71,5-6).[31]
- Gott zeugt oder gebärt selbst (Ps 2,7; Ps 90,2).

Wird Gott als gebärend dargestellt, so erhält dadurch ein Bereich, der Teil weiblicher Erfahrungswelten sein kann, erhöhte Aufmerksamkeit und wird sozial und theologisch aufgewertet. Wird Gott als jemand dargestellt, dem Freuden und Leiden von Schwangerschaft und Geburt vertraut sind, so wird damit eine menschliche Seite Gottes betont: ein mitleidender und sich mitfreuender Gott. Mit den Geburtsbildern wird die besonders intime Beziehung, Nähe und das enge Zusammenwirken zwischen Gott und Mensch illustriert. Die „personale Korrespondenz“ (FOHRER) hat eine besondere Facette darin, dass Gott selbst die Erfahrungen einer gebärenden Frau zwischen Schmerz

---

[29] Vgl. STOL 2000, 59–72.

[30] Vgl. HÄUSL 2005, 1.

[31] STRACK 2006 entwickelt weniger aus den biblischen Texten als vielmehr aus Interviews mit Hebammen Ansätze einer Theologie der Geburt.

und Freude, zwischen Anstrengung und Staunen kennt. Die Beziehung zwischen Gott und Mensch wird mit Bildern von Geburt und Wehen als dynamisch, heftig und intensiv beschrieben. Mit Bildern von der Mutterschaft Gottes wird beschrieben, dass Gott unterschiedliche Qualitäten des Geburtsvorganges kennt.

Die Vorstellung eines gebärenden Gottes wurde von Anfang an immer wieder als anstößig empfunden und daher auf verschiedene Arten anders erklärt. Diese Anstößigkeit liegt auf zwei Ebenen: einerseits im Anthropomorphismus[32] einer solchen Gottesrede und andererseits darin, dass Gott mit einer „weiblichen" Tätigkeit in Verbindung gebracht wird. Die Bildersprache relativiert diese Problematik, indem sie verschiedene Deutungsmöglichkeiten offen hält.

Die Spannung zwischen vergleichbaren, identischen Elementen und einer grundsätzlichen Differenz zwischen ihren einzelnen Bestandteilen ist wesentliches Kennzeichen von Metaphern.[33] „Metaphern lösen dabei die Nicht-Identität der Begriffe nicht auf – so bleibt der kategoriale Unterschied zwischen Gott und einer gebärenden Frau selbstverständlich und notwendig erhalten. [Dennoch ist es] zweifellos von einiger Bedeutung, in *welchen* Bildern von JHWH gesprochen wird."[34] Die Psalmenbeter und -beterinnen können von JHWH nur in Bildern sprechen, die aus ihrer eigenen Lebenswelt stammen. In der Bildersprache ist große Vielfalt möglich. Bilder können einander nicht widersprechen. Jedes Gottesbild ist in gewisser Weise menschenähnlich, weil es von Menschen gemacht ist. In den Psalmen werden in poetisch-stilisierter Sprache theologische Aussagen gemacht. Sowohl männlich als auch weiblich geprägte Rollen Gottes sind Sprachbilder. Anliegen der vorliegenden Studie ist es, den Facettenreichtum an Gottesbildern in den Psalmen aufzuzeigen. Obwohl sich nicht automatisch von „weiblichen" Metaphern wie dem Gebärmotiv auf ein weibliches Gottesbild schließen lässt,[35] so zeigen sie doch, dass alttestamentliche Gottesbilder neben zahlreichen männlichen auch weibliche Züge tragen können. Das Bild vom gebärenden Gott enthält eine gewisse Paradoxie, weil einerseits das Gebären eindeutig geschlechtsspezifisch weiblich ist, es aber andererseits mit Gott in grammatikalisch maskulinen Formen verknüpft wird.

Wird der Bereich Fruchtbarkeit und Geburt untersucht, so ist dies ein traditionell Frauen zugeschriebenes Feld. Gleichzeitig lassen sich Frauen aber nicht auf diesen Bereich festlegen.[36] In den Sprachbildern von Fruchtbarkeit

---

[32] Vgl. SCHNOCKS 2002, 51, zu Ps 90,2.

[33] Vgl. ZIMMERMANN 2001, 706.

[34] GRUND 2006b, 311.

[35] Vgl. GRUND 2006b, 309.

[36] Vgl. FRETTLÖH 1994, 396: „die Bedeutung, die Frauen bei der Weitergabe von Leben – um es einmal so allgemein zu formulieren – zukommt, muß nicht in den Kult einer neuen

und Geburt liegen Ansätze, die Geschlechtergrenzen zu relativieren.[37] Auch wenn die Hebräische Bibel generell Zweigeschlechtlichkeit voraussetzt, enthalten die Texte rund um Schwangerschaft und Geburt ein Potential, gender-Begrenzungen zu sprengen oder zu überschreiten. Das Phänomen, dass Gottheiten sowohl männliche als auch weibliche Fähigkeiten – wie z.B. das Gebären – zugeschrieben werden können, ist in der altorientalischen Götterwelt nicht singulär: „It was a common characteristic of all major gods in the ancient Near East that they were considered to be of dual gender, i.e., both Father and Mother. This was also true of Ugaritic Ilu. Allusions to this occur in the Hebrew Bible."[38] So werden z.B. in Ägypten Urgottheiten mit männlicher und weiblicher Schöpfungskraft ausgestattet, als Vater und Mutter tituliert oder androgyn dargestellt.[39] Auch in der sumerischen Mythologie haben sowohl die urzeitlichen Vater-Mutter-Gottheiten als auch Marduk und Ishtar „dual-gender".[40] Vor dem Hintergrund dieser Texte ist die häufig anzutreffende Aufteilung, dass Vorstellungen von Gott als Mutter in der altorientalischen Umwelt mythisch, wörtlich zu verstehen seien, im Alten Testament dagegen „nur metaphorisch", zu hinterfragen.[41] Die Elternmetaphorik – sowohl Bilder von Gott als Vater als auch als Mutter, wobei die Abgrenzung oft fließend ist – führt im AT kein Randdasein, sondern begegnet durchaus häufig (z.B. Ps 103).[42]

Eine ungewöhnliche Aussage ist in Ps 7,15, dass Männer Subjekte eines Geburtsvorganges sind: Bei ילד ist dies an anderen Stellen gar nicht so selten: Sind hier Männer das Subjekt (z.B. Gen 4,18), so wird es meistens mit *zeugen* übersetzt. An anderen Stellen in der Hebräischen Bibel können ganze Kollektive Subjekte des Gebärens sein: Israel (Jes 33,11) oder Zion (Jes 66,8). Ebenso kann auch der Fels gebären (Dtn 32,18), das Meer (Jes 23,4), der Stein (Jer 2,27), der Tag (Prov 27,1).[43] An der schwierigen Stelle Zeph 2,2 MT ist es das Gesetz, das gebärt: בְּטֶרֶם לֶדֶת חֹק (*bevor das Gesetz gebar*). In

Mütterlichkeit einmünden, aber sie ist nicht irrelevant für unser Reden von Gott: Gottesbilder, die diese weiblichen Erfahrungen ausblenden, verfehlen die Wirklichkeit Gottes, der das Leben und nicht den Tod will. Aber sie dürfen auch nicht in diesen Erfahrungen aufgehen [...]."

37 Vgl. in ähnlicher Weise GERSTENBERGER 1994, 361: „Weil die Zusammengehörigkeit der Geschlechter Grundlage der altorientalischen Anthropologien und Kultsprachen ist, können männlich-weibliche Attributionen bis hin zu Zeugungs- und Gebärfähigkeit zwischen den Geschlechtern fluktuieren. [...] Die Gebetsliteratur des ganzen Alten Orients lässt einen derartigen gemeinsamen Gebrauch der liturgischen Formulare vermuten."

38 MARSMAN 2003, 242.

39 Vgl. WESTENDORF 1977b.

40 Vgl. MARSMAN 2003, 195.196.

41 Vgl. HÄUSL 2004, 258.

42 Vgl. HÄUSL 2004, 286.

43 Zum bildlichen Gebrauch vgl. weiter Jes 55,10; Hi 38,28-29.: hier wird mit ילד indirekt Gottes Schöpfungshandeln umschrieben.

der überwiegenden Mehrheit der Fälle ist ילד *q.* mit einem weiblichen Subjekt verbunden und trägt die Bedeutung *gebären.* Nur in 14 von 207 Vorkommen hat ילד *q.* ein männliches Subjekt (z.B. Gen 20,17). Es spricht daher nichts dagegen, ילד *q.* auch bei männlichem Subjekt mit *Gebären* zu übersetzen. Für *Zeugen,* meistens mit männlichem Subjekt, v.a. in Genealogien, steht ילד *hi.* zur Verfügung[44] Das Subjekt von הרה ist meistens feminin, aber es gibt auch Ausnahmen, wie z.B. Mose, der in Num 11,12 fragt, ob er mit dem Volk Israel schwanger war. In Hi 3,3 ist die Nacht Subjekt der Schwangerschaft. Auch der Zusammenhang zwischen Gebärmutter und – oft göttlichem – Erbarmen in der Wurzel רחם ist ein solches Element, die Geschlechtergrenzen zu relativieren.

Jede Rede von Gott ist bildliche Rede. Gerade weil sich Gott auf kein Geschlecht festlegen lässt,[45] sondern männliche und weibliche Elemente in sich vereint und gleichzeitig über die Kategorien männlich und weiblich hinausgeht, ist es immer wieder wichtig, auf die Fülle an möglichen Gottesbildern hinzuweisen. Alttestamentliche Gottesbilder enthalten eine Weite, die neben mehrheitlich maskulin geprägten Vorstellungen auch Platz für weibliche Elemente hat.[46] In jüdischer und christlicher Wirkungsgeschichte werden ganz unterschiedliche Elemente der Geburtstexte in den Psalmen rezipiert. Die Vielfalt an Auslegungsmöglichkeiten, die in der Rezeption sichtbar wird, ist schon in der Vieldeutigkeit der hebräischen Wurzeln angelegt.

## 4.2 Ausblick: Von den alttestamentlichen Texten zu gegenwärtigen Bioethik-Diskussionen

Von den biblischen Texten zu Fruchtbarkeit und Geburt her lassen sich vielleicht Perspektiven aufzeigen, wie sich die komplexe Wirklichkeit des 21. Jh. neu beschreiben lässt. Gerade die bildhafte Rede der Psalmen versprachlicht, was schwer auszusprechen ist. Sie ist so offen formuliert, dass sie für unterschiedliche Erfahrungen Raum lässt. Zweifellos kann der historische Abstand zwischen den alttestamentlichen Texten im Kontext des Alten Vorderen Orients und bioethischen Diskussionen in Mitteleuropa am Beginn des 21. Jh. nicht oft genug betont werden. Dennoch setzt die alttestamentliche Redeweise Impulse, die für gegenwärtige Debatten relevant sein können. Auch wenn in

---

[44] Vgl. KORPEL 1990, 247; GRUND 2006b, 313.

[45] Vgl. SCHROER / STAUBLI 2005, 4.

[46] Vgl. KORPEL 1990, 125: „The masculinity of the God of Israel was so firmly established that, paradoxically, it created some latitude for the use of female parts in descriptions of him. No misunderstanding was possible, such words simply had to be metaphors.“ KORPEL ist im ersten Teil ihrer Argumentation zuzustimmen. Ein „nur“ metaphorisches Verständnis dieser Bilder ist aber zu hinterfragen.

zeitgenössischen Überlegungen zur modernen Bioethik biblische Texte nur eine marginale Rolle spielen, liegen in diesen Texten Potentiale, die sowohl für theologische Überlegungen als auch in einem säkularen Umfeld noch nicht ausreichend erschöpft sind. Hier ist nicht der Ort, um auf die komplexen ethisch-theologischen Diskussionen zu Fragen der Bioethik im Zusammenhang mit der modernen Reproduktionsmedizin, mit Embryonenschutz, Stammzellenforschung etc. einzugehen.[47] Hier ist auch nicht der Ort, die unterschiedlichen Positionen der Kirchen zu diskutieren: Während sich die römisch-katholische Kirche prinzipiell ablehnend zu Methoden der Reproduktionsmedizin äußert,[48] steht in den evangelischen Kirchen neben einer generell ablehnenden[49] eine bedingt befürwortende Haltung.[50] Hier sollen nur einige wenige Perspektiven aufgezeigt werden, wo es Anknüpfungspunkte zwischen den biblischen Texten und ethisch-theologischen Argumentationen gibt.

Gemeinsam ist den ethisch-theologischen Diskussionen, dass sie allgemein mit dem biblischen Menschenbild argumentieren, aber kaum auf konkrete Texte eingehen. Ausführlich werden der Status des Embryos, die Frage nach dem Beginn des Lebens etc. diskutiert. „Im Zentrum der Betrachtung steht mehrheitlich der isolierte, personalisierte Embryo."[51] Soziale, rechtliche, politische und religiöse Auswirkungen etwa von In-vitro-Fertilisation und Folgetechnologien auf Frauen werden kaum berücksichtigt. Feministisch-theologische Überlegungen zur Bioethik setzen hier ein: Die Konsequenzen der Ablösung des Geborenwerdens aus einem personalen Geschehen, aus dem Zusammenhang menschlicher Beziehungsformen sind noch zu wenig bedacht: *„Die Frage nach dem Beginn menschlichen Lebens ist aus diesem Beziehungsgeschehen und aus dieser Geschichte nicht zu lösen, sie ist nicht zu reduzieren auf die Frage nach dem Status des Embryos.“*[52]

Fruchtbarkeit wird heute nur selten auf göttliches Wirken zurückgeführt. Erst wenn die Fortpflanzung nicht so „funktioniert" wie geplant, kommen manchmal religiöse Momente ins Spiel. Mit den ethischen Diskussionen rund um Reproduktionstechnologien tritt ein Element von Irrationalität und Unplanbarkeit in Konflikt mit menschlichen Machbarkeitsvorstellungen. Die

---

[47] Vgl. z.B. ANSELM / KÖRTNER 2003.

[48] Vgl. z.B. den Katholischen Erwachsenen-Katechismus der Deutschen Bischofskonferenz, Freiburg / Wien 1995, 375–377. Auch jüngere Stellungnahmen der Deutschen Bischofskonferenz gehen in diese Richtung.

[49] So der Rat der EKD: vgl. epd-Dokumentationen 4/2002 und 9/2002.

[50] Vgl. z.B. die Stellungnahme evangelischer Ethiker zur Debatte um die Embryonenforschung: Starre Fronten überwinden, in der FAZ vom 23.1.2002, abgedruckt in: ANSELM / KÖRTNER 2003, 197–208; oder die DENKSCHRIFT der Evangelischen Kirche in Österreich (KÖRTNER / BÜNKER 2002).

[51] PELKNER 2001, 264.

[52] ULRICH-ESCHEMANN 2003, 170.

theologische Aufarbeitung dieses komplexen Zusammenhanges steht allerdings noch an den Anfängen: „Das merkwürdige Neben- und Ineinander von biologistischem Determinismus, der radikalen Auflösung aller Gewissheiten durch avanciertesten Stand der Technik und dem gleichzeitigen Beharren auf Vorstellungen des ‚Natürlichen' wie z.B. dem (weiblichen) Kinderwunsch ist theologisch noch nicht annäherungsweise erfasst."[53]

Die Lösung der damit zusammenhängenden Probleme liegt nicht ausschließlich in menschlicher Verfügung. Auch wenn der Bereich, der göttlichem Wirken zugeschrieben wird, heute sehr klein geworden ist, bleibt die Erinnerung an die Unverfügbarkeit des Lebens[54] eine wichtige Aufgabe der Theologie. Fruchtbarkeit ist auch mit Mitteln der modernen Reproduktionstechnologie nicht grenzenlos machbar, das Leben bleibt unverfügbar. Theologische Ethik erinnert mit dem Wort Segen immer wieder an den Geschenkcharakter des Lebens. Theologische Ethik kann dazu anregen, Fruchtbarkeit im biologischen Sinn nicht zu überhöhen und aus den Mitteln der modernen Reproduktionstechnologie keinen Fruchtbarkeitskult zu machen. Die Rede von der Unverfügbarkeit des Lebens kann eine entlastende Funktion haben: Sie relativiert die Suche nach Erklärungen und Ursachen – wie z.B. Verschiebung der Reproduktionsphase, beruflichem Stress etc. Sie erinnert daran, dass trotz aller menschlichen Verantwortung Unfruchtbarkeit nichts mit Leistung oder Versagen zu tun hat.

Ein Anknüpfungspunkt von alttestamentlichen Texten zu heutigen bioethischen Diskussionen ist die Unbestimmtheit des Anfangs menschlichen Lebens, das in jeder Phase zu schützen ist, oder die Beziehungsdimension.[55] Im Alten Testament wird nicht nach dem Status des Embryos an sich gefragt. Er ist immer eingebunden in sein personales und soziales Umfeld. Der Beginn des menschlichen Lebens lässt sich nach den biblischen Texten nicht an einem einzelnen, konkreten Punkt festmachen. Es handelt sich vielmehr um eine schrittweise Entwicklung. Die alttestamentlichen Texte lassen sich zur Unterstützung gegensätzlicher Positionen heranziehen. So ist z.B. die hebräische Wendung מרחם in sich schon zweideutig: Sie kann einerseits *von Mutterleib an* heißen, lässt dann die menschliche Existenz schon pränatal in der Gebärmutter beginnen. Andererseits lässt sie sich auch als *aus dem Mutterleib* verstehen, hat dann eher den Zeitpunkt des Heraustretens des Embryos aus dem Mutterleib im Blick.

---

[53] PELKNER 2001, 272.

[54] Vgl. KÖRTNER / BÜNKER 2002, 42.

[55] Vgl. KÖRTNER / BÜNKER 2002, 47: „Es entspricht [...] der biblischen Tradition [...], den Menschen als ein geschichtliches Wesen zu betrachten, dessen Dasein und Personsein dadurch charakterisiert ist, dass es eine Geschichte hat, zu der auch die früheste Entwicklungsphase gehört. [...] Personsein ist ein Beziehungsbegriff."

Eine schrittweise Entstehung des Lebens wird auch im Judentum bis heute angenommen: Prinzipiell gilt die Heiligkeit des menschlichen Lebens in jeder Form, aber die halachischen Beurteilungen variieren je nach dem unterschiedlichen Entwicklungsstadium. So ist z.B. in bSanh 91b eine rabbinische Diskussion darüber überliefert, wann die Seele in den Menschen kommt. Nach der einen Meinung geschieht dies schon bei der Befruchtung, nach der anderen wird sie innerhalb der ersten 40 Tage geformt. Insgesamt hat sich die Position einer schrittweisen Entwicklung des Personenstatus des Embryos durchgesetzt. Bis zur Geburt gilt der Embryo bzw. Fötus als Teil der Mutter. Im Konfliktfall hat das Leben der Mutter Priorität vor dem des Kindes.[56]

Auch wenn es sicher nicht möglich ist, z.B. auf dem schwierigen Text von Ps 22,30 ein allzu großes Gebäude aufzubauen, so lässt sich doch von diesem Text her eine interessante Perspektive für die ethischen Diskussionen um Abtreibung und Sterbehilfe ableiten: Wenn es eine Existenz und Identität des Menschen vor und nach dem Leben gibt und nur das Mittelstück Leben heißt, so gilt Leben an den Rändern nicht als Leben im engeren Sinn.

Gleichzeitig deuten die Texte, in denen explizit Fehlgeburten erwähnt werden, darauf hin, dass ihnen eine Art von Subjektstatus zukommt. Sie werden nicht aus dem Blickwinkel der Mutter betrachtet, sondern geradezu als eigenständige Wesen. Dies lässt sich so interpretieren, dass auch schon vorgeburtliches Leben, das sich dann im Fall einer Fehlgeburt nicht weiter entwickelt, eine gewisse Art von Personenstatus hat. Dies würde also die Position der römisch-katholischen Kirche und mancher Kreise z.B. der EKD unterstützen, wonach der Personenstatus schon mit der Fertilisation einsetzt. Insgesamt können die alttestamentlichen Texte also, wie in so vielen anderen Fragen auch, für ganz gegensätzliche Positionen herangezogen werden. In dieser unterschiedlichen Sprechweise über das Leben in seinen Anfängen drückt sich die Unbestimmbarkeit des Lebensanfangs aus.

Der unterschiedliche Umgang mit Reproduktionstechnologien im Judentum und im Christentum hat seine Wurzeln in jahrhundertelang unterschiedlich geprägten Auslegungen der biblischen Texte. Während im Judentum auch in orthodoxen Kreisen eine uneingeschränkt positive Einstellung zu Reproduktionstechnologien herrscht, Behandlungsmethoden z.B. in Israel staatlich gefördert werden, äußern christliche Kirchen – in unterschiedlicher Vehemenz und in einzelnen katholischen und protestantischen Gruppierungen auf vielfältige Weise – immer wieder Vorbehalte.[57]

Die alten biblischen Bilder und Erzählungen zeigen, dass Erfahrungen mit Fruchtbarkeit und Unfruchtbarkeit uralte menschliche Grunderfahrungen sind. Die biblischen Texte erinnern an das Zusammenspiel von Mensch und Gott rund um die Geburt. Sie erinnern daran, dass am Beginn und am Ende des

---

[56] Vgl. NORDMANN 2000, 38–45.

[57] Vgl. KÖRTNER 2005, 107.

menschlichen Lebens Vieles der menschlichen Machbarkeit entzogen bleibt. Herausforderung der biblischen Texte bleibt, dass gerade das Unverfügbare Segen ist. Die uneingeschränkt positive Einstellung zu Fruchtbarkeit, die z.B. in Ps 128 zum Ausdruck kommt, ist heute nicht mehr so ungebrochen vorhanden.[58] Galten im Alten Israel Kinder als Reichtum, als Segen, so werden heute manchmal Kinder als Armutsrisiko oder zumindest als Einschränkung der persönlichen Freiheit wahrgenommen.

Im Hintergrund der Psalmensprache stehen menschliche Erfahrungen, die vor mehr als 2000 Jahren gemacht wurden. Manche sind existentielle Grunderfahrungen, andere haben sich im Lauf der Jahrhunderte auf vielfältige Weise verändert. Die Art, wie in den Psalmen Vorgänge rund um Fruchtbarkeit und Geburt thematisiert werden, kann in einer historisch weit davon entfernten Situation am Beginn des 21. Jh. dazu anregen, auf andere Weise über Geburtlichkeit zu sprechen, als es z.B. in Diskursen über Reproduktionstechnologien geschieht. Die Psalmen haben eine andere Sprechweise bewahrt, die in ihrer Mehrdimensionalität auch für gegenwärtige Diskussionen eine Bereicherung ist.

Die Sprache der Psalmen ist ganzheitlich: In ihr sind die biologisch-körperliche, die personale, die soziale und die theologische Dimension eng miteinander verknüpft.[59] Diese ganzheitliche Redeweise betrifft in hohem Maß auch die Rede von Fruchtbarkeit und Geburt. Ethische Konsequenzen aus diesem Befund für heutige Diskussionen um Reproduktionstechnologien könnten darin liegen, den Blick von einer Engführung auf medizinisch-technische Möglichkeiten auf die persönlichen, sozialen und eventuell auch transzendentalen Aspekte des Themas zu erweitern. Gerade auch in den Diskussionen um den Status des menschlichen Embryos ist diese Mehrdimensionalität einzubeziehen.[60] Es geht nicht nur um Fragen der Zellteilung, sondern vom Beginn einer Schwangerschaft an sind die Eltern, v.a. die Mutter betroffen. Diese mehrdimensionalen sozialen und transzendentalen Bezüge, die im Hebräischen schon in den Bezeichnungen der Körperteile, die mit Geburt zu tun haben, implizit enthalten sind, können sowohl naturwissenschaftliche als auch theologische Diskurse bereichern.

Aus der Rede vom Verborgensein des vorgeburtlichen Lebens (Ps 139,15) lässt sich seine Schutzbedürftigkeit ableiten. Der Mutterleib ist ein Ort des Schutzes und der Geborgenheit. Auch wenn das vorgeburtliche Leben vor den Menschen verborgen ist, ist es dies vor Gott nicht (Ps 139,15). Wird der Emb-

---

[58] Vgl. z.B. WEBER 2003, 304, zu Ps 128: „In unserer ‚degenerativen' westlichen Kultur, wo Kinder weithin mehr als Last denn als Segen empfunden werden und wo die Kinderzahl pro Durchschnittspaar unter der Zahl liegt, die ein Volk erhält, wünscht man sich, dass dieser Psalm wieder eine neue Aktualität und Kraft zu entfalten vermag."

[59] Vgl. UTZSCHNEIDER 2002, 139–140.

[60] Vgl. z.B. KÖRTNER 2005, 109–115.

ryo oder Fötus als „Kind“ bezeichnet (Ex 21,22), so wird die Trennlinie zwischen ungeborenem und geborenem Leben nicht scharf gezogen. Die göttliche Bewahrung beginnt im Mutterleib und geht danach weiter (Ps 22,10-11).

Das Gewobenwerden im Verborgenen, wie es in Ps 139,13-16 beschrieben wird, ist auch heute noch eine nachvollziehbare Vorstellung. Trotz aller medizinischen Erforschung der Entstehung des Lebens ist diese bildliche Redeweise geeignet, die Mischung aus Unverständlichem, Tabu und Schutz zu beschreiben, die den Lebensanfang umgibt. Über „Halbschwanger-Sein“, den Beginn einer Schwangerschaft spricht man nicht. Die ersten entscheidenden Wochen zwischen Leben und Tod liegen im Dunkeln, die Entscheidung darüber liegt nur zum Teil in menschlicher Hand. Diese Erfahrung wird in den Psalmen in poetische Sprache gekleidet (Ps 58,9). Die Rede von der Verborgenheit – in Ps 139,13-16 mit drei verschiedenen Begriffen ausgedrückt – stellt einen Gegenpol zu unserem von Ultraschall-Diagnostik geprägten Blick auf eine Schwangerschaft dar. Das Geheimnisvolle, Verborgene bietet einen Schutzraum. Dass der Embryo als Knäuel vorgestellt wird, hat natürlich mit moderner Biologie nichts zu tun, betont aber den Aspekt der Entstehung aus unterschiedlichen „Fäden“, Elementen der Vorfahren.

Eine theologische Redeweise von Staunen und Dankbarkeit über das Wunder des Lebens, wie sie sich in Ps 139,14 ausdrückt, kann existentielle Grunderfahrungen beschreibbar machen. Die Geburt eines Kindes ist ein Ort, wo selbst in einem medizinisch-naturwissenschaftlichen und säkularisierten Umfeld Raum für einen transzendentalen Bezug ist. Dass in der hebräischen Wurzel רחם Gebärmutter der Frau und göttliches Erbarmen miteinander verbunden sind, ist ein Beispiel für die Verschränkung von biblischem Menschen- und Gottesbild. Für ethische Diskussionen heute liegt in dieser Redeweise ein Potential zu einem respektvollen Umgang mit dem Uterus.[61]

Während Unfruchtbarkeit heute fast ein Tabu ist und ganz in den persönlich-privaten Bereich verlagert wird, wird sie in der Hebräischen Bibel thematisiert. Biblische Texte wie z.B. das Danklied der Hanna (I Sam 2,1-10) verleihen der Kinderlosigkeit und dem Leiden an ihr gesellschaftliche und religiöse Bedeutung. Mutterschaft wird nicht individualisiert gesehen, sondern in ihrer ganzen sozialen und theologischen Dimension. Ein Impuls aus den Texten der Hebräischen Bibel für einen zeitgenössischen Umgang mit dem Thema kann sein, dass in diesen alten Texten trotz ihres patriarchalen Umfel-

---

[61] Vgl. SCHROER / STAUBLI 2005, 66: „Die ethischen Fragen, die der medizinisch-technische Zugriff auf den Uterus der Frau mit sich bringt, sind komplex und mit einem Verweis auf ein biblisches Gottesbild gewiss nicht zu lösen. Vielleicht kann die biblische Tradition einer theologisch begründeten Würde des Mutterschoßes aber in solchen ethischen Diskussionen eine herrschaftskritische Funktion übernehmen und daran erinnern, dass der Schoß der Frau mehr ist als das Objekt patriarchaler Interessen.“

des das Leiden an der Unfruchtbarkeit nicht aus der Perspektive allgemeiner gesellschaftlicher Normen, sondern aus der Perspektive der betroffenen Frauen geschildert wird. Unfruchtbarkeit wird nicht als medizinischer Befund festgestellt, sondern in konkrete Lebensgeschichten eingebettet.

Die biblischen Texte sind immer wieder Herausforderung für unseren Umgang mit Fragen der Fruchtbarkeit und Geburt. Sie erinnern an die bleibende Unverfügbarkeit, den Geschenkcharakter des Lebens. Sie tabuisieren Unfruchtbarkeit nicht, sondern bringen Erfahrungen mit ihr in Erzählungen von konkreten Frauen zur Sprache. Unfruchtbarkeit wird mehrdimensional in ihren persönlichen, sozialen und religiösen Aspekten gesehen. Hier stellen die biblischen Erzählungen ein Potential zur Verfügung, das noch stärker genützt werden könnte: Das Leiden an der Unfruchtbarkeit wird nicht theoretisch abgehandelt, sondern aus der Perspektive konkreter Frauen wie Rahel oder Hanna in Beziehung zu ihrem sozialen Umfeld erzählt. Wenn in den biblischen Texten Gott als Verursacher von Unfruchtbarkeit gesehen wird, in theologischen Aussagen die Unverfügbarkeit des Lebens betont wird, so bleibt bei ungewollt Kinderlosen der Eindruck, dass ihnen dieses Geschenk versagt bleibt. Ein differenzierter Blick auf die Texte zeigt, dass dieses Gesamtbild unterschiedliche Facetten enthält. Sie zeigen ein umfassendes Gottesbild, in dem auch Platz für ein kinderlos bleibendes Leben ist. Menschenwürde und körperliche Integrität von Männern und Frauen sind wichtige Elemente biblischer Anthropologie, die in bioethischen Diskussionen stärker betont werden könnten. Dem Unverfügbaren trotz aller menschlichen Möglichkeiten Macht zu geben, kann von gesellschaftlichem Druck entlasten. Die biblischen Texte laden dazu ein, die Begrenztheit des menschlichen Lebens zu akzeptieren.

Heute ist in westlichen Industriestaaten die Selbstverständlichkeit des Kinder-Kriegens verloren gegangen. Es ist zu einem Thema individueller Reflexionen, Planungen und Entscheidungen geworden.[62] Der Ort, an dem Fruchtbarkeit diskutiert wird, liegt dort, wo sie nicht „funktioniert", wo es Probleme gibt. „Ungewollte Kinderlosigkeit", „unerfüllter Kinderwunsch" und der Umgang mit modernen Reproduktionstechnologien sind die Themen, wo Unfruchtbarkeit zur Sprache kommt. Auch heute bleibt bei allen medizinischen Möglichkeiten eine geglückte Schwangerschaft ein unverfügbares Geschenk.

Als ein konkretes Beispiel sollen nun Anknüpfungspunkte zwischen den alttestamentlichen Texten zu Unfruchtbarkeit und einer ethnographischen Studie überlegt werden: HADOLT / LENGAUER (2003) erhoben in einer Longitudinalstudie den Umgang von ungewollt kinderlosen Paaren mit neuen Reproduktionstechnologien. Sie begleiteten acht Paare über einen Zeitraum von 18 Monaten (2000-2002) an einer IVF-Klinik in Wien. Erhebungsmetho-

---

62 Vgl. HADOLT / LENGAUER 2003, 144.

den waren teilnehmende Beobachtung, ein standardisierter Fragebogen und problemzentrierte Interviews.

HADOLT / LENGAUER arbeiteten z.B. in ihrer Studie heraus, dass weder „KinderwunschpatientInnen" noch das medizinische Personal in klinischen Interaktionen Begriffe wie Unfruchtbarkeit, Infertilität oder Sterilität verwenden. Stattdessen werden Umschreibungen gebraucht wie „es funktioniert nicht", „es klappt bei uns nicht" oder „wir können keine Kinder bekommen."[63] Auch in den biblischen Texten findet sich eine Reihe von ähnlichen narrativen Umschreibungen: אֵין לָהּ וָלָד (*sie hatte kein Kind;* Gen 11,30), וּלְחַנָּה אֵין יְלָדִים (*Hanna hatte keine Kinder*; I Sam 1,2), וְלֹא יָלָדָה (*sie gebar nicht / sie hatte nicht geboren;* Jdc 13,2). Ein Unterschied liegt allerdings darin, dass im AT häufig Gott als Verursacher genannt wird: וַיהוָה סָגַר רַחְמָהּ (*JHWH hat/te ihren Mutterleib verschlossen*; I Sam 1,4), עֲצָרַנִי יְהוָה מִלֶּדֶת (*JHWH hat mich aufgehalten zu gebären*; Gen 16,2). Die Begrifflichkeit der biblisch-hebräischen Sprache und die damit verbundenen Vorstellungen und Bilder sind andere als im Deutschen oder Englischen: Die Termini „*Un*fruchtbarkeit" oder „*In*fertilität" sind medizinische Termini, die einen Status festschreiben: „Als infertil gelten Frauen dann, wenn eine Schwangerschaft in einem Abort endet, und Männer, wenn sie zeugungsunfähig sind. Von Sterilität wird dann gesprochen, wenn trotz regelmäßigen unverhüteten Geschlechtsverkehrs innerhalb eines Jahres keine Schwangerschaft eingetreten ist."[64] Auch „*in*fertility" hat eine stark medizinische Konnotation: „Denn zum einen referiert *infertility* sowohl auf die medizinischen Ursachen für die bisherige Kinderlosigkeit als auch auf die Einschätzung von Betroffenen hinsichtlich ihrer Reproduktionsfähigkeit, sowie weiters auf den Tatbestand, trotz aktiver Bemühungen noch keine Kinder zu haben."[65] „*Un*gewollte Kinder*los*igkeit" beschreibt die Konsequenz, hinter der ganz unterschiedliche Ursachen stehen können. „Ungewollte Kinderlosigkeit" ist ein in der sozialwissenschaftlichen und teilweise populär-medizinischen Literatur gebräuchlicher Begriff. Er ist umfassender, indem er nicht nur medizinische Faktoren einbezieht. Der zeitliche Aspekt, dass es sich um eine vorübergehende Phase handeln kann, bleibt aber ausgeklammert.[66] Keiner dieser Termini ist unproblematisch. Alle diese Begriffe sind Verneinungen eines als positiv bewerteten Zustandes.

Im biblischen Hebräisch gibt es eine Reihe von Ausdrücken für *unfruchtbar*, die nicht das Nicht-Sein von Schwangerschaft oder Geburt beschreiben, sondern diesen Zustand mit einem eigenen Terminus bezeichnen, wie z.B. עקר (*entwurzelt*; Ps 113,9), ערירי (*einsam / kinderlos / entblößt;* Gen 15,2) oder אמלל (*verwelkt*; I Sam 2,5). Diese Beschreibungen lassen ganz unter-

---

63 Vgl. HADOLT / LENGAUER 2003, 145.

64 HADOLT / LENGAUER 2003, 63–64.

65 HADOLT / LENGAUER 2003, 386.

66 Vgl. HADOLT / LENGAUER 2003, 63.

schiedliche Bildwelten anklingen. Mit den Sprachbildern lassen sich persönliche, soziale und transzendentale Erfahrungen auf umfassendere als auf eine rein medizinisch-technische Weise beschreiben.

Während keiner der heute üblichen Begriffe für das Phänomen der „ungewollten Kinderlosigkeit" die Zeitdimension mitbedenkt,[67] tun biblische Begriffe dies durchaus: Das *Verschließen des Erbarmens* (Ps 77,10) oder das *Zurückhalten der Gebärmutter* beziehen die Zeitdimension mit ein. Es ist in dieser Darstellungsweise mitgedacht, dass Unfruchtbarkeit eine vorübergehende Phase sein kann. Jüngere sozialwissenschaftliche Studien beziehen diese Dimension mit ein und unterscheiden zwischen zeitweiliger und dauerhafter ungewollter Kinderlosigkeit.[68] In den alttestamentlichen Texten ist beides zu finden: sowohl die zeitweilige Kinderlosigkeit, v.a. bei den Erzmüttern, als auch der Blick auf ein gesamtes Leben als kinderlos. Letzteres wird dezidiert nur bei Michal erzählt. Aus der Dringlichkeit von Rahels Kinderwunsch lässt sich ablesen, dass aus der Perspektive der einzelnen Frauen jeweils nicht abzusehen ist, ob es sich um zeitweilige oder lebenslange Unfruchtbarkeit handelt. Gelegentlich finden sich v.a. in späteren Texten der Hebräischen Bibel Perspektiven der Anerkennung eines kinderlosen Lebens.

Auch wenn der Kinderwunsch in seiner heutigen, individualisierten Form ein junges Phänomen ist[69] und die Motive bei Rahel und Hanna andere sind als die heutiger Frauen, liegt in der Unbedingtheit, Dringlichkeit und Totalität dieses Wunsches eine Parallele. Die Erzählungen der Hebräischen Bibel berichten nicht über Motive des Kinderwunsches, sie sind offen für unterschiedliche Deutungen. Das Umfeld der alttestamentlichen Familien- und Sippenorganisation deutet darauf hin, dass es bei Rahel und Hanna in erster Linie um soziale Absicherung in einer patriarchalen Gesellschaft geht. Heute hingegen steht wohl eher die Suche „nach Lebensinhalt und Sinn, nach Nähe und Wärme, nach einer Gegenwelt, die Verankerung und Vertrautheit verheißt,"[70] im Vordergrund. Auch wenn der Kontext ein ganz anderer ist, liegt in der unbedingten Sehnsucht, Leben weiterzugeben, und in der Verzweiflung darüber, dass es nicht möglich ist, eine gewisse Parallele. Der verzweifelte Hilferuf wird heute weniger an Gott, sondern eher an die moderne Medizin gerichtet, auf sie werden große Hoffnungen gesetzt. Unfruchtbarkeit wird in der Bibel als reale Bedrückungssituation erfahren, von der nur Gott die Frauen befreien kann. „So mögen die antike Welt der Bibel und die moderne Welt der Biomedizin im Hinblick auf die Mittel und Wege meilenweit von einander entfernt sein. In ihren Grunderfahrungen,

---

[67] Vgl. HADOLT / LENGAUER 2003, 63.

[68] Vgl. HADOLT / LENGAUER 2003, 65–66.

[69] Vgl. z.B. SICHTERMANN 1980, 37–46; HADOLT / LENGAUER 2003, 144–145.

[70] BECK-GERNSHEIM, Elisabeth, Die Kinderfrage. Frauen zwischen Kinderwunsch und Unabhängigkeit, München [3]1997, 12.

Grundbedürfnissen und Grundkonflikten sind sie sich sehr nahe. [...] Den bisweilen unbändigen Kinderwunsch teilen moderne Eltern mit den Erzeltern."[71] Der verzweifelte Appell der Rahel an Jakob in Gen 30,1 – הָבָה-לִּי בָנִים וְאִם-אַיִן מֵתָה אָנֹכִי (*Schaffe mir Kinder! Wenn nicht, dann sterbe ich!*) – hat durchaus Parallelen im modernen Ausdruck „Kinder-Machen"[72], wie er für die Möglichkeiten der Reproduktionsmedizin verwendet wird.

Der Ausdruck „Kinder-Machen" geht von einer grundsätzlichen Machbarkeit von Fruchtbarkeit aus, die in den Texten der Hebräischen Bibel so nicht im Blick ist. Hier ist das Scheitern mitbedacht. Im AT gilt Gott sowohl als Verursacher von Unfruchtbarkeit als auch als der, der sie beenden kann. Heute dagegen wird der Reproduktionsmedizin diese Rolle zugeschrieben. Dennoch zeigt genaueres Hinsehen, dass sich nur die Grenzen verschoben haben. Auch medizinische Methoden haben ihre Grenzen. Sowohl Betroffene als auch Ärzte konstatieren hier einen „[...] Bereich, der außerhalb der medizin-technologischen Machbarkeit liegt – sei dies nun der Bereich der Natur, des Glücks, des Schicksals oder einer göttlichen Instanz."[73] Die „[...] Grenze zwischen der ‚Macht' der Ärzte und dem ‚Willen' einer göttlichen Instanz, an der alles menschliche Machen endet,"[74] hat sich heute im Vergleich zu biblischen Zeiten weit verschoben. Dennoch bleibt ein Bereich der Unverfügbarkeit, für die heute unterschiedliche Erklärungen gesucht werden, während diese in den biblischen Texten eindeutig Gott zugeschrieben wird.

Ein Anknüpfungspunkt zwischen der Situation von Rahel und Jakob und der heutiger Paare liegt auch in der unterschiedlichen existentiellen Betroffenheit vom Kinderwunsch. So wie Rahel von diesem Wunsch viel stärker betroffen ist, lassen sich auch heute geschlechtsspezifische Unterschiede in der Stärke und Brisanz des Kinderwunsches beobachten.[75] Allerdings dürfen diese Beobachtungen nicht zu stereotypen Festschreibungen führen, da sie von Paar zu Paar variieren.

Die biblische Sichtweise der Unbestimmtheit des Lebensbeginns entspricht der Erfahrung von Frauen am Beginn einer Schwangerschaft eher als die Festlegung eines medizinisch genau festzustellenden Zeitpunktes. So zeigen Befragungen von Menschen, die versuchen, durch neue Reproduktionstechnologien ein Kind zu bekommen, dass es durchaus die Erfahrung gibt, „ein bisschen schwanger" zu sein.[76] Auch die Einheit von Mutter und Fötus ist ein biblisch selbstverständlich angenommener Sachverhalt.

---

[71] UTZSCHNEIDER 2002, 136. Zur empirisch erhobenen Stärke und Intensität dieses Wunsches vgl. HADOLT / LENGAUER 2003, 150–151.

[72] Vgl. HADOLT / LENGAUER 2003, 147–148, in der gleichnamigen Studie.

[73] HADOLT / LENGAUER 2003, 288. In einem EBD. zitierten Interview referiert eine Patientin die Aussage eines Arztes: „Wenn der Herrgott nicht will, dann geht es nicht."

[74] HADOLT / LENGAUER 2003, 289.

[75] Vgl. HADOLT / LENGAUER 2003, 151–155.

[76] Vgl. HADOLT / LENGAUER 2003, 308–318.

Im Zusammenhang mit dem heute in westlichen Industriestaaten weit verbreiteten hohen Gebäralter der Frauen und der Rede von der „biologischen Uhr"[77] sind die biblischen Erzählungen, in denen explizit als alt bezeichnete Frauen wie Sara und Hanna Kinder bekommen, Hoffnungssignale.

Aufgrund der gesellschaftlichen Rahmenbedingungen, einer viel höheren Kindersterblichkeit etc., ist in biblischer Zeit die Gefährdung von Mutter und Kind während der Schwangerschaft und Geburt immer präsent. Diese Ambivalenz, die sowohl das Scheitern als auch das Gelingen im Blick hat, ist bei Versuchen des „Kinder-Machens", durch die Anwendung von Reproduktionsmedizin schwanger zu werden, stärker im Blick als bei „natürlichen" Schwangerschaften: „menschliche Reproduktion tritt als tendentiell ineffektiver Bereich in Erscheinung. Anders ausgedrückt birgt die Möglichkeit der medizinisch unterstützen Reproduktion auch das Potential, auch das ‚natürliche Kinder-Kriegen' in neuer Weise sichtbar zu machen und als ebenso potentiell ineffektives Unternehmen und als Stufenmodell zu entwerfen."[78]

Die Stärke der Studie von HADOLT / LENGAUER liegt darin, dass die Autoren Paare untersuchen, nicht nur Frauen, dass sie die Zeitdimension mit einbeziehen und differenziert empirische Daten erheben und deuten. Problematisch ist aus theologischer Sicht, dass das „Kinder-Machen" grundsätzlich positiv bewertet und in keiner Weise hinterfragt wird.

Werfen wir einen abschließenden Blick auf die Rede von Fruchtbarkeit und Geburt in den Psalmen, so zeigt sich ein äußerst vielfältiges Bild. Die Psalmensprache blendet Schattenseiten, Fehlgeburten, unerfüllte Kinderwünsche, Ambivalenzen nicht aus, sondern sie sind Bestandteil des Redens über Geburt. Die Idealisierung der *einen* Geburtsgeschichte Jesu im NT steht vor dem Hintergrund dieser vielschichtigen Redeweise von Geburt im AT. Während gegenwärtige medizinische Angebote die Machbarkeit von Kindern suggerieren und teilweise auch erreichen, haben die biblischen Texte – zweifellos durch eine gänzlich andere Situation größerer Mortalitätsraten rund um die Geburt – immer auch die Gefährdung von Mutter, Fötus und Kind im Blick. Die Gefährdung und die Möglichkeit des Nicht-Gelingens werden in diesen Texten – z.B. in unterschiedlichen Termini für Fehlgeburten – präsent gehalten. Fruchtbarkeit und Geburt sind nicht nur im Alten Testament, sondern auch heute noch Bereiche, in denen religiöse Momente zur Sprache kommen. Die Psalmen stellen dazu eine facettenreiche Bildersprache zur Verfügung.

---

[77] Vgl. HADOLT / LENGAUER 2003, 158–160.

[78] HADOLT / LENGAUER 2003, 318.

# Literaturverzeichnis

Abkürzungen richten sich in der Regel nach dem Abkürzungsverzeichnis der Theologischen Realenzyklopädie, zusammengestellt von Siegfried M. SCHWERTNER (IATG), 2. Auflage, Berlin / New York 1994.


ALBERTZ, Rainer,
1974 Weltschöpfung und Menschenschöpfung. Untersucht bei Deuterojesaja, Hiob und in den Psalmen (CThM.BW 3), Stuttgart.

ALKIER, Stefan,
2003 Intertextualität – Annäherungen an ein texttheoretisches Paradigma, in: SÄNGER 2003, 1-26.

ALLEN, Leslie C.,
1983 Psalms 101-150 (Word Biblical Commentary 21), Waco et al.

ANSELM, Reiner / KÖRTNER, Ulrich H.J. (Hg.),
2003 Streitfall Biomedizin. Urteilsfindung in christlicher Verantwortung, Göttingen.

ASSMANN, Jan,
1999 Das kulturelle Gedächtnis. Schrift, Erinnerung und politische Identität in frühen Hochkulturen, München.

BACHMANN-MEDICK, Doris,
2004 Einleitung, in: DIES. (Hg.), Kultur als Text (UTB 2565), 2. Auflage, Tübingen, 7-64.

BACKHAUS, Knut,
2004 Gott als Psalmist. Psalm 2 im Hebräerbrief, in: SÄNGER 2004, 198-231.

BAIL, Ulrike,
1998 Gegen das Schweigen klagen. Eine intertextuelle Studie zu den Klagepsalmen Ps 6 und Ps 55 und der Erzählung von der Vergewaltigung Tamars, Gütersloh.
1999 Die Psalmen. „Who is speaking may be *all* that matters", in: SCHOTTROFF / WACKER 1999, 180-191.
2003 Psalm 110. Eine intertextuelle Lektüre aus alttestamentlicher Perspektive, in: SÄNGER 2003, 94-121.

BARR, James,
1965 Bibelexegese und moderne Semantik. Theologische und linguistische Methode in der Bibelwissenschaft, München.

BARTH, Christoph,
1997 Errettung vom Tode, 3. Auflage, Stuttgart et al.

BAUER, Angela,
1999 Gender in the Book of Jeremiah. A Feminist-Literary Reading (Studies in Biblical Literature 5), New York et al.

BAUKS, Michaela,

2004 Die Feinde des Psalmisten und die Freunde Ijobs. Untersuchungen zur Freund-Klage im Alten Testament am Beispiel von Ps 22 (SBS 203), Stuttgart.

BAUMANN, Arnulf H.,

1977 Art. חיל *ḥjl*, in: ThWAT 2, Stuttgart et al., 898-902.

BAUMANN, Gerlinde,

1996 Die Weisheitsgestalt in Proverbien 1-9. Traditionsgeschichtliche und theologische Studien (FAT 16), Tübingen.

2000 Liebe und Gewalt. Die Ehe als Metapher für das Verhältnis JHWH – Israel in den Prophetenbüchern (SBS 185), Stuttgart.

2003 Das göttliche Geschlecht. JHWHs Körper und die Gender-Frage, in: HEDWIG-JAHNOW-Forschungsprojekt 2003, 220-250.

2004 Die „Männlichkeit" JHWHs. Ein Neuansatz im Deutungsrahmen altorientalischer Gottesvorstellungen, in: CRÜSEMANN 2004, 197-213.

BECKER-SCHMIDT, Regina / KNAPP, Gudrun-Axeli,

2000 Feministische Theorien zur Einführung, Hamburg.

BECKING, Bob,

2003 Sour Fruit and Blunt Teeth. The Metaphorical Meaning of the *MĀŠĀL* in Jeremiah 31,29, in: SJOT 17, 7-21.

BEN-SASSON, Haim Hillel,

1971 Messianic Movements, in: EJ 11, Jerusalem, 1417-1427.

BERGMAN, Jan / BOTTERWECK, Gerhard Johannes,

1982 Art. יָדַע *jāda*ᶜ, in: ThWAT 3, Stuttgart et al., 479-512.

BERNHARDT, Karl-Heinz,

1973 Art. אָוֶן, in: ThWAT 1, Stuttgart et al., 151-159.

BIJL,

2003 Bar Ilan's Judaic Library. Version 11.0 (CD-Rom), Monsey.

BLACK, Max,

1962 Models and Metaphors. Studies in Language and Philosophy, Ithaca.

BODENDORFER, Gerhard,

1999 Abraham zur Rechten Gottes. Der Ps 110 in der rabbinischen Tradition, in: EvTh 59, 252-266

BONS, Eberhard,

2003 Die Septuaginta-Version von Psalm 110 (109 LXX). Textgestalt, Aussagen, Auswirkungen, in: SÄNGER 2003, 122-145.

BOOIJ, Thijs,

1987 Some Observations on Psalm LXXXVII, in: VT 37, 16-25.

BORMANN, Lukas,

2003 Ps 110 im Dialog mit dem Neuen Testament, in: SÄNGER 2003, 171-205.

BOS, Johanna W.H.,

1993 Psalm 87, in: Interp. 47/1993, 281-285.

BRAUDE, William G.,

1959a The Midrash on Psalms 1 (YJS 13), New Haven / London.

1959b The Midrash on Psalms 2 (YJS 13), New Haven / London.

BRIGGS, Charles Augustus and Emilie Grace,

1951 A Critical and Exegetical Commentary on the Book of Psalms (ICC 15), Edinburgh.

BROWN, William P.,

1998 A Royal Performance. Critical Notes on Psalm 110:3aγ-b, in: JBL 117, 93-110.

BRUEGGEMANN, Walter,
1995 The Psalms and the Life of Faith, Minneapolis.
1998 Isaiah 40-66 (Westminster Bible Companion), Louisville.
BRUNNER, Hellmut,
1977 Art. Fruchtbarkeit, in: LÄ 2, Wiesbaden, 336-344.
BUTLER, Judith,
2001 Das Unbehagen der Geschlechter, 9. Auflage, Frankfurt a.M.

CLINES, David J.A.,
1989 Job 1-20 (Word Biblical Commentary 17), Waco et al.
COETZEE, Johan H.,
2005 Silence, ye Women! God is at Work in the Womb. Psalm 139 as Illustration of Israel's Embodied Patriarchal Theology of Containment, in: OTE 18, 521-530.
COHEN, Jeremy,
1989 „Be Fertile and Increase, Fill the Earth and Master It." The Ancient and Medieval Career of a Biblical Text, Ithaca / London.
COHEN, Menachem (ed.),
2003a Psalms 1 ([Pss 1-72]. Mikra'ot Gedolot ‚Haketer'. A revised and augmented scientific edition of ‚Mikra'ot Gedolot'. Based on the Aleppo Codex and early Medieval MSS), Jerusalem.
2003b Psalms 2 ([Pss 73-150]. Mikra'ot Gedolot ‚Haketer'. A revised and augmented scientific edition of ‚Mikra'ot Gedolot'. Based on the Aleppo Codex and early Medieval MSS), Jerusalem.
COOK, Joan E.,
1999 Hannah's Desire, God's Design. Early Interpretations of the Story of Hannah (JSOT.S 282), Sheffield.
CRAIGIE, Peter C.,
1983 Psalms 1-50 (Word Biblical Commentary 19), Waco et al.
CRÜSEMANN, Frank,
1969 Studien zur Formgeschichte von Hymnus und Danklied in Israel (WMANT 32), Neukirchen-Vluyn.
1992 Die Tora. Theologie und Sozialgeschichte des alttestamentlichen Gesetzes, München.
CRÜSEMANN, Frank et al. (Hg.),
2004 Dem Tod nicht glauben. Sozialgeschichte der Bibel. FS für Luise Schottroff zum 70. Geburtstag, Gütersloh.

DAHMEN, Ulrich / SIMIAN-YOFRE, Horacio,
1990 Art. רחם *rḥm*, in: ThWAT 7, Stuttgart et al., 460-477.
DAHOOD, Mitchell,
1965 Psalms 1. 1-50 (AB 16), Garden City.
1968 Psalms 2. 51-100 (AB 16), Garden City.
1970 Psalms 3. 101-150 (AB 16), Garden City.
DALMAN, Gustav H.,
1967 Aramäisch-Neuhebräisches Handwörterbuch zu Targum, Talmud und Midrasch, Hildesheim.
DARR, Katheryn Pfisterer,
1987 Like Warrior, like Woman. Destruction and Deliverance in Isaiah 42:10-17, in: CBQ 49, 560-571.

DASEN, Véronique (éd.),
2004 Naissance et petite enfance dans l'Antiquité (OBO 203), Fribourg / Göttingen.
DELITZSCH, Franz,
1894 Biblischer Commentar über die Psalmen (BC 4/1), Leipzig.
DIETRICH, Walter,
2003 Samuel (BKAT 8/1), Neukirchen-Vluyn.
DIETRICH, Walter / KLOPFENSTEIN, Martin A. (Hg.),
1994 Ein Gott allein? JHWH-Verehrung und biblischer Monotheismus im Kontext der israelitischen und altorientalischen Religionsgeschichte (OBO 139), Göttingen.
DOYLE, Brian,
2000 The Apocalypse of Isaiah Metaphorically Speaking. A Study of the Use, Function and Significance of Metaphors in Isaiah 24-27 (BEThL 151), Louvain.
2001 Heaven, Earth, Sea, Field and Forest. Unnatural Nature in Ps 96, in: JNSL 24, 23-44.
2004 Words with Teeth and Childbearing Men. Metaphors in Psalm 7, in: HUMAN, Dirk J. / VOS, Cas J.A., Psalms and Liturgy (JSOT.S 410), London / New York, 41-61.
DUDEN, Barbara,
2002 Zwischen ‚wahrem Wissen' und Prophetie. Konzeptionen des Ungeborenen, in: DIES. et al. (Hg.), Geschichte des Ungeborenen. Zur Erfahrungs- und Wissenschaftsgeschichte der Schwangerschaft, 17.-20. Jahrhundert (Veröffentlichungen des Max-Planck-Instituts für Geschichte 170), Göttingen, 11-48.

EBACH, Jürgen,
1987 Kassandra und Jona. Gegen die Macht des Schicksals, Frankfurt a.M.
1997 Die Bibel beginnt mit einem „b". Vielfalt ohne Beliebigkeit, in: DERS., Gott im Wort. Drei Studien zur biblischen Exegese und Hermeneutik, Neukirchen-Vluyn, 85-114.
EIDEVALL, Göran,
1996 Grapes in the Desert. Metaphors, Models, and Themes in Hosea 4-14 (CB.OT 43), Stockholm.
ELLIGER, Karl,
1989 Deuterojesaja. 1. Teilband. Jesaja 40,1-45,7 (BKAT 11/1), 2. Auflage, Neukirchen-Vluyn.
ELLIGER, Karl / RUDOLPH, Wilhelm (Hg.),
1990 Biblia Hebraica Stuttgartensia (= BHS), 4. Auflage, Stuttgart.
EMERTON, John A.,
2000 The Problem of Psalm LXXXVII, in: VT 50, 183-199.
ERBELE, Dorothea,
1999 Gender Trouble in the Old Testament. Three Models of the Relation between Sex and Gender, in: SJOT 13, 131-141.
ERBELE-KÜSTER, Dorothea,
2001 Lesen als Akt des Betens. Eine Rezeptionsästhetik der Psalmen (WMANT 87), Neukirchen-Vluyn.

FABRY, Heinz-Josef,
1977a Art. דַּל *dal*, in: ThWAT 2, Stuttgart et al., 221-244.
1977b Art. חבל *ḥbl* IV, in: ThWAT 2, Stuttgart et al., 716-720.
1988 Die Wirkungsgeschichte des Psalms 22, in: SCHREINER 1988, 279-317.

FABRY, Heinz-Josef / VAN MEETEREN, Nele,
1995 Art. תֵּבֵל *tebel*, in: ThWAT 8, Stuttgart et al., 547-554.
FEUCHT, Erika,
1995 Das Kind im Alten Ägypten. Die Stellung des Kindes in Familie und Gesellschaft nach altägyptischen Texten und Darstellungen, Frankfurt a.M / New York.
2004 Der Weg ins Leben, in: DASEN 2004, 33-53.
FINLAY, Timothy D.,
2005 The Birth Report Genre in the Hebrew Bible (FAT II/12), Tübingen.
FISCHER, Irmtraud,
1988 „... und sie war unfruchtbar." Zur Stellung kinderloser Frauen in der Literatur Alt-Israels, in: PAURITSCH 1988, 116-126.
1994 Die Erzeltern Israels. Feministisch-theologische Studien zu Genesis 12-36 (BZAW 222), Berlin / New York.
1999 Das Buch Jesaja. Das Buch der weiblichen Metaphern, in: SCHOTTROFF / WACKER 1999, 246-257.
2000 Gottesstreiterinnen. Biblische Erzählungen über die Anfänge Israels, 2. Auflage, Stuttgart et al.
2002 Über Lust und Last, Kinder zu haben. Soziale, genealogische und theologische Aspekte in der Literatur Alt-Israels, in: JBTh 17, 55-82.
FLEMING, Daniel E.,
1995 Psalm 127: Sleep for the Fearful, and Security in Sons, in: ZAW 107, 435-444.
FLINT, Peter W.,
1997 The Dead Sea Psalms Scrolls and the Book of Psalms (StTDJ), Leiden et al.
FOHRER, Georg,
1972 Theologische Grundstrukturen des Alten Testaments, Berlin / New York.
1991 Basic Structures of Biblical Faith, in: DERS., Studien zum Alten Testament (1966-1988) (BZAW 196), Berlin / New York, 101-131.
FREEDMAN, David Noel,
1980 Psalm 113 and the Song of Hannah, in: DERS., Pottery, Poetry, and Prophecy. Studies in Early Hebrew Poetry, Winona Lake, 243-261.
FRETTLÖH, Magdalene,
1994 Brauchen oder gebrauchen wir die Göttin? Diskussionsanregung aus feministisch-theologischer Perspektive, in: DIETRICH / KLOPFENSTEIN 1994, 391-399.
FREULING, Georg,
2004 „Wer eine Grube gräbt ..." Der Tun-Ergehen-Zusammenhang und sein Wandel in der alttestamentlichen Weisheitsliteratur (WMANT 102), Neukirchen-Vluyn.
FREVEL, Christian / WISCHMEYER, Oda,
2003 Menschsein. Perspektiven des Alten und Neuen Testaments (NEB Themen 11), Würzburg.
FREY, Jörg,
2000 Das Bild als Wirkungspotenzial. Ein rezeptionsästhetischer Versuch zur Funktion der Brot-Metapher in Johannes 6, in: ZIMMERMANN, Ruben (Hg.), Bildersprache verstehen. Zur Hermeneutik der Metapher und anderer bildlicher Sprachformen (Übergänge 38), München / Paderborn 2000, 331-361.

GALPAZ-FELLER, Pnina,
2000 Pregnancy and Birth in the Bible and Ancient Egypt (Comparative Study), in: BN 102, 42-53.

GEIGER, Michaela / SCHÄFER-BOSSERT, Stefanie,
2003 Körperkonzepte im Ersten Testament – Aspekte einer Feministischen Anthropologie. Eine Einführung, in: HEDWIG-JAHNOW-Forschungsprojekt 2003, 10-28.
GERLEMAN, Gillis,
1981a Ruth. Das Hohelied (BKAT 18), 2. Auflage, Neukirchen-Vluyn.
1981b Psalm CX, in: VT 31/1981, 1-19.
GERSTENBERGER, Erhard S.,
1988 Psalms, Part 1, with an Introduction to Cultic Poetry (FOTL 14), Grand Rapids.
1994 Weibliche Spiritualität in Psalmen und Hauskult, in: DIETRICH / KLOPFENSTEIN 1994, 349-363.
2001 Psalms, Part 2, and Lamentations (FOTL 15), Grand Rapids.
GESENIUS, Wilhelm,
1987 Hebräisches und Aramäisches Handwörterbuch über das Alte Testament 1, 18. Auflage, Berlin et al.
1995 Hebräisches und Aramäisches Handwörterbuch über das Alte Testament 2, 18. Auflage, Berlin et al.
1996 Hebräisches und Aramäisches Handwörterbuch über das Alte Testament 3, 18. Auflage, Berlin et al.
GESENIUS, Wilhelm / KAUTZSCH, Emil,
1962 Hebräische Grammatik, Hildesheim (Nachdruck der 28. Auflage, Leipzig 1909) (= GesK).
GILLMAYR-BUCHER, Susanne,
1999 Intertextualität. Zwischen Literaturtheorie und Methodik, in: Protokolle zur Bibel 8, 5-20.
2004 Body Images in the Psalms, in: JSOT 28, 301-326.
GÖRG, Manfred,
1991 Ein verkanntes Wort für die „Hebamme“ in Ez 16,4, in: BN 58, 13-16.
GROHMANN, Marianne,
1999 Die Erzmütter: Sara und Hagar, Rebekka, Rahel, in: ÖHLER 1999, 97-116.
2000 Aneignung der Schrift. Wege einer christlichen Rezeption jüdischer Hermeneutik, Neukirchen-Vluyn.
2003 Lesen Frauen anders? Feministische Literaturtheorie und die Hebräische Bibe, in: OEMING 2003, 23-43.
2005a Psalm 113 und das Lied der Hanna (1Sam 2,1-10) – Paradebeispiele für eine intertextuelle Lektüre?, in: ALKIER, Stefan / HAYS, Richard B. (Hg.), Die Bibel im Dialog der Schriften. Konzepte intertextueller Bibellektüre (NET 10), Tübingen / Basel, 137-156.
2005b „Wunderbar sind deine Taten“ (Ps 139,14). Ästhetik und Psalmenexegese, in: Wiener Jahrbuch für Theologie 5 (2004), 7-20.
GRUBER, Mayer I.,
1998 Rashi's Commentary on Psalms 1-89 (Books I-III). With English Translation, Introduction and Notes (SFSHJ 161), Atlanta.
2004 Rashi's Commentary on Psalms (The Brill Reference Library of Judaism 18), Leiden et al.
GRUND, Alexandra,
2004 „Die Himmel erzählen die Herrlichkeit Gottes.“ Psalm 19 im Kontext der nachexilischen Toraweisheit (WMANT 103), Neukirchen-Vluyn.
2006a „Aus Gott geboren ...“. Zu Geburt und Identität in der Bildsprache der Psalmen, in: DIECKMANN, Detlef / ERBELE-KÜSTER, Dorothee, „Du hast mich aus meiner

Mutter Leib gezogen.“ Beiträge zur Geburt im Alten Testament (BThSt 75), Neukirchen-Vluyn, 99-120.
2006b Der gebärende Gott. Zur Geburtsmetaphorik in Israels Gottesrede, in: NIEMANN, Hermann Michael / AUGUSTIN, Matthias (ed.), Stimulation from Leiden. Collected Communications to the XVIIIth Congress of the International Organization for the Study of the Old Testament, Leiden 2004 (BEAT 54), Frankfurt a.M. et al., 305-318.

GRUND, Alexandra (Hg.),
2003 „Wie schön sind deine Zelte, Jakob!“ Beiträge zur Ästhetik des Alten Testaments (BThSt 60), Neukirchen-Vluyn.

GUNKEL, Hermann,
1968 Die Psalmen (HK 2/2), 5. Auflage, Göttingen.

GUNKEL, Hermann / BEGRICH, Johann,
1985 Einleitung in die Psalmen. Die Gattung der religiösen Lyrik Israels, 4. Auflage, Göttingen.

HADOLT, Bernhard / LENGAUER, Monika,
2003 Kinder-Machen. Eine ethnographische Untersuchung zur Handhabe von ungewollter Kinderlosigkeit und den Neuen Reproduktionstechnologien durch betroffene Frauen und Männer in Österreich (Manuskript), Wien.

HÄUSL, Maria,
2002 Ps 17 – Bittgebet einer kinderlosen Frau?, in: IRSIGLER 2002a, 205-222.
2003 Bilder der Not. Weiblichkeits- und Geschlechtermetaphorik im Buch Jeremia (HBS 37), Freiburg et al.
2004 Gott als Vater und Mutter und die Sohnschaft des Volkes in der Prophetie. Rezeption mythischer Vorstellungen, in: IRSIGLER 2004a, 258-289.
2005 Geburt – Kampf um Leben und gegen den Tod. Atl. Vorstellungen und Rituale für Mutter und Kind am Anfang des Lebens, in: HEININGER, Bernhard (Hg.), An den Schwellen des Lebens – Geschlechtsspezifische Aspekte von Übergangsriten (Geschlecht – Symbol – Religion 3), Münster (Manuskript).

HANEY, Randy G.,
2002 Text and Concept Analysis in Royal Psalms (Studies in Biblical Literature 30), New York et al.

HARDMEIER, Christof,
1989 „Geschwiegen habe ich seit langem ... wie die Gebärende schreie ich jetzt.“ Zur Komposition und Geschichtstheologie von Jes 42,14-44,23, in: WuD.NF 20, 155-179.

HARTENSTEIN, Friedhelm,
2004 „Der im Himmel thront, lacht“ (Ps 2,4). Psalm 2 im Wandel religions- und theologiegeschichtlicher Kontexte, in: SÄNGER 2004, 158-188.

HAYS, Richard B.,
1993 Echoes of Scripture in the Letters of Paul, New Haven / London.

HEDWIG-JAHNOW-FORSCHUNGSPROJEKT (Hg.),
1994 Feministische Hermeneutik und Erstes Testament. Analysen und Interpretationen, Stuttgart et al.
2003 Körperkonzepte im Ersten Testament. Aspekte einer Feministischen Anthropologie, Stuttgart et al.

HENDEL, Ronald S.,
2000 „Begetting“ and „Being Born“ in the Pentateuch. Notes on Historical Linguistics and Source Criticism, in: VT 50, 38-46.

HIEKE, Thomas,
2003 Die Genealogien der Genesis (HBS 39), Freiburg et al.
HOLTHUIS, Susanne,
1993 Intertextualität. Aspekte einer rezeptionsorientierten Konzeption (Stauffenburg Colloquium 28), Tübingen.
HORST, Friedrich,
1983 Hiob 1-19 (BKAT 16/1), 4. Auflage, Neukirchen-Vluyn.
HOSSFELD, Frank-Lothar,
1993a Psalm 7, in: HOSSFELD / ZENGER 1993, 71-76.
1993b Psalm 17, in: HOSSFELD / ZENGER 1993, 113-118.
1993c Psalm 22, in: HOSSFELD / ZENGER 1993, 144-151.
2000a Psalm 58, in: HOSSFELD / ZENGER 2000, 131-140.
2000b Psalm 68, in: HOSSFELD / ZENGER 2000, 242-259.
2000c Psalm 71, in: HOSSFELD / ZENGER 2000, 289-302.
2000d Psalm 78, in: HOSSFELD / ZENGER 2000, 414-443.
HOSSFELD, Frank-Lothar / ZENGER, Erich,
1993 Die Psalmen I. Psalm 1-50 (NEB 29), Würzburg.
2000 Psalmen 51-100 (HThKAT), Freiburg et al.
2002 Die Psalmen II. Psalm 51-100 (NEB 40), Würzburg.
HUBBARD, Robert L.,
1982 Dynamistic and Legal Processes in Psalm 7, in: ZAW 94, 267-279.
HURVITZ, Avi,
1985 Originals and Imitations in Biblical Poetry. A Comparative Examination of 1 Sam 2:1-10 and Ps 113:5-9, in: KORT, Ann / MORSCHAUSER, Scott (ed.), Biblical and Related Studies Presented to Samuel Iwry, Winona Lake, 115-121.

IRSIGLER, Hubert,
1988 Psalm 22: Endgestalt, Bedeutung und Funktion, in: SCHREINER 1988, 193-239.
1998 Die „Kleine Biblia." Zur Bedeutung der Psalmen für eine Theologie des Alten Testaments, in: ZENGER, Erich (Hg.), Der Psalter in Judentum und Christentum (HBS 18), Freiburg et al., 381-420.
2002 Psalm 139 als Gebetsprozess, in: IRSIGLER 2002a, 223-264.
2004 Vom Mythos zur Bildsprache. Eine Einführung am Beispiel der „Solarisierung" JHWHs, in: IRSIGLER 2004a, 9-42.
IRSIGLER, Hubert (Hg.),
2002a „Wer darf hinaufsteigen zum Berg JHWHs?" Beiträge zu Prophetie und Poesie des Alten Testaments (ATSAT 72), St. Ottilien.
2004a Mythisches in biblischer Bildsprache. Gestalt und Verwandlung in Prophetie und Psalmen (QD 209), Freiburg et al.
ISER, Wolfgang,
1994 Die Appellstruktur der Texte. Unbestimmtheit als Wirkungsbedingung literarischer Prosa, in: WARNING 1994, 228-252.

JANOWSKI, Bernd,
1989 Rettungsgewissheit und Epiphanie des Heils. Das Motiv der Hilfe Gottes „am Morgen" im alten Orient und im Alten Testament 1. Alter Orient (WMANT 59), Neukirchen-Vluyn.
1999 JHWH der Richter – ein rettender Gott. Psalm 7 und das Motiv des Gottesgerichts, in: DERS., Die rettende Gerechtigkeit. Beiträge zur Theologie des Alten Testaments 2, Neukirchen-Vluyn, 92-124.

2001 Das biblische Weltbild. Eine methodologische Skizze, in: DERS. / EGO, Beate (Hg.), Das biblische Weltbild und seine altorientalischen Kontexte (FAT 32), Tübingen, 3-26.
2002 Die Frucht der Gerechtigkeit. Psalm 72 und die judäische Königsideologie, in: OTTO / ZENGER 2002, 94-134.
2006 Konfliktgespräche mit Gott. Eine Anthropologie der Psalmen, 2. Auflage, Neukirchen-Vluyn.

JANOWSKI, Bernd et al. (Hg.),
1993 Gefährten und Feinde des Menschen. Das Tier in der Lebenswelt des alten Israel, Neukirchen-Vluyn.

JAUSS, Hans Robert,
1997 Ästhetische Erfahrung und literarische Hermeneutik, 2. Auflage, Frankfurt a.M. (STW 955).

JEPSEN, Alfred,
1961 Gnade und Barmherzigkeit im Alten Testament, in: KuD 7, 261-271.

KAMPLING, Rainer (Hg.),
2004 Sara lacht. Eine Erzmutter und ihre Geschichte, Paderborn et al.

KEDAR-KOPFSTEIN, Benjamin,
1989 Art. פָּרָה *pārāh*, in: ThWAT 6, Stuttgart et al., 740-752.

KEEL, Othmar,
1996 Die Welt der altorientalischen Bildsymbolik und das Alte Testament. Am Beispiel der Psalmen, 5. Auflage, Göttingen.

KEEL, Othmar / SCHROER, Silvia,
2002 Schöpfung. Biblische Theologien im Kontext altorientalischer Religionen, Freiburg / Göttingen.
2004 Eva – Mutter alles Lebendigen. Frauen- und Göttinnenidole aus dem Alten Orient, Fribourg.

KEEL-LEU, Othmar,
1970 Nochmals Psalm 22,28-32, in: Bib. 51, 405-413.

KELLERMANN, Dieter,
1982 Art. טָמַן *tāman*, in: ThWAT 3, Stuttgart et al., 366-369.

KESSLER, Rainer,
1996 Gott und König, Grundeigentum und Fruchtbarkeit, in: ZAW 108, 214-232.

KIESOW, Anna,
2003 Auf der Suche nach *dem Menschen*. Forschungsüberblick zu „Anthropologien des Alten Testaments", in: HEDWIG-JAHNOW-Forschungsprojekt 2003, 29-41.

KILIAN, Rudolf,
1990 Der „Tau" in Ps 110,3 – ein Mißverständnis?, in: ZAW 102, 417-419.
1999 Relecture in Psalm 110, in: DERS., Studien zu alttestamentlichen Texten und Situationen, hg. v. WERNER, Wolfgang / WERLITZ, Jürgen (SBAB 28), Stuttgart, 237-253.

KOCH, Klaus,
2002 Der König als Sohn Gottes in Ägypten und Israel, in: OTTO / ZENGER 2002, 1-32.

KÖCKERT, Matthias und Heidelore,
2004 Ungeborenes Leben in Exodus 21,22-25. Wandlungen im Verständnis eines Rechtssatzes, in: HÜBNER, Ingolf et al. (Hg.), Lebenstechnologie und Selbstverständnis. Hintergründe einer aktuellen Debatte (Religion – Staat – Kultur 3), Münster, 43-73.

KÖHLER, Ludwig / BAUMGARTNER, Walter,
1967-95 Hebräisches und Aramäisches Lexikon zum Alten Testament 1-5 (= HALAT), 3. Auflage, Leiden et al.
KÖRTING, Corinna,
2006 Zion in den Psalmen (FAT 48), Tübingen.
KÖRTNER, Ulrich H.J.,
2001 Unverfügbarkeit des Lebens? Grundfragen der Bioethik und der medizinischen Ethik, Neukirchen-Vluyn.
2005 „Lasset uns Menschen machen." Christliche Anthropologie im biotechnologischen Zeitalter, München.
KÖRTNER, Ulrich H.J. / BÜNKER, Michael,
2002 Denkschrift der Evangelischen Kirche in Österreich: Verantwortung für das Leben. Eine evangelische Denkschrift zu Fragen der Biomedizin, in: epd-Dokumentation 4/2002, 34-59.
KORPEL, Marjo Christina Annette,
1990 A Rift in the Clouds. Ugaritic and Hebrew Descriptions of the Divine (UBL 8), Münster.
KRAUS, Hans-Joachim,
1989a Psalmen 1-59 (BKAT 15/1), 6. Auflage, Neukirchen-Vluyn.
1989b Psalmen 60-150 (BKAT 15/2), 6. Auflage, Neukirchen-Vluyn.
KRAWCZACK, Peter,
2001 „Es gibt einen Gott, der Richter ist auf Erden!" (Ps 58,12b). Ein exegetischer Beitrag zum Verständnis von Psalm 58 (BBB 132), Berlin.
KROLZIK, Udo,
1989 Die Wirkungsgeschichte von Genesis 1,28, in: ALTNER, Günter (Hg.), Ökologische Theologie. Perspektiven zur Orientierung, Stuttgart, 149-163.
KRONHOLM, Tryggve,
1990 Art. רֶחֶם *ræḥæm*, in: ThWAT 7, Stuttgart et al., 477-482.
KRÜGER, Thomas,
1994 Psalm 90 und die „Vergänglichkeit des Menschen", in: Bib. 75, 191-219.
2000 Kohelet (Prediger) (BKAT 19), Neukirchen-Vluyn.
KÜHLEWEIN, Johannes,
1971 Art. ילד *jld* gebären, in: THAT 1, München, 732-736.
KUNZ, Andreas,
1999 Die Vorstellung von Zeugung und Schwangerschaft im antiken Israel, in: ZAW 111, 561-582.
KURZ, Gerhard,
1997 Metapher, Allegorie, Symbol (KVR 1486), 4. Auflage, Göttingen.

LABAHN, Antje,
2003 Metaphor and Intertextuality: „Daughter of Zion" as a Test Case. Response to Kirsten Nielsen „From Oracles to Canon" – and the Rolde of Metaphor, in: SJOT 17, 49-67.
LAKOFF, George / JOHNSON, Mark,
1980 Metaphors We Live By, Chicago.
LEVINE, Baruch A.,
2002 „Seed" versus „Womb". Expressions of Male Dominance in Biblical Israel, in: PARPOLA, Simo (Hg.), Sex and Gender in the Ancient Near East (CRRAI 47/II), Helsinki, 337-343.

LEWIS, Theodore J.,
1994 The Textual History of the Song of Hannah: 1 Samuel II 1-10, in: VT 44, 18-46.
LIPIŃSKI, Edward,
1986 Art. נָחַל *nāḥal*, in: ThWAT 5, Stuttgart et al., 342-360.
LOADER, James-Alfred,
1976 A Structural Analysis of Psalm 113, in: OTWSA 19, 64-68 (Manuskript).
2001 Stromab – Gedanken zur Hermeneutik biblischer Texte im Kontext der neueren angelsächsischen Diskussion, in: KÖRTNER, Ulrich (Hg.), Hermeneutik und Ästhetik. Die Theologie des Wortes im multimedialen Zeitalter, Neukirchen-Vluyn, 34-56.
2002a Das Alte Testament – *ein* Geschichts*buch*?, in: OTE 15/2002, 398-410.
2002b The Finality of the Old Testament „Final Text", in: OTE 15/2002, 739-753.
LÖSER, Philipp,
2002 Art. Metapher I. Literaturwissenschaftlich, in: RGG 5, 4. Auflage, Tübingen, 1165-1166.
LORETZ, Oswald,
1988 Eine kolometrische Analyse von Psalm 2, in: SCHREINER 1988, 9-26.
LUTHER, Martin,
1983 Zweite Vorrede auf den Psalter (1528), in: BORNKAMM, Heinrich (Hg.), Luthers Vorreden zur Bibel, Frankfurt a.M., 64-69.

MAIBERGER, Paul,
1988 Das Verständnis von Psalm 2 in der Septuaginta, im Targum, in Qumran, im frühen Judentum und im NT, in: SCHREINER 1988, 85-151.
MAIER, Christl,
2003 Beziehungsweisen. Körperkonzept und Gottesbild in Ps 139, in: HEDWIG-JAHNOW-Forschungsprojekt 2003, 172-188.
MARSMAN, Hennie J.,
2003 Women in Ugarit and Israel. Their Social and Religious Position in the Context of the Ancient Near East (OTS 49), Leiden et al.
MATHYS, Hans-Peter,
1994 Dichter und Beter. Theologen aus spätalttestamentlicher Zeit (OBO 132), Freiburg / Göttingen.
MAYORDOMO-MARÍN, Moisés,
1998 Den Anfang hören. Leserorientierte Evangelienexegese am Beispiel von Matthäus 1-2 (FRLANT 180), Göttingen.
MAZOR, Yair,
1997 When Aesthetics Is Harnessed to Psychological Characterization. „Ars Poetica" in Psalm 139, in: ZAW 109, 260-271.
MCKAY, John William,
1970 Helel and the Dawn-Goddess. A Re-Examination of the Myth in Isaiah XIV 12-15, in: ZAW 20, 451-464.
MEYERS, Carol,
1988 Discovering Eve. Ancient Israelite Women in Context, New York / Oxford.
MILLARD, Matthias,
1994 Die Komposition des Psalters. Ein formgeschichtlicher Ansatz (FAT 9), Tübingen.
MITTMANN-RICHERT, Ute,
1996 Magnifikat und Benediktus. Die ältesten Zeugnisse der judenchristlichen Tradition von der Geburt des Messias (WUNT II/90), Tübingen.

MOSER, Tilmann,

1976 Gottesvergiftung, Frankfurt a.M.

2003 Von der Gottesvergiftung zu einem erträglichen Gott. Psychoanalytische Überlegungen zur Religion, Stuttgart.

MÜLLER, Hans-Peter,

2004 Mythos und Metapher. Zur Ambivalenz des Mythischen in poetischer Gestaltung, in: IRSIGLER 2004a, 43-63.

MÜLLNER, Ilse,

1999 Die Samuelbücher. Frauen im Zentrum der Geschichte Israels, in: SCHOTTROFF / WACKER 1999, 114-129.

NEUMANN-GORSOLKE, Ute,

2004 Herrschen in den Grenzen der Schöpfung. Ein Beitrag zur alttestamentlichen Anthropologie am Beispiel von Psalm 8, Genesis 1 und verwandten Texten (WMANT 101), Neukirchen-Vluyn.

VAN NIEKERK, Martin J.H.,

1995 Psalms 127 and 128: Examples of Divergent Wisdom Views on Life, in: OTE 8, 414-424.

NIELSEN, Kirsten,

2000 The Variety of Metaphors about God in the Psalter. Deconstruction and Reconstruction?, in: SJOT 16, 151-159.

2001 „From Oracles to Canon" – and the Role of Metaphor, in: SJOT 17, 22-33.

NÖTH, Winfried,

2000 Handbuch der Semiotik, 2. Auflage, Stuttgart / Weimar.

NORDMANN, Yves,

2000 Zwischen Leben und Tod. Aspekte der jüdischen Medizinethik, Bern et al.

ÖHLER, Markus (Hg.),

1999 Alttestamentliche Gestalten im Neuen Testament. Beiträge zur Biblischen Theologie, Darmstadt.

OEMING, Manfred,

2000 Das Buch der Psalmen. Psalm 1-41 (NStK.AT 13/1), Stuttgart.

2003 Theologie des AT aus der Perspektive von Frauen (Beiträge zum Verstehen der Bibel 1), Münster et al.

OHLER, Annemarie,

1992 Mutterschaft in der Bibel, Würzburg.

OTTO, Eckart / ZENGER, Erich (Hg.),

2002 „Mein Sohn bist du" (Ps 2,7). Studien zu den Königspsalmen (SBS 192), Stuttgart.

OTTOSSON, Magnus,

1977 Art. הָרָה *hārāh*, in: ThWAT 2, Stuttgart et al., 495-499.

OTZEN, Benedikt,

1989 Art. עָמָל *ᶜāmāl*, in: ThWAT 6, Stuttgart et al., 213-220.

PAURITSCH, Gertrude et al. (Hg.),

1988 Kinder machen. Strategien der Kontrolle weiblicher Fruchtbarkeit (Frauenforschung 6), Wien.

PELKNER, Eva,

2001 Gott, Gene, Gebärmutter. Anthropologie und Frauenbild in der evangelischen Ethik zur Fortpflanzungsmedizin, Gütersloh.

PFISTER, Manfred,
1985 Konzepte der Intertextualität, in: BROICH, Ulrich / PFISTER, Manfred (Hg.), Intertextualität. Formen, Funktionen, anglistische Fallstudien, Tübingen, 1-30.
PHILIP, Tarja S.,
2006 Menstruation and Childbirth in the Bible. Fertility and Impurity (Studies in Biblical Literature 88), New York et al.
PITRE, Brant James,
2001 Blessing the Barren and Warning the Fecund. Jesus' Message for Women concerning Pregnancy and Childbirth, in: JSNT 81, 59-80.
PREUSS, Horst Dietrich,
1977 Art. זֶרַע *zāra*[c], in: ThWAT 2, Stuttgart et al., 663-686.
PRINSLOO, Gert T.M.,
1996 Yahweh and the Poor in Psalm 113. Literary Motif and / or Theological Reality?, in: OTE 9, 465-485.

RAPP, Ursula,
2002 Mirjam. Eine feministisch-rhetorische Lektüre der Mirjamtexte in der hebräischen Bibel (BZAW 317), Berlin / New York.
RENDSBURG, Gary A.,
1999 Psalm CX 3B, in: VT 49, 548-553.
RICHARDS, Ivor A.,
1936 The Philosophy of Rhetoric, Oxford / New York.
RICŒUR, Paul,
1974 Stellung und Funktion der Metapher in der biblischen Sprache, in: DERS. / JÜNGEL, Eberhard, Metapher. Zur Hermeneutik religiöser Sprache, München (EvTh.S), 45-70.
1991 Die lebendige Metapher (Übergänge 12), 2. Auflage, München.
RIEDE, Peter,
2000 Im Netz des Jägers. Studien zur Feindmetaphorik der Individualpsalmen (WMANT 85), Neukirchen-Vluyn.
2002 Im Spiegel der Tiere. Studien zum Verhältnis von Mensch und Tier im alten Israel (OBO 187), Freiburg / Göttingen.
RINGGREN, Helmer,
1984 Art. מֵעִים *me*[c]*îm*, in: ThWAT 4, Stuttgart et al., 1036-1038.
ROBINS, Gay,
1996 Frauenleben im Alten Ägypten, München.
ROTHKOFF, Aaron,
1971 Rashi (Solomon ben Isaac). His Life, in: EJ 13, Jerusalem, 1558-1559.
ROWE, Robert D.,
2002 God's Kingdom and God's Son. The Background to Mark's Christology from Concepts of Kingship in the Psalms (AGJU 50), Leiden et al.
RUPPERT, Lothar,
1993 Art. שַׁחַר *šaḥar*, in: ThWAT 7, Stuttgart et al., 1226-1233.
RUTLEDGE, David,
1996 Reading Marginally. Feminism, Deconstruction and the Bible (Biblical Interpretation Series 21), Leiden et al.

SÄNGER, Dieter (Hg.),
2003 Heiligkeit und Herrschaft. Intertextuelle Studien zu Heiligkeitsvorstellungen und zu Psalm 110 (BThSt 55), Neukirchen-Vluyn.

2004 Gottessohn und Menschensohn. Exegetische Studien zu zwei Paradigmen biblischer Intertextualität (BThSt 67), Neukirchen-Vluyn.

SALS, Ulrike,
2003 Die Wehen des Propheten. Visionswahrnehmung in Jes 21,1-10.11-12 als Schlüssel zum Textverständnis, in: GRUND 2003, 44-71.
2004 Die Biographie der „Hure Babylon“. Studien zur Intertextualität der Babylon-Texte in der Bibel (FAT II/6), Tübingen.

SAUER, Georg,
2000 Jesus Sirach / Ben Sira (ATD. Apokryphen 1), Göttingen.

SAUR, Markus,
2004 Die Königspsalmen. Studien zur Entstehung und Theologie (BZAW 340), Berlin / New York.

SAWYER, John F.A.,
1967 Root-Meanings in Hebrew, in: JSS 12, 37-50.

SCHÄFER-BOSSERT, Stefanie,
1994 Den Männern die Macht und der Frau die Trauer? Ein kritischer Blick auf die Deutung von אוֹן – oder: Wie nennt Rahel ihren Sohn?, in: HEDWIG-JAHNOW-FORSCHUNGSPROJEKT 1994, 106-125.

SCHENKER, Adrian et al. (Hg.),
2004 Biblia Hebraica Quinta: Megilloth מגלות (= BHQ), Stuttgart.

SCHMIDT, Daniela,
2004 „Und Sara ward schwanger und gebar Abraham einen Sohn.“ Sozialgeschichtliche, medizinhistorische und religionsgeschichtliche Einblicke in den Bereich der Mutterschaft in der Antike, in: KAMPLING 2004, 65-97.

SCHMIDT, Werner H.,
1988 Exodus (BKAT 2/1), Neukirchen-Vluyn.

SCHMIDTGEN, Beate,
2003 Stadtfrau Zion und Erzmutter Sarah. Körperkonzepte literarischer Frauengestalten, in: HEDWIG-JAHNOW-FORSCHUNGSPROJEKT 2003, 64-78.

SCHMOLDT, Hans,
1993 Art. שָׁכֹל *šāḵol*, in: ThWAT 7, Stuttgart et al., 1323-1327.

SCHNOCKS, Johannes,
2002 Vergänglichkeit und Gottesherrschaft. Studien zu Psalm 90 und dem vierten Psalmenbuch (BBB 140), Bonn.

SCHOTTROFF, Luise / WACKER, Marie-Theres (Hg.),
1999 Kompendium Feministische Bibelauslegung, 2. Auflage, Gütersloh.

SCHREINER, Josef,
1982 Art. יָלַד *jālad*, in: ThWAT 3, Stuttgart et al., 633-639.

SCHREINER, Josef (Hg.),
1988 Beiträge zur Psalmenforschung. Psalm 2 und 22 (fzb 60), Würzburg.

SCHROER, Silvia,
2003 Feministische Anthropologie des Ersten Testaments. Beobachtungen, Fragen, Plädoyers, in: lectio difficilior 1/2003: http://www.lectio.unibe.ch/03_1/schroer.htm.

SCHROER, Silvia / STAUBLI, Thomas,
2005 Die Körpersymbolik der Bibel, 2. Auflage, Gütersloh.

SCHÜNGEL-STRAUMANN, Helen,
1973 Zur Gattung und Theologie des 139. Psalms, in: BZ 17, 39-51.

SCHWYN, Irène,
2004 Mutterschaft in den Bildern des alten Orients, in: KAMPLING 2004, 99-107.

SCLATER, John Robert Paterson,
1955 The Book of Psalms (IntB 4) New York et al.
SEEBASS, Horst,
1986 Art. נפל *nāpal*, in: ThWAT 5, Stuttgart et al., 521-531.
SEYBOLD, Klaus,
1980 Psalm LVIII. Ein Lösungsversuch, in: VT 30, 53-66.
1996 Die Psalmen (HAT I/15), Tübingen.
SHOLEM, Gershom,
1997 Art. Golem, in: Encyclopaedia Judaica (CD-Rom), Jerusalem.
SICHTERMANN, Barbara,
1980 Ein Stück neuer Weltlichkeit: der Kinderwunsch, in: Freibeuter 5, 37-46.
SIEGERT, Folker,
2004 Sara als vollkommene Frau bei Philon, in: KAMPLING 2004, 109-129.
SPIECKERMANN, Hermann
1989 Heilsgegenwart. Eine Theologie der Psalmen (FRLANT 148), Göttingen.
STEMBERGER, Günter,
1977 Geschichte der jüdischen Literatur. Eine Einführung, München.
1996 Hermeneutik der Jüdischen Bibel, in: DOHMEN, Christoph / DERS., Hermeneutik der Jüdischen Bibel und des Alten Testaments (KStTh 1,2), Stuttgart et al., 23-132.
1999 Art. Schriftauslegung 1. Judentum, in: TRE 30, Berlin / New York, 442-457.
2002 Kinder lernen Tora. Rabbinische Perspektiven, in: JBTh 17, 121-137.
STEUDEL, Annette,
2004 Psalm 2 im antiken Judentum, in: SÄNGER 2004, 189-197.
STOL, Marten,
2000 Birth in Babylonia and the Bible. Its Mediterranean Setting (Cuneiform Monographs 14), Groningen.
STRACK, Hanna,
2006 Die Frau ist Mitschöpferin. Eine Theologie der Geburt, Rüsselsheim.
STRAUSS, Hans,
1995-2000 Hiob (BKAT 16/2), Neukirchen-Vluyn.
STRAWN, Brent A.,
2005 What Is Stronger than a Lion? Leonine Image and Metaphor in the Hebrew Bible and the Ancient Near East (OBO 212), Fribourg / Göttingen.

TALMON, Šemaryāhû,
1977 Art. הַר *har*, in: ThWAT 2, Stuttgart et al., 459-483.
TÅNGBERG, K. Arvid,
1987 Die Bewertung des ungeborenen Lebens im alten Israel und im alten Orient, in: SJOT 1, 51-65.
TANNER, Beth LaNeel,
2001 The Book of Psalms Through the Lens of Intertextuality (Studies in Biblical Literature 26), New York et al.
TATE, Marvin E.,
1990 Psalms 51-100 (Word Biblical Commentary 20), Waco et al.
TILLY, Michael,
2003 Psalm 110 zwischen hebräischer Bibel und Neuem Testament, in: SÄNGER 2003, 146-170.

VAN DER TOORN, Karel,
1994 From Her Cradle to Her Grave. The Role of Religion in the Life of the Israelite and the Babylonian Woman (BeSe 23), Sheffield.
TRIBLE, Phyllis,
1993 Gott und Sexualität im Alten Testament, Gütersloh.

ULRICH-ESCHEMANN, Karin,
2000 Vom Geborenwerden des Menschen. Theologische und philosophische Erkundungen (Studien zur systematischen Theologie und Ethik 27), Münster et al.
2003 Mensch werden in einer Beziehung und in einer Geschichte. Gängige bioethische Diskussionen und das Nachdenken über das gute Leben, in: MOSER, Michaela / PRAETORIUS, Ina (Hg.), Welt gestalten im ausgehenden Patriarchat, Königstein/Taunus, 167-175.
URBACH, Ephraim E.,
1979 The Sages. Their Concepts and Beliefs, Jerusalem.
UTZSCHNEIDER, Helmut,
1991 Die „Realia“ und die Wirklichkeit. Prolegomena zu einer Sozial- und Kulturgeschichte des alten Israel am Modell der Handweberei in Israel und seiner Umwelt, in: WuD 21, 59-80.
2002 Der Beginn des Lebens. Die gegenwärtige Diskussion um die Bioethik und das Alte Testament, in: ZEE 46, 135-143.
2003 Die „Theologische Ästhetik“ als Herausforderung an die Exegese. Anstiftung zu einem interdisziplinären Gespräch, in: BThZ 20, 69-84.

VANONI, Gottfried,
1988 Psalm 22. Literarkritik, in: SCHREINER 1988, 153-192.
1989 Art. עָלַז *ᶜālaz*, in: ThWAT 6, Stuttgart et al., 126-131.
VOLK, Konrad,
2004 Vom Dunkel in die Helligkeit. Schwangerschaft, Geburt und frühe Kindheit in Babylonien und Assyrien, in: DASEN 2004, 71-92.
DE VOS, Christiane,
2005 Klage als Gotteslob aus der Tiefe. Der Mensch vor Gott in den individuellen Klagepsalmen (FAT II/11), Tübingen.

WARNING, Rainer (Hg.),
1994 Rezeptionsästhetik. Theorie und Praxis (UTBW 303), 4. Auflage, München.
WATSON, Wilfred G.E.,
1986 Classical Hebrew Poetry. A Guide to its Techniques (JSOT.S 26), 2. Auflage, Sheffield.
WEBER, Beat,
1995 Psalm 77 und sein Umfeld. Eine poetologische Studie (BBB 103), Weinheim.
2001 Werkbuch Psalmen 1. Die Psalmen 1 bis 72, Stuttgart et al.
2003 Werkbuch Psalmen 2. Die Psalmen 73 bis 150, Stuttgart et al.
WEIPPERT, Helga,
2001 „Deine Kinder seien wie die Schösslinge von Ölbäumen rund um deinen Tisch!“ Zur Bildsprache in Psalm 128,3, in: HUWYLER, Beat et al. (Hg.), Prophetie und Psalmen (FS Klaus SEYBOLD; AOAT 280), Münster, 163-174.
WEISER, Artur,
1987a Die Psalmen 1. Psalm 1-60 (ATD 14), 10. Auflage, Göttingen / Zürich.

1987b Die Psalmen 2. Psalm 61-150 (ATD 15), 10. Auflage, Göttingen / Zürich.
WESTENDORF, Wolfhart,
1977a Art. Geburt, in: LÄ 2, Wiesbaden 1977, 459-462.
1977b Art. Götter, androgyne, in: LÄ 2, Wiesbaden 1977, 633-635.
WESTERMANN, Claus,
1983 Genesis 1-11 (BKAT 1/1), 3. Auflage, Neukirchen-Vluyn.
1989 Genesis 12-36 (BKAT 1/2), 2. Auflage, Neukirchen-Vluyn.
WHITE, Reginald E.O.,
1984 A Christian Handbook to the Psalms, Grand Rapids.
WILDBERGER, Hans,
1978 Jesaja 13-27 (BKAT 10/2), Neukirchen-Vluyn.
WILLIS, John Thomas,
1973 The Song of Hannah and Psalm 113, in: CBQ 35, 139-154.
WINTER, Urs,
1983 Frau und Göttin. Exegetische und ikonographische Studien zum weiblichen Gottesbild in Israel und in dessen Umwelt (OBO 53), Göttingen / Fribourg.
WOLFF, Hans Walter,
2002 Anthropologie des Alten Testaments, 7. Auflage, Gütersloh.

ZAKOVITCH, Yair,
2004 Das Hohelied (HThKAT), Freiburg et al.
ZENGER, Erich,
1995 Art. Königspsalmen, in: NBL 2, Zürich, 510-513.
2000a Psalm 51, in: HOSSFELD / ZENGER 2000, 38-59.
2000b Psalm 72, in: HOSSFELD / ZENGER 2000, 302-330.
2000c Psalm 90, in: HOSSFELD / ZENGER 2000, 601-615.
2003a Psalmen. Auslegungen 1. Mit meinem Gott überspringe ich Mauern, 2. Auflage, Freiburg et al.
2003b Psalmen. Auslegungen 2. Ich will die Morgenröte wecken, 2. Auflage, Freiburg et al.
2003c Psalmen. Auslegungen 3. Dein Angesicht suche ich, 2. Auflage, Freiburg et al.
2003d Psalmen. Auslegungen 4. Ein Gott der Rache? Feindpsalmen verstehen, 2. Auflage, Freiburg et al.
ZENGER, Erich (Hg.),
2001 Der Septuaginta-Psalter. Sprachliche und theologische Aspekte, Freiburg et al.
ZIMMERLI, Walther,
1979 Ezechiel 1-24 (BKAT 13/1), 2. Auflage, Neukirchen-Vluyn.
ZIMMERMANN, Johannes,
1998 Messianische Texte aus Qumran. Königliche, priesterliche und prophetische Messiasvorstellungen in den Schriftfunden von Qumran (WUNT II/104), Tübingen.
ZIMMERMANN, Ruben,
2000 Metapherntheorie und biblische Bildersprache. Ein methodologischer Versuch, in: ThZ 56, 108-133.
2001 Geschlechtermetaphorik und Gottesverhältnis. Traditionsgeschichte und Theologie eines Bildfelds in Urchristentum und antiker Umwelt (WUNT II/122), Tübingen.
2004 Christologie der Bilder im Johannesevangelium. Die Christopoetik des vierten Evangeliums unter besonderer Berücksichtigung von Joh 10 (WUNT 171), Tübingen.

# Bibelstellenregister

## *Altes Testament*

Psalmen

## *Neues Testament*

# Namenregister

# Sachregister

## Forschungen zum Alten Testament
Herausgegeben von Bernd Janowski, Mark S. Smith und Hermann Spieckermann

Alphabetische Übersicht

*Adam, Klaus-Peter:* Saul und David in der judäischen Geschichtsschreibung. 2006. *Band 51.*
*Barthel, Jörg:* Prophetenwort und Geschichte. 1997. *Band 19.*
–: siehe *Hermisson, Hans-Jürgen.*
*Basson, Alec:* Divine Metaphors in Selected Hebrew Psalms of Lamentation. 2006. *Band II/15.*
*Baumann, Gerlinde:* Die Weisheitsgestalt in Proverbien 1–9. 1996. *Band 16.*
*Bester, Dörte:* Körperbilder in den Psalmen. 2007. *Band II/24.*
*Bodendorfer, Gerhard* und *Matthias Millard* (Hrsg.): Bibel und Midrasch. Unter Mitarbeit von B. Kagerer. 1998. *Band 22.*
*Chapman, Stephen B.:* The Law and the Prophets. 2000. *Band 27.*
*Diße, Andreas:* siehe *Groß, Walter.*
*Eberhardt, Gönke:* JHWH und die Unterwelt. 2007. *Band II/23.*
*Ego, Beate:* siehe *Janowski, Bernd.*
*Ehrlich, Carl S. / White, Marsha C.* (Hrsg.): Saul in Story and Tradition. 2006. *Band 47.*
*Emmendörffer, Michael:* Der ferne Gott. 1997. *Band 21.*
*Finlay, Timothy D.:* The Birth Report Genre in the Hebrew Bible. 2005. *Band II/12.*
*Finsterbusch, Karin:* Weisung für Israel. 2005. *Band 44.*
*Frevel, Christian* (Hrsg.): Medien im antiken Palästina. 2005. *Band II/10.*
*Grohmann, Marianne:* Fruchtbarkeit und Geburt in den Psalmen. 2007. *Band 53.*
*Groß, Walter:* Die Satzteilfolge im Verbalsatz alttestamentlicher Prosa. Unter Mitarbeit von A. Diße und A. Michel. 1996. *Band 17.*
*Gulde, Stefanie Ulrike:* Der Tod als Herrscher in Ugarit und Israel. 2007. *Band II/22.*
*Hanhart, Robert:* Studien zur Septuaginta und zum hellenistischen Judentum. 1999. *Band 24.*
*Hardmeier, Christof:* Erzähldiskurs und Redepragmatik im Alten Testament. 2005. *Band 46.*
*Hausmann, Jutta:* Studien zum Menschenbild der älteren Weisheit (Spr 10ff). 1995. *Band 7.*
*Hermisson, Hans-Jürgen:* Studien zu Prophetie und Weisheit. Hrsg. von J. Barthel, H. Jauss und K. Koenen 1998. *Band 23.*
*Hibbard, J. Todd:* Intertextuality in Isaiah 24-27. 2006. *Band II/16.*
*Hjelde, Sigurd:* Sigmund Mowinckel und seine Zeit. 2006. *Band 50.*
*Huwyler, Beat:* Jeremia und die Völker. 1997. *Band 20.*
*Janowski, Bernd* und *Ego, Beate* (Hrsg.): Das biblische Weltbild und seine altorientalischen Kontexte. 2001. *Band 32.*
*Janowski, Bernd* und *Stuhlmacher, Peter* (Hrsg.): Der Leidende Gottesknecht. 1996. *Band 14.*
*Jauss, Hannelore:* siehe *Hermisson, Hans-Jürgen.*
*Jeremias, Jörg:* Hosea und Amos. 1996. *Band 13.*
*Kagerer, Bernhard:* siehe *Bodendorfer, Gerhard.*
*Kakkanattu, Joy Philip:* God's Enduring Love in the Book of Hosea. 2006. *Band II/14.*
*Kiuchi, Nobuyoshi:* A Study of Hata' and Hatta't in Leviticus 4-5. 2003. *Band II/2.*
*Knierim, Rolf P.:* Text and Concept in Leviticus 1:1–9. 1992. *Band 2.*
*Köckert, Matthias:* Leben in Gottes Gegenwart. 2004. *Band 43.*
*Köhlmoos, Melanie:* Das Auge Gottes. 1999. *Band 25.*
–: Bet-El – Erinnerungen an eine Stadt. 2006. *Band 49.*
*Koenen, Klaus:* siehe *Hermisson, Hans-Jürgen.*
*Körting, Corinna:* Zion in den Psalmen. 2006. *Band 48.*
*Kratz, Reinhard Gregor:* Das Judentum im Zeitalter des Zweiten Tempels. 2004. *Band 42.*
–: Kyros im Deuterojesaja-Buch. 1991. *Band 1.*
– und *Spieckermann, Hermann* (Hrsg.): Götterbilder – Gottesbilder – Weltbilder. Bd. I: Ägypten, Mesopotamien, Kleinasien, Syrien, Palästina. 2006. *Band II/17.*

Bd. II: Griechenland und Rom, Judentum, Christentum und Islam. 2006. *Band II/18.*
*Lange, Armin:* Vom prophetischen Wort zur prophetischen Tradition. 2002. *Band 34.*
*Liess, Kathrin:* Der Weg des Lebens. 2004. *Band II/5.*
*MacDonald, Nathan:* Deuteronomy and the Meaning of „Monotheism“. 2003. *Band II/1.*
*Marttila, Marko:* Collective Reinterpretation in the Psalms. 2006. *Band II/13.*
*Michel, Andreas:* Gott und Gewalt gegen Kinder im Alten Testament. 2003. *Band 37.*
–: siehe *Groß, Walter.*
*Millard, Matthias:* Die Komposition des Psalters. 1994. *Band 9.*
–: siehe *Bodendorfer, Gerhard.*
*Miller, Patrick D.:* The Way of the Lord. 2004. *Band 39.*
*Müller, Reinhard:* Königtum und Gottesherrschaft. 2004. *Band II/3.*
*Niemann, Hermann Michael:* Herrschaft, Königtum und Staat. 1993. *Band 6.*
*Nihan, Christophe:* From Priestly Torah to Pentateuch. 2007. *Band II/25.*
*Otto, Eckart:* Das Deuteronomium im Pentateuch und Hexateuch. 2001. *Band 30.*
*Perlitt, Lothar:* Deuteronomium-Studien. 1994. *Band 8.*
*Podella, Thomas:* Das Lichtkleid JHWHs. 1996. *Band 15.*
*Pola, Thomas:* Das Priestertum bei Sacharja. 2003. *Band 35.*
*Rösel, Martin:* Adonaj – Warum Gott 'Herr' genannt wird. 2000. *Band 29.*
*Ruwe, Andreas:* „Heiligkeitsgesetz“ und „Priesterschrift“. 1999. *Band 26.*
*Sager, Dirk:* Polyphonie des Elends. 2006. *Band II/21.*
*Sals, Ulrike:* Die Biographie der „Hure Babylon“. 2004. *Band II/6.*
*Schaper, Joachim:* Priester und Leviten im achämenidischen Juda. 2000. *Band 31.*
*Schenker, Adrian* (Hrsg.): Studien zu Opfer und Kult im Alten Testament. 1992. *Band 3.*
*Schmidt, Brian B.:* Israel's Beneficent Dead. 1994. *Band 11.*
*Schöpflin, Karin:* Theologie als Biographie im Ezechielbuch. 2002. *Band 36.*
*Seeligmann, Isac Leo:* The Septuagint Version of Isaiah and Cognate Studies. Edited by Robert Hanhart and Hermann Spieckermann. 2004. *Band 40.*
–: Gesammelte Studien zur Hebräischen Bibel. Herausgegeben von Erhard Blum mit einem Beitrag von Rudolf Smend. 2004. *Band 41.*
*Spieckermann, Hermann:* Gottes Liebe zu Israel. *Band 33.*
–: siehe *Kratz, Reinhard Gregor.*
*Stackert, Jeffrey:* Rewriting the Torah. 2007. *Band 52.*
*Steck, Odil Hannes:* Gottesknecht und Zion. 1992. *Band 4.*
*Stuhlmacher, Peter:* siehe *Janowski, Bernd.*
*Süssenbach, Claudia:* Der elohistische Psalter. 2005. *Band II/7.*
*Sweeney, Marvin A.:* Form and Intertextuality in Prophetic and Apocalyptic Literature. 2005. *Band 45.*
*Tiemeyer, Lena-Sofia:* Priestly Rites and Prophetic Rage. 2006. *Band II/19.*
*Vos, Christiane de:* Klage als Gotteslob aus der Tiefe. 2005. *Band II/11.*
*Weber, Cornelia:* Altes Testament und völkische Frage. 2000. *Band 28.*
*Weippert, Manfred:* Jahwe und die anderen Götter. 1997. *Band 18.*
*Weyde, Karl William:* The Appointed Festivals of YHWH. 2004. *Band II/4.*
*White, Marsha C.:* siehe *Ehrlich, Carl S.*
*Widmer, Michael:* Moses, God, and the Dynamics of Intercessory Prayer. 2004. *Band II/8.*
*Wilke, Alexa F.:* Kronerben der Weisheit. 2006. *Band II/20.*
*Willi, Thomas:* Juda – Jehud – Israel. 1995. *Band 12.*
*Williamson, Hugh:* Studies in Persian Period History and Historiography. 2004. *Band 38.*
*Wilson, Kevin A.:* The Campaign of Pharaoh Shoshenq I into Palestine. 2004. *Band II/9.*
*Young, Ian:* Diversity in Pre-Exilic Hebrew. 1993. *Band 5.*
*Zwickel, Wolfgang:* Der Tempelkult in Kanaan und Israel. 1994. *Band 10.*